全国高等院校中药类专业"十二五"规划建设教材

中药鉴定学

Zhongyao Jiandingxue

U0219417

姜大成 主编

出版社

CHINA AGRICULTURAL UNIVERSITY PRESS

内 容 简 介

本教材为全国高等院校中医药类专业系列教材之一。全书分为 18 章(总论 6 章,个论 12 章),共收载常用中药 375 种,其中包括重点品种 109 种,一般品种 205 种,附药 61 种。为便于学习,重点品种和一般品种在体例上有所区别,重点品种主要论述中药的基源、性状鉴别、显微鉴别、化学成分、理化鉴别、质量评价和功效,一般品种中药只简单介绍中药的基源、性状鉴别、化学成分和功效,并且内容尽量从简。

本教材可供普通高等院校中药学及相关专业本科教学使用,也可供从事中药研制、生产、经营、检验等工作的药学工作者学习参考。

图书在版编目(CIP)数据

中药鉴定学/姜大成主编.—北京:中国农业大学出版社,2015.2
ISBN 978-7-5655-1163-9

Ⅰ.①中…　Ⅱ.①姜…　Ⅲ.①中药鉴定学-高等学校-教材　Ⅳ.①R282.5

中国版本图书馆 CIP 数据核字(2015)第 016368 号

书　　名 中药鉴定学	
作　　者 姜大成　主编	
策划编辑 孙　勇	**责任编辑** 韩元凤
封面设计 郑　川	**责任校对** 王晓凤
出版发行 中国农业大学出版社	
社　　址 北京市海淀区圆明园西路 2 号	**邮政编码** 100193
电　　话 发行部 010-62818525,8625	**读者服务部** 010-62732336
编辑部 010-62732617,2618	**出　版　部** 010-62733440
网　　址 http://www.cau.edu.cn/caup	**e-mail** cbsszs @ cau.edu.cn
经　　销 新华书店	
印　　刷 北京鑫丰华彩印有限公司	
版　　次 2016 年 1 月第 1 版　2016 年 1 月第 1 次印刷	
规　　格 787×1 092　16 开本　23.25 印张　580 千字	
定　　价 49.00 元	

图书如有质量问题本社发行部负责调换

高等院校中医药类专业系列教材
编审指导委员会

编 写 人 员

主　编　姜大成　长春中医药大学

副主编　乐　巍　南京中医药大学
　　　　代丽萍　河南中医学院
　　　　何忠梅　吉林农业大学
　　　　范巧佳　四川农业大学
　　　　雷钧涛　吉林医药学院

编　者　(按姓氏笔画排序)
　　　　于　洋　吉林农业大学
　　　　王丽瑶　安徽农业大学
　　　　王　哲　长春中医药大学
　　　　邓可众　江西中医药大学
　　　　丛登立　吉林大学
　　　　乐　巍　南京中医药大学
　　　　代丽萍　河南中医学院
　　　　朱键勋　长春中医药大学
　　　　何忠梅　吉林农业大学
　　　　肖井雷　长春中医药大学
　　　　张红瑞　河南农业大学
　　　　张丽梅　云南农业大学
　　　　杨晶凡　河南中医学院
　　　　汪晓辉　四川农业大学
　　　　罗　容　首都医科大学
　　　　范巧佳　四川农业大学
　　　　侯　嘉　甘肃中医药大学
　　　　祝洪艳　吉林农业大学
　　　　赵　杨　天津中医药大学
　　　　郝　宁　沈阳农业大学
　　　　姜大成　长春中医药大学
　　　　黄建军　山东大学威海分校
　　　　雷钧涛　吉林医药学院
　　　　蔡恩博　吉林农业大学

出 版 说 明

中医药是我国人民在几千年生产生活实践和与疾病做斗争中逐步形成并不断丰富发展起来的一门医学科学,为中华民族繁衍昌盛做出了重要贡献,对世界文明进步产生了积极影响。新中国成立后特别是改革开放以来,党中央、国务院高度重视中医药工作,中医药事业取得了巨大成就。但随着我国经济社会的快速发展,目前我国的中医药事业远不能满足人民群众日益增长的健康需求。

《中共中央国务院关于深化医药卫生体制改革的意见》(中发[2009]6 号)提出,要坚持中西医并重的方针,充分发挥中医药作用。我国是世界上生物多样性最丰富的国家之一,也是中药资源最丰富的国家。我国约有 1.28 万种中药材资源,包括 1.114 万种药用植物和 0.158 万种药用动物。中药工业产值已超过医药产业总产值的 1/3,与化学药、生物药呈现出三足鼎立之势。以中医药为代表的传统医学日益受到国际社会的广泛重视和认可。中医药对人体生命质量、健康状况和生活状况提升的效用也越来越被人们广泛认识,其独特的优势和巨大价值日益显现。随着人们健康观念的变化和医疗模式转变,中医药事业正以新的姿态快速发展。但其进一步发展也面临着许多新情况和新问题,中医药产业发展和中药资源保护之间的矛盾日益突出。野生中药资源破坏严重、道地药材以及部分规范栽培品种产量不能完全满足中药产业需求。中药材价格大幅波动,市场极不稳定。同时,药用植物的大量采集和挖掘,不但使中药材资源生物多样性受到严重破坏,对生态环境也造成了严重的威胁;部分中药材不仅产量不稳定,而且重金属、农药残留污染严重,已影响到复方中成药品种的持续供应以及国家基本药物的安全与保障。

《国务院关于扶持和促进中医药事业发展的若干意见》(国发[2009]22 号)从国家发展战略高度提出了"提升中药产业发展水平"的要求。《意见》指出,要遵循中医药发展规律,保持和发扬中医药特色优势,推动继承与创新,丰富和发展中医药理论与实践,促进中医中药协调发展,为提高全民健康水平服务。《意见》重申,要整理研究传统中药制药技术和经验,形成技术规范。促进中药资源可持续发展,加强对中药资源的保护、研究开发和合理利用。要保护药用野生动植物资源,加快种质资源库建设。加强珍稀濒危品种保护、繁育和替代,促进资源恢复与增长。《意见》强调,要加强中医药人才队伍建设。人才匮乏是制约中医药事业发展的瓶颈。高等教育是中医药人才培养的重要途径。中医药事业整体健康发展需要培养更多的复合型、交叉型、多学科型的应用人才。

为深入贯彻落实《国家中长期教育改革和发展规划纲要(2010—2020 年)》、《医药卫生中长期人才发展规划(2010—2020 年)》和《中医药事业发展"十二五"规划》,推进《中医药标准化中长期发展规划纲要(2011—2020 年)》的实施,培养传承中医药文明、促进中医药事业发展的复合型、创新型高等中医药人才,推动中医药类专业教育教学改革和发展,中国农业大学出版社以整体规划、系列统筹和立体化建设等方式,组织全国 37 所院校的近 200 位一线专家和教师,启动了"全国高等院校中医药类专业系列教材建设工程"。本系列教材秉承"融合、传承、创新、发展、先进"的理念,在全体参编的老师共同努力下,历经近 3 年时间,现各种教材均已达到了"规划"预定的目标和要求,第一批共计 21 种教材将陆续出版。

本系列教材的运作和出版具有以下特点:

一、统筹规划、整体运作、校际合作、学科交融。站在中医药类专业教学整体的高度,审核确定教材品种和教材内容,农林类专业院校教师与中医药类专业院校教师积极参与,共同切磋研讨,极大地促进了这两类院校在中医药类专业教育平台的融合,尤其是促进了中医药学与中医药资源学的融合,起到了学科优势互补的积极作用。

二、同期启动、同步研讨、品种丰富、覆盖面广。同期启动 21 种教材的编写出版工作,37 所院校近 200 位教师参与编写,系列教材基本覆盖了中医药类专业主干课程,是目前中医药类专业教材建设力度最大的一次。各院校教师积极参与,共同研讨,在教学理念、教材编写和体例规范上达成广泛共识,提升了教材的适用性。

三、最新理论、最新技术和最新进展及时融入,教材先进。本系列教材体现了中医药学科的文化传承特性,较好地将传承与发展、理论与实践有机结合,融入了学科最新理论、最新技术和最新进展以及各院校中医药类专业近年来的教学改革成果,使得教材具有较强的先进性。

四、立项建设、严格要求、专家把关、确保质量。经过广泛深入的选题调研,在与多所院校广泛沟通达成共识后,中国农业大学出版社确定了以立项的方式实施"中医药类专业系列教材建设工程"。"教材建设工程"历时近 3 年,在系列教材编审指导委员会的统一指导下,各项工作始终按照既定的编写指导思想、运行方式和质量保障措施等规定严格运行,保障了教材编写的高质量。

中医药类专业系列教材建设是一种尝试、一种探索,我们衷心希望有更多的院校、更多的教师参与进来,让我们一起共同为我国中医药事业的健康发展,为中医药专业高等人才培养做出贡献。同时,我们也希望选用本系列教材的老师和同学对教材提出宝贵意见,使我们的教材在修订时质量有新的提高。

全国高等院校中医药类专业系列教材编审指导委员会

中国农业大学出版社

2014 年 6 月

前　言

　　随着我国中医药教学事业的不断发展和教育体制改革的不断深入,各类高等院校不断增设中药专业,特别是大量选修课的不断增加,使原来的中药专业的专业课学时不断减少,为了适应高等院校教学改革的需要,加强教材建设,提高教材的适用性,由全国16所高等中医药院校和高等农业院校的长期从事中药鉴定教学工作的专家编写了这本《中药鉴定学》教材。本教材荟萃了中药鉴定学科的精华内容,一切从实际出发,力求实用,具有内容简明扼要、重点和知识点突出明确、易于复习和自学等特点。本教材主要供普通高等院校中药学及相关专业本科教学使用,也可供从事中药研制、生产、经营、检验等工作的药学工作者学习参考。

　　本教材分为18章,其中总论6章,个论12章。总论中在突出中药鉴定学基本概论和基本理论的同时,增加了有关中药资源、中药质量标准等内容,特别是增加了药用植物栽培与中药材质量一章,内容比较新颖,知识性强。在个论中共收载常用中药375种,分为重点品种和一般品种,层次分明,重点突出,简洁实用。重点品种中药分为基源、植物形态、产地、采收加工、性状鉴别、显微鉴别、化学成分、理化鉴别、质量评价、功效及附注等项进行比较详细的阐述,一般品种中药主要记述基源、性状鉴别、主要成分和功效等。从而使得本教材内容详简有别,便于学习和掌握。本教材注重强调中药鉴定知识的系统性、传承性、科学性和适用性,重点品种中药增设了"质量评价"一项,以突出中药质量的内涵,包括性状指标(以……为佳)、检查内容(水分、灰分、浸出物、挥发油等),以及个别药材重金属、农药残留)、含量测定指标等。此外还增加了大量薄层色谱图,便于学生更好地学习掌握中药的薄层鉴别。

　　本教材图文并茂,编排合理,翔实规范。在药材品种的选择及品种论述的内容方面都有较大幅度的改变,根据2010年版《中国药典》(一部)进行了品种调整,确定重点药材109种,一般药材205种,附药61种,全部为常用中药。对于来源于同科同属的同一类药材,选择其中最常用、具有代表性的1~2味药材加以详述,其余药材则简述;一般药材文字叙述精炼,简洁明了。根据新版《中国药典》,注意在理化鉴别项增加液-质、DNA分子鉴别等新的鉴别方法和内容。特别是在每章前面增加了教学目的与要求,以启发学生思维,让学生在生疑、质疑、释疑的过程中接受知识,得到能力、智力的培养训练。

　　本教材编写分工如下:姜大成、雷钧涛负责总论(第1~6章)的编写,编者有张红瑞、朱键勋、于洋;乐巍负责第7章根及根茎类中药(概述—南沙参),编者有王丽瑶、赵杨、侯嘉;何忠梅负责第7章根及根茎类中药(木香—白及)、第8章茎木类中药、第9章皮类中药,编者有祝洪艳、丛登立、蔡恩博、黄建军;范巧佳负责第10章叶类中药、第11章花类中药、第12章果实及种子类中药,编者有汪晓辉、邓可众、张丽梅;代丽萍负责第13章全草类中药、第14章藻、菌、地衣类中药、第15章树脂类中药、第16章其他类中药、第17章动物类中药、第18章矿物类中药,编者有杨晶凡、罗容、郝宁。姜大成负责全书的统稿和校对,肖井雷、王哲参加全书的校对及附录部分。

　　编写过程中,我们努力汲取相关各版本教材的精华,并结合多年的实践教学经验,对部分内容做了一定删改和补充。在本版教材即将出版之际,正逢2015年版《中国药典》出版并正式实施之时,我们参照新版药典对本教材相关内容作了全面修改,使本教材更具时代性,以飨读者。由于水平有限,缺漏难免,不足之处敬请广大师生和读者批评指正,以便进一步修改和提高。

编　者

2015 年 11 月

目　　录

第1章 绪论

教学目的和要求:

1. 掌握中药鉴定学的定义和基本任务。
2. 熟悉中药的命名原则和拉丁名。
3. 了解中药鉴定学的产生和发展。

1.1 中药鉴定学的定义和任务

1.1.1 中药鉴定学的定义

中药鉴定学(Authentication of Chinese Medicines)是鉴定和研究中药的品种和质量,制定中药品质标准,寻找和扩大新药源的应用学科。它是以传统的中药鉴别经验为基础,运用现代自然科学的方法与技术,系统地整理和研究中药的来源、品种鉴别特征、质量评价方法、开发和扩大中药资源等方面的知识。简而言之,就是一门对中药进行"整理提高,保质寻新"的学科。

中药(Chinese materia medica,traditional Chinese medicines,TCMs)是指在中医药理论和临床经验指导下用于防治疾病和医疗保健的药物(drug),包括中药材(Chinese crude drugs)、饮片(decoction pieces)和中成药(Chinese patent medicine)。中药材是取自天然的未经加工或只经过简单产地加工的原料药,简称为"药材",绝大多数来源于植物药,少量为动物药和矿物药。中药材经过净制、切制、炮制,制成符合临床医疗需要的加工品称之为饮片。中成药是以中药材或饮片为原料,根据临床处方的要求,采用相应的制备工艺和加工方法,制备成的随时可以应用的剂型,包括丸剂、散剂等40余种剂型。中药材及其饮片在临床上应用,绝大多数是以复方和中成药的形式入药,其中中成药所需的原料药占全部药材的70%以上。据不完全统计,中药的方剂已达 100 000 余首,已经批准生产的中成药数量为 9 300 余种。由此可见,对于中药的鉴定,只有把中药材、饮片和中成药的鉴定方法与特征联系起来,才能真正达到鉴定的目的。

广义的中药除传统中药外,还包括民间药(folk medicine)或草药(herbal medicine)、民族药(national medicine),以及由境外引进的植物药(phytomedicine)如穿心莲、水飞蓟等。这些药物均属天然来源,又统称天然药物(natural medicine),也是中药资源的组成部分,同为中药鉴定的对象。

1.1.2　中药鉴定学的任务

药物价值的基本特征是具有预防和治疗疾病的功能,而对其使用价值的评价,主要依赖其安全性和有效性,这两条原则是中药研究、生产和临床应用的准绳。中药鉴定学的任务核心就是为保证中药临床用药的安全与有效提供科学依据、为中药的生产提供质量标准和鉴定方法、为中药研究的准确性提供技术支撑。由此可见,中药鉴定学在中药现代化中占有重要的战略地位。中药鉴定学的基本任务是鉴定中药的品种和质量、继承和弘扬祖国医药学遗产、制定规范化的质量标准、扩大和开发中药资源。

1.1.2.1　考证和整理中药品种

中药的品种鉴定是指对中药真伪和基源的鉴别,是中药鉴定学的首要任务。我国仅本草著作中记载的药物就有近 3 000 种,它是现今中药科学继承和发扬的基础。中药的品种问题直接关系到中药的质量,品种正确是保证中药质量的前提。如何确定中药的正品,成为中药研究工作需要解决的首要问题。很多名贵的中药材,如冬虫夏草、西红花、天麻、野山参、西洋参、牛黄、麝香等,市场上各类伪品众多。据初步统计,目前常用中药材 1 200 种左右、中成药 6 000 种左右。商品中药材有复杂品种问题的约占 50%,这直接影响了临床用药的准确性和中药产品的质量。

由于历史等诸多原因,使中药材品种混乱和复杂现象严重,其主要原因是:①同名异物和同物异名现象普遍存在。我国幅员辽阔,物种繁多,来源复杂,各地用药历史和用药习惯的差异,以及植物和药材的名称不统一等,造成"同名异物"、"同物异名"现象十分严重。如贯众,全国用"贯众"之名的药用植物有 11 科 18 属 58 种之多。而人参在历代有多达 30 余种别名。②本草记载不详,造成后世品种混乱。如《本草经集注》载:"白头翁处处有之,近根处有白茸,状如白头老翁,故以为名。"所以从古到今就有多种根部有白毛茸的植物混作白头翁,这就造成了白头翁药材来源达 20 种以上,分属于毛茛科、蔷薇科、石竹科、菊科等不同科的植物。③有的品种在不同的历史时期品种发生了变迁。如始载于《名医别录》的白附子历代本草均为毛茛科植物黄花乌头 *Aconitum coreanum* (Levl.) Raip. 的块根,而近代全国绝大部分地区用天南星科植物独角莲 *Typhonium giganteum* Engl. 的块茎作白附子用,两者疗效不同,如何变迁的,尚待深入研究。④一药多基原情况较为普遍。《中国药典》2015 年版收载的常用中药不少来源于 2~5 个甚至 6 个种,如石决明来源于同科属 6 个不同物种;大青叶在华东习用十字花科植物菘蓝 *Isatis indigotica* Fort. 的叶,东北习用蓼科植物蓼蓝 *Polygonum tinctorium* Ait. 的叶,华南和四川地区习用爵床科植物马蓝 *Baphicacanthus cusia* (Nees) Bremek. 的叶,江西、湖南、贵州、甘肃习用马鞭草科植物大青 *Clerodendrum cyrtophyllum* Turcz. 的叶。有的中药甚至来源于不同科(如小通草等)或同科不同属(如老鹳草、水蛭等)的数种动、植物,造成中药质量控制困难。

解决中药品种混乱和复杂问题及发掘祖国药学遗产的途径:①通过对中药商品调查和中药资源普查,结合本草考证,明确正品和主流品种,力求达到一物一名,一名一物。如《中国药典》已分别将报春花科植物过路黄 *Lysimachia christinae* Hance 作为金钱草,豆科植物广金钱草 *Desmodium styracifolium* (Osh.) Merr. 作广金钱草,唇形科植物活血丹 *Glechoma longituba* (Nakai) Kupr 作连钱草收载。②研究不同历史时期药物品种的变迁情况,正确继承古人药材生产和用药经验。如考证阿胶的原料在唐代以前主要是牛皮,宋代、明代是牛皮、驴皮并用,清代以后用驴皮,至今沿用驴皮。③开展古方药物的品种考证,有利于医方的发掘与继承,为新药研究提供依据。例如青蒿素的发现,就是从研究葛洪《肘后备急方》青蒿治疟病方,再经过青蒿历代所用品种的考证,结合科学试验取得的成果。④对一些道地药材的品种考证,查考地方志,常能提供一些历代本草未能记载的资料,解决在品种考证中的某些关键问题。如罗汉果,遍查历代本草均无记载,最后从清代《临桂县志》、《永宁州志》查到不仅有罗汉果之名,还有其形态、性味、效用记载,这为罗汉果的药用提供了可靠的历史依据。⑤本草考证有助于自然资源的开发利用。当今有很多野生动物、植物还不知道它们的用途,一旦《本草纲目》等本草上收载的药物都能考证清楚,根据植物亲缘关系的线索,对药物新品种的开发利用,将会有所帮助。⑥通过本草考证与现今药材品种调查相结合,能纠正历史的错误,发掘出新品种。如虎掌与天南星,经研究并非一物,虎掌实为掌叶半夏 Pinellia pedatisecta Schott 的块茎,纠正了《本草纲目》中将天南星并在虎掌之下,视二者为同一物的错误。

总之,中药品种的考证与整理工作对澄清中药品种混乱,力求达到一物一名,一名一物,从源头上保证中药质量,达到品种正确,质量优良、稳定、可控,以及继承与发掘祖国医药学遗产,开发新药源都具有十分重要的理论与实用价值。

1.1.2.2 鉴定中药的真伪优劣

中药的真、伪、优、劣,即指中药品种的真假和质量的好坏。"真",即正品,凡是国家药品标准所收载的中药均为正品;"伪",即伪品,凡是不符合国家药品标准规定中药的品种,以及以非药品冒充中药或以它种药品冒充正品的均为伪品;"优",即质量优良,是指符合国家药品标准质量规定的各项指标的中药;"劣",即劣药,是指不符合国家药品标准质量规定的中药。中药品种不真或质量低劣,会造成科研成果、药品生产和临床疗效的失败,轻则造成经济损失,重则误病害人,对此,李时珍早就有"一物有谬,便性命及之"的名言。当前中药材的真伪问题仍十分突出,一些常用中药出现了伪品、混淆品或掺伪品。除历史根源外,究其原因还有:①误种、误采、误收、误售、误用。如种大黄时误种为藏边大黄 Rheum emodi Wall.、河套大黄 Rhum hotaoense C. Y. Cheng et C. T. Kao;将金钱草(过路黄)误采为风寒草(聚花过路黄)Lysimachia congestiflora Hemsl.;把有剧毒的小檗科桃儿七误作龙胆,以致造成中毒死亡或致残事件等。②一些名称相近或外形相似或基源相近的品种之间产生混乱。如防己商品中粉防己、广防己、汉防己、木防己名称或使用相混,广防己为马兜铃科植物,含马兜铃酸,只有防己科粉防己才可制"汉肌松"原料。以滇枣仁充酸枣仁,川射干充射干等。③有意造假,以假充真。如金钱白花蛇,有用银环蛇的成蛇纵剖成条,接上其他小蛇头盘成小盘者,或用其他带环纹的幼蛇伪充者,甚至有用其他幼蛇在蛇身上用白色油漆画出环纹伪充正品;还有用马铃薯片加工伪充白附片,用其他动物的皮(如马皮)熬制的胶充阿胶等。

中药的质量优劣,是关系到临床疗效和中药国际化的大问题。中药的品种明确后,必须注意检查质量,如品种虽正确但不符合药用质量要求时,同样不能入药。除品种外,影响中药质量的主要因素有:①栽培条件。中药的规范化栽培与药材质量关系密切,它是中药质量的源头,所以目前国家提出并实施的中药 GAP 发展战略十分必要。如野生牛膝和栽培牛膝,由于生长环境的不同,性状特征有较大差异,野生或部分地区引种的主根短,细小,支根多,木质化程度高,柔韧性差。另外中药栽培品农药残留量和重金属含量超标问题十分严重,这个问题不解决,中药材很难进入国际市场。②采收加工。不同的采收期和不同的加工方法,使中药有效成分的种类或含量不同。如金银花采用阴干、晒干或蒸后晒干,绿原酸的含量不同,以蒸晒法加工者含量高。③产地因素。同种药材,产地不同,质量不尽相同,如广藿香,广州石牌的广藿香气较香纯,含挥发油虽较少(茎含 0.1%~0.15%,叶含 0.3%~0.4%),但广藿香酮的含量却较高。产于海南岛的广藿香,气辛浊,挥发油含量较高(茎含 0.5%~0.7%,叶含 3%~6%),但广藿香酮的含量却甚微。道地药材就充分反映了产地与药材质量的关系。④贮藏时间。如荆芥贮存一年者挥发油含量减低 1/3,贮存三年者则降低 1/2;新鲜细辛的镇咳作用强,当贮存 6 个月后则无镇咳作用。贮藏不当还会引起霉变、走油、风化等。⑤运输。运输中如受到有害物质污染,必然影响质量。⑥人为掺假。如沉香掺入大量不含树脂的木材,山茱萸掺入大量果核,薏苡仁中掺入高粱米,红花中掺入细红沙或细锯末,海马腹中填入鱼粉,冬虫夏草中插入铁丝,柴胡、龙胆混入大量的地上茎,西红花中掺入花丝、雄蕊、花冠,羚羊角、天麻中夹铁钉、铁粒等,严重地影响了中药材的质量。⑦个别药材经提取部分成分后再流入市场。如人参、西洋参、三七、五味子、黄柏、八角茴香、天麻、独活等,其提取后的外观性状与原药材相似,但药材的内在质量却发生了变化。

1.1.2.3 研究和制定中药质量标准

质量标准是中药广泛应用的科学依据,规范化质量标准应具有权威性、科学性和先进性的特点。利用植物学、植物化学、分析化学等相关学科的研究方法,对中药的性状、显微特征、理化鉴别研究,并测定中药的浸出物、有效成分或指标成分以及有毒成分或有害物质,通过建立能较全面客观和科学实用的品质评价方法,实现中药评价的科学化和标准化,促进中医药走向世界。中药质量的优劣直接关系到人民健康与生命安危,制定中药规范化的质量标准是保证临床用药安全、有效、稳定、可控,促进中药现代化和国际化的关键。凡正式批准生产的中药(包括药材、饮片及中成药)都要制定质量标准。中药质量标准是国家对中药质量及其检验方法所做的技术规定,是药品监督管理的技术依据,是中药生产、经营、使用、检验和监督管理部门共同遵循的法定依据。

制定中药质量标准应充分体现"安全有效、技术先进、经济合理"的原则。中药质量标准包括药材、饮片和中成药的质量标准,要求中药的来源要正确,中成药处方要固定,采收加工、炮制方法或生产工艺要固定,临床疗效要确定,对有害物质要限量检查,对有效成分或有效物质群有定性鉴别和含量测定等。对中药质量的科学评价目前常以其有效成分的种类、含量、稳定性、安全性和生物效应的强度等为指标。近年对中药质量的评价方法的研究发展很快,如用药效学、免疫活性以及化学模式识别结合药效学、指纹图谱等方法评价中药的质量。

1.1.2.4 寻找和扩大新药源

在保护和合理开发中药资源的基础上,积极寻找和扩大新药源也是中药鉴定学的任务之一。寻找和扩大新药源的方法有:①进行全国性药源普查,寻找新的中药资源。如通过多次全国性药源普查,发现了不少野生中药资源和某些进口药材的国产品种资源,如新疆的阿魏、紫草、贝母,西藏的胡黄连,云南的诃子、马钱子,广西的安息香,海南的大风子、降香等。②根据生物的亲缘关系寻找新的药源。如根据商品调查,叫作金银花的忍冬属植物有 10 多种,有效成分绿原酸的含量种间差别较大,如灰毡毛忍冬 *Lonicera macranthoides* Hand.-Mazz. 和红

腺忍冬 *Lonicera hypoglauca* Miq. 的花蕾含量较高,前者达 12%,后者达 10%左右,比山东的正品金银花还高,《中国药典》从 2010 年版已将二者列为中药山银花的来源。③从民族药或民间药中寻找新药源。如沙棘是藏族、蒙古族习用药材,其干燥成熟果实常用于止咳祛痰、消食化滞、活血散瘀。近年来,发现沙棘叶含丰富的黄酮类物质及维生素 C、胡萝卜素和氨基酸等生理活性成分,颇具开发价值。④以有效成分为线索,寻找和扩大新药源。麝香酮是麝香的主要有效成分之一,麝鼠香中含有麝香酮,灵猫香中含有与天然麝香相似的化学成分,且具相似的药理作用,可能成为麝香的代用品。抗肝炎有效成分齐墩果酸在工业生产上的原料主要是五加科植物几种楤木的皮、叶和果实,其含量均在 3.6%以下,但在雪胆的块根中,齐墩果酸提取率高达 7%～9.5%,是较好的新药源。⑤以药理筛选结合临床疗效寻找和扩大新药源。如在抗肿瘤药的药理筛选中发现唐松草新碱具有较好的抗肿瘤活性,然后从 10 种东北产唐松草属植物里找到展枝唐松草 *Thalictrum squarrosum* Steph.,其根中唐松草新碱的含量最高可达 1.36%。⑥从古本草中寻找或探索老药新用途。古本草中还有不少品种现今未使用,有些多来源的品种现今只用了一两种或古今用药不同,若能进行认真考证,一定能发掘出有用的新资源种类。⑦以新技术、新方法扩大新药源。如杜仲、黄柏、厚朴等皮类中药的环剥技术,麝的家养和活麝取香,黑熊家养和引流熊胆汁,人工牛黄的研制,人参、紫草、三七、延胡索等的组织培养等等。利用现代生物技术,如细胞工程、基因工程技术生产有效成分,近年来已取得不少新进展,如水蛭素基因工程、羚羊角蛋白质基因工程等,为减轻中药对自然资源的依赖和破坏,获得有效成分高含量的中药开辟了新途径。目前还有以临床疗效为依据,用高通量筛选技术寻找新药的方法。

1.2　中药的命名

中药的名称应含意确切、科学性强、体现中医药特色,有利于临床应用、商品贸易和经营管理。中药名称不规范,是造成中药市场品种混乱的主要因素之一,故应对中药的命名方法和名称进行规范化整理,尽量做到一药一名。

1.2.1　中文名称

中药的中文命名方式比较多,主要有:①根据药材的产地或集散地命名。如巴豆产于四川(古代巴蜀),秦艽产于陕西、甘肃(古代秦国),皆因产地而得名。因产地不同,其质量差异很大,为了强调临床用药的佳品,常在药材名前冠以地名,以示优质(道地),如川黄柏、川芎、怀牛膝等。②根据药材形状命名。如钩藤是因为茎枝上有弯曲的钩,故名。③根据药材的颜色命名。丹参因其根皮色紫红、紫草因其色紫、玄参因其色黑而得名。④根据药材的气味命名。五味子因其果皮酸、甜,种子苦、辛又有咸味而取名。苦参因其味极苦,甘草因其味甜,故名。⑤根据药用植物的生长特性命名。夏枯草因生长到夏至枯萎,款冬花因冬至才开花,半夏指立夏至夏至之间即完成生长周期等。⑥根据药用部位命名。如桂枝是桂树的嫩枝,鹿角是鹿骨化的角。⑦根据功效命名。如防风能防治诸风邪,泽泻能渗湿利水肿,远志能益智强志,伸筋草能舒筋通络等。⑧根据进口药材名的译音命名。如诃子原名"诃黎勒",产印度、缅甸,音译而来;胡黄连、胡椒均原产印度、尼泊尔等国,其胡字是印度番语之意。⑨根据人名命名。如何首乌、刘寄奴、杜仲、徐长卿、使君子等都是以纪念最早发现此药的人而得名。⑩根据传说故事而命名。如牵牛子、女贞子。

1.2.2　拉丁文名称

　　为了使中药的名称统一化、规范化，有利于国际贸易和交流，可使用拉丁文名称。命名的基本格式为：药用部位或剂型名（名词主格）加药名（名词属格）。即药用部位或剂型名用名词单数主格形式位于前，药名用名词单数属格形式置于后，当然也有例外。其中药名通常使用药用动、植物的学名或原矿物的拉丁名等，亦有使用汉语拼音和俗名的。中药拉丁名中的名词和形容词第一个字母均大写，连词和前置词一般均小写。命名的基本方法如下：

1.2.2.1　植物类中药的命名

　　①药用部位名加植物学名的属名，如杜仲 Cortex Eucommiae 等。②药用部位名加植物学名的种加词，如人参 Radix Ginseng 等。③药用部位名加植物的种名，如当归 Radix Angelicae Sinensis 等。④药用部位名加植物学名的属名或种名，再加形容词。形容词置于后，与所修饰的药用部位名保持性、数、格一致，如豆蔻 Fructus Amomi Rotundus（近圆形的）、附子 Radix Aconiti Lateralis（侧边生的）等。⑤药用部位名加植物学名的属名、前置词短语。此种方法也用来说明药材的特征、性质，其中前置词 in（在……内，呈……状）和 cum（含，带，同）所组成的前置词短语置于后，如竹茹 Caulis Bambusae in Taeniam（呈带状）、钩藤 Ramulus Uncariae cum Uncis（带钩状）等。⑥药用部位名加药用部位名、植物学名的属名，或植物学名的属名加植物学名的属名。此种方法用于药材的药用部分为同种植物的不同部位，或药材来源于两个不同属的植物，如大黄 Radix et Rhizoma Rhei、马勃 Lasiosphaera seu Calvatia 等。⑦仅用植物学名的属名或种加词、或药用部位名加俗名。此种方法遵循的是习惯用法，有些是国际通用名称，仅用于少数药材，如冬虫夏草 Cordyceps、牡丹皮 Cortex Moutan 等。

1.2.2.2　动物类中药的命名

　　①药用部位名加动物学名的属名，如牛黄 Calculus Bovis。②药用部位名加动物的种名，如羚羊角 Cornu Saigae Tataricae。③加工品名加药用部位名、动物学名的属名或种加词，其中加工品用名词主格，药用部位名、动物学名的属名或种加词都用名词属格，如阿胶 Colla Corii Asini。④药用部位名加动物学名的属名和形容词，如鹿茸 Cornu Cervi Pantotrichum（具茸毛的）。⑤动物学名的属名加形容词，如金钱白花蛇 Bungarus Parvus（幼小的）。⑥药用部位名加动物学名的属名、再加属名或属名加属名（不同药用部位名），如蛤壳 Concha Meretricis seu Cyclinae、土鳖虫 Eupolyphaga seu Steleophaga。⑦仅用动物学名的属名或种加词，如蕲蛇 Agkistrodon、蛤蚧 Gecko。⑧仅用动物的俗名，如蜂蜜 Mel、全蝎 Scorpio。

1.2.2.3　矿物类中药的命名

　　①用矿物所含的主要化学成分的拉丁名或化学成分拉丁名加形容词，如芒硝 Natrii Sulfas、玄明粉 Natrii Sulfas Exsiccatus（干燥的）。②用原矿物的拉丁名，如炉甘石 Calamina。

1.3 中药鉴定学的产生和发展

1.3.1 古代中药鉴定知识

一切真知都来源于实践。中药鉴别知识也是在长期的实践中产生和发展起来的。我国人民在同疾病做斗争的过程中，通过不断尝试，逐渐积累了医药知识和经验，并学会运用眼、耳、鼻、舌等感官来识别自然界的植物、动物和矿物的形、色、气味，从而鉴别出哪些可供药用，哪些不可供药用及有毒、无毒等，逐渐形成了"药"的感性知识。相传在公元前有神农氏"教民播种五谷，尝百草之滋味"，《史记·补三皇本记》也有"神农……始尝百草，始有医药"的记载。在无文字时代，这些药物知识凭借师承口传丰富起来，它是本草学的萌芽。在文字产生以后，就有了关于药物的记载，后经不断积累、发展，编出了本草著作。从秦、汉到清代，本草著作约有400种之多。这些著作包含着我国人民与疾病做斗争的宝贵经验和鉴别中药的丰富的文字资料，是祖国医药学的宝贵财富，并在国际上产生了重大影响。

早在我国第一部诗歌总集《诗经》（约公元前 16 世纪至公元前 6 世纪）中就记载有治病的药物，如采苵（酸模）、采艾（苦艾）、蓷（益母草）、采蝱（贝母）、采卷耳（苍耳）、采芣苢（车前）等。1973 年在长沙马王堆发掘了三号汉墓，墓葬年代是汉文帝十二年（公元前 168 年），出土药物经鉴定确定的共 9 种，桂皮、花椒、姜、佩兰、茅香、高良姜、藁本、牡蛎、朱砂。出土有药物和医方的著作共 6 种，记载的药名总数初步统计有 394 种。其中《五十二病方》有药物 247 种，283 首中药处方和丸、散、饼、曲、酒等中药剂型。据专家推论它是迄今为止我国发现的最古医学方书。该书主要内容虽是以临床医疗和"养生"为主的非药物学专著，但它提供了先秦时代医药学历史知识的珍贵史料。

《神农本草经》为我国已知最早的药物学专著，著者不详，成书年代约在西汉时期。它总结了汉代以前的药物知识，载药 365 种，按医疗作用分为上、中、下三品，其中植物药 252 种、动物药 67 种、矿物药 46 种。在序录中记载，药"有毒无毒，阴干曝干，采造时月，生熟土地所出，真伪陈新，并各有法"等中药质量鉴定的问题，为后世中药鉴定学的发展奠定了基础，并对药物的产地、采集时间、方法以及辨别药物形态真伪的重要性有一些原则性的概括。各药的记述，则以药性和功效为主。原书早已失传，现有明代、清代的辑本。值得指出的是《五十二病方》中的247 种药物，将近一半在《神农本草经》中没有记载，说明当时的用药品种还更多。

《本草经集注》是梁代陶弘景以《神农本草经》和《名医别录》为基础编成，载药 730 种。全书以药物的自然属性分类，分为玉石、草木、虫兽、果、菜、米食、有名未用七类，为后世依药物性质分类的导源。本书对药物的产地、采收、形态、鉴别等有所论述，有的还记载了火试、对光照视的鉴别方法。如硝石"以火烧之，紫青烟起"，云母"向日视之，色青白多黑"，朱砂以"光色如云可拆者良"等。原书已失传，现存敦煌残卷，其主要内容收载于后代本草中。

《新修本草》（又称《唐本草》）是唐代李勣、苏敬等集体编撰，由官府颁行的，可以说是我国最早的一部国家药典，也是世界上最早的一部由国家颁布的药典，它比欧洲地方性的《佛洛伦斯药典》（1498 年）早 839 年，比欧洲第一部全国性的《丹麦药典》（1772 年）早 1 113 年。载药850 种，新增山楂、芸薹子、人中白等 114 种新的药物，其中不少是外来药物，如由印度传入的豆蔻、丁香等；大食传入的石榴、乳香等；波斯传入的茉莉、青黛；南洋传入的木香、槟榔、没药

等。该书有较多的基源考证,附有图经 7 卷,药图 25 卷。出现了图文鉴定的方法,为后世图文
兼备的本草打下了基础。原书已散失不全,现仅存残卷,现有尚志钧辑本《唐·新修本草》。

唐代个人编著的本草亦多,著名的有孟诜的《食疗本草》、陈藏器的《本草拾遗》、李珣的《海
药本草》等。陈藏器在内容上重视中药的性味功能、生长环境、产地、形态描述、混淆品种考证
等,尤其对药材的描述真实可靠,如海马"出南海,形如马,长五六寸,虾类也。"

《开宝本草》是在宋代开宝年间官命刘翰、马志等在唐代本草的基础上撰成《开宝新详定本
草》,后又重加详定,称为《开宝重定本草》,简称《开宝本草》。至嘉祐年间,官命掌禹锡等编辑
《嘉祐补注神农本草》,简称为《嘉祐补注本草》或《嘉祐本草》,新增药物 99 种。又令苏颂校注
药种图说,编成《图经本草》,共 21 卷,对药物的产地、形态、用途等均有说明,成为后世本草图
说的范本。该书首创版印墨线药图,绝大多数药图为实地写生图,图名大多冠以州县名,说明
当时药材质量的评价已十分重视药材的道地性。宋代最值得重视的本草是北宋后期唐慎微将
《嘉祐补注本草》和《图经本草》校订增补,编成本草、图经合一的《经史证类备急本草》,简称《证
类本草》。此书内容丰富,图文并茂,共 31 卷,载药 1 746 种,新增药物 500 余种。该书总结了
宋代以前药物鉴定的知识。其质量远远超过以前各书,成为我国现存最早的完整本草,为研究
古代药物最重要的典籍之一。

明代的本草著作甚多,其中对药学贡献最大的,当首推李时珍编撰的《本草纲目》,李时珍
参阅了经史百家著作和历代本草 800 多种,历经 30 年,编写成 52 卷,约 200 万字,该书载药
1 892 种、药方 11 096 首、药图 1 109 幅。这部著作是我国 16 世纪以前医药成就的大总结。该
书自立分类系统,以药物自然属性作为分类基础,每药标名为纲,列事为目,名称统一,结构严
谨,为自然分类的先驱。将药材按其来源的自然属性分为 16 部 60 类。该书对中药材的性状
鉴别记载较为完善,如对樟脑的描述为:"状似龙脑,白色如雪,樟脑脂膏也。"《本草纲目》不仅
继承了唐、宋时代本草图文并茂的优点,而且把所有的药材鉴定内容归于"集解"项下,使之条
理化,并且"集解"项中引录了很多现已失传的古代本草对药物鉴别的记载,为后世留下了宝贵
的史料。《本草纲目》的出版,对中外医药学和生物学科都有巨大的影响。17 世纪初传到国
外,曾翻译成多国文字,畅销世界各地,成为世界性重要药学文献之一。

清代赵学敏著成《本草纲目拾遗》,载药材 921 种,书中有 716 种中药材是《本草纲目》中未
记载的,如冬虫夏草、西洋参、浙贝母、鸦胆子、银柴胡等,它是清代新增中药材品种最多的一部
本草著作。1848 年,吴其濬编著了《植物名实图考》和《植物名实图考长编》,为植物学方面科
学价值较高的著作,也是考证药用植物的重要典籍。《植物名实图考》收载植物 1 714 种,对每
种植物的形态、产地、性味、用途叙述颇详,并附有较精确的插图,其中很多植物均经著者亲自
采访、观察,并重视其药用价值;《植物名实图考长编》一书摘录了大量古代文献资料,载有植物
838 种,给近代药用植物的考证研究,提供了宝贵的史料。

表 1-1 为历代重要本草著作。

表 1-1　历代重要本草著作

书名	年代	著者	内容简介
神农本草经	东汉末年	不详	载药 365 种,分上、中、下三品。每药以药性和主治为主。本书是现知我国最早的药物著作,总结了汉代以前的医药经验。

续表1-1

书名	年代	著者	内容简介
本草经集注	南北朝(梁) (502—536年)	陶弘景	共7卷,载药730种,以药物自然属性分类,分为玉石、草木、虫兽、果、菜、米食、有名未用七类。记载了药物的性味、产地、采集、形态、鉴别等内容。
新修本草(唐本草)	唐(659年)	李勣、苏敬等	共54卷,载药850种,新增药114种,其中有不少外国输入药物,如安息香、血竭等。本书是由政府组织编辑和颁布执行,是我国和世界上最早的药典。
本草拾遗	唐(741年)	陈藏器	共10卷,收载《唐本草》未载药物692种,各药一般记有性味、功效、生长环境、形态、产地和混淆品种考证等。
开宝新详定本草(开宝本草)	宋(973年)	刘翰、马志等	共21卷,载药983种,新增药133种,如使君子、白豆蔻等。974年,重加详定,名为《开宝重定本草》。
嘉祐补注神农本草(嘉祐本草)	宋 (1057—1061年)	掌禹锡等	共20卷,载药1 082种,新增药99种。该书取用了为编《图经本草》而征集的素材,二书各有分工,互相呼应。
图经本草	宋(1061年)	苏颂等	共21卷,为我国最早的版印墨线药图,绝大多数的图为实地写生绘制。原书虽早已失传,但其930余幅药图及文字说明仍存于《证类本草》之中,为现今本草考证的重要参考书之一。
经史证类备急本草(证类本草)	宋(1108年前)	唐慎微	将《嘉祐本草》与《图经本草》合并,加以补充而成。共31卷,载药1 746种,新增药500余种,是今天研究宋代以前本草发展的最完备的重要参考书。经艾晟增补少数内容,于1108年刊行,改名为《大观本草》;1116年由曹孝忠校正刊行,改名为《政和本草》。
救荒本草	明(1406年)	朱橚	共4卷,载野生植物可供食用者414种(整旧138种,新增276种),画有图形,述其出产、苗、叶、花、子性味食法。
本草纲目	明(1596年)	李时珍	共52卷,列为16部,部各分类,类凡62,载药1 892种,新增药374种,附药图1 109幅,附方11 096条。全书按药物自然属性自立分类系统,为自然分类的先驱。17世纪初,该书传到国外,译成多国文字。
本草纲目拾遗	清(1765年)	赵学敏	对《本草纲目》做一些正误和补充,共10卷,载药921种,其中《本草纲目》未记载的药物有716种。新增药有西洋参、冬虫夏草、鸦胆子等。
晶珠本草	清(约1835年)	蒂玛尔·丹增嘉措	是收载藏药最多的一部大典,共载青海、西藏东部、四川西部的药物2 294种,75％为现今所用,其中30％属藏医专用。叙述了每种药的来源、生境、性味和功效等。
植物名实图考,植物名实图考长编	清(1848年)	吴其濬	先搜集有关植物的材料,编为长篇,共22卷,收载植物药838种。然后根据著者平生经验,辨别形色气味,摹绘成图,附以考证以求名实相符,是为图考,共38卷,载植物1 714种(本书为植物学名著,其中有很多药用植物)。

1.3.2　中药鉴定学的起源与发展

1.3.2.1　1949年以前的发展概况

1840年鸦片战争以后,中国沦为半殖民地、半封建的社会,国外医药学大量传入我国,祖国医药学的发展受到了阻碍,这期间著名的著作和成绩甚少,但中药鉴定工作在国外科技和学术思想的影响下有一定的进展和新的著作。曹炳章著《增订伪药条辨》(1927年),对110种中药的产地、形态、气味、主治等方面作了真伪对比。丁福保著《中药浅说》(1933年),从化学实验角度分析和解释中药,引进了化学鉴定方法。1934年赵燏黄、徐伯鋆等编著了我国第一本《生药学》上篇。叶三多广集西欧及日本书籍的有关资料,于1937年写出了《生药学》下篇。上下两篇《生药学》的内容,大多着重于介绍外国书中收载的或是供西医应用的生药,对我国常用中药则收载较少。但是它引进了现代鉴定药材的理论和方法,这对后来应用"生药学"的现代鉴定知识和技术,整理研究中药,起到了先导作用。

1.3.2.2　新中国成立以后中药鉴定学的产生与发展

党和政府对中医中药事业十分重视,在中药的管理、生产、医疗、教育、科研以及对外交流等各方面都得到了很大的发展。中药鉴定学的产生是在全国成立了5所中医学院后,有的院校1959年设立了中药系,1964年就开出了具有中医药特色的中药材鉴定学(后改为中药鉴定学)。根据中药专业的培养目标和要求,《中药鉴定学》被确定为专业课之一。

1954年国家及各省成立了药材公司,以后各省、市、自治区先后成立了相应的中药管理机构,对中药的产、供、销实行有计划的统一经营。1955年中医研究院(现为中国中医研究院)建立后,成立了中药研究所,特别是在1958年以后,中药的科研机构遍布全国各个省、市、自治区,构成了中医药的科研网,改变了中医药事业以往落后的面貌。在药检机构方面,从中央到各省区都成立了药品检验所,一些市县也相应成立了药品检验所(室),这些机构都设有中药检验室,对中药的品种和质量的检查、监督、管理有了专门执法机构,使中药的质量得以保证和不断提高。

国家为了保障人民用药安全和有效,为了加强对中药质量的管理,颁布了药品的法定标准——《中华人民共和国药典》(简称《中国药典》)和部颁《药品标准》,各省区也先后颁布了地方药品标准。60年多来《中国药典》先后出版了10版,中药鉴定研究方法和技术不断提高,中药检测标准得到不断发展和完善,使中药质量的管理有法可依。

(1)本草考证　本草学研究成为中药品质评价研究的基础。本草学就是古代中国的传统药物学,是世界上迄今为止保存最为完整的药学体系之一。它是内容丰富有待发掘的宝贵药学资源。专门从事本草研究的专家先后对200多个中药品种进行了全面考证,并出版了《本草学》等专著,辑复了《唐·新修本草》等,出版了《本草纲目》校点本、《滇南本草》校订本等著名本草。要认真继承传统药物的功效,必须考证不同朝代药物的变迁。中药的本草考证已成为中药品种整理、新药研制、国家药品标准制定等必不可少的内容。

(2)基源鉴定　国家组织了全国性的药源普查和中药品种整理研究工作,尤其是国家"七五"、"八五"攻关项目对223种(类)常用中药进行了品种整理和质量研究,搞清了它们的历史沿革、药用品种和主流品种,并进行了质量研究,如防风、秦皮、钩藤、大黄、丹参、木通、贝母、黄芪、厚朴、辛夷、诃子、党参等。并先后出版了许多有关中药基源鉴定的专著,如《中药志》、《全国中草药汇编》、《中药大辞典》、《中华本草》、《中国中药资源丛书》、《中国中药区划》、《中国常用中药材》、《中国药材地图集》等，已经成为中药基源鉴定必不可少的工具书，其他论述中药品种方面的著作如《中药材品种论述》、《中国药用动物志》等也有很高的参考价值。随着生物技术的发展及其在中药鉴定方面的应用，已能在分子水平上鉴定中药的真伪优劣。

（3）性状鉴定　是识别中药的传统方法，过去全靠人的感官来掌握，由于现代科学的理论和方法，使它更准确而有利于学习和推广。如 1990 年再版的《中药材手册》做了重大修改，加上学名，增加成分和伪劣品的记载，更适用于当今中药鉴定工作的发展。性状特征在大量药学著作中都占有重要地位。如《药材资料汇编》、《药材学》、《中草药学》、《生药学》、《中药鉴别手册》、《中药材真伪鉴别》、《中药材鉴别彩照集》、《动物药材鉴别》等，性状鉴别是广大中药工作者必须具备的基本功，性状鉴定主要是用于定性，即解决真伪的主要手段，有的还能初步反映质量好坏，如木瓜、乌梅要求越酸质量越好，这与它的有机酸含量高有关。大量科学实验研究证明，中药材性状特征的好坏与有效成分含量的多少有密切关系，这是值得重视的。目前，决定中药商品的等级还主要取决于药材性状优劣程度。

（4）显微鉴定　显微鉴定作为鉴别中药、中成药的手段之一，发展也是很快的。特别是在药材及类似品、混淆品、外形相似或一些同属的近缘植物的区别上离不了它。除有关的著作外还出版了专著多本，如《中药粉末显微鉴定资料》、《中药粉末显微鉴别手册》、《中药材粉末显微鉴定》、《叶类药材显微鉴定》、《常用中药材组织粉末图解》等。对贵重药材的鉴别如麝香、牛黄、羚羊角，显微鉴别也是非常重要的，如珍珠经磨片显微鉴定研究发现珍珠结构环及珍珠虹光环，伪品则具平行排列的结构，或具有棱柱结构，为珍珠的鉴定提供了可靠依据，为动物药材的显微磨片、切片鉴别走出了一条新路。

在多基源和类似品的鉴定中解决了许多疑难问题。当前中药的显微鉴定不仅用在单味药，也大量使用在中药复方方面。近十多年来应用扫描电镜来鉴定中药的报道不少。近年来应用电子计算机检索中药显微特征来鉴别中药也取得一定进展。

（5）理化鉴定　随着相关学科新技术的发展，中药理化鉴定方法得以不断创新，色谱与光谱技术、色谱与光谱联用技术、计算机技术、差热分析技术、X 射线分析技术、免疫技术及中药指纹图谱质量控制技术等应用于中药的定性与定量分析，使中药的质量评价方法进一步迈向科学化和标准化。

第2章 中药的采收、产地加工与贮藏

教学目的和要求:

1. 掌握中药的采收原则、贮藏与保管。
2. 熟悉中药的加工目的和方法。

影响中药材质量的因素很多,除了中药材的品种、产地和栽培技术外,还有药材的生长年限、药用部位、采收时间、产地加工和贮藏方法等。这些因素的变化可以引起中药材的内在成分和外观性状发生较大的变化。所以野生或家种家养植(动)物中药的合理采收、加工、贮藏,对保证中药质量、保护和扩大药源,具有重大意义。

2.1 中药的采收

中药的采收是否适宜合理,直接影响着药材的产量和质量,也是中药生产中的关键技术之一。中药材质量的好坏,取决于有效物质含量的多少,有效物质含量的高低与采收季节、时间、方法等有密切的关系,这方面早已被历代医家所重视,民间也有采药谚语:"春采茵陈夏采蒿,知母、黄芩全年刨,九月中旬采菊花,十月上山摘连翘"。这些宝贵经验,已被实践所证实。现代研究也发现薄荷挥发油主要分布于叶中,花萼期叶片中含油量最高,花盛期油中主成分薄荷脑含量最高,但花后期叶的产量最大;槐花在花蕾期芦丁的含量最高(可达 28%),如已开花,则芦丁含量急剧下降。所以中药材的现代采收原则应该是将有效成分含量、药材产量以及毒性成分含量这 3 个指标综合起来考虑。

2.1.1 中药的一般采收原则

利用传统的采药经验,根据各种药用部位的生长特点,结合现代化学成分分析结果,分别确定合理的采收季节。在采收中药材时要注意保护野生中药资源,计划采药,合理采挖。凡用地上部分者要留根,凡用地下部分者要采大留小,采密留稀,合理轮采;轮采地要分区封山育药。动物药类采收时要注重保护野生动物,如以锯茸代砍茸,活麝取香等都是有效的办法。由于很多中药有效成分尚不明确,因此利用传统采药经验,同时结合采收中药基源的生物学特性、药用部位的生长特点、成熟程度、采收的难易和产量等,以决定每种中药的采收时间和采收方法。

2.1.1.1 植物类中药

(1)根及根茎类 一般在秋、冬季节植物地上部分将枯萎时以及春初发芽前或刚露苗时采收,此时根或根茎中贮藏的营养物质最为丰富,通常含有效成分也比较高,如牛膝、党参、黄连、大黄、防风等。部分中药由于植株生长周期较短,植株枯萎时间较早,则可在夏季采收,如浙贝母、半夏、太子参等。但也有例外,如明党参在春天采集较好。

(2)茎、木类　茎类药材一般在秋、冬季节植物落叶后或春初萌芽前采收,如大血藤等,若与叶同用的药材,则宜在植物的花前期或盛花期采收如忍冬藤等。木类药材全年均可采收,如苏木、降香、沉香等。

(3)皮类　一般树皮多在春夏之交采收,此时树皮养分及液汁增多,形成层细胞分裂较快,皮部和木部容易剥离,伤口较易愈合,如黄柏、厚朴、秦皮等。少数皮类药材在秋、冬两季采收,如苦楝皮等,此时有效成分含量较高。肉桂则在春季和秋季各采一次。根皮通常在挖根后剥取,以秋末冬初采收为宜,或趁鲜抽去木心,如牡丹皮等。树皮类中药材采收时可用环状、半环状、条状剥取或砍树剥皮等方法,如杜仲、黄柏采用的"环剥技术"。

(4)叶类　多在植物光合作用旺盛期,花前盛叶期或果实未成熟前采收,分批采叶对植物影响不大,且可增加产量,如艾叶、臭梧桐叶等。个别经冬不凋的耐寒植物或药用部位特殊者,则必须在秋、冬两季采收,如桑叶等。有的还可与其他药用部位同时采收,如人参叶等。部分应采集落叶,如银杏叶等。

(5)花类　一般不宜在花完全盛开后采收,开放过久几近衰败的花朵,不仅影响药材的颜色、气味,而且有效成分的含量也会显著减少。通常还应选择在晴天、上午露水初干时采摘。花类中药,在含苞待放时采收的如金银花、辛夷、丁香、槐米等;在花初开时采收的如洋金花等;在花盛开时采收的如菊花、西红花等,红花在花冠由黄变红时采收。对花期较长,花朵陆续开放的植物,应分批采摘,以保证质量。有些中药如蒲黄、松花粉等不宜迟收,过期则花粉自然脱落,影响产量。

(6)果实类　一般多在充分生长近成熟或完全成熟后采收,如瓜蒌、栀子、山楂等。有的在成熟经霜后采摘为佳,如山茱萸经霜变红,川楝子经霜变黄。少数药材如青皮、枳实,则需在近成熟或幼果时采收。若果实成熟期不一致,要随熟随采,过早肉薄产量低,过迟肉松泡,影响质量,如木瓜等。

(7)种子类　必须在完全成熟后方可采收。如牵牛子、决明子、芥子等。此时种子内物质积累已停止,达到一定硬度,并且呈现固有的色泽。

(8)全草类　多在植株充分生长,茎叶茂盛时采割,如青蒿、穿心莲、淡竹叶等;有的在开花时采收,如益母草,荆芥,香薷等。而茵陈有两个采收期,春季采收的习称"绵茵陈",秋季采收的习称"茵陈蒿"。全草类中药材采收时大多割取地上部分,少数连根挖取全株药用,如金钱草、蒲公英等。

(9)藻、菌、地衣及孢子类　采收情况不一,如茯苓在立秋后采收质量较好,马勃宜在子实体刚成熟期采收,冬虫夏草在夏初子实体出土孢子未发散时采挖,海藻在夏、秋两季采捞,松萝全年均可采收。

(10)树脂或以植物液汁入药的其他类　此类药材一般是根据植物的不同生长期和不同药用部位决定采用采收时间和采收方式,如安息香采香多在 4~10 月份,于树上割成切口,其液汁顺切口流出凝固成香后采收。

2.1.1.2　动物类中药

动物药材因种类和药用部位不同,采收时间也不同。大多数均可全年采收,如龟甲、鳖甲、五灵脂、穿山甲、海龙、海马等。昆虫类药材,必须掌握其孵化发育活动季节。以卵鞘入药的,如桑螵蛸,应在 3 月中旬前收集,过时虫卵孵化成虫,影响药效。以成虫入药的,均应在活动期捕捉,如土鳖虫等。有翅昆虫,可在清晨露水未干时捕捉,以防逃飞,如红娘子、青娘子、斑蝥等。两栖类、爬行类,多数宜在夏秋两季捕捉,蟾酥宜在春、秋两季采集,此时蟾蜍腺液充足,药材品质好,得率高。蛤蟆油宜在白露前后捕捉林蛙采收,此时输卵管油足,质佳。贝壳类,以动物贝壳入药的采捕大多在夏、秋两季,因为此时是动物发育最旺盛的时节,贝壳钙质足,如石决明等。生理产物和病理产物在捕捉后或在屠宰场采收,如牛黄、鸡内金、马宝等。哺乳类,由于品种不同,采收的季节也不同。如鹿茸每年须在清明后采收,过时则开始角化。麝香活体取香则多在 10 月份进行。部分动物的产物可以在合适的时间内进行人工采集和精制加工,如虫白蜡、蜂蜜等。

2.1.1.3　矿物类中药

一般没有季节性限制,可全年采挖,大多是与矿藏的采掘相结合进行收集和选取的,如石膏、滑石、雄黄、自然铜等。有的在开山掘地或水利工程中获得动物化石类中药,如龙骨、龙齿等。有些矿物药系经人工冶炼或升华方法制得,如轻粉、红粉等。

2.1.2　中药的现代采收原则

一般而言,在自然因素相对稳定的情况下,要确定适宜的采收期,必须把有效成分的含量、药材的产量以及毒性成分的含量这 3 个指标结合起来考虑。

2.1.2.1　有效成分的含量高峰期

有效成分的含量有一显著的高峰期,而药用部分的产量变化不显著,无毒成分或毒性成分的含量最低,此时有效成分的含量高峰期即为适宜的采收期。如甘草的有效成分为甘草甜素(glycyrrhizin),在生长初期甘草甜素的含量为 6.5%,开花前期为 10.0%,开花盛期为 4.5%,生长末期为 3.5%,故甘草宜在开花前期采收。

2.1.2.2　有效成分的总含量及毒性成分的含量

有效成分含量高峰期与药用部分的产量不一致,有的且含一定量的毒性成分,要考虑有效成分的总含量及毒性成分的含量,当有效成分的总含量为最大值、毒性成分的总含量为最小值时,即为适宜的采收期。此外,还可根据公式:有效成分的总量=药材单产量×有效成分百分含量,可分别测算出不同发育阶段药材的单产量、有效成分的百分含量及总含量、毒性成分的含量,再采用列表法或图像法进行分析,从中找出适宜的采收期。如薄荷的采收,1 年 2 次,第 1 次在小暑后大暑前(7 月中下旬),主要作提取薄荷脑(l-menthol)用;第 2 次在霜降之前(10 月中下旬),主要作药材用。但实验证明薄荷在花蕾期挥发油含量最高,而叶的产量高峰却在花后期,此时可绘制含量与产量曲线图,根据二曲线的相交点找到适宜采收期(图 2-1)。

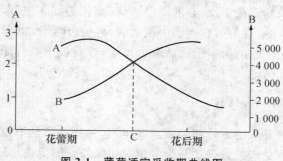

图 2-1　薄荷适宜采收期曲线图
A. 挥发油含量(%)　B. 薄荷叶产量(kg/亩)
C. 适宜采收期

2.2　中药的产地加工

2.2.1　产地加工的目的

　　中药材采收后,除少数要求鲜用(如生姜、鲜石斛、鲜芦根、鲜地黄等)外,绝大多数需进行产地加工或一般修制处理。中药材产地加工的目的主要是:①保证药材质量。通过除去杂质(沙石、泥土、虫卵等)及非药用部位,以保证所用药材的质量。有些含苷类的药材,经加热处理,能使其中与苷类共存的酶失去活性,便于苷类成分药效的保存。②经过初步处理,如蒸、煮、熏、晒等,促使药材干燥,以符合商品的要求。③消除或降低毒性、刺激性或其他副作用。有些药物的毒性很大,通过浸、漂、蒸、煮等加工方法,可以降低其毒性。④通过整形和分等,筛选出不同规格或等级,利于药材商品标准化。⑤包装成件,利于运输、贮藏、保管。中药材要想进入国际市场,商品规格要统一,内在质量要保证,要达到这些标准,药材加工是一个重要环节。

2.2.2　药材产地加工通则

2.2.2.1　植物类中药

　　大多数药材在采收后需要根据不同药用部位进行适当加工。

　　(1)根及根茎类　一般于采挖后去净地上茎叶、泥土和须毛等,迅速晒干、烘干或阴干;有的须先刮去或撞去外皮使色泽洁白,如桔梗等;质地坚硬或较粗的药材,需趁鲜切片或剖开而后干燥,如天花粉等;富含黏液质或淀粉类药材,需用开水稍烫或蒸后再干燥,如白及等。

　　(2)皮类　一般在采收后需修切成一定大小后晒干;或加工成单卷筒、双卷筒状,如厚朴等;或削去栓皮,如黄柏等。

　　(3)叶类及全草类　此类中药含挥发油的较多,故采后宜置通风处阴干;有的则需先行捆扎,使成一定的重量或体积后干燥,如薄荷。

　　(4)花类　在加工时要注意花朵的完整,并保持色泽的鲜艳,一般是直接晒干或烘干,应注意控制烘晒时间。

（5）果实类　一般采后直接干燥；有的需经烘烤、烟熏等加工过程，如乌梅等；或经切制加工使成一定形态，如枳实等；有的可在沸水中微烫后，再捞出晒干，加速干燥，如木瓜等。

（6）种子类　通常在采收的果实干燥后取出种子，或直接采收种子干燥；也有将果实直接干燥储存，用时取种子入药，如砂仁。

2.2.2.2　动物类中药

方法多种多样，一般要求加工处理必须及时得当，常用的方法有洗涤、清选、干燥、冷冻或加入适宜防腐剂等，特别是干燥处理法最为常用。如蜈蚣在捕捉烫死后，应及时选用与虫体长宽相近的竹签，将虫体撑直，然后曝晒使干燥。还可用硫黄熏蒸加工，不仅使蜈蚣虫体进一步干燥，增加药材的色泽，而且还可杀灭附着在虫体表面及内部的虫卵，提高药材的质量，并有利于其贮藏。

2.2.2.3　矿物类中药

主要是清除泥土和非药用部位，以保持药材的纯净度。

2.2.3　常用的加工方法

由于中药材品种繁多，来源不一，其形、色、气、味、质地及其所含化学物质不完全相同，因而对产地加工的要求也不一样。一般说来都应达到形体完整、含水分适度、色泽好、香气散失少、不变味（玄参、生地、黄精等例外）、有效物质破坏少等要求，才能确保药材质量。这里仅介绍产地加工的一些常用方法。

（1）洗涤与挑选　洗涤主要是洗去药材表面的泥沙与污垢，多用于根及根茎类药材，如人参等；但直接晒干或阴干的药材多不洗；另外具有芳香气味的药材一般不用水洗，如薄荷、细辛等。挑选主要是清除药材中的杂质或非药用部分，如牛膝去芦头、须根，白芍刮去外皮等。

（2）修整与去皮　修整是运用修剪、切削、整形等方法，去除非药用部位和不合规格的部分，或使药材整齐，利于捆扎、包装等。较大的根及根茎类、茎木类和肉质的果实类药材大多趁鲜切块片，以利干燥，如桔梗、山药、白芍、黄柏、肉桂等药材通常需要手工去粗皮使其表面光洁，以符合其性状要求；而剪除残根、芽苞、切削或打磨表面使平滑等，则在干燥后完成。去皮或壳主要用于果实种子类、根及根茎类或皮类药材，以使其表面光洁，符合药材的性状要求，又易于干燥和贮藏。果实种子类中药材采收后，有的晒干去壳，取出种子，如车前子、菟丝子等，也有先去壳取出种子而后晒干者，如白果、苦杏仁、桃仁等。

（3）蒸、煮、烫　含黏液质、淀粉或糖类成分多的药材，一般不易干燥，须先经蒸、煮或烫等加热处理，如白芍、明党参煮至透心，天麻、红参蒸透，红大戟、太子参置沸水中略烫，鳖甲烫至背甲上的硬皮能剥落时取出剥取背甲等。而后干燥不仅容易，还有利于进行其他方面的加工，保证药效。加热时间及加热方法，视药材的性质而定。药材经加热处理后，不仅容易干燥，有的便于刮皮，如明党参、北沙参等；有的能杀死虫卵，防止孵化，如桑螵蛸、五倍子等；有的熟制后能起滋润作用，如黄精、玉竹等；有的不易散瓣，如菊花。同时可使一些药材中的酶类失去活力，以免分解药材的有效成分。

（4）熏硫　有些药材为使色泽洁白，防止霉烂，常在干燥前后用硫黄熏制，如山药、白芷、天麻、川贝母、牛膝、天南星等。这是传统的加工方法，但该法不同程度地破坏了环境和药材的天然本质,造成硫的残留,是否妥当,尚需深入研究。

　　(5)切片　较大的根及根茎类、坚硬的藤木类和肉质的果实类药材大多趁鲜切成块、片,以利干燥,如大黄、土茯苓、乌药、鸡血藤、木瓜、山楂等。但是对于某些具挥发性成分或有效成分容易氧化的药材,则不宜提早切成薄片干燥或长期贮藏,否则会降低药材质量,如当归、川芎、常山、槟榔等。

　　(6)发汗　将某些药材烘至半干或微蒸煮后,堆置起来发热,使其内部水分外溢,药材变软、变色、增加香味或减少刺激性,有利于干燥,这种方法习称"发汗",如厚朴、玄参等。

　　(7)干燥　主要是除去药材中的大量水分,避免发霉、虫蛀以及有效成分的分解和破坏,利于贮藏。常用的干燥法有晒干、烘干、阴干、焙干、远红外加热干燥、微波干燥等,药材的性质不同则干燥方法各异。可根据药材性质选择不同的干燥方法。

　　①晒干　利用阳光直接晒干,这是一种最简便、经济的干燥方法。多数药材可用此法,但需注意:a. 含挥发油的药材不宜采用此法,以避免挥发油散失,如薄荷、金银花等;b. 药材的色泽和有效成分受日光照射后易变色变质者,不宜用此法,如黄连、大黄、红花及一些有色花类药材等;c. 有些药材在烈日下晒后易爆裂,如郁金、厚朴等不宜采用此法;d. 药材晒干后,要凉透,才可以包装,否则将因内部温度高而发酵或因部分水分未散尽而造成局部水分过多而发霉等。

　　②烘干　利用人工加温的方法使药材干燥。一般温度以 50～60℃ 为宜,此温度对一般药材的成分没有大的破坏作用,同时抑制了酶的活性,因酶的最适温度一般在 20～45℃ 之间。对含维生素 C 的多汁果实药材可用 70～90℃ 的温度以利迅速干燥。但对含挥发油或需保留酶活性的药材,不宜用此法,如杏仁、薄荷、芥子等。应注意富含淀粉的药材如欲保持粉性,烘干温度须缓缓升高,以防新鲜药材遇高热淀粉粒发生糊化。

　　③阴干　将药材放置或悬挂在通风的室内或荫棚下,避免阳光直射,利用水分在空气中的自然蒸发而干燥。主要适用于含挥发性成分的花类、叶类及全草类药材,如薄荷、荆芥、紫苏叶等。有的药材在干燥过程中易于皮肉分离或空枯,因此必须进行揉搓,如党参、麦冬等。有的药材在干燥过程中要进行打光,如光山药等。

　　④远红外加热　干燥的原理是电能转变为远红外线辐射出去,被干燥物体的分子吸收后产生共振,引起分子、原子的振动和转动,导致物体变热,经过热扩散、蒸发现象或化学变化,最终达到干燥目的。具有干燥速度快,脱水率高、加热均匀,节约能源以及对细菌、虫卵有杀灭作用等优点,近年来用于药材、饮片及中成药等的干燥。

　　⑤微波干燥　微波干燥实际上是一种感应加热和介质加热,药材中的水和脂肪等能不同程度地吸收微波能量,并把它转变成热能。具有干燥速度快,加热均匀,产品质量高等优点。一般比常规干燥时间缩短几倍至百倍以上,且能杀灭微生物及霉菌,具消毒作用。

　　(8)挑选分等　对加工后的药材按药材商品区分规格等级,这是产地加工的最后一道工序。药材的规格等级是药材质量的标志,也是商品"以质论价"的依据。

2.3　中药材的贮藏

　　中药材品质的好坏,不仅与采收加工有关,而且与药材的贮藏保管是否得当有着密切的关系,如果药材贮藏不好,就会产生各种不同程度的变质现象,降低质量和疗效。所以,必须高度重视中药的贮藏和养护,要注意将传统经验与现代科学养护技术相结合,达到科学贮藏、保证用药安全有效的目的。中药的合理贮藏对保证中药的质量稳定有重要意义。

2.3.1　中药贮藏中常见的变质现象及其防治措施

2.3.1.1　虫蛀

虫蛀是指害虫侵入中药内部所引起的破坏作用,对中药影响甚大。药材经虫蛀后有的形成孔洞,产生蛀粉;有的外形被完全蛀成粉状,失去药用价值。

(1)害虫的发生　主要是药材在采收中受到污染,而干燥时未能将虫卵消灭,或者是贮藏的地方和容器本身不清洁,内有害虫附存;药材害虫的发育和蔓延情况,是依据库内的温度、空气相对湿度以及药材的成分和含水量而定。药材因含有淀粉、蛋白质、脂肪和糖类等,即成为害虫的良好滋生地,适宜的温度(18～32℃)和相对湿度(70%以上)及药材的含水量(13%以上)均能促进害虫的繁殖。我国常见的中药材仓虫有200多种,可以分为甲虫类、蛾类、螨类3大类。在许多中药材中都检出过多种螨类,这些螨虫不仅使药材在短期内发霉变质,而且可直接危害身体,引起多种疾病。口服中药中活螨和螨卵的检查已经列为专项质量检测项目。

(2)虫蛀防治的主要方法

①温度处理　根据药材性质与实际情况选择冷藏法和高温处理法,常用的高温处理法有曝晒法、烘烤法、热蒸法及远红外高温法等。药材害虫对高温的抵抗力较差,当环境温度在40～45℃时,害虫就停止发育、繁殖。温度升到48～52℃时,害虫将在短时间内死亡。无论用曝晒还是用烘烤来升温杀虫,都是一种有效的方法。注意烘烤药材温度不宜超过60℃,含挥发油的药材不宜烘烤,以免影响药材质量。冷藏法:药材害虫一般在环境温度8～15℃时停止活动,在-4～8℃时,即进入冬眠状态,温度低于-4℃,经过一定时间,可以使害虫致死。

②化学杀虫　要求化学杀虫剂必须挥发性强,能渗入包装内,效力确切,作用迅速,可在短时间内杀灭一切害虫和虫卵,杀虫后能自动挥散而不长期附着在药材上,并且对人体健康以及药材的质量没有影响。常用的液体熏蒸杀虫剂有氯化苦,固体熏蒸剂有磷化铝,气体有二氧化硫等。但由于此法所用药剂毒性较大,对操作要求较高,对环境可造成污染,使用的次数尽量越少越好。必要时,要进行残留量的检测。氯化苦(Chloropicrin,CCl_3NO_2)当室温在20℃以上时能逐渐挥发,为有效的杀虫剂。通常采用喷雾法或蒸发法密闭熏蒸2～3昼夜,用量一般30～35 g/m^2。磷化铝(AlP)适用于仓库密闭熏蒸杀虫。二氧化硫(SO_2)较适于杀灭螨类害虫,本品用后能使药材褪色,留有气味,且对金属有侵蚀作用,现已少用。

③气调养护　气调(controlled atmosphere,CA),意为"空气组成的调整管理"。近年来采用充氮降氧法贮藏中药取得了显著成效。即将中药储存于密闭塑料袋或容器内,以杀虫为目的的,可充氮气使含氧量降到5%以下;以防霉为目的的,可将含氧量控制在8%以下即可。充氮加除氧剂更能达到无氧或极少氧,杀虫效果更佳。本法的优点是可保持药材原有的品质,既杀虫又防霉、防虫,无化学杀虫剂污染,成本低,是值得推广的科学而经济的方法。

④传统养护　最常用的是对抗法,它是利用某些物质的特殊成分或特殊气味所具有的驱避作用,达到防虫、防霉的目的,如泽泻与牡丹皮同贮,泽泻不生虫,牡丹皮不变色;陈皮与高良姜同放,可免生虫;有腥味的动物药材如海龙、海马和蕲蛇等,放入花椒则可防蛀;土鳖虫、全

蝎、斑蝥和红娘子等药材放入大蒜，亦可防蛀。利用酒精的挥发蒸气也可防虫，如在保存瓜蒌、枸杞子、蛤蟆油等药材的密闭容器中，埋入瓶装酒精，使其逐渐挥发；或直接洒在药材上，形成不利于害虫生长的环境，以达到防虫目的。此外，尚有利用谷糠、干沙等埋藏法或撒石灰防虫法等。

2.3.1.2　生霉

(1)生霉的原因　生霉即是霉菌在药材表面或内部滋生的现象。大气中存在着大量的霉菌孢子，散落在药材表面上，在适当的温度（25℃左右）、湿度（空气中相对湿度在 85% 以上或药材含水率超过 15%）、适宜的环境（如阴暗不通风的场所）、足够的营养条件下，即萌发为菌丝，分泌酵素，分解和溶蚀药材，促使药材腐败变质。霉菌是真菌的一部分，种类很多，常见的有根霉属（*Rhizopus*）、毛霉属（*Mucor*）、青霉属（*Penicillium*）、曲霉属（*Aspergillus*）等。有些霉菌能产生毒素，属于产毒霉菌，如曲霉属中的黄曲霉菌等。有的黄曲霉菌的代谢产物为黄曲霉毒素，对肝脏有强烈毒性。

(2)生霉的防治方法　最彻底的方法就是使霉菌在药材上不能生长，其次就是消灭寄附在药材上的霉菌，使它们不再传播。中药所含水分及空气相对湿度是霉菌生长繁殖的重要条件之一。控制药材安全水分含量（15% 以下），相对湿度不高于 70%，可以使霉菌难以繁殖或生长受阻，从而达到防霉的目的。通常用通风散潮、使用吸湿剂、吸湿机降湿等方法控制水分。温度也是霉菌生长繁殖的条件之一，一般霉菌虽能忍受 15℃ 的温度，但其生长受到明显抑制，甚至不能生存。所以使用制冷设备和建造低温库，将库温调节至 15℃ 以下，相对湿度不高于70%，就具有较好的防霉作用。通过日晒和烘干法可以使药材水分散失，水蒸（煮）等高温灭菌方法可使霉菌生长受到抑制。

此外，利用严密的包装或其他方法，使中药与外环境隔绝，阻止霉菌生长所需的氧气，从而达到防止霉变的目的。但在密封前药材不应超过安全水分，且无变质变味等现象，否则反易促进药材霉变腐烂。密封的方式可根据药材的性质和数量，采用密封库、密封垛、密封货架和密封包装等。有时可采用密封和吸湿相结合的方法，其防治霉变的效果更佳。除以上几种方法之外，防霉的方法还有化学防霉法、气调法、冷藏法等。

2.3.1.3　走油

走油又称"泛油"，是指某些药材的油质泛出药材表面，或因药材受潮、变色、变质后表面泛出油样物质的变化。前者如柏子仁、苦杏仁、桃仁、郁李仁（含脂肪油）及当归、肉桂等（含挥发油）；后者如天冬、太子参、枸杞子、麦冬等（含糖质）。药材的走油与贮藏温度过高和贮藏时间超期有关。药材走油时常伴有生霉现象，而且容易发生虫蛀。保持低温、低湿环境和减少与空气的接触是防止药材泛油的基本措施，可选用气调法、密封法、吸潮法、低温法等。储存易泛油的药材，应选择阴凉干燥的库房，堆码不宜过高过大。

2.3.1.4　变色

各种药材都有相对固定的色泽，色泽是药材品质的标志之一。如药材储存不当，可使色泽改变。药材变色与所含成分、烘干时温度过高、使用某些杀虫剂，以及贮藏温度、湿度、日光、氧气有关。防止变色的主要方法为干燥、冷藏和避光。

引起药材变色的原因：①有些药材所含成分的结构中具有酚羟基，在酶的作用下经过氧化、聚合作用，形成大分子的有色化合物，如含黄酮类、羟基蒽醌类等的药材较易变色。②有些药材含有糖及糖酸类分解产生的糠醛或其他类似化合物，这些化合物有活泼的羟基，能与一些含氮化合物缩合成棕色色素。③有些药材所含蛋白质中的氨基酸，可能与还原糖作用而生成大分子棕色物质。④药材在加工烘烤时，温度过高或药材在发霉、生虫过程中也会变色。⑤使用某些杀虫剂也会引起药材变色，如用硫黄熏后所产生的二氧化硫遇水成亚硫酸，为还原剂，导致药材变色。⑥某些外因，如温度、湿度、日光、氧气等也与变色有关。

2.3.1.5　风化

有些矿物药容易风化失水，使药物外形改变，成分流失，功效减弱，如明矾、芒硝、胆矾等。

2.3.1.6　自燃

近年来发生多起因贮藏不当而致药材自动燃烧的现象。发生的原因主要是富含油脂的药材，层层堆置重压。中央产生的热量散不出去，局部温度增高，先焦化至燃烧，如柏子仁、紫苏子、海金沙等；有的药材因吸湿回潮或水分含量过高，大量成垛堆置，产生的内热扩散不出去，使中央局部高热炭化而自燃，如菊花、红花等。药材自燃不仅药材受损，还会引起仓库火灾，危害极大。

2.3.1.7　其他

某些药材所含的特殊成分，在贮藏过程中容易挥散、自然分解或起化学变化而降低疗效，如樟脑、冰片、绵马贯众，以及荆芥、薄荷等含挥发油类的药材。

2.3.2　中药的贮藏与保管

中药及饮片品种繁多，加工炮制方法不一，除了药材本身的成分不同，有些药材尚加入了不同辅料共同炮制，这就更增加了其所含成分的复杂性，给贮藏保管带来了更多的困难。

(1)严格控制水分　由于饮片截断面积增大，与空气接触面也随之扩大，因此易吸湿或被污染。要严格控制饮片水分在 9%～13% 之间，根据药材及所加辅料选用适当的密封容器贮藏，有些应在容器内加入石灰或硅胶等干燥剂。

(2)饮片库房应保持通风、阴凉和干燥　室温应控制在 30℃ 以下，避免日光的直射，相对湿度保持在 75% 以下为宜。勤检查，勤翻晒，经常灭鼠。要按炮制日期先后，贯彻先进先出的原则，以免贮藏日久，发生变质。

(3)分类保管　要根据中药饮片的性质、不同辅料和不同加工方法，对其进行分类保管，如含淀粉多的药材应贮于通风、干燥、阴凉处，并注意防虫蛀。含挥发油多的药材干燥温度一般在 60℃ 以下，应贮于阴凉干燥处，防虫防霉。含糖分及黏液质较多的药材，应贮于通风干燥处，防霉防蛀，有条件时可冷藏。种子类药材经炒制后增加了香气，应采用坚固的包装封闭保管，防虫害及鼠咬。加酒炮制的饮片均应贮于密闭容器中，置阴凉处。盐炙的药材，应贮于密闭容器内，置通风干燥处，以防受潮。蜜炙的药材，通常贮于缸、罐内，尽量密闭，置通风、干燥处保存，以免吸潮，且储存时间不宜太长。某些矿物类药物应贮于密封的缸、罐中，置于阴凉处，防止风化。

（4）贵细、毒麻类中药 贵细类中药价格昂贵，保管具有一定的经济责任；毒麻类中药使用危险，保管具有极强的责任心。这些特殊中药必须单独贮藏在安全可靠的库房内，专人、专柜保管。在贮藏中，应根据它的来源、各自的特性、库存数量的多少来决定其养护的方法。

总之，中药的贮藏和养护是一项细致复杂而又技术性较强的工作，也是保证中药质量的重要环节，必须给予高度的重视。

第3章 中药的鉴定

教学目的和要求：

1. 掌握中药鉴定的方法。
2. 熟悉中药鉴定的依据和程序。

中药鉴定就是依据国家药典或有关资料对中药的真实性、纯度、品质优良度加以鉴定。这是一项重要的基础性工作，在继承中医药学理论和实践的基础上，应用现代科学技术研究中药的来源、性状、显微特征和理化性质，同时研究制定出可供鉴别的依据和标准。中药鉴定在保证中药品种的真实性、临床用药的安全性和有效性以及发掘利用新药源等方面，均有重要意义。

3.1　中药鉴定的依据和一般程序

3.1.1　中药鉴定的依据

中药鉴定主要依据国家颁布的有关药品标准，各省（市、自治区）颁布的中药饮片炮制规范亦为法定药品标准，此外各省（市、自治区）颁布的中药材标准也可作为中药鉴定的依据，以上通常称为"二级标准"。

《中华人民共和国药典》（以下简称《中国药典》）是国家药品标准，它规定了我国药品的来源、质量标准和检验方法，是国家对药品生产、经营、使用、检验和监督管理的法定依据。《中华人民共和国卫生部药品标准》是部颁药品标准，它对在同时期内药典中尚未收载的药品作以补充，也具有一定的法律效力。国家颁布的药品标准还有进出口药品质量暂行标准等，在一定的时期内，各部门也必须遵照执行。

目前各省（市、自治区）批准执行的地方药品标准中只保留了中药材标准，只供本地区使用，其他地区参考使用。地方标准收载国家标准中尚未收载的中药材品种或虽有收载但规格有所不同的本省（市、自治区）生产的中药材，它具有地区性的约束力。地方标准所收载的品种和内容若与《中国药典》或部颁药品标准有重复和矛盾时，应首先按照《中国药典》执行，其次按部颁药品的标准执行。

在《中国药典》2015 年版一部中，药材及饮片质量标准规定的项目有：名称、来源、性状、鉴别、检查、浸出物、含量测定、炮制、性味与归经、功能与主治、用法与用量、注意及贮藏等。由于中药的特殊性，对于国家和地方标准中没有收载的品种，在进行鉴定工作时，可参照有关的中药品种和质量研究资料加以分析和确定。

3.1.2 中药鉴定的一般程序

在中药鉴定的常规工作中,一般按照下列程序进行。

3.1.2.1 样品登记

在进行鉴定工作之前,首先对送检样品进行登记,包括送检单位、日期、鉴定目的、样品数量、一般状态和包装等。

3.1.2.2 取样

供鉴定用中药样品的采取,对于鉴定结果的准确性有很大影响,在实际工作中,应当由药品检验人员或检验机构指定专门人员按要求亲自进行,这样才能获得符合鉴定要求的样品。取样要按相关规定进行,最重要的是要注意代表性和足够的量,并做好相关记录。由每一包件中取得混合样品称为"袋样";大批药材全部袋样混合均匀所取得的样品,即为"混合袋样",也叫"初样";将初样根据不同种类采用连续四等分法反复数次取样,直至最后剩余的药材量足够完成必要的试验以及留样数为止,此为平均样品。贵重药不取平均样品,逐件取样。取得的平均样品量一般不得少于检验所需的 3 倍数,即 1/3 供检验用,另 1/3 供复核用,其余的 1/3 留样保存。

3.1.2.3 鉴定的项目及程序

中药鉴定工作比较复杂,对一般性的中药鉴定来说是要求鉴定该样品是否符合法定的药用标准。其鉴定目的主要可分为真伪鉴别、纯度检查、品质鉴定 3 个方面,鉴定程序通常按上述排列依次进行。根据药典规定,以中药材为例,主要有下列内容:来源→性状→鉴别→检查→含量测定。

(1)来源 首先要观察样品的类别、药用部分是否与送检时提供的情况相符。中药材中同名异物、同物异名者甚多,因此对来源必须认真考察。如看其是属植物药、动物药、矿物药,还是加工品;然后看其药用部位是否相符,有无非药用部位,是否符合产地加工的要求等。对于常见混乱品种较多的药材,尤其应特别注意来源鉴别。

(2)性状 主要是与药材标准中描述的特征相对照,看其有无差异。必要时与标准药材相比较。

(3)鉴别 包括经验鉴别、显微鉴别和理化鉴别。一般鉴别试验只能体现某一药材的某一特性,而不能将某一个鉴别试验作为鉴定的唯一依据,应结合其他项目全面考察。例如化学鉴别试验,是根据药材所含某种成分的化学结构特性,选择用以识别此种成分的试剂来完成的。那么,对含相同成分的药材来说,采用同一种化学鉴别法就起不到鉴别的作用。

(4)检查 也称为"纯度鉴定",就是鉴定中药中可能混入的各类杂质以及杂质的数量是否超过规定的限度。杂质的存在将直接影响其质量,降低疗效,若存在有毒的杂质还会危及患者的生命,因此中药的杂质检查对于保证临床用药的安全与有效亦具有十分重要的意义。最常见的检查内容有水分、灰分、浸出物或有害物质等,这些是药材在加工、生产和贮藏过程中可能含有并需要控制的物质。

(5)含量测定 含量测定是控制药材内在质量的主要方法之一,主要用于有效成分已经明确且测定方法稳定的药材的品质鉴定,目前对于有效成分不明确的药材尚无含量测定这一项目。在测定中药的有效成分含量时,首先要对试样进行提取、净化及分离,除去供试样品中混存的杂质成分,而使其被测的化学成分能定量地被提取完全。此外,要注意操作尽量简便,方法适宜,以减少误差。

上述鉴定程序,亦可根据具体情况灵活掌握。如供鉴定用样品为完整药材,一般先按"来源"、"性状"、"鉴别"项下的规定进行真伪鉴定。若根据"来源或性状"已能确定其真伪,则"鉴别"项下的规定可不进行。药材经鉴定品种无误后,再按"检查"及"含量测定"项下的规定,进行纯度和品质优劣的鉴定。

3.2 中药鉴定的方法

中药的鉴定方法主要有基源(来源)鉴定法、性状鉴定法、显微鉴定法、理化鉴定法、生物鉴定法,简称为"五大鉴定法"。上述的中药鉴定方法各有其特点及主要适应对象,既可独立使用,又能互相配合。

3.2.1 基源鉴定法

基源鉴定(origin identification)法,又称"来源鉴定法"或"分类学鉴定",它是中药鉴定的根本,也是中药研究、生产、资源开发利用和新药研究工作的基础和主要依据。基源鉴定法就是应用植(动)物的分类学或矿物形态等方面的知识,对中药的来源进行鉴定,确定其正确的学名(或矿物的名称),以保证在应用中品种准确无误的一种方法。来源鉴定法的特点是宏观,主要用于完整的植物、动物、矿物类中药的真伪鉴别。中药中以植物药为多,故以介绍植物药为主,一般通过以下步骤进行鉴定。

3.2.1.1 观察及描述

对较完整植物的标本,采用先观察整体、后观察局部形态的原则,通过观察要掌握检品形态上的共性和特性,观察时注意对繁殖器官应特别仔细,可借助放大镜进行,同时注意对药用部位进行观察。描述时要准确使用植物形态学知识及专业术语,要按顺序依次描述,并要详细记录。在实际工作中,遇到的检品多是不齐全的,除了极个别的品种特征十分突出可以鉴别外,一般都要追究其原植物,包括深入产地调查和采集实物,了解其名称(俗名或土名)、分布、生境、习性、用药习惯、采收加工等情况,否则就无法着手鉴定。

3.2.1.2 查阅有关文献

通过对原植物形态的观察和描述,能初步确定科属的,可直接查阅有关植物分科分属的资料;若不能确定其科属,可查阅植物分科、分属的检索表。对于某些未知品种鉴定特征不全或缺少有关资料者,也可以根据产地、别名、化学成分、效用等为线索,直接查阅与中药鉴定、药用植物等相关的综合性书籍或图鉴,将描述的特征与书籍中记载的内容相比较,并加以分析,提供基本方向。在多数情况下,采用上述方法,均能正确鉴定品种。

3.2.1.3　标本核对鉴定

为了避免参考书刊的不足或需进一步确证,可与中药标本室中收藏的已经确定学名的标本核对。在核对标本时,要注意同种植物在不同生长期的形态差异,必要时可参考更多一些标本,这样才能使鉴定的学名准确无误。在有条件的情况下,若能与模式标本(发表新种时所被描述的植物标本)核对,对正确的鉴定更为有利。中药原植物标本经鉴定学名后,必须将其药用部分(药用植物全株者除外)标明相同的学名,作为药材的标准样品妥为保存,以供研究工作或性状对比鉴定之用。

为了能准确地鉴定中药的来源,采集和制备标本也是重要的一个环节。通常用于原植物鉴定的标本类型主要有:蜡叶标本、液浸标本和干燥标本。中药的原植物鉴定,除了使用经典形态学和分类学的知识外,还可采用现代染色体技术、细胞分类和分子生物学技术、化学分类方法、数学分析手段等进行。

3.2.2　性状鉴定法

性状鉴定(morphological identification)法也叫"直观鉴定法",就是用眼看、手摸、鼻嗅、口尝、感试等十分简便的方法来鉴别中药的真伪、纯度或粗略估计品质的优劣的一种方法,具有简单、易行、迅速的特点。它是医药工作者长期积累的传统鉴别经验之总结,故又称传统经验鉴别。性状鉴定法在中药鉴定中占有十分重要的地位,它是中药鉴定工作者必须掌握的基本功之一,也是行之有效的方法。

中药的性状包括形状、大小、颜色、表面特征、质地、断面特征、气、味等内容,在进行鉴定工作时,通常需要依次观察和描述。对各项内容描述时,通常采用生物学或矿物学的形态、组织学等名词和长期实践中积累起来的生动、形象的经验鉴别术语。前者便于掌握药材鉴定的规律性,便于分类和推广,并可使带有地区性的经验鉴别术语能更准确和趋于统一;后者语言简单,好记易懂,针对性强,但不易掌握其规律性。

中药性状鉴定的内容各有特点,有时感知其中一种特点,便能达到对比鉴别的目的。其各自的描述方法也不一样,为了便于掌握,现将其主要内容及描述方法分述如下:

3.2.2.1　形状(shape)

指药材的形状特征,一般较为固定,其与药用部位密切相关。如根类药材一般均呈圆柱形、圆锥形,其中部分块根呈纺锤形或不规则块状;根茎类药材的形状因来源不同而异,根状茎与根类同,块茎常呈长圆形或不规则形,球茎和鳞茎常呈球形、类球形或扁球形,鳞茎由鳞片构成且顶端常尖等;皮类药材呈卷筒形、凹槽形或扁片状等。有些药材可用简单的语言概括其外形特征,便于记忆,如海马为"马头蛇尾瓦楞身",山参常为短横体或横灵体,味连呈鸡爪形等;有的则以形似物作为药材的名称,如酱瓜天麻、乌头、钩藤等。观察形状时,亦可用下列术语描述,如头(指根及根茎的上部)、芦(指根顶端短缩的根茎)、身(指根的主根)、梢(指根的下部或支根)、须(指小根或须根)、连珠(指根及根茎膨大部分呈连珠状)、疙瘩(指突起不规则)等。

一般药材的形状是不难描述的,常不需要预处理,但在观察皱缩的全草、叶或花类药材时,须先置温水中浸软,摊平后进行观察;观察某些果实、种子类药材时,亦可预先用热水浸软,以便剥去果皮或种皮,描述内部特征。

3.2.2.2　大小(size)

指药材的大小、粗细、厚薄等,可对其进行测量。测量工具一般用毫米刻度尺,单位多用"cm",特殊的用"m"或"mm"。要得出比较正确的大小数值,应观察并测量较多的样品。表示药材的大小,一般有一定的幅度,当所测药材的大小很不一致时,要注意测量几个最大的或最小的,取其最大值和最小值。对于某些细小的种子或果实类药材不便测量时,可将其放在印有毫米方格线的纸上(或坐标纸),每10个排成1行,测量其总长度,然后计算其平均值。较小的药材亦可在实体解剖镜或放大镜下测量。药典和有关文献中记载的药材大小,是指常见的大小,测量的大小与规定有出入时,应测量较多的样品,允许少量药材的大小略高于或略低于规定的数值。

3.2.2.3　颜色(color)

常指商品药材的色泽,一般较为固定。有些药材以颜色命名,极易识别,如黄芩、紫草等。药材的色泽可作为其质量的标志,如玄参要黑、茜草要红、黄连要黄。色泽的变化与药材的质量有关。某些药材由于品种不同、加工条件变化、贮藏时间的不同或杀虫不当等,就会改变其色泽。如绵马贯众久贮,根茎和叶柄基部断面变为棕黑色而不能药用;枸杞子和牛膝变黑后,就说明其已变质。药材颜色的观察与描述,应采用干燥的药材在白昼光下进行,才能得出比较准确的结果,必要时可用日光灯,但不得用其他灯光。药材的颜色,一般均为复合色调,描述的颜色应以后一种色调为主,前一种为辅助色调。如小茴香呈黄绿色,即以绿色为主,黄色为辅。如果所描述的药材具有2种不同的颜色,一般将常见的颜色写在前面,少见的颜色写在后面,用"或"连接,如王不留行呈黑色或棕红色(未成熟);若药材的颜色变化在一定的范围内时,可将2种颜色用"至"连接,如天冬的表面呈黄白色至黄棕色。

3.2.2.4　表面特征(surface character)

药材的表面(皮类药材有外表面和内表面,叶类药材有上表面和下表面)所能看到的特征。包括光滑、粗糙,有无皮孔、毛茸、鳞叶及其他附属物,有无纹、皱、槽、沟(均指表面皱纹的形状),有无节(包括细节、环节等)等。如人参根上部具横皱纹,川木香具纵槽,金银花花冠表面密被毛茸等。描述时,均需用未经处理的干燥药材进行观察,要特别注意药材不同部位的鉴别点。如防风的根头部具明显的密集环纹(习称"蚯蚓头"),其上有的具残存的棕褐色毛状叶基,根的中、下部有纵皱、横长皮孔及突起的细根痕。

3.2.2.5　质地(texture)

用于折试药材所感知到的特征,一般用软硬、坚韧、疏松(或松泡)、黏性、粉性、致密、轻重、油润、绵性、角质、柴性等术语加以描述或形容。描述及折试时,需用未经处理的干燥药材,并要注意药用部位或加工方法不同的药材质地。如附子的加工品盐附子和黑顺片、白附片,前者质重而坚硬,后者质硬而脆且呈角质样。描述质地的各种术语,均有一定含义。"松泡"表示质轻而松,断面多裂隙,如南沙参;"粉性"表示含有一定量的淀粉,折断时常有粉尘散落,如山药;"黏性"表示具黏液质,如石斛嚼之则显黏性;"油润"表示其质地柔软,含油而有润泽,如熟地黄;"角质"表示质地坚实,断面呈半透明状或有光泽(常因含多量淀粉,蒸煮时致使糊化而成),

如法半夏;"糟"表示枯朽,呈朽木状,如川木香;"柴性"表示纤维性强,木质成分较多,折之如柴,敲之作响,如桑白皮。

3.2.2.6　断面特征(fracture character)

包括自然折断面和刀横切(或削)的平面。折断面主要观察和描述折断时的现象,如折断的难易程度,折断时的声响,有无粉尘飞扬,新鲜的药材有无汁液流出等。折断后的断面,常呈平坦、纤维状、刺状、颗粒性、层状或呈胶丝状等特征。

横切(或削)成的平面注意观察和描述皮、木部的比例,以及色泽、射线与维管束的排列形状。常用的术语有:"菊花心",如黄芪等;"车轮纹",如防己;"网纹"指断面具网状花纹;"油点"或"朱砂点"指具有红色或红棕色的油细胞或油室;"霜"或"毛",如茅苍术;"星点",如大黄;"云锦花纹",如何首乌,又称"云纹";"金井玉栏",如桔梗;有的木部具小孔(导管),如关木通等。断面特征主要用于鉴别易混药材的饮片。如土茯苓片片面淡棕色,有光滑感;萆薢片片面淡黄色,有弹性;姜黄片棕黄色,断面角质性,内有黄色环纹;片姜黄片面淡土黄色,片面无横纹而有筋脉纤维;青皮片皮薄,中空而虚;枳实片皮厚,中心充实。

3.2.2.7　气(odour)

药材具有特殊的气,可以用嗅法识别药材。药材的气是由于含有挥发性物质的缘故,有些药材的气十分特殊,可作为鉴别的主要依据。有些药材以其气命名,便于识别,如麝香、败酱草等。嗅法鉴别药材,一般比较可靠,如阿魏具强烈的蒜样臭气、白鲜皮有似羊膻气、檀香具有其固有的特异芳香气等。在描述时,如无特殊气存在,可用气微、气无或无臭等词描述。如果某些药材气不强烈,或因干燥后不易嗅出时,可将样品砸碎、切断或揉搓后再嗅闻;或放在有盖的杯子里,用热水湿润或浸泡后再嗅,或用火烧后再嗅。如薄荷可揉搓,荆芥可哈热气,血竭可燃烧后嗅气等。

3.2.2.8　味(taste)

是用味觉来识别药材,又称尝法。有些药材以味取名,直接可以反映出药材各自味的特征,如苦参、甘草等。药材的味也是评价质量的标准之一,如乌梅以其味酸为佳,甘草、党参以味甜为佳,黄连、黄柏以味越苦越好,肉桂以味甜辣为佳。通过尝味,可感知一些药材的特征,如当归和独活饮片较难区分,尝其味则可鉴别,当归先苦辛而后微甜,独活先苦辛而后麻辣。此外,亦可用于鉴别某些药材是否符合炮制的要求,如半夏、乌头等。在描述时,对于无味者,可写味淡或不写。尝时要掌握舌各部位对味觉的敏感程度,一般地说,舌尖部只对甜味较敏感,舌根部对苦味较敏感,所以尝药味时,要取少量有代表性的样品,放在口里咀嚼至少 1 min,使舌的各部位都充分与药液接触,这样才能正确地尝到药味。此外,药材的各部位不同,味道可能不同,如皮部与木质部、内侧与外侧、果皮与种子等各部位的气味常有区别。对于叶类和全草类药材,最好是加少量水煮几分钟后,尝药液的味。对于有强烈作用或毒性的药材,口尝时要特别小心,取样不可太多,尝后一定要吐出来,并用水漱口,以免中毒,如草乌、半夏等。药典中未规定味感的药材,可不尝味。

3.2.2.9　水试

利用某些药材在水中产生各种特殊的变化来鉴别药材。如红花水浸泡后,水液变成金黄色,其花色不褪;苏木投入热水中,呈鲜艳的桃红色透明溶液;熊胆仁投入水中,可逐渐溶解而盘旋,并有黄线下垂至杯底而不扩散;小通草遇水显黏性等。这些用水试产生的现象与药材所含有的某种化学成分有关,故水试法亦可用于鉴别药材的优劣。水试所用的水一般指清水,描述时主要注意药材入水后所产生的现象,如沉浮、溶解与否、透明度、膨胀度、颜色变化、有无黏性、旋转与否等。

3.2.2.10　火试

用火烧、煅药材,观察所产生的现象,以鉴别药材。有些药材用火烧后,能产生特殊的臭气、颜色、烟雾、响声等现象,如降香用火烧之微有香气,点燃则香气浓烈并有油流出,烧完留有白灰;血竭粉末放在白纸上,下面用火烤即熔化,色泽鲜红如血,且透明无残渣;海金沙点燃可发出爆鸣声及闪光,可区别相似品松花粉及蒲黄;麝香少许用火烧之有轻微爆鸣声,起珠状油点,香气浓烈,无臭气,灰为白色。

药材性状鉴定的内容,除上述各项外,还可利用药材的某一突出特性进行鉴别。如用"磁石召铁"以鉴别含铁类药材;"琥珀拾芥",即指琥珀经摩擦可产生静电引力,吸得芥子者真;牛黄"俗人多假作,鉴别时以清水湿润后涂于指甲上,指甲被染成黄色而不脱者为真",习称"透甲"或"挂甲";还有用器械敲击药材,听其声音判断药材优劣等方法。

3.2.3　显微鉴定法

显微鉴定(microscopical identification)法就是利用显微镜观察中药的组织构造、细胞形状、内含物的特征,以确定其真伪、纯度、品质以及鉴别依据。显微鉴定常配合来源、性状及理化鉴定等方法来解决实验工作中的问题,当中药的外形不易鉴定或中药破碎或呈粉末状时,此法更为常用。显微鉴定是一项专门技术,需要有植物(动物)解剖学、矿物学的晶体光学、植物显微化学等基本知识,掌握显微制片等基本技术。

3.2.3.1　显微鉴定的常用方法

在进行显微鉴定时,应首先选择具有代表性的检品,制作显微标本片,然后在显微镜下进行观察。显微标本片根据制作方法和保存的需要,分为半永久制片、永久制片和临时制片 3 大类。半永久制片的封藏介质是半固体,可作暂时性保存;永久制片的封藏介质是固体,可作长期保存,但其制作费时,多用于特殊目的,如供显微摄影和核对标本等应用;临时制片的封藏介质是流动性液体,容易损坏,不耐久藏,但制作简单、迅速,适用于一般观察及进行显微化学反应,在中药鉴定工作中应用最多。

在鉴定工作中,由于观察的目的不同,对不同检品采取的制片方法也不同,所以又分切片标本片(包括横切片、纵切片,纵切片又包括切向纵切片和径向纵切片)、解离组织标本片、表面标本片、粉末标本片和磨片等。其中横切片多用于观察组织的排列特征;纵切片多用于观察茎、木类中药的某些细胞组织,如射线的特征;解离组织片用于观察某些细胞的形状,如纤维、石细胞等;表面片多用于观察叶、花、全草、果实和种子等的表面特征,一般取某一部分制片;粉末片多用于观察组织碎片、细胞及后含物或某些中药颗粒的特征;磨片用于坚硬药材如骨类、贝壳类及矿石的显微特征观察。

3.2.3.2　显微鉴定的主要内容

显微鉴定多用于品种鉴定,部分用于定量分析。按照鉴定的方法可分为组织鉴定、粉末鉴定、显微常数测定、显微化学鉴定和显微定量等。组织鉴定是粉末鉴定的基础,以粉末鉴定应用最为广泛。

(1)组织鉴定　组织鉴定是通过观察生物药的组织构造特征来达到鉴定目的,主要用于个体较小的完整药材鉴别。通常用以鉴别药材性状特征不明显或外形相似而组织构造不同的类似品、混淆品、代用品、伪品,或用于多来源药材的对比鉴别,也可用于确定某种化学成分的存在部位,以考查质量。一般地说,组织鉴定对不同科属来源的药材鉴别比较容易,对于相同科属的药材鉴别比较困难。

(2)粉末鉴定　主要是通过观察中药的细胞、内含物和颗粒物质的性状特征来达到鉴定的目的。通常用于粉末药材、外形较大或组织构造无鉴别特征的药材、破碎药材、粉末性的中成药。

(3)显微常数测定　常见的显微常数主要有用于植物的叶类中药鉴别的栅表细胞比、气孔数、气孔指数、脉岛数和脉端数等,这些显微数据常因中药原植物种类不同而异,常用于叶类药材、部分花类和带叶的全草类药材的定性鉴别。尤其是一些同属不同种来源的药材,当其他显微特征如毛茸、结晶等比较相似而难以鉴别时,这些显微数据的测定对于品种鉴定具有重要的意义。

(4)显微化学鉴定　在进行显微鉴定工作中,经常用显微化学反应来检查中药中细胞壁和细胞内含物的化学性质来达到鉴定的目的。当药材的数量很少、其中的某些成分化学反应较灵敏时,可使用显微化学鉴定法。

显微化学反应主要用于药材的临时切片(新鲜的材料效果尤佳)或粉末,主要进行细胞壁的鉴别,如木质化细胞壁、木栓化细胞壁、角质化细胞壁、纤维素细胞壁、半纤维素细胞壁、硅质化细胞壁、黏液化细胞壁、几丁质细胞壁等;化学成分如糖类(如淀粉、菊糖、可溶性糖类、黏液质和果胶质类)、蛋白质(糊粉粒)类、鞣质类、草酸盐、碳酸盐和生物碱类等化学成分的鉴别。

显微定位就是用显微化学的方法确定药材中化学成分的存在部位,以此鉴定药材的质量和品种。显微定位的应用必须在所鉴定的药材有效成分明确的情况下,然后选择对有效成分具有特殊反应的化学试剂,使之产生颜色或结晶,通过显微镜观察确定有效成分的存在部位。具体方法是:取药材用水浸软或软化后,切成薄片,滴加特定的化学试剂,封片检查。本法是中药鉴别和质量评价的简单而有效的方法之一,但选择特有反应的化学试剂较为困难。

(5)显微定量　显微定量是利用显微镜及显微测量的某些手段,对一定重量单味药材粉末中的某些显微特征数量进行分析,或测定粉末性中成药中某个组分百分含量的一种方法。本法亦适用于粉末中药混存物的含量测定。显微定量分析主要用于解决采用理化方法难以控制中药质量的一些问题。如按规定药材丁香中丁香酚的含量不得少于 11%,实际上其含量多数情况下均在 11% 以上,如果在丁香粉中掺入一定量的丁香梗粉,则掺杂后混合物的丁香酚含量用液相色谱法测定,仍可合乎规定的标准。在这种情况下,若采用显微定量方法来鉴定掺伪物的含量,一般均可收到满意的结果。

3.2.3.3　显微特征的观察与描述

中药的显微特征是通过观察其各种显微制片所得到的显微形象,对这些显微形象进行准确的描述是十分重要的。因此,显微特征的描述是显微鉴定工作中的重要内容,也是必备的基本功之一。

(1)一般描述方法

①组织排列的描述　主要用于完整药材的各种制片的组织观察,在描述时一般是由外向内依次进行。

②细胞形状的描述　根据具体情况和工作需要,常采用平面或立体 2 种方式进行。平面描述就是根据 1 种显微制片上见到的细胞形状进行描述;立体描述就是把显微制片上见到细胞 3 个切面(横切、径向纵切、切向纵切)的形状综合起来,描述其立体形状。平面描述比较简单易行,但不易使人得到立体的概念;而立体描述需要综合后才能写出,但其概念明确,最适用于粉末药材的观察。例如木栓细胞的平面描述:横切面观扁平而切向延长,纵切面观扁平而径向延长,表面观呈多角形;立体描述则是把上述 3 个切面见到的形状综合起来,描述其立体形状,即木栓细胞呈扁平多边形。

③大小和数量的描述　有 3 种方式可在不同的情况下采用。a.当目的物的大小或数量差异很小时,可记载 1 个数字,如直径约 30 μm。b.当目的物的大小或数量有不很大的差距时,可记载 2 个数字,即最小值与最大值,如长为 15～40 μm;如有少数达 50 μm,则可记其长为 15～40(50)μm。c.若目的物的大小或数量有很大差距时,可记载 3 个数字,即最小值、常见值(不是平均值)和最大值,如长 20～40～80 μm。在大小和数量的描述上,允许有少量超出上下限范围的数值,但超出的数字一般不得超过±10%。

④颜色的描述　其描述的方法与中药性状鉴定的颜色描述方法相同。

(2)粉末显微特征的描述　粉末性中药的显微制片在镜下观察时,多种组织碎片、细胞或内容物等杂乱无章地呈现在眼前,不像组织构造那样层次分明。因此,在进行特征描述时,首先需决定描述这些显微特征的顺序,也就是说,先描述什么,后描述什么。一般可遵循 3 条原则,即“先多数后少数,先特殊后一般,先感官后测试”。这 3 条原则对于单纯粉末、混合粉末和粉末性中成药的显微特征描述,都是适用的。

①先多数后少数　粉末性中药镜检时,总是数量较多的容易被察见,数量较少的难于察见,有些特征极为稀少,所以在特征描述时应先描述多见的、易见的,后描述少见的、偶见的,并分别注明多见、少见、偶见等字样,以供参考。在描述检品显微特征时,样品的代表性、粉碎度、药用部位的差异、是否掺杂、真伪等问题直接影响被察见的难易程度。如在鉴定工作中发现上述情况,应立即分析原因,根据不同情况采取解决措施后再进行描述。

②先特殊后一般　各类药材粉末都具有一些本类药材粉末所共有的组织和细胞等特征,多数情况下对于具体药材的鉴定没有多大用处。所以在描述时应先重点描述比较特殊的组织、细胞以及内含物等,因为它们才具有鉴别的实际意义,而且在描述时应力求详尽。对于一般的特征,就大多数情况来说,只要在最后简单地提一句就可以了。

③先感官后测试　在对每一种细胞或细胞内含物进行描述时,应当先从感官入手,然后再对最易检出的特点进行描述。

3.2.3.4 电子显微镜鉴定技术

电子显微镜主要分为透射电镜和扫描电镜(scanning electron microscope,SEM)两大类。在中药鉴定工作中常使用扫描电子显微镜或分析电子显微镜。扫描电镜是用于观察样品形态特征的装置,它具有放大范围广、分辨率高(<100 Å,1 Å$=10^{-4}$ μm)、调节倍数方便、景深大、图像真实明显、样品制备简易、操作方便等特点。

扫描电镜技术主要用于研究光学显微镜下不易察见或图像不清晰或难于判断的各种中药粉末微观特征的识别,以及花粉、叶类、果皮和种子类等中药表面特征的观察。目前在研究中药表面构造和细胞微观特征方面,均取得了不少具有重大意义的结果。如通过观察植物药的气孔、毛茸、腺体、蜡质、角质层、导管、纤维、石细胞、花粉粒、孢子和动物药的体壁和鳞片等细胞和组织,以及矿物药的晶体等,对中药的品种鉴定提供了非常有价值的资料。

3.2.4 理化鉴定法

理化鉴定(physical and chemical identification)法就是利用中药中存在某些化学成分的理化性质,通过化学的、物理的或仪器分析的手段,鉴定其真伪、纯度、内在质量,以及有害物质的有无或含量多少。

中药之所以能防治疾病,是因为其中含有效物质。不同的中药有不同的功效,是因为其各自所含的化学成分不同。也就是说,中药的质量优劣与其所含的化学成分有着密切的关系。所以,用化学或物理的方法来检查中药中的有效成分和有害物质的有无及含量是很重要的,这对于保证临床用药的安全与有效具有十分重要的意义。由于中药的数量繁多,成分复杂,加之很多中药的治疗作用尚未能用现代科学实验加以阐明,因而有效成分也不甚清楚,对于全面应用理化方法控制中药质量的工作还正在研究和探讨中。随着中药化学和分析化学等专业基础学科的进展,中药理化鉴定将会愈来愈完善和系统化。

3.2.4.1 理化鉴定的应用范围

在中药鉴定工作中,理化鉴定法主要应用在下列几个方面:对含有不同化学成分的同名异物或性状相似且无明显显微特征中药的鉴别;对粉末、破碎的中药或其提取物,靠外观难以检查,而在其有效成分或主要化学成分已知的情况下,用理化鉴定作为鉴别真伪的一种手段;在研究中药或寻找代用品过程中,检查比较不同品种所含的有效化学成分的变化情况;对同一品种,不同产地、批次、采收时间和贮藏期限等中药,在投料前进行初步比较,观察所含成分的变化情况,鉴定其是否符合规定的药用标准;对已有质量标准而且标准中规定有"鉴别"、"含量测定"的中药进行检查;对书刊上记载有化学成分的中药进行初步核对;对化学成分不明的中药进行探查,检查所含化学成分的性质和类型;检查中药不同药用部位所含的化学成分,从而确定有效成分的所在部位;用于中药提取物的鉴定;用于寻找各类中药的适宜采收期和中成药生产工艺的考察。因此,理化鉴定是中药品种鉴别和质量控制的一项重要内容。

3.2.4.2 理化鉴定的一般方法

理化鉴定的方法根据应用的目的不同,可分为定性鉴定法和定量鉴定法 2 大类。定性鉴定法(定性法)是根据中药具有的各种特殊成分的理化性质进行的真伪鉴别,又可分为物理分析法、化学分析法和物理化学分析法;定量鉴定法(定量法)是根据中药含有的功效成分或主要成分,测定其相对的含量,本法主要用于中药的质量评价和纯度检查。

按照所采用的手段不同,理化鉴定法一般可分为物理常数测定、化学定性分析、化学定量分析、微量升华、色谱和光谱等方法,其中多数方法不但可以用于品种鉴定,也可以用于质量控制。故在下面重点介绍几种常用的鉴定方法。

(1)物理常数测定法　是使用仪器或其他方法测定某些中药如挥发油类、油脂类、树脂类、加工品类、提取物以及某些液体中药的物理常数,以鉴定其真伪和纯度的一种方法。这些特殊类别的中药本身大都有一定的物理常数,若掺有其他物质时,物理常数就会随之改变。常见的物理常数主要有:相对密度、熔点、凝点、折光率、比旋度、黏稠度、硬度、碘值、皂化值、酸值、沸程、膨胀度、色度、体积比、溶解度等。

(2)一般理化鉴定法

①微量升华　利用中药中所含的某些化学成分,在一定温度下能够升华的性质,获得升华物后,在显微镜下观察其升华物的形状、颜色或加某种化学试剂观察其化学反应作为鉴别的特征。如大黄的游离蒽醌、牡丹皮的牡丹酚、薄荷中的薄荷醇、斑蝥中的斑蝥素、儿茶中的儿茶素、茶叶中的咖啡碱等均可用微量升华法得到不同形状的升华物。斑蝥的升华物为白色柱状或小片状结晶(130~140℃),加碱溶解,加酸又析出结晶。必要时可用显微熔点测定器测定升华结晶物的熔点。由于升华物的结晶形状与升华温度有关,所以同一升华反应有时可以得到不同晶形的升华物。

②泡沫指数和溶血指数鉴定法　利用皂苷的水溶液振摇后能产生持久性的泡沫和溶解红细胞的性质,可测定含皂苷类成分中药的泡沫指数或溶血指数作为鉴定指标。若有标准皂苷同时进行比较,则更有意义。进行溶血指数测定时,应说明温度和应用何种动物的血,以能产生溶血的最低浓度表示之。但由于此种溶血指数受动物特异性、生理状态以及放置温度、时间等方面影响极大,因此重复性较差。

③电泳分析法　电泳是一种分离和鉴定混合物中带电离子的技术,其原理是利用中药含有蛋白质带电荷的成分,在同一电场作用下,由于各组分所带电荷的性质、电荷数目以及分子质量不同,而泳动方向和速度不同,在一定时间内,各成分的泳动率不同,结合谱带数和染色不同达到鉴定的目的。本方法用于含有蛋白质和氨基酸类中药的鉴定,其特点是快速、准确、专属性强、灵敏度高、重现性好。鉴定对象多数为动物药类或植物药的果实和种子类、部分根及根茎类中药,以及含有上述成分的中成药。常用的方法有:SDS-聚丙烯酰胺凝胶电泳、等电点聚焦凝胶电泳、不连续性聚丙烯酰胺凝胶电泳、醋酸纤维素薄膜电泳、区带毛细管电泳、胶束毛细管电泳等(图 3-1)。

④化学定性分析　利用某些化学试剂能与中药中的某种或某类化学成分产生特殊的气味、颜色、沉淀或结晶等反应,来作为鉴别真

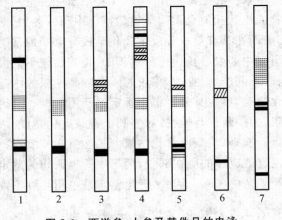

图 3-1　西洋参、人参及其伪品的电泳
1. 人参　2. 西洋参　3. 桔梗　4. 沙参
5. 蔓生百部　6. 紫茉莉　7. 商陆

伪的手段。这是最常用的鉴定方法,一般在试管中进行(又称试管反应),即取适量中药粉末于试管中,加适当溶剂提取出其化学成分,然后将滤液加入小试管中或滴于玻片上、滤纸上,滴加一定的试剂并观察其现象。

一般来说,在对中药进行化学定性分析时,通常用其提取液,但也可以用中药的粉末或切片等来进行。将化学试剂直接加到中药表面、切片或粉末上,直接观察产生的结晶以及特殊的颜色反应。如山豆根药材表面滴加 10%氢氧化钠试液,立即由橙红色变为血红色(北豆根无此反应)。通过切片上呈现的颜色变化还可以了解某种化学成分所存在的部位。此外,利用微量升华法,将中药中可升华的成分分出,加适当的试剂观察其化学反应现象。如牡丹皮粉末的微量升华物为丹皮酚,加三氯化铁醇溶液呈暗紫色。

⑤化学定量分析　是通过对中药含有的有效成分、有效部位、杂质或有害物质的含量测定,来控制中药质量的一种方法。通常包括重量分析法和容量分析法两大类。a.重量分析法为经典的方法之一。主要根据沉淀物和提取物的重量,来计算出被测成分在样品中的百分含量。它是用分析天平直接称量被测成分和反应物的,故准确度较高,但重量分析法需经滤过、洗涤、干燥等步骤,操作比较繁琐,费时多,由于中药的成分复杂,虽经提取净化,但往往仍为粗品,所以重量分析法已逐渐被其他较快速、较准确的方法所代替。目前重量分析法主要用于《中国药典》规定的中药常规检测项目,包括水分、灰分、浸出物和挥发油的含量测定,以及某些生物碱和鞣质类成分的含量测定。b.容量分析法是根据一种已知浓度的溶液(所谓标准溶液或定规液)与样品中被测成分起完全反应时所用去的溶液体积,来计算出样品中被测成分含量的方法。容量分析法与重量分析法相比较,具有操作简便、快速的特点,并易于掌握和操作。它应用范围广,除可用于常量分析外,亦可用于测定微量组分。

(3)中药的常规检测

①水分测定　中药中含有过量的水分,不仅易霉烂变质或使有效成分分解,还会使其在实际用量上相对地减少而影响治疗。因此,控制中药中的水分含量对于保证中药质量至关重要。在进行水分测定时,对测定用的供试品要预先破碎成直径不超过 3 mm 的颗粒或碎片;直径和长度在 3 mm 以下的花类、种子和果实类药材,可不破碎。破碎操作要注意避免水分的散失而影响测定的正确结果。常用的水分测定方法如下:

a. 烘干法　又称"干燥失重法",适用于不含挥发性成分的中药。取供试品 2～5 g,平铺于干燥至恒重的扁形称瓶中,厚度不超过 5 mm,疏松供试品不超过 10 mm,精密称定,打开瓶盖在 100～150℃干燥 5 h,将瓶盖盖好,移置干燥器中,冷却 30 min,精密称定重量,再在上述温度下干燥 1 h,冷却,称重,至连续 2 次称重的差异不超过 5 mg 为止,根据减失的重量,计算供试品中含水量(%)。

b. 甲苯法　又称"甲苯蒸馏法",适用于含挥发性成分中药的水分测定。它是利用蒸馏的方法使供试品的水分随甲苯蒸气蒸馏出来的原理进行的。本法需要在特制的水分测定器(图3-2)中进行,A 为 500 mL 短颈圆底烧瓶,B 为水分测定管,C 为直形冷凝管。使用前,全部仪器应清洁、干燥;如能用硅酮丙酮溶液处理 B 和 C 的内壁则可防止挂水珠。甲苯需先加少量蒸馏水,充分振摇后放置,将水层分离弃去,甲苯经蒸馏后使用。测定时取样品适量(约相当于含水 2～4 mL),精密称定,置 A 瓶中,加甲苯 200 mL,将仪器各部分连接,自冷凝管顶端加入甲苯至充满 B 管的狭细部分,A 瓶用电热套或其他适宜的方法缓缓加热,待甲苯沸腾时调节温度使每秒馏出 2 滴,待水分完全馏出,即测定管刻度部分的水量不再增加时,将冷凝管内部先用甲苯冲洗,再用饱蘸甲苯的长刷或其他适宜的方法,将管壁上附着的甲苯推下,继续蒸馏 5 min,放冷至室温,拆卸装置,如有水沾附在 B 管的管壁上,可用蘸甲苯的铜丝推下,放置,使水分和甲苯完全分离(可加亚甲蓝粉末少许,使水染成蓝色,以便观察)。读取水量,并计算成供试品中含水分的百分数(图 3-2)。

　　c. 减压干燥法　适用于含有挥发性成分贵重中药的水分测定。取直径 12 cm 左右的培养皿,加入新鲜五氧化二磷干燥剂适量,使铺成 0.5～1 cm 的厚度,放入直径 30 cm 的减压干燥器中。取供试品(过 24 目筛)2～4 g,混合均匀,分取 0.5～1 g,置已在供试品同样条件下干燥并称重的称瓶中,精密称定,打开瓶盖,放入上述减压干燥器中,减压至 2.67 kPa(20 mmHg)以下持续 30 min,室温放置 24 h。在减压干燥器出口连接新鲜无水氯化钙干燥管,打开活塞,待内外压一致,关闭活塞,打开干燥器,盖上瓶盖,取出称瓶迅速精密称定重量,计算供试品中的含水量(%)。

　　如果需要精密测定水分时还可采用气相色谱法。此外,亦可用红外干燥器测定中药的含水量,可直接读出干燥失重的数量,方法简便,但有一定的误差。

　　②浸出物含量测定　适用于有效成分尚不清楚或有效成分尚无精确定量方法的中药的质量控制。一般选用水、一定浓度的乙醇、醚等为溶剂,测定其浸出物的含量。中药中的化学成分在水、不同浓度的醇或醚中,在一定的条件下其浸出物的含量大致有一定的范围。因此,测定中药浸出物的含量,对于控制中药质量具有实际意义。在进行浸出物含量测定时,凡供浸出物测定用的供试品,均要预先破碎,使能通过 24 目筛,取样时要混合均匀。浸出物含量测定根据浸出溶剂不同主要有以下几类。

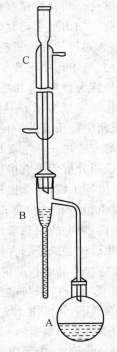

图 3-2　水分测定器(甲苯法)
A. 短颈圆底烧瓶　B. 水分测定管
C. 直形冷凝管

　　a. 水溶性浸出物测定

　　冷浸法:取供试品约 4 g,称定重量(准确至 0.01 g),置 250～300 mL 的锥形瓶中,精密加入水 50～100 mL,密塞,冷浸,前 6 h 内时时振摇,再静置 18 h,用干燥的滤器迅速滤过,精密吸取滤液 20 mL,置已恒重的蒸发皿中,置水浴上蒸干后,在 105℃干燥 3 h,移置干燥器中,冷却 30 min,迅速精密称定重量。除另有规定外,以干燥品计算供试品中水溶性浸出物的含量(%)。

　　热浸法:取供试品 2～4 g,称定重量(准确至 0.01 g),置 100～250 mL 的锥形烧瓶中,精密加入水 100 mL,塞紧,称定重量(准确至 0.01 g),静置 1 h 后,连接回流冷凝管,加热至沸腾,保持微沸 1 h。放冷后,取下烧瓶,塞紧,称定重量,用水补足减失的重量,摇匀,用干燥滤器滤过。精密吸取滤液 25 mL,置已恒重的蒸发皿中,在水浴上蒸干后,在 105℃干燥 3 h,移置干燥器中,冷却 30 min,迅速精密称定重量。除另有规定外,以干燥品计算供试品中水溶性浸出物的含量(%)。

　　b. 醇溶性浸出物测定　醇溶性浸出物测定参照水溶性浸出物测定法测定(热浸法须在水

浴上加热),以各品种项下规定浓度的乙醇或甲醇代替水为溶剂。

c. 醚溶性浸出物测定 取供试品 2～4 g(准确至 0.01 g),置脂肪提取器(索氏提取器)已恒重的蒸馏瓶中,用乙醚为溶剂,在水浴上加热回流 4～8 h,放冷,以少量乙醚冲洗回流器至蒸馏瓶内,水浴低温蒸去乙醚,残渣于 105℃干燥 3 h,移置干燥器中冷却 30 min,迅速称定重量,计算出供试品中含有醚溶性浸出物的百分数。如果供试品含挥发性成分,提取物的残渣不用 105℃干燥 3 h,而改用置干燥器中干燥 24 h,称重。

③灰分测定 将中药粉碎加热,高温炽灼至灰化,则细胞组织及其内含物灰烬成为灰分而残留,由此所得的灰分称为"生理灰分"。各种中药的生理灰分应在一定范围以内,如果所测灰分数值高于正常范围时,说明有其他无机物污染和掺杂。测定灰分的目的是限制中药中的泥沙和杂质的含量,以保证中药的纯度。灰分测定方法主要有总灰分测定和酸不溶性灰分测定。

a. 总灰分测定 在测定时,须将测定用的供试品预先粉碎,使能通过 24 目筛,混合均匀后,取供试品 2～3 g(如需测定酸不溶性灰分,可取供试品 3～5 g),置炽灼至恒重的坩埚中,称定重量(准确至 0.01 g),缓缓炽灼,注意避免燃烧,至完全炭化时,逐渐升高温度至 500～600℃,使完全灰化并至恒重,根据残渣重量,计算供试品中含灰分的含量(%)。如果炭分不易灰化,可将坩埚放冷,加热水或 10%硝酸铵溶液 2 mL,使残渣湿润,然后置水浴上蒸干,残渣照前法炽灼,至坩埚内容物完全灰化。

b. 酸不溶性灰分测定 取总灰分测定项所得的灰分,在坩埚中注意加入稀盐酸约 10 mL,用表面皿覆盖坩埚,置水浴上加热 10 min,表面皿用热水 5 mL 冲洗,洗液并入坩埚中,用无灰滤纸滤过,坩埚内的残渣用水洗于滤纸上,并洗涤至洗液不显氯化物反应为止。滤渣连同滤纸移置同一坩埚中,干燥,炽灼至恒重。根据残渣重量,计算出供试品中含酸不溶性灰分的含量(%)。

④挥发油含量测定 利用中药中所含挥发油成分能与水蒸气同时蒸馏出来的性质,在特制的挥发油测定器(图3-3)中测定其含量。由于挥发油大都具有显著的生理活性,是一类重要的有效成分,通过测定中药挥发油含量可控制中药的品质。测试用的供试品,除另有规定外,需粉碎使能通过 24～50 目筛(图 3-3)。

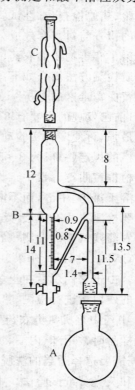

图 3-3 挥发油测定装置(单位:cm)
A. 1 000 mL 硬质圆底烧瓶
B. 挥发油测定管
C. 球形冷凝管

a. 甲法 用于相对密度在 1.0 以下的挥发油测定。取供试品适量(约相当于含挥发油 0.5～1.0 mL),称定重量(准确至 0.01 g),置烧瓶中,加水300～500 mL 与玻璃珠数粒,振摇混合后,连接挥发油测定器与回流冷凝管。自冷凝管上端加水使充满挥发油测定器的刻度部分,并溢流入烧瓶时为止。置电热套中或用其他适宜方法缓缓加热至沸,并保持微沸约 5 h,至测定器中油量不再增加,停止加热,放置片刻,开启测定器下端的活塞,将水缓缓放出,至油层上端达 0 度线上面 5 mm 处为止。放置 1 h 以上,再启开下端活塞使油层下降至其上端恰与 0 度线平齐。读取挥发油的量,并计算供试品中挥发油的含量(%)。

b. 乙法　用于相对密度在 1.0 以上的挥发油测定。供试品取样量同上法,取水约 30 mL 与玻璃珠数粒,置烧瓶中,连接挥发油测定器。自测定器上端添加水使充满刻度部分,并溢流入烧瓶时为止,再用移液管加入二甲苯 1 mL,然后连接回流冷凝管。将烧瓶内容物加热至沸腾,并继续蒸馏,其速度以保持冷凝管的中部呈冷却状态为度。30 min 后,停止加热,放置 15 min 以上,读取二甲苯容积。然后按照上法进行测定。自油层量中减去二甲苯量,即为挥发油量,再改算成供试品中含有挥发油的含量(%)。

此外,还有微量测定法,用于中药微量挥发油的测定。即用特殊的挥发油测定装置,得到的水与挥发油的混合液,用乙醚萃取,分取乙醚液,测定其中挥发油的含量。

(4)中药的安全性检测　中药的安全性检测包括有害物质检查、重金属检查、药品微生物限量检验、热原检查、毒性试验、刺激试验、过敏试验、对红细胞影响试验等。其中对中药中有害物质的检查与对其有效成分的检查同样重要,它是中药质量分析的重要内容之一。中药中如果污染了有害物质如农药、霉菌毒素或重金属等,就会影响人类的健康。现将中药中常见的有害物质检测方法简介如下。

①黄曲霉毒素的分析　黄曲霉毒素为黄曲霉菌(*Aspergillus flavus*)等一些菌类的代谢产物,目前已发现的主要有 8 种毒素(B_1、B_2、B_{2a}、G_1、G_2、G_{2a}、M_1、M_2)。黄曲霉毒素中以 B_1 的毒性最强,可使多种实验动物发生癌症。目前世界各国对药品和食品中黄曲霉毒素的限量作了严格的规定(一般为 3~5 μg/kg)。对中药中霉菌污染的研究报道也较多,有关分析方法主要是根据黄曲霉毒素中毒性最大的成分黄曲霉毒素 B_1、B_2 和 G_1、G_2 的理化性质设计的。它们能溶于氯仿、甲醇,而不溶于己烷、乙醚和石油醚,在紫外光下分别呈蓝色和黄绿色荧光。

主要检测方法有薄层-荧光法、高效液相色谱法、质谱法。

②农药残留量的检测　农药的种类很多,常见的有滴滴涕(DDT)、六六六(BHC)、五氯硝基苯(PCNB)、对硫磷、乐果、甲胺磷、氯氢菊酯等。一般分为有机氯、有机磷和拟除菊酯农药三大类。由于它们用后在土壤或生物体中长期残留和蓄积而危害人的身体健康,故应对其在中药中的残留量进行检测。

a. 中药中有机氯类农药残留量的分析　有机氯农药不溶于水,在有机溶剂中溶解度大,故处理样品时常用苯、丙酮、氯仿、乙醚等提取。纯化时选用柱色谱或溶液萃取以除去干扰杂质,根据需要选择适当的洗脱液或萃取液。一般的检识方法主要有重铬酸钾硫酸试验、微量结晶试验和荧光黄纸试验法。中药中有机氯农药残留量的测定,一般采用气相色谱法和高效液相色谱法进行。

b. 中药中有机磷类农药残留量的分析　有机磷农药常见的有敌敌畏、敌百虫等。样品常用苯、氯仿、丙酮、甲醇等为溶媒,在中性或酸性条件下提取,提取液浓缩时应在低温或减压下进行,浓缩液可供实验用。一般检识方法为二氯化钯试剂试验。含量测定一般采用气相色谱法。

③一般杂质限量检查

a. 重金属的检查　重金属系指在实验条件下能与硫化氢或硫化钠作用显色的金属。常见的重金属离子有 Ag^+、Pb^{2+}、Hg^{2+}、Cu^{2+}、Bi^{2+}、Cb^{2+} 等,这些离子在微酸性溶液中可被 H_2S 所沉淀。中药中重金属的检查可按现版药典中的规定执行。检测药物中重金属元素的方法很多,除药典的方法之外,还有原子吸收光谱法、原子荧光光谱法、气相色谱法、中子活化分析法等。其中,原子吸收光谱法颇为常用,但其与经典方法比较精密度较差,在应用中一次只能测定一种元素,测定不同的元素,需更换光源灯。

b. 砷盐的检查　某些中药及其制剂用的常水等都可能含有微量的砷盐。砷盐若超过一定量,对人体就会产生毒性,故有些中药及其制剂都规定有砷盐检查。砷盐检查法系指用于药品中微量砷(以 As 计算)的限量检查方法。测定方法主要有古蔡氏法、二乙基二硫代氨基甲酸银法等。

(5)分光光度法　又称"光谱鉴定法",它是通过测定中药中被测物质在某些特定波长处或一定波长范围内光的吸收度,对该物质进行定性和定量分析的方法。药品分析一般用 200～400 nm 的紫外光区,400～850 nm 的可见光区,2.5～15 μm(或按波数计为 4 000～667/cm)的红外光区。所用仪器为紫外分光光度计、可见光分光光度计(或比色计)、红外分光光度计或原子吸收分光光度计。

①紫外光谱法　利用中药所含组分的不饱和程度及含量差异,导致其紫外吸收光谱峰位和峰强度的差别来达到鉴定的目的,常用的方法有吸收光谱法、导数光谱法(或称"微分光谱法")、光谱线组法、百分吸收系数法等。

紫外光谱法用于中药的定性鉴别,主要根据光谱图所提供的参数,如最大吸收波长、最小吸收波长、肩峰及吸收系数等,作为鉴定的依据。通过比较吸收光谱的一致性、最大吸收波长、最大吸收波长时的百分吸收系数或摩尔吸收系数的一致性、吸收度比值的一致性、不同溶剂提取物的紫外光谱,进行综合分析。紫外光谱线组法就是一种多溶剂的紫外光谱综合分析法。

应用紫外分光光度法进行定量分析的原理,以 Lambert-Beer 定律为基础,即物质在一定波长处的吸收度与该物质的浓度之间呈线性关系。因此,只要选择一确定的波长测定溶液的吸收度,便可根据公式计算被测物质的浓度。此法不仅可对中药中单一组分进行定量分析,同时也可测定其混合物中某组分的含量。主要方法有标准曲线法和比较法(图 3-4)。

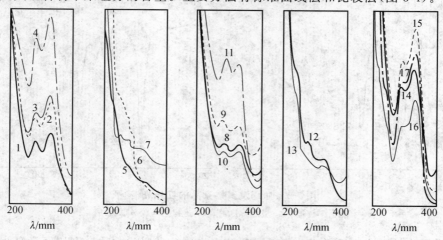

图 3-4　17 种车前草的紫外光谱

1. 长柄车前　2. 喜马拉雅车前　3. 疏花车前　4. 车前　5. 北美车前　6. 巨车前

7. 芒苞车前　8. 毛车前　9. 大车前　10. 长叶车前　11. 盐生车前　12. 印度车前

13. 条叶车前　14. 平车前　15. 海滨车前　16. 毛平车前　17. 北车前

②可见分光光度法　又称"比色法"。它是通过比较中药溶液颜色对光的吸收度,以鉴定其某种成分或组分含量的方法,主要用于中药的定量分析和物理常数测定。使用本法进行鉴定时,应取对照品同时操作,除另有规定外,本法所用的空白溶液系指用同体积的溶剂代替对照品或供试品溶液,然后依次加入相应的同体积的同种试剂,并用同样方法处理。在规定的波长处测定对照品和供试品溶液的吸收度后,可按标准曲线法或比较法计算。

③红外光谱法　通过测定中药粉末、提取物或化学单体的红外吸收光谱,从而反映中药所含各组分官能团的差异,以鉴别中药的品种和质量,主要用于中药的定性鉴别和所含化合物的结构分析。

供试品制备可根据物态的不同采用不同的方法进行,液体样品采用液膜法和溶液法,固体样品采用压片法、糊剂法、薄膜法、溶液法,气体样品纯化后可直接用气体池进行测定。对中药采用红外光谱定性,实质上就是将其红外光谱与标准光谱进行对照,从其红外光谱所提供的信息来确定未知中药的种类及其性质。如血竭用红外分光光度法可检出不同来源的血竭和加工时的掺杂品,如达马胶等。主要是对中药中的成分进行定量。但本法定量误差较大,并且要求样品中待测化合物的纯度较高,否则吸收峰不易辨认。一般在用其他方法定量困难时才考虑求助于本法(图3-5)。

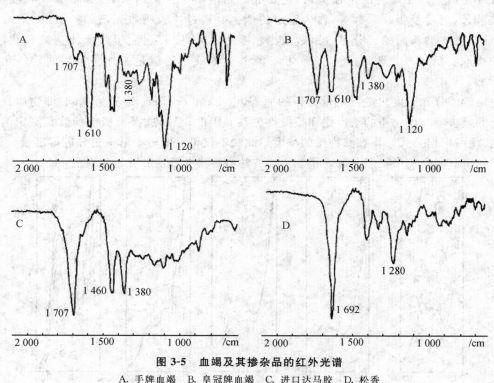

图3-5　血竭及其掺杂品的红外光谱

A. 手牌血竭　B. 皇冠牌血竭　C. 进口达马胶　D. 松香

④原子吸收光谱法　原子吸收遵循一般分光光度法的吸收定律。利用原子吸收分光光度计,比较对照品和供试品的吸收度,即可求得样品中待测元素的含量。本法用于中药中无机元素和杂质检查,测定方法主要有标准曲线法、标准加入法等。

⑤荧光光谱法　又称"发射光谱法"。是利用中药中的某些成分在吸收自然光或紫外光后

能发生荧光的性质,对中药及其所含成分进行鉴定的一种方法。荧光分析的常用仪器主要有荧光分析灯、光电荧光计、荧光分光光度计、显微荧光计等。并不是所有的中药或其成分都有发生荧光的性质。有些中药本身不发生荧光,但若用酸、碱或荧光染色处理后,就可能使某些成分在紫外光线下变为可见色彩。有的中药附有地衣或有多量霉菌生长,也可能有荧光出现,因此荧光分析还可用于检查某些中药的变质情况。此外,在色谱分析应用上,也可能使吸附在吸附柱上、纸条上及薄层板上的各种成分产生荧光色谱。

直接取中药的饮片、粉末或其浸出液在紫外光下观察荧光颜色,如秦皮水浸液显碧蓝色荧光,日光下亦明显;有的中药本身无荧光,经化学方法处理后可显荧光,在紫外光下进行观察;此外还可以利用荧光显微镜观察中药的粉末或切片。

利用被测物质的荧光强度和溶液浓度成正比的关系,对中药所含的成分进行含量测定。荧光分析用于物质的定量分析,测定方法与紫外光谱法基本相同,采用的方法有标准曲线法和比较法。本法对多组分混合物的分析,不经分离就可以测得被测组分的含量。在中药鉴定中,也可通过色谱等手段,先将供试品中的预测成分分离后,然后取样测定。

(6)色谱法　又称"层析法"。色谱法反映的是中药提取物化学组成及含量情况,能定性定量地反映中药的鉴别特征,具有分离能力强、分析速度快、定量准确等特点。分离方法有柱色谱法、纸色谱法(PC)、薄层色谱法(TLC)、气相色谱法(GC)、高效液相色谱法(HPLC)等,后三种为目前中药鉴定中常用的方法。

①薄层色谱法　目前,薄层色谱法已经成为中药理化鉴别和质量标准研究中首选的定性手段。薄层色谱的特点是展开时间短,分离效果好,灵敏度比纸色谱高,设备简单易得,而且显色方便,可以直接喷洒腐蚀性的显色剂,并可加热进行鉴定。薄层色谱中常用的吸附剂有氧化铝、硅胶和纤维素等。

操作方法:将适当粒度的吸附剂均匀涂铺在玻璃板上(或其他支持物上,如铝制薄板)成一薄层,然后用毛细管或适当的点样器将样品液(包括供试品和对照品)滴加在薄层的起始线上,待样点上的溶剂挥散后,置于密闭的色谱缸中,用一定的溶剂展开,当溶剂前沿到达距离另一端 2~3 cm 处,取出,干燥,显色。样品中的混合物被分离,各成 1 个色点,测量起始线至各色点中心的距离,计算各色点比移植。

薄层色谱主要分为定性和定量两种应用方式。a. 在进行中药薄层定性鉴定时,一般应有对照品。在目前条件下,对照品可根据不同中药的具体条件选用化学成分单体、粗提物或标准中药。在鉴定时,可取供试品及对照品或对照药材按同样的方法提取,并点样于同一块薄层板上,在相同条件下进行薄层展开和显色,比较二者所得色谱图的异同。在薄层色谱鉴别中,一般选用已知主成分的对照品或对照药材的相同提取物相对比,供试品色谱中在与对照物色谱相应的位置显示相同颜色的斑点。目前,薄层色谱已经成为中药定性鉴别使用最多的方法之一。b. 利用薄层进行定量分析的方法主要分为 2 类。一类是对复合组分经薄层层离后,将待测成分从薄层板上刮下,再经洗脱后,选择适当的方法进行分析;另一类是直接在薄层板上,对已层离的待测成分进行测定。常用的定量方法主要有薄层洗脱测定法、薄层直接测定法、测量面积法、薄层扫描法等。其中,薄层扫描法系采用薄层扫描仪对薄层上中药各组分斑点直接进行测定,具有方便、快速、测量灵敏度高的特点,可用于中药的有效成分和杂质的含量测定。

②气相色谱法　主要用于含挥发性成分的中药鉴定。根据组分量与检测响应值(峰面积)成正比关系,进行定性和定量分析。气相色谱法精密度高,分离效果比薄层色谱好,速度快,但

所得数据只有保留时间,多数情况在高温下进行,若物质不能气化,就不能进行分析,故应用范围受到限制。

　　常用的定性分析方法有直接利用保留时间和相对保留值。利用保留时间定性是通过观察被测组分与对照品的保留时间是否一致,或将对照品与供试品混合后进样,看对应的色谱峰是否增大,即可加以鉴别。另外可以通过实测相对保留值(或相对保留时间)与文献相对保留值对比进行定性,可不必取得各个纯物质即可鉴别。

　　气相色谱定量分析的依据是组分的量(重量或在载气中的浓度)与检测的响应值(通常表现为峰面积)成正比。分析方法分为峰面积测量法和计算法 2 大类。峰面积测量法主要包括峰高乘半峰宽法、峰高乘基线宽度法、峰高乘保留时间法、剪纸称重法、积分仪测量法,计算法主要包括外标法、面积归一化法、内标法和追加法(图 3-6)。

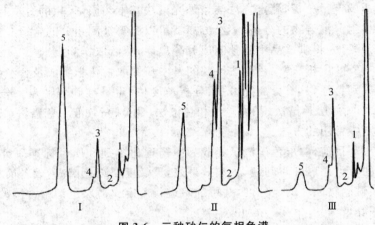

图 3-6　三种砂仁的气相色谱
Ⅰ. 阳春砂　　Ⅱ. 还南砂　　Ⅲ. 缩砂
1. 柠檬烯　2. 芳樟醇　3. 樟脑　4. 龙脑　5. 乙酸龙脑酯

　　③高效液相色谱法　流动相是具有不同极性的单一溶剂或不同比例的混合溶剂、缓冲液等,用泵将流动相压入装有填充剂的色谱柱,注入供试品(被流动相带入柱内),在填充剂上分离后,各成分先后进入检测器,用记录仪记录色谱图。所用的仪器为液相色谱仪,常用的色谱柱填充剂有硅胶(用于正相色谱)、化学键合固定相(根据键合的基团不同用于反向或正相色谱,如十八烷基硅烷键合硅胶常用于反向或离子对色谱)、离子交换填充剂(用于离子交换色谱)、凝胶、玻璃微孔球(用于排阻色谱)等。样品注入量一般为数微升,柱温多为室温,多采用紫外检测器。

　　根据中药中主要化学成分的性质,制备适宜的样品溶液,选择适当的色谱柱和分析条件即可进样分析。高效液相色谱图中各色谱峰的保留时间、相对百分峰面积以及主要色谱峰的紫外吸收光谱等,均可作为中药真实性鉴定的指纹资料。将主要组分收集后进行光谱分析,则可确定该组分的化学结构。本法不仅具有快速、分离效率高、仪器化的特点,而且具有适用范围广、流动相可选择范围宽、色谱柱可反复使用及组分易收集等优点。目前高效液相色谱法已经广泛用于中药的质量分析和质量标准研究中,已经成为天然药物成分分离和定性、定量分析不可缺少的工具,也是各类有效成分或指标性成分定量分析的首选方法(图 3-7)。

　　高效液相色谱法作为定性手段,目前已经广泛用于中药指纹图谱研究中,已成为目前中药

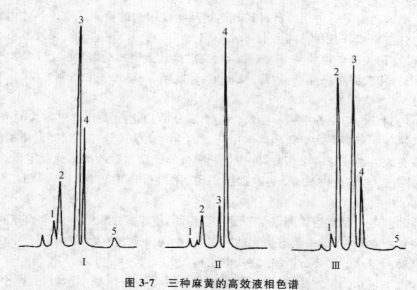

图 3-7　三种麻黄的高效液相色谱

Ⅰ. 草麻黄(山西大同)　Ⅱ. 中麻黄(甘肃)　Ⅲ. 木贼麻黄(山西)

1. 去甲基麻黄碱　2. 去甲基伪麻黄碱　3. 麻黄碱　4. 伪麻黄碱　5. 甲基麻黄碱

研究和应用的热门方法,相关研究的论文和专著众多。定量分析的基本原理、要求与具体方法和气相色谱完全相同。其定量分析的过程一般分为 4 个步骤:色谱分离过程、峰面积测量、计算、实验数据的统计分析。计算方法有面积归一化法、内标法、外标法、主成分自身对照法。

(7)含量测定　中药材含有多种成分,常共具临床疗效,有时甚至具双向调节作用,很难确定某一化学成分即是中医用药的唯一有效成分,有些尚不一定能与中药疗效完全吻合,或与临床疗效直观地比较。然而药物有效必定有其物质基础,以中医理论为指导,结合现代科学研究择其具生理活性的主要化学成分,作为有效或指标成分之一,进行含量测定,鉴定评价中药质量。有效成分或指标成分清楚的可进行针对性定量;有效成分尚不清楚而化学上大类成分清楚的可对总成分如总黄酮、总生物碱、总皂苷、总蒽醌等进行含量测定;含挥发油成分的可测定挥发油含量。

含量测定的方法很多,常用的经典分析方法(容量法、重量法)、分光光度法、气相色谱法、高效液相色谱法、薄层扫描法、薄层-分光光度等。其中高效液相色谱具有适用范围广、流动相选择大、色谱柱可反复应用,以及流出组分容易收集等优点,现已广泛用于中药材和中成药的质量分析。

含挥发油类、脂肪油类、树脂、蜡的药材,除进行油、脂、蜡等含量测定外,尚需进行它们的物理常数和化学常数测定,如羟值、酸值、皂化值、碘值等,以表示药材品质的优劣度。

(8)中药的指纹图谱测定　中药的指纹图谱是指中药经过适当处理后,采用一定的分析方法和手段,得到的能够标示其特征的共有峰图谱,用以控制中药质量和品种鉴定。目前,我国进行研究和采用的指纹图谱主要有色谱图谱、光谱图谱和 DNA 图谱等。为了加强中药的质量管理,确保其质量稳定和可控,国家在新药研究的技术要求(暂行)中规定了部分中药指纹图谱的范围。中药新药指纹图谱的制定必须在中药的品种、产地和采收期固定的前提下进行。目前,国家标准要求制定指纹图谱的主要是中药注射剂,即包括组成处方的药材、有效部位或中间体、注射剂的指纹图谱。

中药指纹图谱的制定应包括原药材或其炮制品指纹图谱的检测标准。具体内容如下：

①来源 包括原植、动物的科名、中文名、拉丁学名、药用部位、产地、采收季节、产地加工、炮制方法等，矿物药包括矿物的类、族、矿石名或岩石名、主要成分、产地、产地加工、炮制方法等。动、植物药材均应固定品种、药用部位、产地、采收期、产地加工和炮制方法，矿物药应固定产地和炮制、加工方法。

②供试品的制备 应根据中药材中所含化学成分的理化性质和检测方法的需要，选择适宜的方法进行制备。制备方法必须确保该中药材的主要化学成分在指纹图谱中的体现。对于仅提取其中某类或数类成分的中药材，除按化学成分的性质提取各类成分制定指纹图谱外，还需按注射剂制备工艺制备供试品，制定指纹图谱，用以分析中药材与其制剂指纹图谱的相关性。

③参照物的制备 制定指纹图谱必须设立参照物，应根据供试品中所含成分的性质，选择适宜的对照品作为参照物，如果没有适宜的对照品，可选择适宜的内标物作为参照物。参照物的制备应根据检测方法的需要，选择适宜的方法进行。

④测定方法 包括测定方法、仪器、试剂、测定条件等。应根据中药材所含化学成分的理化性质，选择适宜的测定方法。对于成分复杂的中药材，必要时可以考虑采用多种测定方法，建立多张指纹图谱。以色谱方法制定指纹图谱所采用的色谱柱、薄层板、试剂、测定条件等必须固定；以光谱方法制定指纹图谱，相应的测定条件也必须固定。

⑤指纹图谱及技术参数 一般应以 10 批次以上供试品的检测结果所给出的相关参数为依据建立指纹图谱。采用高效液相色谱法和气相色谱法测定指纹图谱时，其指纹图谱的记录时间一般为 1 h；制定指纹图谱时，必须根据参照物的保留时间，计算指纹峰的相对保留时间，采用相对保留时间标定指纹峰；采用薄层扫描法制定指纹图谱时，必须提供从原点至溶剂前沿的图谱；采用光谱方法制定指纹图谱时，必须按各种光谱的相应规定提供全谱，采用波长或波数标定指纹峰。对于化学成分类型复杂品种，必要时可建立多张指纹图谱。

以对照品作为参照物的指纹图谱，以参照物峰面积作为 1，计算各共有指纹峰面积与参照物峰面积的比值；以内标物作为参照物的指纹图谱，则以共有指纹峰中其中一个峰（要求峰面积相对较大、较稳定的共有峰）的峰面积作为 1，计算其他各共有指纹峰面积的比值。各共有指纹峰的面积比值必须相对固定。中药材的供试品图谱中各共有峰面积的比值与指纹图谱各共有峰面积的比值比较，单峰面积占总峰面积大于或等于 20% 的共有峰，其差值不得大于 ±20%；单峰面积占总峰面积大于或等于 10%，而小于 20% 的共有峰，其差值不得大于 ±25%；单峰面积占总峰面积小于 10% 的共有峰，峰面积比值不作要求，但必须标定相对保留时间。未达基线分离的共有峰，应计算该组峰的总峰面积作为峰面积，同时标定该组各峰的相对保留时间。中药材供试品的图谱与指纹图谱比较，非共有峰总面积不得大于总峰面积的 10%。

（9）其他方法 以上各种理化鉴定方法是中药鉴定、质量标准及质量控制研究中常用的方法，随着现代科学技术的不断发展，各种更加先进的手段和方法愈来愈多地被用于中药鉴定研究中。

①质谱鉴定法 将中药的提取液置质谱仪中进行电子轰击，可获得提取物中化学成分的 EI-MS 图谱，不同中药的提取液所含的化学成分不同，所得质谱图所显示的分子离子基峰及进一步的裂解碎片峰也不一致，以资鉴别。该方法主要用于中药中化学成分的结构鉴定。

②核磁共振光谱鉴别法　用核磁共振光谱（NMR）鉴别中药,通常根据其所含有效成分或特征性成分的理化性质选择适当的溶剂提取分离工艺,制备其特征总提取物,测定^{1}HNMR指纹图,这样测得的中药^{1}HNMR指纹图主要显示有效成分或专属性成分特征共振信号,使鉴别结果更加准确和科学。

③色谱-光谱联用分析法　将色谱和光谱分析仪器联用,通过对实验数据的综合分析,用以评价中药质量。本法集中了色谱技术高分离效能和光谱技术高鉴别能力的优点,故广泛适用于中药的化学成分或组分的分离与含量测定。常用的方法有色谱-质谱（HPLC-MS、GC-MS）、光谱-质谱和质谱-质谱（串联质谱法,MS-MS）等。

④X射线衍射法　在"物相分析"原理的基础上,通过识别X射线衍射图谱中衍射峰的归属或建立图谱的几何拓扑规律、峰形的特征数值和模糊图像等,用以鉴别中药质量和纯度的一种方法。X射线衍射分析用于单一成分的鉴定历史较早,它具有图谱指纹性强、重现性好、操作简便等特点。常用的方法有X射线衍射分析和X射线衍射傅里叶光谱分析。

⑤聚类分析法　在中药鉴定特征确定的基础上,应用模糊数学原理和计算机技术,将捕获的中药多种鉴别特征的主因子通过数学变换和数量化,对其进行数据计算和分析,或建立不同的动态聚类图,来研究中药信息鉴定模式。主要方法有系统聚类法、动态聚类法、模糊聚类法等。本方法可提取反映中药来源、性状、显微、理化等差异的数量化特征,能够有效地消除部分干扰,并用计算机进行有效鉴定。

⑥热分析法　通过热分析仪测量某些物质及其反应产物在程序控制温度条件下,其物理性能（如热能、质量等）的变化参数或热图谱来鉴别中药。常见的方法有差热分析法、热重分析法和差热扫描量热法等。该方法用于矿物类中药的鉴定效果最佳。

此外,还有计算机图像分析法、电化学鉴定法、模式识别法、等离子体光谱法等先进的技术应用于中药鉴定,这些新技术的应用,将逐渐引导中药鉴定向标准化、信息化的方向发展。

3.2.5　生物鉴定法

生物鉴定（bioassay）法又称"生物检定"或"生物测定法",是利用中药或其所含的化合物对生物体的作用强度,以及用DNA特异性遗传标记特征和基因表达差异等来鉴别中药的品种和质量。通常分为生物效应鉴定法和基因鉴定法两大类。

生物效应鉴定法是利用药物对于生物（整体或离体组织）所起的作用,测定药物生物活性强度或药理作用,以鉴别中药真伪优劣的方法。该法以药理作用和分子生物学为基础,以生物统计为工具,运用特定的实验方法和病理模型,通过被测物与相应的对照品在一定条件下比较其产生特定生物反应的剂量比例,测出药物的活性作用。基因鉴定法包括DNA遗传标记鉴定法和mRNA差异显示鉴定法等。现将生物鉴定的主要方法简述如下。

3.2.5.1　免疫鉴定法

利用中药含有的特异蛋白为抗原制备的特异抗体,与供试品中特异抗原结合产生沉淀反应的一种方法。它是通过制备特异抗原试剂,采用免疫电泳或琼脂免疫扩散等方法达到鉴定目的的。本方法特异性强,可以准确地进行中药的品种鉴别。

3.2.5.2　细胞生物学鉴定法

采用染色体的分类技术对中药进行鉴定。中药某个特定种群的生物体细胞中染色体的形态、组型、带型是稳定不变的,代表着该种群的基本遗传特征,根据该特征即可鉴定中药的品种。由于染色体形态只能在细胞分裂的中、后期观察,故本方法只适用于果实和种子类中药的鉴定。本法根据染色体的排列,制成核型模式图;或用"不对称核型分类"标准确定其核型,并与染色体的背景资料比较,达到鉴定的目的。

3.2.5.3 生物效价测定法

就是测定药物对生物机体某方面作用的强度,如对洋地黄强心指标生物效价的测定。药物效价测定法是利用生物体的反应来鉴定中药有效成分的含量或效价,测定药物的疗效和毒性。

生物效价测定法的主要原则是将供试品与对照品(包括中药,纯成分)在严格规定的条件下,比较它们对生物体所产生的反应强度,再计算出中药或其制剂的剂量标准。中药的效价通常以 1 g 中药中所具有的"作用单位"数来表示。这种单位是指在一定条件下所表现一定生理作用的最小剂量。鉴于现时尚缺乏可靠的定量法,故可利用动物试验以检定药物的效力。此种生物效价测定法包括蛙法、猫法、豚鼠法及鸽法等。

3.2.5.4 纯指标测定法

测定某药物或某类药物某一特性或某一药理作用的强弱。如对含皂苷类中药溶血指数的测定,使用溶血法鉴定柴胡和大叶柴胡,含苦味中药苦味指数的测定,含蒽醌类大黄的泻下作用的测定,黄芪中黄芪皂苷甲、三七中三七皂苷降血压和扩张血管作用的测定,对人参中人参多糖、刺五加根中刺五加多糖和红花多糖的免疫作用的测定,对三七抗凝血作用的测定等。

3.2.5.5 DNA 遗传标记鉴定法

DNA 分子是由 G、A、C、T 4 种碱基构成,为双螺旋结构的长链分子,生物体特定的遗传信息便包含在特定的碱基排列序列中,遗传上的差异便表现在 4 种碱基排列顺序的变化之中,这就是生物的遗传多样性。比较物种间 DNA 分子的遗传多样性的差异来鉴别物种就是 DNA 分子遗传标记鉴别。在 DNA 分子上,有编码与物种密切相关的基因区域、不十分密切相关的基因区域和非编码基因区域。这些基因区域在生物进化过程中所受的压力不同,前者所受选择压力大,表现出高度的保守性;后者所受选择压力小,表现出较大的差异性。正是这种压力的不同,使得 DNA 分子的不同区域有不同程度的遗传多样性。因此可以选择适当的 DNA 分子遗传标记,在科、属、种、亚种、居群和个体上对研究对象进行鉴别。

动物、植物类中药大多数是死亡的干燥生物体或生物的组织器官、分泌物等,而在生物体死亡的过程中,细胞会产生核酸酶大量降解 DNA,这就给中药的 DNA 分析带来了困难。近年来,随着分子生物学技术的飞速发展,特别是微量 DAN 提取技术和多聚酶链式反应(PCR)技术的发展,使从中药中提取微量的 DNA 进行分析成为现实,也为用 DNA 技术对中药种质资源的鉴定奠定了基础。

DNA 遗传标记鉴定法是根据不同生物类中药个体遗传物质 DNA 的差异来鉴定中药。动物、植物的外部形态和所含化学成分的多少往往随生态环境的改变而发生变化。中药(特别是植物、动物中药)的形状随入药部位、加工方法的变化而变化,这些变化常给中药的鉴定带来困难。众所周知,动、植物依靠细胞分裂繁衍后代,在这种繁殖过程中亲代将保持种群外部形态、组织功能、生理和生化特征等遗传信息遗传给子代,即在细胞分裂的过程中遗传物质由亲代遗传给子代。大量的研究证明,遗传物质存在于细胞核中,细胞核中的染色体是遗传基因的载体。染色体的数目和形态是动物和植物体内比较稳定的重要特征。在由 DNA、RNA 和蛋白质组成的染色体中,DNA 是绝大多数生物(除少数病毒外)的遗传物质。同种生物的细胞中具相同的 DNA,不同种生物的细胞中具不同的 DNA。采用细胞与分子遗传学技术鉴定中药就是以上述理论为依据,借助相应的技术达到鉴定的目的。该方法分为细胞遗传学技术和分子遗传学技术 2 大类。例如采用分子遗传学技术鉴定鸡内金,即利用微量 DNA 提取技术,从鸡内金中提取 DNA,以线粒体 DNA 细胞色素 b(mtDNA cyt b)通用引物中的 L14 841 和 H15 149 为引物,进行特异性扩增 DNA 片段的 PCR 反应,并测定其 DNA143 碱基序列,能区分鸡内金和鸭内金。

采用 DNA 遗传标记鉴定中药的主要方法有 DNA 序列测定法、随机扩增多态性 DNA 指纹分析(DNA,RAPD)、任意引物 PCR 反应技术(PCR,AP-PCR)、限制性内切酶酶切片段长度多态性分析(RFLP)、PCR 扩增特定片段的限制性位点分析等方法。

3.2.5.6　mRNA 差异显示鉴定法

利用中药不同组织或细胞在基因表达上的差异进行鉴定。它通过将总 RNA 反转录成单链 cDNA,然后进行 PCR 扩增反应,分离出不同分子大小的 DNA,挑选出有差异的表达基因进行序列分析。既可以制备探针用于稳定灵敏的检测实验,也可以制备其蛋白产物及其抗体进行免疫检测。采用该技术,可以提炼出栽培和野生、道地和普通药材等之间的特征,可望广泛用于中药的品种和质量鉴定。

第4章 中药资源与可持续利用

教学目的和要求：
1. 熟悉中药的天然资源和人工资源。
2. 了解中药资源的可持续利用。

中药资源是指在一定空间范围内，自然状态存在或人工制造的，可供作为中医药用的植物、动物、矿物和加工品的种类以及蕴藏量的总和，它是自然资源的一部分。药用植物和药用动物合称为生物药资源，属于可更新资源；而药用矿物则称为非生物药资源，属于不可更新资源。栽培的药用植物和养殖的药用动物，以及利用生物技术繁殖的生物个体和产生的有效物质属于人工资源。

4.1 中药的天然资源

4.1.1 中药天然资源的概况

我国土地幅员辽阔，地理环境多样，气候条件复杂，蕴藏着丰富的中药资源。中药资源包括药用植物、动物和矿物资源。又分为天然中药资源和人工栽培或饲养的药用植物、动物资源。第三次全国中药资源普查结果表明，我国中药资源有 12 807 种之多。在这些种类中，传统中药约 1 200 种，其中常用药约 600 余种，民族药 1 500～2 000 种，其余为民间草药。其中药用植物为 11 146（约占 87％），药用动物 1 581 种（约占 12％），药用矿物 80 种（占不足 1％）。植物药中藻类、菌类、地衣类低等植物有 457 种；苔藓类、蕨类、种子植物类等植物有 10 687 种。其中裸子植物 10 科 27 属 124 种，双子叶植物 179 科 1 597 属 8 632 种，单子叶植物 33 科 348 属 1 432 种。被子植物中种类超过 100 种的科有 33 个，如菊科、豆科、唇形科、毛茛科、蔷薇科、伞形科、玄参科、大戟科、罂粟科、五加科、百合科、兰科等。资料表明，我国中药产区以四川所产种类最多，居全国第一位，有 500 余种；浙江省位居第二，产 400 余种；河南、安徽和湖北三省均产 300～400 种。

许多常用的药材如五味子、黄柏、酸枣仁、远志、甘草、麻黄、茯苓、厚朴、肉苁蓉、冬虫夏草等大都是采自野生的药用植物，蟾酥、斑蝥、蜈蚣、蝉蜕等都是来自野生的药用动物，石膏、芒硝、自然铜等都是采自天然的药用矿物。

4.1.2 中药天然资源的分布

由于中药资源的分布受地理性因素以及对外界环境的适应程度的影响，所以表现出了区域上的明显差异。根据自然区划，我国的中药资源划分为 9 个产区。

4.1.2.1　东北区

全区的中药材资源有 2 000 余种,其中植物类 1 700 种左右,动物类 300 多种,矿物类 50 余种。特点是野生的种群数量大,蕴藏量丰富。野生的关黄柏、刺五加、五味子、关升麻、牛蒡子、桔梗、地榆、朝鲜淫羊藿、辽细辛、槲寄生、赤芍、草乌、平贝母、关龙胆以及熊胆、蛤蟆油等一批"关药",蕴藏量分别占全国同品种蕴藏量的 50% 以上。

本区还是我国野山参及种植人参的最主要产地,产量占全国人参总产量 95% 以上。鹿的饲养及鹿茸的生产在全国也占有重要地位。

4.1.2.2　华北区

全区的中药材资源有 1 800 余种,其中植物类 1 500 种左右,动物类约 250 种,矿物类约 30 种。野生资源中较丰富的有酸枣仁、北苍术、远志、北柴胡、黄芩、知母、连翘、葛根、柏子仁、银柴胡、玉竹等。栽培药材产量较大者有地黄、杏仁、金银花、黄芪、党参、山药、牛膝、板蓝根、山楂、紫菀、菊花、栝楼、北沙参,以及近年得到飞速发展的栽培西洋参。动物类药物主要有全蝎。矿物类中药主要有龙骨、赭石、磁石、炉甘石及阳起石等。

本区中药材资源,除继续发展好一批传统产品如地黄、黄芪、山药、菊花、牛膝、潞党参、亳白芍、亳菊花、莱阳沙参、杏仁、山楂以及西洋参外,还可进一步将野生的远志、柴胡、黄芩、丹参等转为人工栽培。对有开发前途的沙棘、全蝎、杜仲等应进一步开展家种或家养。

4.1.2.3　华东区

全区有中药材资源约 3 000 种,其中植物类 2 500 余种,动物类 300 余种,矿物类约 50 种。著名的道地药材有种植的浙八味,尚有产于安徽的霍山石斛、宣州木瓜、铜陵牡丹皮,江苏的茅苍术,江西的清江枳壳,湖南的平江白术,福建的建泽泻和建莲子。其他较著名的中药材还有山茱萸、茯苓、薄荷、太子参、粉防己、海风藤、女贞子、栀子、夏枯草、鳖甲、龟甲、蜈蚣等。

本区中药材资源的发展,除了继续巩固原有的一批著名道地药材外,还应扩大栽培从国外引种的西红花,扩大霍山石斛、茯苓等的栽培和鳖甲、蜈蚣、金钱白花蛇等的养殖。

4.1.2.4　西南区

全区中药材资源约 5 000 种,其中植物类 4 500 多种,动物类 300 多种,矿物类约 80 种。且有众多的道地药材,例如属川产道地药材主要有川芎、川附子、川牛膝、川麦冬、川郁金、川白芷、黄柏、川黄连、川贝母、川大黄、独活等;属云南产道地药材主要有云木香、云三七、云黄连、云当归、云天麻等;属贵州产道地药材主要有天麻、杜仲、半夏、吴茱萸等。

本区的中药材资源,除应继续大力发展传统属"川、广、云、贵"道地药材外,还应注意扩大川贝母、胡黄连、石斛、云木香等的人工栽培,并要努力扩大对麝、穿山甲、熊、云豹等珍稀动物的饲养。本区为多民族聚居地区,民族药十分丰富,因而也应注意继续对民族药的调查、整理、研究和开发。

4.1.2.5　华南区

全区有中药材资源近 4 000 种,其中植物类 3 500 多种,动物类 200 多种,矿物药 30 种左右。区内众多道地南药,著名的有广藿香、巴戟天、钩藤、槟榔、诃子、肉桂、降香、胡椒、荜茇、沉香、安息香、儿茶、广豆根、千年健、鸦胆子、狗脊、使君子,以及一批姜科植物的南药如干姜、砂仁、益智仁、高良姜、草果、山奈、草豆蔻、郁金、姜黄、莪术以及大量引种的白豆蔻等。动物药中较重要的有蛤蚧、金钱白花蛇及穿山甲。

本区由于具有良好的热带及亚热带的自然环境条件,可选择适宜各种不同南药的小环境,继续扩大南药的引种和栽培,例如马钱子、檀香、丁香、胖大海、乳香、血竭、番泻叶以及白豆蔻等。本区丰富的岭南草药使用经验也应注意研究及开发。

4.1.2.6　内蒙古区

全区有中药材资源 1 200 余种,其中药用植物 1 000 余种,绝大部分为草本植物。著名的道地药材有野生及栽培的内蒙古黄芪,产量占全国黄芪产量的 4/5 左右,此外多伦赤芍、关防风及知母也是本区著名的大宗药材。其他产量较大的还有麻黄、黄芩、甘草、远志、龙胆、郁李仁、蒲黄、桔梗、酸枣仁、苍术、柴胡、秦艽等。动物类药材主要有熊胆、鹿茸以及饲养的乌鸡。矿物类药材主要有石膏、芒硝、麦饭石、龙骨、白石英等。

本区的中药材资源,可选择适当地点,发展甘草、麻黄、防风、黄芪、赤芍、知母等道地药材的半野生生产基地。同时对本区蒙药的整理研究也应进一步深入开展。

4.1.2.7　西北区

全区中药材资源 2 000 余种,其中植物类近 2 000 种,动物类 160 种,矿物类约 60 种。不少种类的中药蕴藏量较大,其中在全国占重要地位的有肉苁蓉、锁阳、甘草、麻黄、新疆紫草、阿魏、枸杞子、伊贝母、红花、罗布麻等,均有很大的产量。其他蕴藏量较大的中药材还有雪荷花、苦豆子、马蔺子、银柴胡及沙棘等。动物类药材主要有马鹿茸。

本区的中药材资源,需要对一些重要的野生中药,采取人工引种栽培措施,以扩大产量,如肉苁蓉、锁阳、阿魏、新疆紫草等。对一批珍稀濒危的药用动物,如赛加羚羊、马麝等应加强保护及繁殖。本区的维药等民族药物,具有很丰富的内容,也应加速研究及开发。

4.1.2.8　青藏区

全区有中药材资源 1 100 余种,多高山名贵药材。其中蕴藏量占全国 $60\% \sim 80\%$ 以上的种类有冬虫夏草、甘松、大黄、胡黄连。其他主要的药材还有川贝母、羌活、藏黄连、天麻、秦艽。动物类药材主要有麝香及鹿茸。矿物类药材主要有石膏、云母、芒硝。

本区是藏医药的发源地,有一批地产的常用藏药,如乌奴龙胆、翼首花、船盔乌头、尼泊尔黄堇、金球黄堇、轮叶棘豆等,总计有 $300 \sim 400$ 种,值得进一步深入研究,并从中开发出有卓效的新药。

4.1.2.9　海洋区

本区蕴藏着十分丰富的药用生物,总数近 700 种,其中海藻类 100 种左右,药用动物类 580 种左右,矿物及其他类药物 4 种。主要的海洋中药有昆布、海藻、石决明、牡蛎、海马、海龙,以及海螵蛸、海狗肾、斑海豹等。

我国在沿海所开展的水产养殖业取得了很大的成功,使石决明、海带、紫菜、牡蛎、珍珠等中药材资源有了充分保证。海洋是一个巨大的药库,从藻类和海洋动物中研究开发新药有很大的潜力。对海洋中的珍稀濒危的药用物种,如海狗及斑海豹,则应采取有效的保护措施。

4.2　中药的人工资源

中药的人工资源就是对中药的自然资源所进行的多层次、多功能、全方位的综合开发和利用。通过生产,不仅可以保障中药市场的供应,提供安全有效、质量稳定的医疗用药,而且还能更高效、更合理地利用中药资源,扩大中药再生产的能力,产生更显著的经济效益、社会效益和生态效益。

4.2.1　植物类中药的栽培

目前,我国引种栽培的药用植物有 2 000 余种,其中野生中药变为栽培的有 200 余种。据统计,我国现已具有 600 多个植物中药种植生产基地,年产量约 3.5 亿 kg,其中大面积栽培的中药就有 250 余种。这些数据表明,药用植物的生产规模和水平均得到了较大的发展,已经成为中药生产的重要组成部分。

4.2.2　动物类中药的养殖

近年来,我国动物类中药的生产有了很大的发展。首先,在药用动物野生驯化养殖方面有较大的进展,动物类中药的生产不再依赖于过去自然采收的生产方式,而且其产量稳定、品质优良。目前,我国人工养殖的常用药用动物 40 种以上,其中珍珠、蛤蚧、全蝎、蜈蚣、土鳖虫、地龙、金钱白花蛇、蕲蛇、乌梢蛇等动物药材的人工养殖都取得了显著成效。其次,是在开辟获取动物药材新途径方面也有较大进步,如人工养麝与活体取香、梅花鹿驯化与鹿茸的生产、黑熊的人工饲养与活体引流胆汁、人工培植牛黄等。这些成果既满足了药用需求,缓解了供需矛盾,同时也保护了濒危物种,开辟了动物药材生产的新方法。随着科学技术的发展,我国药用动物的生产规模正在不断扩大,与生产相关研究也在不断得到深化和完善。

4.2.3　中药的组织培养

应用细胞全能性规律,用生物组织或细胞,经过培养,在试管内繁殖试管苗(微繁殖)和保存种质。利用这种方法还可以进行脱病毒和育种工作。由于细胞和组织培养技术日趋成熟和完善,通过中药的细胞组织培养产生所需药用产品,已经成为中药生产新的发展方向之一。目前,药用植物组织培养的应用研究主要有药用植物的快速繁殖和生理活性物质的生产两个方面。快速繁殖技术具有微型、快速、无菌的特点,已逐渐成为加速药用植物引种、育种、良种推广和扩大生产的重要手段。利用细胞生长迅速,次生代谢物质产量高而稳定的特点,可以进行生理活性物质的大规模生产。至今,我国在药用植物组织培养方面做了不少工作,进行组织细胞培养的药用植物已达 200 多种,著名的如人参、三七、银杏、徐长卿、甘草、萝芙木、延胡索、贝母、长春花、粗榧、紫杉、丹参、黄连、石斛等,以及紫草素、三尖杉碱和抗癌酯碱成分、地高辛等的生产。

4.2.4　中药饮片的加工与炮制

这是中药资源开发利用的深化和提高,不但提高了药材质量,而且可获得更好的经济效益。截至 1989 年底,全国中药饮片生产厂家已达到 1 500 多个,基本上都实现了机械化和半机械化生产,提高了饮片的产量和质量。

4.2.5　中成药的生产

这是中药资源深度开发的重要方式。我国的中成药生产已经形成了独立的、较为完整的工业体系,发展相当迅速,已逐步走向科学化、工艺化的轨道,许多中成药不仅在国内受到广大群众的喜爱,而且在国际上也赢得了很好的声誉。

4.2.6　药材产地与道地药材

药材的产地是药材最基本的、也是重要的决定药材内在质量的生态地理因素,同时也反映出多年栽培实践积累的经验等其他人文因素对质量的影响。许多药材由于天时、地利的生长条件和多年来劳动人民精心培植和加工,逐步形成了历史悠久、品种优良、生产及加工技术成熟、质量稳定、临床常用的著名药材。这些药材在中药经营行业中被称为"道地药材"。这些不同地区所产的道地药材,经过数千年的临床用药证明都是该类药材中的佳品。据初步统计,全国道地药材约有 200 余种。东北地区产的人参和鹿茸、云南的三七、四川的黄连、宁夏的枸杞子、山东的阿胶、青海的麝香、新疆的紫草、广东的砂仁、贵州的天麻、福建的泽泻、江苏的薄荷等都是著名的道地药材。传统的道地药材常按产地不同而分为"川药"、"浙药"、"云药"、"关药"、"怀药"、"广药"、"贵药"或"黔药"、"南药"、"西药"等商品。

(1)川药　主产四川、重庆。如川贝母、川芎、黄连、附子、川乌、麦冬、丹参、干姜、郁金、姜黄、半夏、天麻、川牛膝、川楝子、川楝皮、花椒、乌梅、川黄柏、厚朴、金钱草、青蒿、五倍子、冬虫夏草、银耳、麝香等。

(2)广药　指南岭以南,广东、广西和海南。砂仁、广藿香、穿心莲、广金钱草、粉防己、槟榔、益智、肉桂、苏木、巴戟天、高良姜、八角茴香、胡椒、胖大海、马钱子、罗汉果、陈皮、青蒿、石斛、钩藤、蛤蚧、金钱白花蛇、海龙、海马、珍珠、地龙等。

(3)云药　主产云南。三七、木香、重楼、茯苓、萝芙木、诃子、草果、儿茶。

(4)贵药　贵州所产。天冬、天麻、黄精、杜仲、吴茱萸、五倍子、朱砂。

(5)怀药　河南所产。四大怀药:地黄、牛膝、山药、菊花,其他如天花粉、栝楼、白芷、辛夷、红花、金银花、山茱萸等。

(6)浙药　浙江所产。浙八味:浙贝母、白术、延胡索、玄参、杭白芍、杭菊花、杭麦冬、温郁金,其他如山茱萸、莪术、栀子、乌梅、乌梢蛇等。

(7)关药　山海关以北、东北三省及内蒙古东北部。人参、细辛、防风、五味子、龙胆、平贝母、升麻、桔梗、鹿茸、鹿角等。

(8)秦药　陕西周围,秦岭以北、西安以西,至"丝绸之路"中段比邻地区,及黄河中上游部分。大黄、当归、秦艽、羌活、银柴胡、枸杞子、南五味子、党参、槐米、槐角、茵陈、秦皮、猪苓。

(9)淮药　淮河流域及长江中下游(鄂、皖、苏三省)。半夏、葛根、苍术、射干、续断、南沙参、太子参、明党参、天南星、牡丹皮、木瓜、银杏、艾叶、薄荷、龟板、鳖甲、蟾酥、斑蝥、蜈蚣、蕲蛇、珍珠、石膏等。

（10）北药　河北、山东、山西及陕西北部。当归、黄芪、党参、大黄被誉为"四大北药"。柴胡、白芷、北沙参、板蓝根、大青叶、青黛、黄芩、香附、知母、连翘、酸枣仁、桃仁等。

（11）南药　长江以南，南岭以北地区。威灵仙、泽泻、蛇床子、枳实、枳壳、莲子、紫苏、香薷、僵蚕、雄黄等。

（12）蒙药　锁阳、黄芪、甘草、麻黄、赤芍、肉苁蓉、淫羊藿、郁李仁、苦杏仁、蒺藜、冬葵果等。

（13）藏药　甘松、胡黄连、藏木香、藏菖蒲、藏茴香、藏党参、雪莲花、余甘子、毛诃子、冬虫夏草、麝香、熊胆、硼砂等。

（14）维药　雪莲花、伊贝母、阿魏、紫草、甘草、锁阳、肉苁蓉、孜然、罗布麻等。

（15）海药　主要指沿海大陆架、中国海岛及河湖水网所产生的道地药材。如珍珠、珍珠母、石决明、海螵蛸、牡蛎、海龙、海马等。

4.3　中药资源的保护与可持续利用

中药材资源是大自然和我国传统文化所赋予我们的珍贵宝藏。一方面我们要更有效地通过开发某个中药材具体物种及历史上使用这种中药材的经验，采用多学科的综合方法和手段，达到更好利用目的；另一方面更要依靠科学技术和现代化的管理大力保护和发展这些资源，使它们能持续地发挥资源作用，保证药源的持续供应。中药材资源的利用与保护是相辅相成的两个方面，也是关联到许多部门、许多行业和许多学科的一项复杂的系统工程。

4.3.1　中药资源的保护

建立中药材现代化产业基地，是实现中药材标准化、现代化，实现中药资源可持续利用的重要措施，国家药品监督管理局 2002 年发布《中药材生产质量管理规范》（中药材 GAP），并从 2002 年 6 月 1 日起正式实施，大力发展优质道地药材生产及野生珍稀或濒危动植物药材野生变家种、家养，可使中药资源永续利用。

4.3.1.1　中药资源的保护对象

药用资源是开发最早的自然资源之一，因此资源消耗很大。目前主要面临着两方面危机。一是近几十年来生态环境的破坏，动、植物赖以生存的野林荒山在逐年减少，野生中药的资源量和产量普遍存在着不同程度的下降趋势；二是为了满足不断扩大的需求，人类采取了对中药资源的超量采收，使一些常用的中药日趋紧缺，珍稀药用动、植物资源也到了濒临灭绝的地步。这些情况，不仅严重影响中药材的供应，而且关系到生态平衡、环境恶化以及人类生存的大问题，因此保护中药资源已成为亟待完成的重要任务。

为合理利用野生植物资源，保护珍稀濒危植物，我国于 1984 年公布了第一批《珍稀濒危保护植物名录》，共 354 种。据不完全统计，其中的药用植物或具有药用价值的植物有 163 种，一级 5 种，如人参、桫椤和水杉等；二级 30 种，如海南粗榧、云南黄连、金钱松等；三级 203 种，如肉苁蓉、八角莲、黄连等。1987 年我国公布了第二批《中国珍稀濒危保护植物名录》，约有 400 种。

　　国务院于 1987 年 10 月 30 日公布《野生中药材资源保护管理条例》，将国家重点保护的药材物种分为三级：一级为濒临灭绝状态的稀有珍贵野生中药材物种；二级为分布区域缩小，资源处于衰竭状态的重要野生中药材物种；三级为资源严重减少的主要常用药材物种。根据这一条例的规定，我国制定了第一批《国家重点保护野生药材物种名录》共 76 种，其中动物 18 种，植物 58 种。在动物中，属一级保护的有 4 种，如虎、豹、赛加羚羊、梅花鹿；二级保护的 14 种，如马鹿、林麝、马麝、原麝、黑熊、棕熊、穿山甲、中华大蟾蜍、黑眶蟾蜍、银环蛇等。在植物中，属二级保护的有 13 种，如甘草、黄连、人参、杜仲、厚朴、黄柏、剑叶龙血树等；三级保护的有 45 种，如川贝母、伊贝母、刺五加、黄芩、天冬、猪苓、龙胆、肉苁蓉、秦艽、细辛、五味子等。

　　1989 年 3 月 1 日起施行了《中华人民共和国野生动物保护法》，提出了《国家重点保护野生动物名录》，据不完全统计，名录中的药用动物或具有药用价值的动物有 161 种（类）。一级 67 种，如中华鲟、扬子鳄、白肩雕、四川山鹧鸪、野牦牛、扭角羚、河狸、白唇鹿、红珊瑚、丹顶鹤、熊猴、云豹、虎、蟒等；二级 94 种，如五步蛇、驼鹿、文昌鱼、鲸类、天鹅、豺、大壁虎、乌梢蛇、大珠贝、中国林蛙（哈士蟆）等。

4.3.1.2　中药资源保护策略

　　(1)加强法制观念，认真执行有关政策和条例。对国家制定的保护野生植物、动物药材和保护一切自然资源的有关政策和条例，如《中华人民共和国野生动物保护法》《中华人民共和国森林法》《中华人民共和国渔业法》《野生药材资源保护管理条例》等，要加强宣传与教育，增强全民法制观念，并切实贯彻执行，违者要依法严肃处理。

　　(2)逐步建立和完善药用植物自然保护区。自然保护区是指在一定范围内，包括陆地和水域，采取有效措施，就地保持现有状态，使该地区自然资源得以永久或较长时期的保护，免受破坏而划定的特殊区域。由于国家重视，截至 1989 年底，全国自然保护区已达 600 多处。《野生药材资源保护管理条例》颁布后，已有近 20 个省、自治区拟定了实施细则。新疆、内蒙古、宁夏发布了保护甘草，新疆发布了保护麻黄，广西发布了保护龙血树的规定。为保护野生药材资源，黑龙江省建立了五味子、防风、龙胆、桔梗、黄柏、芡实、黄芩、马兜铃等 36 个保护区。广西的龙虎山、龙胜、兴安等地建立了天然药物保护区，保护石斛、鸡血藤、砂仁、草豆蔻、千年健等 450 多种药用植物。

　　(3)建立珍稀濒危药用动、植物园，变野生为家种、家养。建立珍稀濒危药用植物园和动物园，对珍稀濒危药用动、植物进行引种驯化，迁地保存，变野生为栽培或驯养，是十分有效的保护措施。如将分布在秦岭大巴山区和陕西黄土高原的 37 种珍稀濒危植物移植到西安植物园；中国医学科学院药用植物研究所及云南分所、海南分所、广西分所建立了 4 个药用植物园，引种栽培了 2 500 多种药用植物。全国野生药材变家种的有 100 种，如天麻、盾叶薯蓣、川贝母、五味子、半夏、栝楼、丹参、桔梗、茜草、石斛等已变为家种。目前我国已建立多个养麝场进行人工养麝和人工活体取香；国内开展了驯养野生熊并从活熊胆囊内抽取胆汁的研究，并已获得了成功；采用人工手术植入固体异物于胆囊形成牛黄，与印度及吉林天然牛黄作对比分析，其胆红素、胆酸、胆固醇的含量和抗惊厥作用，均与自然形成的牛黄近似。

　　(4)运用现代科学技术，保护与发展种质资源。现代生物科学的飞速发展，许多先进技术已应用于动植物资源的保护与开发方面，如离体保护和组织培养、快速繁殖等。

4.3.2　中药材资源的开发与利用

中药资源开发是多方面、多层次的,它包括以生产药材为主的初级开发,将资源经开发和产地加工,形成资源产品(药材)或制药原料;其次是以发展中药制剂和其他中药产品为主的二级开发,将药材或饮片按医疗需要配伍,加工制备成一定剂型的药品;三级开发是以开发天然药物化学产品为主,即提取与精制有效物质,制成多种剂型药物,或提取化学纯品,进行结构修饰或转化,制成新的药物,如青蒿素修饰为蒿甲醚等。此外,药用资源可以综合利用,开发成保健品、饮料、农药、兽药、观赏物、饲料等,使资源得到充分利用。

实现中药资源的可持续开发与利用,主要采用的方法及途径有:开展中药材资源的调查,根据资源情况,制订持续开发与利用的计划;加强野生或国外引进药用动、植物的养殖、驯化和栽培研究,要充分发挥药材主产地的优势,全面实施 GAP 标准,实现中药材生产的集约化和规模化;整理和推广民族药、民间用药;应用化学分类学原理寻找新药源,开发一类新药材;扩大药用部位,提高药材资源的综合利用率;探索老药的新用途,或者从古代本草中发掘失落品种;以临床疗效为依据,结合现代高通量筛选技术研制新药。

第5章 中药质量标准及其影响中药品质的自然因素

教学目的和要求:

1. 掌握中药(含饮片)质量标准的内容。

2. 熟悉影响中药内在品质的自然因素及制定中药质量标准的条件。

中药质量主要是指中药材、饮片及中成药品质,包括外观品质和内在品质。质量稳定及达到国家标准的中药材及其饮片是临床用药安全有效的前提,也是中成药质量稳定的先决条件。因此,熟悉影响中药质量的自然因素,深入开展中药质量研究与评价,制定科学规范的中药质量标准,从而有效控制中药生产过程及产品质量,才能确保中药的有效性。

5.1 中药质量标准

5.1.1 药品质量标准

药品质量标准是一个国家或地区对药品的质量及其检验方法所做的技术规定,用于指导药品生产、经营、使用、检验和监督管理,以保证药品的安全性、有效性、稳定性和可控性。质量标准应具有权威性、科学性、先进性等特征。权威性是指质量标准具有法律效力,如国家《药品管理法》中规定:药品必须符合国家药品标准或省(市、自治区)药品标准。虽然各国均不排除生产厂家可以采用非药典方法进行检验,但需要仲裁时,只有各级法定标准、特别是国家药典具有权威性。科学性是指质量标准对具体对象研究的结果有适用性的限制,在不同成药中鉴定某一相同药味成分,不一定方法均能适用,但其方法的确定与规格的制定均有充分的科学依据。先进性是指随着生产技术水平提高和检测方法的改进,应对药品标准不断进行修订和完善,使得标准中检测指标专属性更强、检验技术更加先进、质量评价方法更加科学,限度标准制定更为合理,但处方、原料、工艺绝不允许有任何改动。

5.1.2 中药质量标准

中药质量标准是控制中药品质的技术方法和规范,在保证中药的安全性和稳定性的前提下,实现中药的有效性。

(1)国家标准 国家标准是国家颁布的有关药品标准,包括《中国药典》和《部颁药品标准》。国家标准是对产品的最低要求和基本标准,凡是国家标准中收载的产品,在生产中都必须遵照执行。国家标准的基本要求是具有国内的先进水平,有可控性和重现性。

(2)地方标准 主要是指各省(市、自治区)制定的中药材标准。中药材的地方标准主要为本省(市、自治区)的地区性习惯用药。

(3)企业标准　企业标准是企业根据生产需要制定的药品标准。一般有两种情况:一种为检验方法尚不够成熟,但能达到一定的质量控制作用;另一种为高于法定标准的要求,常常增加检测项目或提高限度标准。企业标准是企业为创优、市场竞争、保护优质产品、严防假冒等采用的重要措施。

5.1.3　中药(含饮片)质量标准研究的内容

中药质量标准的制定必须建立在细致的考察及试验的基础上,各项试验数据必须准确可靠,以保证中药质量的可控性和重现性。中药质量标准由质量标准草案及起草说明组成,中药(含饮片)质量标准草案包括名称、汉语拼音、药材拉丁名、来源、性状、鉴别、检查、浸出物、含量测定、炮制、性味与归经、功能与主治、用法与用量、注意及贮藏等项内容。起草说明是说明制定质量标准中各个项目的理由,规定各项目指标的依据、技术条件和注意事项等,既要有理论解释,又要有实践工作的总结及试验的数据。

5.1.3.1　中药质量标准有关项目内容的技术要求

(1)名称　包括中文名称、汉语拼音、药材拉丁名,按中药命名原则要求制定。

(2)来源　来源包括原植(动)物的科名、中文名、学名、药用部位、采收季节和产地加工等,矿物药包括矿物的类、族、矿石名或岩石名、主要成分及产地加工。中药均应固定其产地。

①基源　原植(动、矿)物需经鉴定,确定原植(动)物的科名、中文名及学名,矿物的中文名及拉丁名。

②药用部位　指植(动、矿)物经产地加工后可药用的某一部分或全部。

③采收季节与产地加工　是指能保证药材质量的最佳采收季节和产地加工方法。起草说明提供药材鉴定详细资料,以及原植(动)物的形态描述、生态环境、生长特性、产地和分布;引种或野生变家养的植、动物药材,应有与原种、养的植、动物对比的资料。

(3)性状　系指中药材的形状、颜色、表面特征、质地、断面及气味等的描述,除必须鲜用的按鲜品描述外,一般以完整的干药材为主,易破碎的药材还须描述破碎部分。描述要抓住主要特征,文字要简练,术语需规范,描述应确切。

(4)鉴别　选用的方法要求专属、灵敏。包括经验鉴别、显微鉴别(组织切片、粉末或表面制片、显微化学)、理化鉴别(色谱、光谱鉴别等)及其他方法的鉴别。色谱鉴别应设对照品或对照中药材。

(5)检查　包括杂质、水分、灰分、酸不溶性灰分、重金属、砷盐、农药残留量、有关的毒性成分及其他必要的检查项目。起草说明提供各检查项目的理由及其试验数据,阐明确定该检查项目限度指标的意义及依据,重金属、砷盐、农药残留量的考查结果及是否列入质量标准的理由。

(6)浸出物测定　可参照《中国药典》现行版附录浸出物测定法要求,结合用药习惯、药材质地及已知的化学成分类别等选定适宜的溶剂,测定其浸出物量以控制质量。浸出物的限(幅)度指标应根据实测数据制订,并以药材的干品计算。

(7)含量测定　应建立有效成分含量测定项目,操作步骤叙述应准确,术语和计量单位应规范。含量限(幅)度应根据实测数据制订。起草说明提供根据样品的特点和有关化学成分的性质,选择相应的测定方法。应阐明含量测定方法的原理,确定该测定方法的方法学考察资料和相关图谱(包括测定方法的线性关系、精密度、重量性、稳定性试验及回收率试验等),阐明确定该含量限(幅)度的意义及依据(至少应有 10 批样品 20 个数据)。在建立化学成分的含量测定有困难时,可建立相应的图谱测定或生物测定等其他方法。

(8)炮制 根据用药需要进行炮制的品种,应制定合理的加工炮制工艺,明确辅料用量和炮制品的质量要求。

(9)性味与归经、功能与主治、用法与用量、注意及贮藏等项 根据该中药材研究结果制定。

有关质量标准的书写格式,参照现行版《中国药典》。

5.1.3.2 制定中成药质量标准的条件

中成药质量标准的制定必须具备 3 个条件,即处方组成固定、原料来源和制备工艺稳定。

(1)处方固定 中药处方药味及分量是制定质量标准的依据,直接影响评价指标的选定和限度的制定。因此在制定质量标准之前,必须要求处方准确无误,才可以进行质量标准的研究和实验设计。

(2)来源(中药、饮片)稳定 中药除了药用部位、产地、采收加工、贮藏等因素涉及质量优劣外,还应特别重视的是其真伪与地区习惯用药品种的鉴别和应用。

(3)制备工艺稳定 新药研制在处方确定后,结合临床服用要求确定剂型,进行制备工艺研究,优选出最佳工艺条件,进行中试,达到设计要求后,方可进行质量标准的制定。因为尽管处方相同,如果工艺不同,所含的成分必然有所差别,直接影响鉴别、含量测定等项目的建立和限度的规定。

5.1.3.3 《中国药典》发展简况

《中国药典》自 1953 年版起至 2015 年版止,共出版了 10 次,历版药典收载中药品种情况见表 5-1。

表 5-1 历版药典收载中药品种情况

序号	年版	中药材、植物油脂等	中药成方及单味制剂	合计
1	1953	78	46	124
2	1963	446	197	643
3	1977	882	270	1 152
4	1985	506	207	713
5	1990	509	275	784
6	1995	522	398	920
7	2000	534	458	992
8	2005	582	564	1 146
9	2010	1 102	1 063	2 165
10	2015	1 104	1 494	2 598

《中国药典》的发展可以大致分为四个阶段：

(1)1953 年版和 1963 年版为第一阶段　1953 年版收载品种主要为大黄等几十种国际通用中药,其内容主要参考国外药典制定,制剂均为单味制剂,如浸膏、流浸膏、酊剂、软膏等。无专属性鉴别,缺定量指标。《中国药典》自 1963 年版以后,突出了中药标准的地位,分为一、二两部,一部收载均为中药,品种以 8 倍量骤增,质量标准中增加了鉴别项,为体现中药特色,标准中还特增了炮制、性味归经、功能主治、用法用量等项。但是受当时科技水平的局限,仍处于靠外观形态为主的经验鉴别阶段。

(2)1977 年版为第二阶段　当时正值大搞中草药群众运动,收载了相当数量的少数民族药材及其成方,质量标准中显微鉴别大量增加,尤其是粉末显微鉴别。这对于过去的单靠外观形态的经验鉴别前进了一大步,是《中国药典》中药部分第一次大的飞跃。

(3)1985 年版至 2000 年版是第三个阶段　由于科技的进步,中药由手工生产向工业化大生产过渡,其产品质量必然要实现由经验控制向科学控制的转变。因此,《中国药典》从 1985 年开始正式将薄层色谱鉴别用于中药质量的控制,结束了中药无专属性鉴别的历史。1990 年版增设了薄层色谱鉴别对照药材,既体现了中药的专属性、又体现了整体性,较单一的化学对照品鉴别更具有鉴别意义。同时,首次引进用现代仪器检测方法测定成分含量。2000 年版药材中规定的检验方法在量和质上都明显高于 1995 年版,显微鉴别、薄层鉴别和含量测定项目都大幅增加,特别是应用高效液相色谱法、气相色谱法及薄层扫描法解决了含量测定专属性问题,准确性和科学性都得到了明显提高,其收载品种已近千种,标准中建立量化指标的项目占 39%。

(4)2005 年版标志着我国中药质量标准逐步进入到科学化、规范化、人性化的新阶段　该版药典在继承传统的基础上,结合我国医药工业的现状和临床用药的实际情况,坚持注重环保的一贯性原则,强调中医药理论的整体观念,较以往药典进行了较大规模的编订工作,增修订项目总数刷新了历版《中国药典》质量标准提高项目数的记录。从而大幅度提高了中药质量标准的科学性和中药质量的可控性,同时又体现了实用性和可操作性。2010 年版《中国药典》在 2005 年版的基础上,进行了大幅度的标准修订和新增收品种标准的工作,一部收载中药品种达 2 165 种,其中新增 990 种(含中药饮片)、修订 612 种;更加注重质量可控性和药品安全性内容的增加和提高,注重基础性、系统性、规范性研究,尤其在薄弱的中药材和中药饮片标准的修订提高方面有所突破创新。2015 年版《中国药典》于 2015 年 12 月 1 日正式实施。新版《中国药典》结构进一步完善,分为中药(一部)、化学药(二部)、生物制品(三部)和将附录和药用辅料标准合并(四部)。2015 年版《中国药典》一部收载的品种 2 598 个,新增品种 440 个,修订品种 517 个,对标准坚持科学、先进、实用和规范相结合,在广泛吸取国内外先进技术和实验方法的基础上,积极推进药物分析新方法、新技术在药品标准中的应用,进一步加强对药品安全性控制的要求,进一步提升对药品质量可控性的要求,逐步完善中药质量标准体系和质量控制模式。

5.2　影响中药内在品质的自然因素

影响中药内在品质的自然因素包括中药的品种、植物的生长发育、植物的遗传与变异、植物环境因素等,通常是多种因素在综合起作用。充分了解和掌握中药内在品质的影响因素,对深入开展中药质量研究与评价,制定科学规范的中药质量标准意义重大。

5.2.1　中药品种对品质的影响

中药质量控制涉及许多环节,是一个多学科协作的复杂系统工程,而品种的确认与鉴定应是质量控制系统的首要环节。除了药典品种有多基源的情况外,中药中存在的同名异物现象十分普遍,严重影响了中药的品质。如防己的商品药材多达十余种,而只有粉防己含有肌肉松弛剂成分,才能作"汉肌松"的原料,而广防己含马兜铃酸,具有肾脏毒性。

中药品种的历史演变和地区用药习惯的差异以及新兴品种和代用品的层出不穷,对于中药的品质也有着重要的影响。"新兴品种"新疆紫草(软紫草)*Arnebia euchroma*(Royle)Johnst 比传统的紫草 *Lithospermum erythrorhizon* Sieb. et Zucc. 更优,内蒙紫草 *Arnebia guttata* Bunge 品质也较好,从紫草萘醌色素含量来看,新疆紫草最高(6.30%),内蒙紫草次之(2.7%),紫草较差(1.79%);抑菌试验表明,新疆紫草抑菌种类多,强度也大,内蒙紫草次之,紫草较差。中药柴胡传统品种有南北之分,柴胡 *Bupleurum chinense* Dc. 为北柴胡,狭叶柴胡 *B. scozonerifolium* Willd. 为南柴胡,现已发现柴胡属植物种类甚多,根多数入药,云南产的多枝柴胡 *B. polyclonum*、韭叶柴胡 *B. kunmingense*、泸西柴胡 *B. luxiense* 的皂苷含量均比正品北柴胡高 1 倍以上。

5.2.2　植物生长发育对中药品质的影响

药用植物在不同的生长阶段,其活性成分多会发生一些变化,因而对中药的质量也会产生一些影响。如茵陈过去都是春季采收 6~10 cm 高的幼苗,有"正月茵陈二月蒿,三月茵陈当柴烧"的说法,说明采收期的重要性。但经研究表明,茵陈的主要利胆活性成分蒿属香豆精、对羟基苯乙酮和茵陈香豆酸 A 和 B,以秋季的花前期至花果期含量最高。《中国药典》因此有两个采收期,即春季幼苗高 6~10 cm 时或秋季花蕾长成时,前者称"绵茵陈",后者称"茵陈蒿"。又如麻黄主要有效成分生物碱的含量,春季含量甚微,到了夏季突然升高,至 8、9 月含量最高,其后又迅速下降。可见适时采收中药对其品质和临床疗效影响很大。

植物活性成分的含量随不同生长时期有所改变,究其本质反映了植物个体生长发育对体内各种活性成分积累的影响。抗疟有效成分青蒿素的含量随植株和叶的生长发育程度而改变,同一时间采集的青蒿,按上、中、下分成三段,其叶的青蒿素含量为上部 0.60%、中部 0.55%、下部 0.25%,植物顶尖部(1/4 部)可达 0.96%。

5.2.3　植物遗传与变异因素对中药品质的影响

植物会产生种内次生代谢产物的多型性,又称化学变种或化学型,研究药用植物种内化学成分的变异具有重要的实践意义。动物实验表明,毛茛科的小唐松草 *Thalictrum minus* 的生理变种 B 降血压效果显著,而生理变种 A 就无此效果。这种差异是由化学成分不同所致,在生理变种 B 中含唐松草拉宾和唐松草西宾两种具降压活性的生物碱。不同产地的一叶萩 *Securinega suffruticosa*(Pall.)Rehd. 含的一叶萩碱也有差异,有的只含左旋一叶萩碱,有的只含右旋一叶萩碱,前者为治疗神经的常用药物,而后者的活性仅为前者的 1/10。

薄荷是世界性广布种,分布于北半球的温带地区,在我国广泛分布于南北各省。由于薄荷属植物分布广,生态适应幅度大,自然杂交现象普遍,以及有性和无性繁殖并存,造成薄荷属植物种内在形态和化学成分上都产生很多变异。对 22 个野生薄荷居群样品的挥发油成分进行了分析,结果归为 6 个化学型:薄荷酮-胡薄荷酮型、胡椒酮型、氧化胡椒酮-氧化胡椒烯酮型、芳樟醇-氧化胡椒酮型、香芹酮型、薄荷醇-乙酸薄荷酯型。

普遍认为环境因素的作用是引起植物化学成分种内变异的原因,如环境温度的骤变,天然雷电射线以及土壤中微量元素引起的突变(包括基因突变、染色体结构和数量的畸变),种间掺入杂交也是一个重要因素。

5.2.4　环境因素对中药品质的影响

环境因素也是影响中药品质不可忽视的原因。不同的植物种类要求的生态环境不同,有的以光或温度或土壤为主导因子,这些生态因子随着地理区域的不同会发生改变,而且这些生态因子是综合起作用的。

5.2.4.1　光照对药用植物活性成分积累的影响

光是植物光合作用的主要因子,也是影响各种化学成分在植物体内积累的首要因素。颠茄露天栽培阿托品含量为 0.703%,而荫蔽条件下栽培含量为 0.380%。穿心莲原产热带雨林区,其总内酯含量与温度、日照条件有关,据研究,在北京全日照条件下,蕾期时叶总内酯较遮荫条件下高 10%～20%。一些含挥发油的植物如薄荷、洋苏草 *Salvia officinalis* 等栽培到阳光充足的地方,叶的腺毛密度增加,挥发油含量提高,而栽培在阴处的薄荷含薄荷脑较多,薄荷酮较少。虽然充足的阳光一般可提高活性成分含量,但也不尽然,例如小豆蔻 *Elettaria cardarmonum* 则需荫蔽才能生长良好,含油量也高。

5.2.4.2　环境温度对药用植物活性成分积累的影响

温度的改变能影响植物体内酶的活性和生化反应速度,从而影响植物的生长发育和有效成分的形成。各种植物对温度的改变反应并不一致,在一定的范围内,气温的升高对多数植物的生长发育及活性成分积累有利。颠茄、秋水仙、欧乌头、紫花洋地黄和欧薄荷等植物的有效成分含量都与年平均温度成正的相关性。毒芹在苏格兰不产生有毒性的毒芹碱;欧乌头的根在寒冷气候条件栽培可变为无毒的,而生长在温暖的地中海地区就变为有毒的。

5.2.4.3　降水量对药用植物活性成分积累的影响

降水量与环境的湿度和土壤含水量密切相关。虽然植物对水分的吸收和排除有一定的调节作用,但降水量的多少仍然对植物活性成分的形成和积累有影响。同一地区不同的年份洋地黄叶中苷的积累变化,很大程度上与降水量有关。实验证明,在植物生长期,较低的湿度是使洋地黄叶中苷的积累和产量提高的先决条件之一。在大陆温暖干旱自然条件下,有利于植物生物碱的积累。如高加索地区的欧莨菪 *Scopolin carnolica* 含阿托品达 1%,而栽培在瑞典的只含 0.5%～0.3%;克里米达地区的颠茄叶含生物碱 1.29%,而在列宁格勒仅为 0.60%～0.41%。当然,并非所有植物都需要干旱的环境,一些植物如缬草根和芫荽果实中的挥发油、白芥子中的脂肪油和白芥子苷都随雨量的增加而增加。

5.2.4.4　土壤条件对药用植物活性成分积累的影响

土壤条件是影响药用植物活性成分积累的较复杂因素。土壤的性质、pH、湿度、无机盐和微量元素对植物的生长和有效成分的积累都有一定的影响，也是形成道地药材的重要因素之一。甘草是钙质土壤的指示植物，其次生代谢产物甘草酸亦以钾、钙盐的形式存在，即甘草甜素。曼陀罗在碱性土壤中生长，其生物碱含量高；土壤中氮素供应量的增加，能使茄科植物的产量和生物碱含量增加；适量的氮肥可使薄荷的产量和挥发油含量增加，而油的组成没有显著的变化。中药中微量元素的种类及其含量与产地土壤中的微量元素密切相关。例如黄芪的补中益气作用可能与其硒含量有关，而硒含量又与产地土壤中硒的含量呈正相关，优质黄芪都产于土壤富含硒的地区。

5.2.4.5　海拔高度和地球纬度对药用植物活性成分积累的影响

二者主要通过影响光照条件和气温对药用植物产生影响。如海拔高度增加在金鸡纳属、罗芙木属、洋地黄属和茄属药用植物中可增加生物碱含量，长春花属和薯蓣属中的某些药用植物则适合于低海拔生长。山莨菪中山莨菪碱的积累与海拔高度也有正相关关系，西宁（海拔2 200 m）和北京（海拔83 m）相比，在同年龄同一物候期的山莨菪不论地上部分还是地下部分，其山莨菪碱和莨菪碱的含量，西宁的都高于北京的。温带植物在温和湿润的条件下，产生的脂肪油含较多不饱和脂肪酸，有较高的碘价；在高纬度地区脂肪酸中癸酸、辛酸、正己酸、月桂酸、豆蔻酸等（低分子脂肪酸）几乎找不到。热带植物含生物碱的平均分子量和含挥发油的比重均比温带植物低。

综上所述，影响中药品质的自然因素众多。我国幅员辽阔，地理气候条件复杂多样，在我国一些药用植物主产区，在优越的自然条件以及劳动人民精心的培植下，出现了许多优质而高产的道地药材，如浙八味、四大怀药、四大南药，以及甘肃的当归、宁夏的枸杞、云南的三七、四川的黄连、广东的春砂仁和东北的人参等名贵药材。大量研究资料证明，同一品种不同产地的中药中活性成分的含量会有相当大的差异。不同产地中药品质存在差异的原因是复杂的，对野生品种来说，同种植物在不同地理条件下产生的各种遗传上的变异以及环境因素都是重要原因，对栽培品种来说，悠久的栽培历史，优良的品种则成为原因之一。

第6章 药用植物栽培与中药材质量

教学目的和要求：

1. 掌握道地药材的概念及其成因，栽培对药材质量的影响，中药材栽培品鉴定的特点。
2. 了解我国药用植物栽培的基本情况，以及栽培技术对保证药材质量的作用。

药用植物是传统药物的主要组成部分。随着现代科学技术日新月异的发展和医学模式的转变，特别是"回归自然"的世界潮流和天然药物的迅速发展，对植物类药材的需求不断增加，植物类中药材曾有多数品种使用野生品，即以采挖野生药用植物获得。随着多年的采挖和临床用量加大，中药野生资源逐渐减少，野生变家种成为实现资源可持续利用的主要途径。近年来除传统的栽培品外，又出现了大量的野生变家种的药材品种，如川贝母、广金钱草、甘草、黄芪、防风、丹参、黄芩、五味子等。

6.1 我国药用植物栽培的基本概况

我国药用植物栽培历史悠久。几千年来，劳动人民在生产、生活以及和疾病做斗争中，对药物的认识和需求不断提高，药用植物逐渐从野生植物采挖转为人工栽培。在长期的生产实践中，对于药用植物的分类、品种鉴定、选育与繁殖、栽培管理以及加工贮藏等都有丰富的经验，为近代药用植物栽培奠定了良好基础。目前在我国市场上流通的 1 000 余种中药材中，常用的为 500～600 种，其中主要依靠人工栽培的已达 250 多种，且近一半已大部分或全部来源于人工栽培，如菘蓝、地黄、人参等，其生产总量已占市场总需量的 70% 左右。此外包括西洋参和西红花在内的 20 多种国外名贵药用植物已在我国成功栽培。可以说，药用植物的人工栽培化将是大势所趋。

药用植物栽培在保护药用植物资源、保证药材供应、满足中医临床和中药制药企业原料的需求中起着重要作用。特别是野生中药材的栽培缓解了临床用药的需求，减轻了野生自然资源的压力，使中药材生产能够形成规模和生产过程可以控制。但随之而来的问题是，药材的栽培品与传统野生品在质量上存在不同程度的差异。

要确保中药材、中药饮片和中成药的质量，就必须抓住中药材生产这个源头。但是，由于涉及种类较多、技术力量薄弱等诸多原因，我国中药材生产还存在许多问题：种质不清，种植、加工技术不规范，农药残留量严重超标；中药材质量问题可追溯性不强，质量责任不明确；中药材质量不稳定，抽检不合格率居高不下；野生资源破坏严重等。因此，必须进行规范化的药材生产来提升整个中药材、中药饮片乃至中成药的质量，如道地药材种质资源保护利用、药用植物生长发育及活性成分积累规律研究与调控等。

6.2 道地药材

道地药材是中药材的精品，目前我国的道地药材资源有 200 余种，大部分为植物类药材，其中有 100 多种的商品来源主要为栽培品。充分了解道地药材及其成因，对开展药用植物栽培具有重要的指导意义。

6.2.1 概述

道地药材（又称地道药材）是指经过人们长期医疗实践证明的、质量好、疗效高、产量大、传统公认、并来源于特定地域的优质药材。我国地域辽阔，自然条件多种多样，这为各种性质中药材的生长提供了良好的自然条件，然而地域之间由于生长环境、光照、气候、水分以及土壤等因素之间存在着不同程度上的差异，因此同一药材在不同地域的性质也存在一定的偏差。例如河南焦作产的地黄与浙江产的地黄，其所含的主要成分环烯醚萜类就相差甚远；主产于青海、甘肃的大黄与产于黑龙江双城的大黄，两者所含的鞣质含量不同，前者对离体肠管具有兴奋的作用，而后者则会呈现出抑制的作用，虽然属于同一种药物，但两者的药效却大相径庭；从内蒙古移植到湖北的黄芪，因为不含有可以药用的微量元素，因此不得不弃之不用。因此，古人有"凡用药必须择土地所宜者，则药力具，用之有据"的说法。

道地药材在长期的发展中，经受了无数的临床验证，栽培、加工技术日趋完善，才逐渐得到人们公认。独特而严格的质量标准，保证了道地药材的生存和发展。如主产于甘肃、宁夏的宁夏枸杞粒大、色红、肉厚、质柔润、籽少、味甜，性状特征明显优于其他产地的枸杞。野生地黄植株瘦小，根细如手指，而河南温县、博爱、武陟、孟州栽培的"怀地黄"，不仅植株健壮，产量大，块根膨大，而且梓醇含量高，质量上乘。安徽铜陵等地生产的"凤丹皮"，其加工品连丹皮切口紧闭、肉厚粉足、亮星多、香气浓、久贮不变色、久煎不发烂，且丹皮酚的含量高达 2.8%，为药材丹皮之珍品，大量出口。

许多药材性状描述中的经验鉴别术语也是针对道地药材的性状特征，如大黄的"星点"，何首乌的"云锦样花纹"，黄芪、甘草的"菊花心"，茅苍术的"朱砂点"，黄连的"过桥"，人参的"芦头、芦碗、珍珠点"，白芷的"疙瘩丁"，防风的"蚯蚓头"，党参的"狮子盘头"，川贝母的"怀中抱月"，天麻的"鹦哥嘴"，槟榔的"大理石样花纹"等，无不用最通俗易懂、形象生动的词语，简明地描述了道地药材某一特有的性状，使人一目了然。

6.2.2 道地药材形成的自然因素

道地药材形成的自然因素，主要依赖于优良的种质、特有的自然生态环境。

6.2.2.1 优良的种质是形成道地药材的内在因素

道地药材的形成，首先取决于物种，优良的种质是决定道地药材品质的内在因素。药材的品种来源不同，往往会存在质量上的差异。例如蓼科大黄属 *Rheum* 在我国西北至西南地区分布多达 43 种，能入药的主要有掌叶组和波叶组的数种植物的根和根茎。但长期研究和临床验证证明，来源于掌叶组的掌叶大黄 *Rheum palmatum* L.、唐古特大黄 *R. tanguticum* Maxim. et Balf. 及药用大黄 *R. officinale* Baill. 为正品大黄，前两种习称"北大黄"，是甘肃、青海的道地药材,后一种习称"南大黄",是四川等地的道地药材,均为《中国药典》所收载。而来源于波叶组的藏边大黄、河套大黄、华北大黄、天山大黄等的根和根茎,虽然也含有蒽醌衍生物成分,但不含双蒽酮苷、番泻苷,故泻下作用很差,药材的横断面除藏边大黄外均无星点,所以都不是正品大黄,仅在部分地区或民间使用,称山大黄或土大黄,一般作兽药用或作工业染料的原料。

6.2.2.2 特有的自然生态环境是形成道地药材的外在条件

植物的生长、发育和繁殖,与其环境条件息息相关。地区性特有的自然环境条件,是形成道地药材极为重要的外在因素。各种植物对其生长发育所需要的环境条件是不同的,有的甚至十分严格。因而形成了一些特定地区所产的特定的道地药材。

在诸多环境因素中,土壤和气候条件对道地药材形成具有显著的影响。土壤是生物与非生物之间进行物质与能量移动和转化的基本介质,更是形成道地药材的天然基础。品质优良的道地药材通常需要特有的土壤类型。有的道地药材对土壤的选择性很强而使最佳的栽培地区更为集中。如怀牛膝的最佳栽培地在河南省武陟县,其中又以西陶乡、大封乡最好,因该地受黄河、沁河多次泛滥和改道的影响,土层深厚,土壤肥力强,使牛膝根可长达 1.5 m,且侧根、须根少,油性足,成色好,当地称为"怀参",长期受到国内外药商的青睐。温度对道地药材质量的形成具有密切的相关性。大多数道地药材对温度的需求有一定的范围,当温度达到或接近药材耐受的极限时,药材的生长、产量和质量即受到限制。如人参、西洋参的适宜生长温度是 $10\sim34℃$,超过 $35℃$ 时茎叶会灼伤以至枯死;益智在花期对温度敏感,故适宜温度为 $24\sim26℃$,$22℃$ 以下开花少,低于 $10℃$ 时不开花。

环境因素对形成道地药材的影响是综合性的,所有的环境因素并非在任何时间都是同等重要,而只是某种因素在某段时间或对某种植物表现出特有的强度和影响,各种环境因素绝不是孤立地影响植物,而是在某一特定区域内构成的一种连续变化的综合环境条件中作为较强因素起作用。如果环境条件发生变化,也将会改变药材的道地性特征,甚至使其品质和药效降低。例如中药材青蒿(黄花蒿)由于产地不同,环境条件有异,青蒿素的含量差异很大,生长在南方如四川、广东、海南、广西等地的黄花蒿中青蒿素的含量较生长于北方地区者高得多。

6.3 药用植物栽培对中药材质量的影响

优良的种质,适宜的土壤气候条件和种植时期,合理的密度,恰当的肥料配比,适时采收,完善的加工方法等栽培技术是保证药材质量的前提。

6.3.1 中药材 GAP

中药材 GAP 是《中药材生产质量管理规范》(Good Agricultural Practice for Chinese Crude Drugs)的简称,其中 GAP 是 Good Agricultural Practice 的缩写。该规范是由我国原国家药品监督管理局(现国家食品药品监督管理局)组织制定,并负责组织实施的行业管理法规;是一项从保证中药材品质出发,控制中药材生产和品质的各种影响因子,规范中药材生产全过程,以保证中药材真实、安全、有效及品质稳定可控的基本准则。值得注意的是,我国的中药材 GAP 概念涵盖的不仅是药用植物,还包括药用动物,这一点与 WHO 和欧盟的 GACP 仅包括药用植物和芳香植物不同,这是根据中国实际情况而订的,因为目前我国以药用动物为基原的药材还占一定的比例。随着中药材 GAP 的颁布实施,在全国范围内先后建立了多个药用植物的规范化生产基地。

实施中药材 GAP,对中药材生产全过程进行有效的品质控制,是保证中药材品质"稳定、可控",保障中医临床用药"安全、有效"的重要措施。中药材 GAP 的研究对象是生活的药用植物、药用动物及其赖以生存的环境(包括各生态因子),也包括人为的干预。它既包括栽培物种、饲养物种(品种),也包括野生物种。所谓中药材的生产全过程,以植物药为例,即指从种子经过不同的生长发育阶段到形成商品药材(产地加工或加工的产物)为止的过程。此过程一般不包括饮片炮制,除非在产地连续生产中已形成饮片(如附子加工成黑顺片、白附片)。

6.3.2　商品为栽培来源的中药材质量

在传统以栽培品为来源的药材中,以完整、洁净、等级高、道地者为佳。现代大量研究资料表明,同一种药材由于产地不同,质量确有差异,外观性状也有所不同,价格也有差别。例如广州产穿心莲抗菌作用远较福建、安徽者为优;四川绵阳、三台产的川麦冬与浙江余姚泗山产的杭麦冬相比,不仅块根短小,中央木心细弱不易抽出,皮薄嫩,而且味微甘,嚼之黏性差;西北产的大黄中蒽醌衍生物含量高,泻下作用好,而黑龙江产大黄鞣质含量高,反而有止泻作用;陕西产秦皮有效成分含量比四川产的高;四川厚朴所含酚类是江西产厚朴的 6 倍;黄芪的道地产区在山西,湖北引种的黄芪植株较高大,根部分枝多,质硬,味不甜而微苦,检测结果表明不含微量元素硒。

来源同属或者多来源的药材,其外观性状和内在质量及药理功效也存在差异。以川贝母为例,主要来源于百合科植物川贝母、暗紫贝母、甘肃贝母、梭砂贝母的干燥鳞茎,按其药材性状的不同分别称为松贝、青贝、炉贝;东北的平贝母、新疆的伊贝母亦可用作川贝母,但疗效差,相对价格便宜 5～10 倍;而陕西、河南、山西、山东产的土贝母不可作为川贝使用。

6.3.3　野生变家种后的中药材质量

在野生药材开展人工种植的时候,由于生态环境的变化和采收时间的差异,栽培药材在形态、品质等方面与野生品有或多或少的变化。

6.3.3.1　野生品与栽培品药材性状方面的变化

野生中药材人工栽培后在性状方面的变化主要表现在药材外观形态、表面特征、质地和气味的变化等。

(1)外观形态差异　经过人工栽培的中药材有时会出现形状的变化,须根较多,更多的是变得粗壮。如丹参野生品根有数条,长圆柱形,表面棕红色或暗棕红色,粗糙,常呈鳞片状剥落;丹参栽培品根多分枝,表面砖红色或红棕色,外皮紧贴不易剥落;川丹参(栽培品)与其他产地不同,其根较粗壮肥实,直径可达 1.2 cm。茅苍术野生品根茎呈连珠状长圆柱形,略弯曲,偶有分枝,长 5.5～8.5 cm,直径 0.7～1.7 cm;栽培品根茎较粗大,常有分枝,呈结节状圆柱形或团块状,长 2.8～11.0 cm,直径 0.6～3.8 cm。野生葛根呈长圆柱形,直径 1～6 cm,纤维性;栽培葛根形态由圆柱形变为长纺锤形,直径 2～12 cm,显粉性。也有因为栽培年限短,药材变得细小的。如野生黄芩呈圆锥形,外表粗糙,色泽较深;而栽培黄芩有的较细(山东一年生的),

色泽较浅,外皮紧贴。有的药材表面形态发生变化。如防风野生品根长圆锥形或长圆柱形,少分枝,根头部有明显密集的环纹,俗称"蚯蚓头";防风栽培品根常有分枝,根头部横环纹较少,不形成"蚯蚓头"。

(2)质地差异　比较明显的是栽培品的粉性增加。如野生葛根切面呈棕褐色,纤维性强;栽培葛根,显粉性,其粉性又较粉葛弱。

(3)气味差异　栽培的中药材常常气味减弱。如防风野生品根断面皮部浅棕色,可见多数棕色油点,气特异;防风栽培品断面皮部浅黄棕色,棕色油点较少,气微。同样的情况在中药赤芍中也有表现。

此外,栽培药材同一批商品形状、大小相对一致的程度(整齐度)较高。

6.3.3.2　野生品与栽培品药材显微组织特征方面的变化

中药材野生品与栽培品在显微组织方面差异主要表现在木质部导管排列方式、分泌道(或油管)数量、纤维的多少、淀粉粒和草酸钙结晶的多少等。

(1)导管排列方式差异　一些中药品种的野生药材根横切面导管呈切向排列,呈年轮状,而栽培品则呈径向排列。如野生黄芩根横切面木质部导管呈切向排列,栽培黄芩根的导管呈径向排列;丹参野生品木质部导管有直径较大和较小的相间排列形成的导管束,丹参栽培品导管径向或切向排列,未见导管束。

(2)分泌道数量差异　一般野生品横切面观察到的分泌道较多,而栽培品的相对较少。如防风野生品根横切面韧皮部有多数类圆形油管,10~22 环列;防风栽培品(4 年生)根横切面韧皮部油管只有 10~11 轮。葛根栽培品分泌道群也较野生品少。

(3)纤维束或纤维数量的差异　葛根野生品根横切面晶鞘纤维束众多,栽培品晶鞘纤维束较少。

(4)细胞后含物的差异　栽培品的淀粉粒会较野生品的增多。如葛根野生品淀粉粒较少,栽培品淀粉粒众多;黄芪野生品淀粉粒少见,而栽培品淀粉粒极多;赤芍的野生品淀粉粒数量较少,单位观察面积数量 1 791 个/mm^2,草酸钙簇晶较多,72 个/mm^2,栽培品(用野生芍药种子或根茎栽培的芍药)淀粉粒较多,2 656 个/mm^2,草酸钙簇晶较少,27 个/mm^2。

6.3.3.3　野生品与栽培品药材成分含量方面的变化

一般药材野生品和栽培品在化学成分上无明显变化,在主要药用活性成分含量上存在差异,野生品主要药用活性成分含量高于栽培品。如甘草、防风、柴胡、丹参、黄芩等,这与生态环境和采收时间等因素有关。

6.4　自然条件和栽培技术等对保证中药材质量的作用

6.4.1　种质

种质(germplasm)是指"决定生物种性,并将其丰富的遗传信息从亲代传递给后代的遗传物质总体",它是决定药材品质的内在因素。

不同种质在传统的药材商品性状指标如药材外形、规格、颜色等特征上存在一定差异。如在栽培人参的诸多变异类型中,以长脖、圆膀圆芦和二马牙的根形好而闻名。怀牛膝农家品种核桃纹主根匀称,芦头细小,中间粗,侧根少,外皮土黄色,肉质淡白色,质量较好。

不同的种质在显微结构上也存在差异。例如怀地黄6个栽培品种"85-5"、"金状元"、"温9302"、"北京1号"、"北京2号"、"9104"块根的次生木质部中薄壁细胞的数量以及导管的分布都有明显的差别,各个品种除了"9104"以外,块根横切面都有菊花心,"85-5"的木质部/韧皮部的比值、木质部所占的比例以及木质部中薄壁细胞所占的比例都是最大,"温9302"品种次之,而"金状元"和"9104"2个品种的块根中这几项指标更低。

多数研究表明,不同种质在有效成分含量和比例上存在显著差异。例如同一条件下生长的4年生的甘草属5个种的甘草酸含量存在显著差异,其中以乌拉尔甘草含量最高为8.44%,其次是胀果甘草、光果甘草,而刺毛甘草和刺果甘草含量甚微,仅为2.79%和0.20%。乌拉尔甘草种内也存在丰富的变异,经测定不同变异类型的甘草酸含量存在显著差异,其中测定值最小类型和最大类型之间,甘草酸含量相差2.6倍以上。人参诸多栽培类型的皂苷含量和组成存在明显差异,其中总皂苷含量以集安长脖参最高为(6.68±0.14)%,桓仁竹节芦参最低为(4.82±0.15)%;人参二醇组皂苷含量以左家黄果参最高为(3.16±0.14)%,竹节芦参最低为(1.64±0.09)%;人参三醇组皂苷含量也以左家黄果参最高为(1.07±0.05)%,抚松二马牙参最低为(0.67±0.02)%;齐墩果酸组皂苷含量还是以左家黄果参最高为(0.61±0.02)%,集安大马牙参最低为(0.38±0.03)%。在长白山区发现的粉红色五味子变种,经分析发现,果实的药用成分含量明显高于正种。怀地黄6个栽培品种药材中梓醇、微量元素及多糖含量存在显著差异。

6.4.2　自然条件

6.4.2.1　土壤

药用植物通过根系从土壤中吸收其生长发育所需要的水分和营养物质。土壤的物理和化学性质,以及土壤中所含有的各种化学元素的种类及其比例,对药用植物的生长发育以及药用活性成分的形成和积累都有一定作用。

不同类型的土壤因其物理和化学性质不同,对中药材外观性状和内在质量都会产生一定影响。例如在东北地区不同类型的土壤上种植的黄芪,其药材质量明显不同。棕壤土地上黄芪的根系长而直分枝少,根皮黄棕色表皮光滑,折断面纤维细腻粉性好,商品质量最佳。在含碳酸盐的盐碱土上,根皮受盐碱侵蚀锈斑严重,折断面纤维木质化粉性很小。在地下水丰富的冲积沙土上,因土壤含水量大,根皮部分腐烂。在白浆土上,主根短而弯曲,分枝特别严重,呈鸡爪形,折断面纤维较粗粉性较小,商品质量最次。在科尔沁草原,生长在沙地上的甘草皮色棕红根条顺直,而在低洼湿地黏质土壤上生长者皮色灰褐根条弯曲。在沙质土壤上生长的薄荷,其挥发油含量较高。生长在碱性土壤中的曼陀罗,其生物碱含量较高。

6.4.2.2　气候条件

中药材品质的形成主要是通过药用植物生长发育来实现的。药用植物生长发育受气候影响,在不同的气候条件下,同种药用植物的形态结构、生理、生化及新陈代谢特征是不一样的。相同的气候条件,对不同药用植物的作用也是不同的。影响药用植物生长发育的气候因子主要有光照、温度、水分等。

（1）光照　中药材活性成分多数属于次生代谢产物，光照不仅影响植株的形态特征，导致中药材外观性状与显微结构发生变化，也在一定程度上决定着生物产量与活性成分含量。不同光质对药用植物的有效成分造成一定的影响。例如在长春花（*Catharanthus roseus*）激素自养型细胞中，红光比蓝光更有利于生物碱合成。用有色薄膜单透光棚对人参栽培实验结果表明，紫膜和黄膜可提高人参皂苷含量，深蓝膜则使其降低。光照强度在药用植物品质形成方面也有重要作用，它不仅影响药用植物的初生代谢过程和生长状态，也会影响药用植物的次生代谢过程。如随着光照强度的提高，青蒿素的合成得到明显促进，在 3 000 lx 达到最大值；生于阳坡的金银花中绿原酸的含量高于阴坡，说明充足的光照有利于绿原酸的形成和积累。但是，光对某些次级代谢物的生成呈抑制作用或不利于产物积累，如绞股蓝（*Gynostemma penta phyllum*）总皂苷含量相对照度在 65％ 左右时最高，低于 50％ 或高于 85％ 总皂苷均呈降低趋势；在黑暗条件下雷公藤（*Triptergium wifordii*）愈伤组织中二萜内酯的含量比 100 lx 光照下高 57％ 左右，说明光照不利于雷公藤二萜内酯的积累。光照时间的长短，对于药用植物体内活性成分的合成与积累也有影响，如麻黄生物碱含量随光照时间的延长而显著地提高。

（2）温度　温度是药用植物生长发育的重要气候因子之一，温度的变化不仅直接影响药用植物生长发育过程，也影响药材的质量。山东平邑产的金银花的有效成分绿原酸含量为 5.66％，河南新密市的为 5.18％，山西太古的为 3.88％，重庆的为 2.2％，云南大理的为 1.81％，药效亦存在显著差异。河南怀山药中性糖的含量高于非道地产区，川产道地药材中微量元素多高于非道地药材，而川乌、川白芷等少数道地药材中的铁、铜、锌含量则低于非道地药材。

（3）水分　土壤水分含量是影响药用植物有效成分形成和变异的重要因素。如大青叶和板蓝根在不同水分条件下，其有效成分含量有差异，板蓝根中靛青红含量在土壤含水量为 45％ 时含量最高，而在 30％ 时最低；土壤含水量在 55％～75％ 时，生长在高山上的红景天的红景天苷含量最高；薄荷从苗期至成长期都需要一定水分，但到开花期，则要求较干燥的气候，若阴雨连绵，或久雨初晴，都可以使薄荷油含量下降至正常量的 75％ 左右；雨季中的麻黄体内生物碱含量急剧下降，而在干燥的秋季则上升到最高值。

6.4.3　栽培技术

6.4.3.1　播期

植物类药材的种植时期不仅影响其产量，也影响其质量。例如不同播期的怀牛膝由于不同气候生态条件的影响，其发育程度也相应地受到影响，药材中多糖和齐墩果酸含量存在差异，怀牛膝根的木质部、三生维管束以及表皮与皮层的比例亦存在差异。不同的播期处理中，三生维管束的发育情况有差异。播期为 7 月 15 日、7 月 20 日、7 月 25 日的怀牛膝药材第 4 轮三生维管束已经接近发育成熟，被成熟的纤维组织包被；播期为 7 月 30 日的怀牛膝药材第 4 轮 三生维管束刚进入分化初期；播期为 8 月 4 日的怀牛膝药材第 4 轮三生维管束刚开始分化，纤维组织的量很少，导管数量 2～3 个，管径较小。

6.4.3.2　密度

　　栽培密度是植物类药材栽培措施上的关键技术问题,不仅影响产量,而且影响其中有效成分的含量。丹参种植密度是通过影响根系在土壤中的分布与分枝数和根的直径,从而影响根表皮面积,而影响丹参素、丹参酮的含量。不同种植密度对红花药材中红花黄色素有一定的影响,种植密度过大,红花中红花黄色素减少,种植密度减小到一定程度时,其含量基本保持不变。

6.4.3.3　施肥

　　施肥对植物类药材中药用活性成分含量具有明显影响。例如 N 素对药用植物体内生物碱、皂苷和维生素类的形成具有积极作用。施用适量 N 肥对生物碱的合成与积累具有一定的促进作用,但施用过量则对其他成分如绿原酸、黄酮类等都有抑制作用。栽培全草或叶类药用植物时,可偏施 N 肥,以促进叶片生长。P 有利于糖类与油脂等物质的合成,栽培以果实籽粒为主要收获对象的药用植物时,要多施一些 P 肥,以利于籽粒饱满,提高种子产量。K 能促进植株纤维素的合成,利于木质化,还有利于糖类与油脂等物质的合成,并能促进块根、块茎的发育等。栽培地黄、山药等根及根茎类药材时,则可多施 K 肥,促进地上部分累积糖类。通过大量施用有机肥,可提高西洋参中人参总皂苷含量。同时,几种营养元素同施,对药用植物的品质形成也具有重要作用。施用 N、P 肥料能不同程度的提高伊贝母体内生物碱的含量。

6.4.3.4　植株调整

　　打顶和摘蕾是利用植物生长的相关性,人为调节植物体内养分的重新分配,促进药用部位生长发育协调统一,从而提高药用植物的产量和品质。例如丹参采用摘除花序处理后其根中总丹参酮、丹参酮 IIA、丹酚酸 B 的含量增大;北柴胡在孕蕾期采用摘花序处理后主根、侧根根长及根直径增大;怀牛膝摘花序、打顶后潜在光合性能增强,根长和根直径增大,多糖含量升高。此外,整枝修剪和支架亦是针对不同药用植物和栽培目的而进行的提高药材产量和品质的手段。

6.4.4　采收和加工

　　采收和加工是药用植物栽培后期的主要内容,对中药材的产量与质量具有重要影响。药用植物采收直接影响着中药材的产量、质量及收获效率,不同药用植物的个体生长发育具有很大差异,其采收时间差异也很大。不同的加工方法对药材外观性状及活性成分含量都有影响。详见第 2 章。

6.5　中药材栽培品的鉴别特点

6.5.1　外观性状

　　中药材栽培品的外观性状如形状、大小、颜色、质地、整齐度和气味等不仅受药用植物种类、品种遗传特性及所处的环境影响,具体的栽培措施对中药材的外观质量也有较大影响。栽培药材商品外观质量上除具有整齐度、鲜亮程度等较高特点外,因栽培措施不同外观质量亦有差别。同一种中药材用不同的方法繁殖,所获中药材的质量有一定差异。例如用种子繁殖的桔梗,药材条直、质实、分叉少,质量好;而用芽头繁殖的桔梗,药材根细而扭曲、分叉多,质量较差。栽种深度是影响栽培中药材外观质量的重要因素之一,如元胡在浅栽时,获得的块茎较大,但个数较少,产量较低,若栽种过深会影响出苗,块茎较小,收获时不易收净,也难获得较高产量。对多年生药用植物来讲,不同生长年限的中药材质量也有较大变化。如黄芪以种植6~7年时采收,根体坚实饱满、有顺纹裂皮,质量较好,而芍药以在种植后 3~4 年采收为好。此外,收获季节、收获时间、干燥方法、干燥时间等对栽培中药材外观质量均有影响。如采收芍药的具体时间不能早于 6 月下旬,过早则生长不足,产量低,但也不能迟于 10 月上旬,过迟根部内的淀粉发生转化,加工后的药材质地不坚实,重量亦减轻。采收时间对金银花的色泽有重要影响。在早晨 9 时以前采收的花蕾,如果天气好,摊薄晾晒,当天就能干燥好,中药材色泽最白;如果在 10 时以后进行采收,当天不能干燥,过夜后色泽加深,多变为淡黄色,外观质量下降。枸杞采收适时,干燥后外观色泽鲜艳,若采收过迟,果实晒干后呈黑紫色,质量显著下降。红花以花色鲜红、有油性者为佳,采收偏早,干燥后花色黄而不鲜红,品质降低,若采收偏晚,阴干后花色紫红或暗红色,且无油性,品质也不好。一般叶类中药材在采收后要求迅速干燥,否则也会影响质量。古柯叶采收后在低温下烘干质量最好,如果雨天采后堆积,叶片容易发黄变质,晒干者也比阴干者好。采收后的芍药根,一般是进行堆厚曝晒,可能根部表皮慢慢干燥,皮部的皱纹细致、颜色好,如果急速曝晒,失水过快,往往呈干瘪状,且不易晒干而发生霉烂。

6.5.2　显微特征

药用植物的生长发育由器官中分生组织细胞经过分裂、生长和分化来实现,栽培技术影响分生组织细胞的生长和分化进而直接影响中药材的解剖结构和活性成分含量。例如施肥对丹参周皮、皮层、韧皮部和木质部发育的作用比较明显,不同肥料处理下丹参根的周皮厚度在 9 月份之前处于生长增厚阶段,从 10 月份开始则会逐渐退化。丹参不同的种植密度以及采用摘花序处理后其根的木质部与皮部的比例差异显著。

6.5.3　活性成分含量

在人工种植的情况下,人们也可以通过多种途径去影响或改变药用植物的生长环境,对药用植物体内活性成分的生物合成与积累加以调控或促进。

土壤的理化性质对中药材的产量和质量有重要影响,在开展药用植物种植之前,一定要根据药用植物的生长发育习性和所含有的活性成分种类,合理选择土地,如种植地黄时需要调垄、种植元胡时需要调成高畦。合理施肥能够增加中药材中活性成分含量,施肥不当却会严重影响中药材质量。植物生长调节物质对于药用植物正常生长发育具有重要的生理调节作用,在药用植物栽培生产过程中,越来越多的植物生长调节物质被人们用来打破药用植物休眠、调节生长发育、疏花疏果,从而使中药材产量与质量得到提高。需要注意的是,不同的植物生长调节物质,对不同的药用植物体内活性成分的合成与积累影响是不同的。播种时间不同,对中药材的产量与质量也有重要影响。例如,荆芥如果在 4 月份播种,植株生长高大,花序长而稀疏,不呈穗状,挥发油含量较低;若在 6 月份播种,荆芥植株虽然矮小,但花序短而紧凑,呈明显的穗状,挥发油含量较高。

第7章　根及根茎类中药

教学目的和要求:

1. 掌握绵马贯众、细辛、大黄、何首乌、牛膝、川乌、附子、白芍、黄连、延胡索、甘草、黄芪、人参、三七、白芷、当归、川芎、防风、柴胡、龙胆、紫草、丹参、黄芩、地黄、巴戟天、天花粉、桔梗、党参、木香、白术、苍术、泽泻、天南星、半夏、石菖蒲、川贝母、麦冬、山药、莪术、郁金、天麻的鉴定特征。

2. 熟悉狗脊、骨碎补、拳参、虎杖、川牛膝、商陆、银柴胡、乌药、太子参、威灵仙、草乌、白头翁、赤芍、升麻、防己、北豆根、夏天无、板蓝根、红景天、常山、地榆、苦参、山豆根、葛根、远志、甘遂、白蔹、西洋参、独活、羌活、前胡、藁本、明党参、北沙参、秦艽、白前、白薇、徐长卿、玄参、胡黄连、茜草、续断、南沙参、川木香、紫菀、漏芦、三棱、香附、白附子、百部、浙贝母、黄精、玉竹、重楼、土茯苓、天冬、知母、粉草薢、射干、干姜、姜黄、高良姜、山慈菇、白及的来源和主要性状特征。

7.1　概述

根及根茎类中药是指药用部位为植物的根(radix)及根茎(rhizoma)的药材。根及根茎是两种不同器官,具有不同的外形和构造,但均属植物的地下部分,由于许多药材同时具有根和根茎两部分,两者互有联系,为便于比较,将根类中药及根茎类中药并入一章叙述。

7.1.1　根类中药

根类中药是指药用部位为根,或以根为主带有部分根茎或地上茎残基的中药材。

7.1.1.1　性状鉴别

根类中药无节、节间和叶,一般无芽,少数双子叶植物的根有不定根。

根的形状多为圆柱形、长圆锥形或纺锤形等。双子叶植物根一般为直根系,主根发达,侧根较细小,主根常为圆柱形,如甘草;或为圆锥形,如白芷;或为纺锤形,如何首乌;少数双子叶植物的主根不发达,由多数细长的须根簇生于根茎上,如龙胆等。单子叶植物的根一般为须根系,有的须根先端膨大成纺锤形块根,如麦冬等。

根的表面常有横纹或纵皱纹。双子叶植物根表面常为栓皮,并可见皮孔,较粗糙。单子叶植物根表面无栓皮、皮孔,较光滑。根顶端有时带有根茎或茎残基,根茎俗称"芦头",上有茎痕,俗称"芦碗",如人参等。

　　根的质地和断面特征常因品种或加工方法不同而异,有的质重坚实,有的体轻松泡;折断面有的呈粉性,有的呈纤维性或角质状等。

　　观察根的横断面特征,应注意区分双子叶植物根和单子叶植物根。一般双子叶植物根横断面具形成层环纹,环内的木质部较发达;中央无髓部,自中心向外有放射状纹理,木部尤为明显。单子叶植物根横断面具内皮层环纹,皮部宽广,中柱较小;中央有髓部,无放射状纹理。

　　观察时还应注意根的横断面有无分泌组织形成的斑点散布,如伞形科当归、白芷等含有黄棕色油点;并应注意少数双子叶植物根断面是否具异型构造,如商陆的罗盘纹、何首乌的云锦花纹等。

7.1.1.2　显微鉴别

　　观察根类中药横切面的显微组织构造,首先应根据维管束类型、排列方式及形成层的有无等,区分双子叶或单子叶植物的根。

　　(1)双子叶植物根　一般均具次生构造。最外层多为周皮,由木栓层、木栓形成层及栓内层组成。木栓形成层常发生于中柱鞘部位,形成周皮后原有的表皮及皮层细胞均已死亡脱落;栓内层通常为数列薄壁细胞,排列较疏松。有的栓内层比较发达,又名"次生皮层"。少数根类中药的次生构造不发达,无周皮而有表皮,如龙胆;或表皮死亡脱落后,外皮层细胞的细胞壁增厚并栓化,起保护作用,称"后生表皮",如细辛;或由皮层的外部细胞木栓化起保护作用,称"后生皮层",如川乌。次生构造不发达者,其内皮层均较明显。

　　双子叶植物根的维管束一般为无限外韧型,由初生韧皮部、次生韧皮部、形成层、次生木质部和初生木质部组成。初生韧皮部细胞大多颓废,次生韧皮部包括筛管、伴胞、韧皮薄壁细胞、韧皮纤维等,并有韧皮射线;形成层连续成环,或束间形成层不明显;次生木质部占根的大部分,由导管、管胞、木薄壁细胞或木纤维组成,木射线较明显;初生木质部位于中央,分为几束,呈星角状,束的数目随科属种类而异,具有一定的鉴别意义。双子叶植物根一般无髓,少数次生构造不发达的根,初生木质部未分化到中心,中央为薄壁组织区域,形成明显的髓部,如龙胆等。

　　少数双子叶植物根具有异常构造,主要有下列几种类型:

　　①同心多环维管束　是指在正常维管组织外围形成若干同心环状排列的异型维管束。它是在正常维管束形成后,由中柱鞘细胞分裂产生薄壁组织,从中发生新的形成层环,并形成第一轮同心环维管束,以后随着外方薄壁细胞继续分裂,又相继形成第二轮、第三轮等同心环维管束,如此构成同心多环维管束的异常构造,如牛膝、商陆等。

　　②皮层维管束　是指在正常维管组织外围的薄壁组织中产生新的附加维管柱,形成异常构造。它是在正常维管束形成后,在韧皮部外侧由中柱鞘衍生的薄壁组织细胞分裂产生异常形成层,形成异常的复合维管束或单个外韧型维管束,如何首乌。

　　③内涵韧皮部　又称木间韧皮部,是指在次生木质部中包埋有次生韧皮部。它是形成层活动不规则的结果,在次生生长的某阶段,形成层异常地向外、向内均产生韧皮部,其后活动又恢复正常,于是异常产生的韧皮部就被包埋在次生木质部中,如茄科华山参等。有的内涵韧皮部连接成环层而成环状木间韧皮部,如秦艽根。

　　④木间木栓　又称内涵周皮,是在次生木质部内形成木栓带。通常是由次生木质部的薄壁组织细胞栓化形成,如黄芩老根中央的木栓环。

（2）单子叶植物根　一般均具初生构造。最外层通常为一列表皮细胞，无木栓层，有的细胞分化为根毛，细胞外壁一般无角质层。少数根的表皮细胞切向分裂为多层细胞，细胞壁木栓化，形成根被，如麦冬等。皮层宽厚，占根的大部分，通常可分为外皮层、皮层薄壁组织和内皮层。外皮层为一层排列紧密、整齐的细胞；皮层细胞排列疏松；内皮层为一层排列紧密、整齐的细胞，有的可见凯氏点或凯氏带。中柱较小，最外为中柱鞘，维管束为辐射型，韧皮部与木质部相间排列，呈辐射状，无形成层。髓部通常明显。

此外，根类中药显微观察时应注意分泌组织、厚壁组织以及细胞内含物的类型及分布特点。有的具分泌组织，如党参等有乳管，人参等有树脂道，木香、当归等有油室，细辛等有油细胞；有的含草酸钙或碳酸钙结晶，如大黄等含簇晶，麦冬等含针晶，牛膝等含砂晶，甘草等含方晶；有的含大量淀粉粒，如粉葛；有的含菊糖，如桔梗等；有的具厚壁组织，如苦参、黄芪、甘草等。

7.1.2　根茎类中药

根茎类中药是指药用部位为根茎，或以根茎为主带有少许根部或肉质鳞叶的地下茎类中药材。

7.1.2.1　性状鉴别

根茎类是一类变态茎，为地下茎的总称，包括根状茎、块茎、球茎及鳞茎等。根状茎多呈结节状圆柱形，纺锤形或不规则团块状或拳形团块。表面有节和节间，单子叶植物尤为明显，节上常有退化的鳞片状或膜质状小叶或叶痕，有顶芽和腋芽或芽痕；顶端常残存茎基或茎痕，侧面和下面有细长的不定根或根痕。块茎呈不规则块状或类球形，肉质肥大。表面具短的节间，节上具芽及退化的鳞片状叶或已脱落，如天麻等。球茎呈球形或扁球形，肉质肥大。表面具明显的节和缩短的节间，节上有较大的膜质鳞叶，顶芽发达，如荸荠等。鳞茎呈球形或扁球形，地下茎缩短呈扁平皿状，节间极短，称鳞茎盘，上面有肉质肥厚的鳞叶和顶芽，基部有不定根或不定根痕，如川贝母等。蕨类植物根茎表面常有鳞片或鳞毛，有的根茎上密布叶柄残基。

观察根茎横断面，也应注意区分双子叶植物与单子叶植物的根茎。一般说来，双子叶植物根茎外表常有木栓层；横断面可见形成层环；木部有明显的放射状纹理；中央有明显的髓部。单子叶植物根茎外表无木栓组织或仅具较薄的栓化组织；通常可见内皮层环纹，无形成层环；皮层及中柱均有维管束小点散布；髓部不明显。另外，还应注意根茎的断面有无分泌组织形成的斑点散布，如油点等。注意少数双子叶植物根茎横断面有异常构造，如大黄的星点。

7.1.2.2　显微鉴别

观察根茎类中药横切面的显微组织构造，可根据中柱和维管束的类型、排列方式，区分双子叶植物、单子叶植物与蕨类植物的根茎。

（1）双子叶植物根茎　一般均具次生构造。外表常有木栓层，少数有表皮或鳞叶，如木栓形成层发生在皮层外方，则初生皮层仍然存在，如黄连等；有些根茎仅由栓内层细胞构成次生皮层。皮层中有根迹维管束或叶迹维管束斜向通过，皮层内侧有时具纤维或石细胞。内皮层多不明显。维管束多为无限外韧型，成环状排列，束间被髓射线分隔。韧皮部外方有的具厚壁组织，如初生韧皮纤维（或称中柱鞘纤维）和石细胞群，常排成不连续的环。中央有髓部。

少数双子叶植物根茎为异常构造，主要有下列几种类型：

①髓维管束　指位于根茎髓部的维管束,其韧皮部和木质部的位置与外部正常维管束相反,即木质部在外方,韧皮部在内侧。如大黄的髓部有许多星点状的异型维管束。

②内生韧皮部　又称木内韧皮部,指位于初生木质部内侧的初生韧皮部,有的与木质部内侧密切接触,构成正常的双韧型维管束,如茄科、葫芦科植物等;有的在髓部周围形成彼此分离的韧皮部束,如白薇、白前等。内生韧皮部存在的位置和形成均与内涵韧皮部不同。

③木间木栓　在次生木质部内形成木栓环带,如甘松根茎中的木间木栓环包围一部分韧皮部和木质部,把维管柱分隔成数个束。

(2)单子叶植物根茎　一般均具初生构造。外表通常为 1 列表皮细胞,少数根茎皮层外部细胞木栓化,形成"后生皮层",代替表皮起保护作用,如藜芦等;有的皮层外侧细胞形成木栓组织,如生姜。皮层宽广,常有叶迹维管束散在;内皮层大多明显,具凯氏带。中柱中有多数维管束散布,维管束大多为有限外韧型,也有周木型,如石菖蒲。无明显髓部。

(3)蕨类植物根茎　均为初生构造。外表通常为 1 列表皮,表皮下面为数列厚壁细胞构成的下皮层,其内为基本薄壁组织。一般具网状中柱,由断续环状排列的周韧型维管束组成,每一维管束外围有内皮层,网状中柱的单个维管束又称分体中柱,如绵马贯众等。分体中柱的形状、数目和排列方式是鉴定品种的重要依据。有的根茎具双韧管状中柱,即木质部排成环圈,其内外两侧均有韧皮部及内皮层环,中央有髓部,如狗脊等。有的根茎具外韧管状中柱,即木质部排成环圈;其外侧有韧皮部及内皮层环,中央有髓部,如阴地蕨等。有的根茎具原生中柱,即木质部居中,韧皮部环绕,形成周韧型维管束,外侧有内皮层环,如紫萁贯众等。蕨类植物根茎的木质部一般无导管而有管胞,管胞大多为梯纹。在基本组织的细胞间隙中,有的具间隙腺毛,如绵马贯众。

与根类相似,根茎类中药显微观察时也应注意分泌组织、厚壁组织以及细胞内含物的类型及分布特点。常有分泌组织存在,如川芎、苍术等有油室,石菖蒲、干姜等有油细胞,半夏、白及等有黏液细胞,内含针晶束。厚壁组织是一重要鉴别特征,如苍术木栓层中有石细胞带,黄连(味连)皮层及中柱鞘部位有石细胞。常含淀粉粒,特别是块茎、鳞茎含众多淀粉粒,为重要鉴别特征;有的含菊糖,如苍术等。

7.2　根及根茎类中药鉴定

狗脊　Cibotii Rhizoma

为蚌壳蕨科(Dicksoniaceae)植物金毛狗脊 *Cibotium barometz*(L.)J. Sm.的干燥根茎。主产于福建、四川等省。秋、冬两季采挖,除去泥沙,干燥;或去硬根、叶柄及茸毛,趁鲜切厚片干燥,为"生狗脊片";蒸后晒至六七成干,再切厚片干燥,为"熟狗脊片"。药材呈不规则的长块状,长 10～30 cm,直径 2～10 cm;表面深棕色,残留金黄色绒毛,上部有数个红棕色叶柄残基,下部残存黑色细根;质坚硬,难折断;气微,味淡、微涩。生狗脊片呈不规则长条形或圆形,长 5～20 cm,直径 2～10 cm,厚 1.5～5 mm;切面浅棕色,较平滑,近边缘 1～4 mm 处有 1 条棕黄色隆起的木质部环纹或条纹;质脆,易折断,有粉性。熟狗脊片切面黑棕色,质坚硬。主要含绵马酚、原儿茶醛、原儿茶酸等成分。性温,味苦、甘。补肝肾,强腰膝,祛风湿。

绵马贯众　Dryopteris Crassirhizomae Rhizoma

【基源】为鳞毛蕨科（Dryopteridaceae）植物粗茎鳞毛蕨 *Dryopteris crassirhizoma* Nakai 的干燥根茎及叶柄残基。主产于黑龙江、吉林、辽宁等省。秋季采挖，削去叶柄及须根，除去泥沙，晒干。

【性状鉴别】呈长倒卵形，略弯曲，上端钝圆或截形，下端较尖，有的纵剖为两半，长 7～20 cm，直径 4～8 cm。表面黄棕色至黑褐色，密被排列整齐的叶柄残基及鳞片，并有弯曲的须根。叶柄残基呈扁圆形，长 3～5 cm，直径 0.5～1.0 cm；表面有纵棱线，质硬而脆，断面略平坦，棕色，有黄白色维管束 5～13 个，环列；每个叶柄残基的外侧常有 3 条须根，鳞片条状披针形，全缘，常脱落。根茎质坚硬，断面略平坦，深绿色至棕色，有黄白色维管束 5～13 个，环列，其外散有较多的叶迹维管束。气特异，味初淡而微涩，后渐苦、辛。（图 7-1）

【显微鉴别】叶柄基部横切面：①表皮为 1 列外壁增厚的小形细胞，常脱落。②下皮为 10 列多角形厚壁细胞，棕色至褐色。③基本组织细胞排列疏松，细胞间隙中有单细胞的间隙腺毛，头部呈球形或梨形，内含棕色分泌物。④周韧维管束 5～13 个，环列，每个维管束周围有 1 列扁小的内皮层细胞，凯氏点明显，有油滴散在，其外有 1～2 列中柱鞘薄壁细胞。⑤薄壁细胞中含棕色物与淀粉粒。（图 7-2）

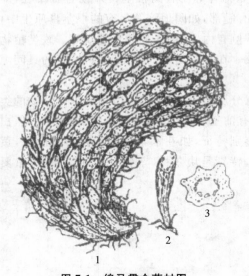

图 7-1　绵马贯众药材图
1. 全形　2. 叶柄残基　3. 根茎横切面

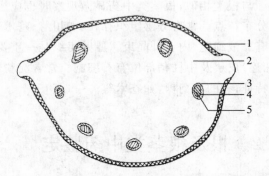

图 7-2　绵马贯众（叶柄基部）横切面简图
1. 厚壁组织　2. 基本薄壁组织　3. 内皮层
4. 韧皮部　5. 木质部

【化学成分】根茎含间苯三酚类化合物，为抗肿瘤及杀虫的有效成分；主要有绵马酸 BBB（Filicic acid BBB）等绵马酸类成分；另外含有挥发油，鞣质，树脂等。

【理化鉴别】薄层色谱：取本品粉末环己烷提取液作为供试品溶液。以绵马贯众对照药材作为对照。用硅胶预制薄层板，以正己烷-三氯甲烷-甲醇（30∶15∶1）为展开剂，喷以 0.3％坚牢蓝 BB 盐稀乙醇溶液，于可见光下检视。供试品色谱中，在与对照药材色谱相应位置上，显示相同颜色的斑点（图 7-3）。

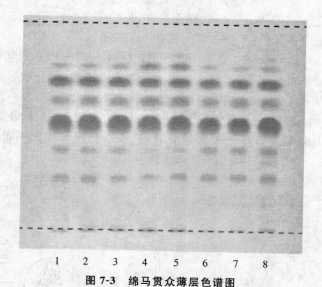

图 7-3 绵马贯众薄层色谱图

1,8. 绵马贯众对照药材　2～5. 绵马贯众（购自黑龙江）

6,7. 绵马贯众（购自河北）

【质量评价】

1. 以个大、质坚实、叶柄残基断面棕绿色者为佳。

2. 水分不得过 12.0%，总灰分不得过 7.0%，酸不溶灰分不得过 3.0%，稀乙醇浸出物不得少于 25.0%。

【功效】性微寒，味苦；有小毒。清热解毒，驱虫，止血。

骨碎补　Drynariae Rhizoma

为水龙骨科（Polypodiaceae）植物槲蕨 *Drynaria fortunei*（Kunze）J. Sm.的干燥根茎。主产于湖北、浙江等省。全年均可采挖，除去泥沙，干燥，或再燎去茸毛（鳞片）。药材呈扁平长条状，多弯曲，有分枝，长 5～15 cm，宽 1～1.5 cm，厚 0.2～0.5 cm；表面密被深棕色至暗棕色的小鳞片，柔软如毛，经火燎者呈棕褐色或暗褐色，两侧及上表面均具突起或凹下的圆形叶痕，少数有叶柄残基及须根残留；体轻，质脆，易折断，断面红棕色，维管束呈黄色点状，排列成环；气微，味淡，微涩。主要含黄酮类成分，如柚皮苷等。性温，味苦。补肾强骨，续伤止痛。

细辛　Asari Radix et Rhizoma

【基源】为马兜铃科（Aristolochiaceae）植物北细辛 *Asarum heterotropoides* Fr. Schmidt var. *mandshuricum*（Maxim.）Kitag.、汉城细辛 *A. sieboldii* Miq. var. *seoulense* Nakai 或华细辛 *A. sieboldii* Miq.的干燥根及根茎。前两者习称"辽细辛"。北细辛与汉城细辛主产于东北地区，华细辛主产于陕西、河南、山东、安徽、浙江、四川等省。夏季果熟期或初秋采收，除净地上部分和泥沙，阴干。

【性状鉴别】北细辛：常卷缩成团。根茎横生呈不规则圆柱形，具短分枝，长 1～10 cm，直径 0.2～0.4 cm；表面灰棕色，粗糙，具环形节，节间长 0.2～0.3 cm，分枝顶端有碗状的茎痕。根细长，密生节上，长 10～20 cm，直径 0.1 cm，表面灰黄色，平滑或具纵皱纹；质脆，易折断，断

面平坦,黄白色或白色。气辛香,味辛辣、麻舌。(图 7-4)

汉城细辛:根茎直径 0.1～0.5 cm,节间长 0.1～1 cm。

华细辛:根茎长 5～20 cm,直径 0.1～0.2 cm,节间长 0.2～1 cm。气味较弱。

【显微鉴别】北细辛根横切面:①后生表皮为 1 列方形细胞,部分残存。②皮层宽,有众多油细胞散在;外皮层细胞 1 列,类长方形,木栓化并微木化;内皮层明显,可见凯氏点。③中柱鞘细胞 1～2 层,初生木质部 2～4 原型。④韧皮部束中央可见 1～3 个明显较其周围韧皮部细胞大的薄壁细胞,但其长径显著小于最大导管直径,或者韧皮部中无明显的大型薄壁细胞。⑤薄壁细胞含淀粉粒。(图 7-5)

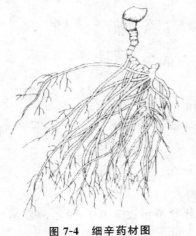

图 7-4　细辛药材图

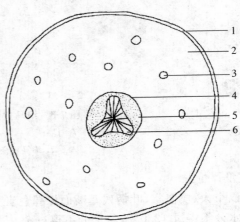

图 7-5　细辛(北细辛根)横切面简图
1. 后生表皮　2. 皮层　3. 油细胞
4. 内皮层　5. 韧皮部　6. 木质部

【化学成分】三种细辛全草均含挥发油,挥发油中的主要成分有甲基丁香酚(methyl-eugenol)、细辛醚等。此外尚含木脂素及硝基菲类化合物,如细辛脂素(asarinin)、马兜铃酸Ⅰ等成分。

【理化鉴别】薄层色谱:取本品粉末甲醇超声提取液作为供试品溶液。以细辛对照药材、细辛脂素对照品作为对照。用硅胶 G 薄层板,以石油醚(60～90℃)-乙酸乙酯(3∶1)为展开剂,喷以 1‰香草醛硫酸溶液,热风吹至斑点显色清晰。供试品色谱中,在与对照药材色谱和对照品色谱相应的位置上,显相同颜色的斑点。

【质量评价】

1. 以根灰黄、叶绿、干燥、味辛辣而麻舌者为佳。

2. 水分不得过 10.0%,总灰分不得过 12.0%,酸不溶灰分不得过 5.0%。

3. 按高效液相色谱法测定,本品含马兜铃酸Ⅰ不得过 0.001%,含细辛脂素不得少于 0.050%。

【功效】性温,味辛;有小毒。解表散寒,祛风止痛,通窍,温肺化饮。

大黄　Rhei Radix et Rhizoma

【基源】为蓼科(Polygonaceae)植物掌叶大黄 *Rheum palmatum* L.、唐古特大黄 *R. tanguticum* Maxim. ex Balf.或药用大黄 *R. officinale* Baill.的干燥根及根茎。掌叶大黄及唐古

特大黄主产于青海、甘肃、四川和西藏,其商品习称为西大黄、北大黄或香大黄;药用大黄主产于四川、云南、湖北和陕西。掌叶大黄占商品大黄的大部分。秋末茎叶枯萎或次春发芽前采挖,除去细根,刮去外皮,切瓣或段,绳穿成串干燥或直接干燥。

【性状鉴别】呈类圆柱形、圆锥形、卵圆形或不规则块状,长 3～17 cm,直径 3～10 cm。除尽外皮者表面黄棕色至红棕色,有的可见类白色网状纹理,习称"锦纹"(系类白色薄壁组织与红棕色射线所形成),残留的栓皮棕褐色,多具绳孔及粗皱纹。质坚实,有的中心稍松软。断面淡红棕色或黄棕色,显颗粒性;根茎髓部宽广,有星点(异型维管束)环列或散在;根木部发达,具放射状纹理,形成层环明显,无星点。气清香,味苦而微涩,嚼之粘牙,有砂粒感。(图 7-6)

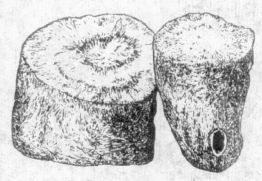

图 7-6　大黄药材图

【显微鉴别】根茎横切面:①木栓层、栓内层多已除去。②韧皮部筛管群明显,薄壁组织发达,常见黏液腔。③形成层成环。④木质部射线较密,宽 2～4 列细胞,内含棕色物;导管非木化,常 1 至数个相聚,稀疏排列。⑤髓部宽广,有异型维管束排列成环或散在;异型维管束形成层成环,木质部位于形成层外方,韧皮部位于形成层内方,射线呈星状射出,韧皮部中有黏液腔,内含红棕色物质。⑥薄壁细胞含草酸钙簇晶和淀粉粒。(图 7-7)

根横切面无髓,余同根茎。

粉末:黄棕色。①草酸钙簇晶直径 20～160 μm,有的可达 190 μm。②具缘纹孔导管、网纹导管、螺纹导管及环纹导管非木化。③淀粉粒甚多,单粒类球形或多角形,直径 3～45 μm,脐点星状;复粒由 2～8 分粒组成。(图 7-8)

【化学成分】游离蒽醌衍生物,如大黄酸(rhein)、大黄素(emodin)、大黄酚(chrysophanol)、芦荟大黄素(aloe-emodin)、大黄素甲醚(physcion)等成分,为大黄的抗菌成分;结合性蒽醌衍生物,如番泻苷 A、B、C、D,为大黄的主要泻下成分;此外尚含有鞣质、有机酸、挥发油等。

【理化鉴别】

1. 取本品粉末少量,进行微量升华,可见菱状针晶或羽状结晶。

2. 取本品甲醇浸液点于滤纸上,45％乙醇展开,紫外灯(365 nm)下检视,不得显持久的亮蓝紫色荧光(土大黄苷)。

3. 薄层色谱:取本品粉末乙醚提取液作为供试品溶液。以大黄酸对照品作为对照。用硅胶预制薄层板,以石油醚(30～60℃)-甲酸乙酯-甲酸(15:5:1)为展开剂,紫外灯(365 nm)下检视。供试品色谱中,在与对照品色谱相应的位置上,显示相同颜色的斑点(图 7-9)。

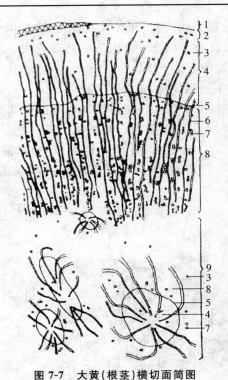

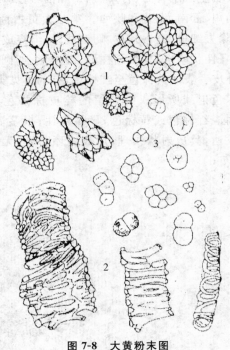

图 7-7　大黄(根茎)横切面简图

1. 木栓层　2. 皮层　3. 草酸钙簇晶　4. 韧皮部
5. 形成层　6. 射线　7. 导管　8. 木质部　9. 髓

图 7-8　大黄粉末图

1. 草酸钙簇晶　2. 导管　3. 淀粉粒

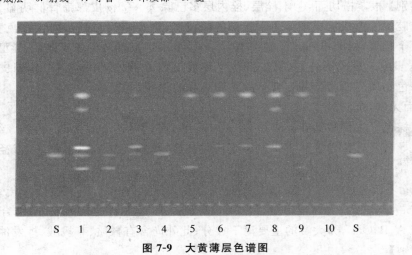

S　1　2　3　4　5　6　7　8　9　10　S

图 7-9　大黄薄层色谱图

S. 大黄酸　1. 大黄(唐古特大黄,产于甘肃)　2. 大黄(唐古特大黄,产于四川)　3. 大黄(掌叶大黄,产于甘肃)
4. 大黄(掌叶大黄,产于陕西)　5. 大黄(药用大黄,产于四川)　6,7. 大黄(产于四川)
8. 大黄(购自安徽)　9. 大黄(产于四川)　10. 大黄(产于青海)

【质量评价】

1. 以外皮黄棕色,质坚实,锦纹明显,气清香,味苦而微涩者为佳。

2. 减失重量不得过 15.0%,总灰分不得过 10.0%,水溶性浸出物(热浸法)不得少于 25.0%。

3. 按高效液相色谱法测定,本品含芦荟大黄素、大黄酸、大黄素、大黄酚、大黄素甲醚的总量不得少于 1.5%。

【功效】性寒,味苦。泻下攻积,清热泻火,凉血解毒,逐瘀通经,利湿退黄。

拳参　Bistortae Rhizoma

为蓼科(Polygonaceae)植物拳参 *Polygonum bistorta* L.的干燥根茎。主产于华北、西北及山东、江苏、湖北等地。春初发芽时或秋季茎叶枯萎时采挖,除去泥沙,晒干,去须根。药材呈长条形或扁圆柱形,弯曲,长 6～13 cm,直径 1～2.5 cm;表面紫褐色或紫黑色,粗糙,一面隆起,另一面较平坦或略具凹槽,密具粗环纹,有残留须根或根痕;质硬,断面浅棕红色或棕红色,维管束呈黄白色点状,排列成环;气微,味苦、涩。主要含鞣质、没食子酸、儿茶酚等成分。性微寒,味苦、涩。清热解毒,消肿止血。

虎杖　Polygoni Cuspidati Rhizoma

为蓼科(Polygonaceae)植物虎杖 *Polygonum cuspidatum* Sieb. et Zucc.的干燥根及根茎。主产于江苏、浙江、安徽、广东、广西等省区。春、秋两季采挖,除去须根,洗净,趁鲜切短段或厚片,晒干。药材多为圆柱形短段或不规则厚片,长 1～7 cm,直径 0.5～2.5 cm;外皮棕褐色,有纵皱纹及须根痕,切面皮部较薄,木部宽广,棕黄色,射线放射状,皮部与木部较易分离。根茎髓中有隔或呈空洞状。质坚硬。气微,味微苦、涩。主要含大黄素、虎杖苷等成分。性微寒,味微苦。清热解毒,利胆退黄,祛风利湿,散瘀定痛,止咳化痰。

何首乌　Polygoni Multiflori Radix(附:首乌藤)

【基源】为蓼科(Polygonaceae)植物何首乌 *Polygonum multiflorum* Thunb.的干燥块根。主产于河南、湖北、广西、广东、四川等省区。春、秋两季采挖,削去两端,洗净,个大的切成块,干燥。

【性状鉴别】呈团块状或不规则纺锤形,长 6～15 cm,直径 4～12 cm。表面红棕色或红褐色,皱缩不平,有浅沟,并有横长皮孔样突起及细根痕。体重,质坚硬,不易折断,断面淡黄棕色或淡红棕色,粉性,皮部有 4～11 个类圆形异型维管束环列,形成"云锦花纹",中央木部较大,有的呈木心状。气微,味微苦而甘涩。(图 7-10)

【显微鉴别】横切面:①木栓层为数列细胞,充满红棕色物质。②韧皮部较宽,散有类圆形异型维管束 4～11 个,为外韧型,导管稀少。③根的中央形成层呈环状;木质部导管较少,周围有管胞及少数木纤维。④薄壁细胞含有草酸钙簇晶和淀粉粒。(图 7-11)

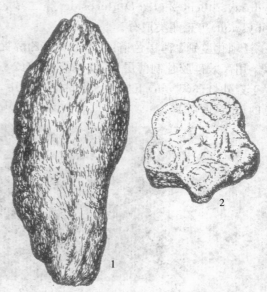

图 7-10　何首乌药材图

1. 药材　2. 饮片

粉末:黄棕色。①淀粉粒单粒类球形,直径 4～50 μm,脐点呈人字形、星状或三叉状,大粒者隐约可见层纹;复粒由 2～9 分粒组成。②草酸钙簇晶直径 10～80(160)μm,偶见簇晶与较大的类方形结晶合生。③棕色细胞类圆形或椭圆形,壁稍厚,胞腔内充满浅黄棕色、棕色或红棕色物质,并含淀粉粒。棕色块散在,性状、大小及颜色深浅不一。④具缘纹孔导管直径 17～178 μm。(图 7-12)

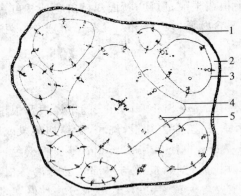

图 7-11　何首乌(块根)横切面简图
1. 木栓层　2. 韧皮部　3. 异性维管束
4. 形成层　5. 木质部

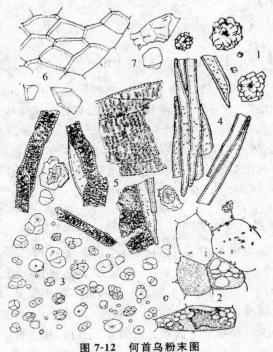

图 7-12　何首乌粉末图
1. 草酸钙簇晶　2. 棕色细胞　3. 淀粉粒　4. 木纤维
5. 导管　6. 木栓细胞　7. 棕色块

【化学成分】主要含 2,3,5,4′-四羟基二苯乙烯-2-O-β-D-葡萄糖苷(2,3,5,4′-tetra-hydroxystilbene-2-O-β-D-glucoside)等二苯乙烯苷类,以及大黄素(emodin)、大黄素甲醚(physcion)等蒽醌类成分。

【理化鉴别】薄层色谱:取本品粉末乙醇提取液作为供试品溶液。以何首乌对照药材作对照。用高效硅胶预制薄层板,以甲苯-乙醇(2∶1)为展开剂,喷以磷钼酸硫酸溶液稍加热显色,置于紫外灯(365 nm)下检视。供试品色谱中,在与对照药材色谱相应的位置上,显示相同颜色的斑点(图 7-13)。

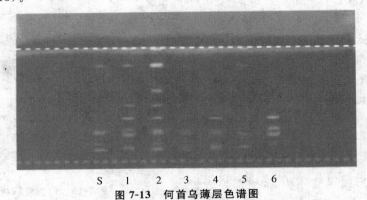

S　　1　　2　　3　　4　　5　　6

图 7-13　何首乌薄层色谱图
S. 何首乌对照药材　1. 何首乌(产于陕西汉中)　2. 何首乌(产于贵州安顺)　3. 何首乌(产于四川雅安)
4. 何首乌(购自河北)　5. 何首乌(产于重庆)　6. 何首乌(产于广东)

【质量评价】
1. 以体重、质坚实、粉性足者为佳。

2. 水分不得过 10.0%，总灰分不得过 5.0%。

3. 按高效液相色谱法测定，含 2，3，5，4′-四羟基二苯乙烯-2-O-β-D-葡萄糖苷不得少于 1.0%，结合蒽醌以大黄素和大黄素甲醚的总量计不得少于 0.1%。

【功效】性微温，味苦、甘、涩。解毒，消痈，截疟，润肠通便。

【附】首乌藤（夜交藤）Polygoni Multiflori Caulis

为何首乌的干燥茎藤。秋、冬两季割取，除去细枝、残叶，晒干。药材呈细长圆柱状，稍扭曲，直径 4～7 mm。表面紫红色至紫褐色，有突起的皮孔小点，栓皮易成片状剥落，节部略膨大，有侧枝痕。质硬而脆，易折断，断面皮部棕红色，木质部黄白色，中央为白色疏松的髓部。气微，味微苦、涩。性平，味甘。安神，养血，通络。

牛膝　Achyranthis Bidentatae Radix

【基源】为苋科（Amaranthaceae）植物牛膝 *Achyranthes bidentata* Bl. 的干燥根。主产于河南，在河北、山东、山西、江苏、辽宁都有栽培，以河南武陟、沁阳等地为地道产区。冬季茎叶枯萎时采挖，除去须根和泥沙，捆扎成小把，晒至干皱后，将顶端切齐，晒干。

【性状鉴别】呈细长圆柱形，挺直或稍弯曲，长 15～70 cm，直径 0.4～1 cm。表面灰黄色或淡棕色，有微扭曲的细皱纹、排列稀疏的侧根痕和横长皮孔样突起。质硬而脆，易折断，受潮后变软，断面平坦，淡棕色，略呈角质样而油润，中心维管束木部较大，黄白色，其外围散有多数黄白色点状维管束，断续排列成 2～4 轮。气微，味微甜而稍苦涩。（图 7-14）

【显微鉴别】根横切面：①木栓层为数列扁平细胞，切向延伸。②栓内层较窄。③异型维管束断续排列成 2～4 轮，最外轮维管束较小，有的仅 1～4 个导管，束间形成层连接成环，向内维管束较大；木质部主要由导管及小的木纤维组成。④根中心木质部集成 2～3 群。⑤薄壁细胞中含草酸钙砂晶。（图 7-15）

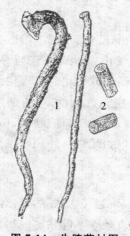 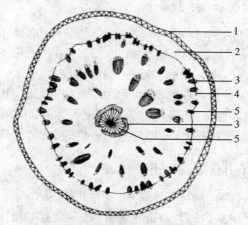

图 7-14　牛膝药材图　　　　　图 7-15　牛膝（根）横切面简图
1. 药材　2. 切段　　　1. 木栓层　2. 皮层　3. 韧皮部　4. 形成层　5. 木质部

【化学成分】主要含三萜皂苷，有人参皂苷 Ro（ginsenoside Ro）、牛膝皂苷和齐墩果酸等。并含 β-蜕皮甾酮（β-ecdysterone）、牛膝甾酮和多糖等成分。

【理化鉴别】薄层色谱：取本品粉末石油醚提取液作为供试品溶液。以齐墩果酸对照品作为对照。用高效硅胶预制薄层板，以三氯甲烷-甲醇(40：1)为展开剂，喷以磷钼酸试液稍加热显色，置于可见光下检视。供试品色谱中，在与对照品色谱相应的位置上，显示相同颜色的斑点(图 7-16)。

【质量评价】

1. 以条长、皮细肉肥、色黄白者为佳。

2. 水分不得过 15.0%，总灰分不得过 9.0%，水饱和正丁醇的浸出物(热浸法)不得少于 6.5%。

3. 按高效液相色谱法测定，本品含 β-蜕皮甾酮不得少于 0.030%。

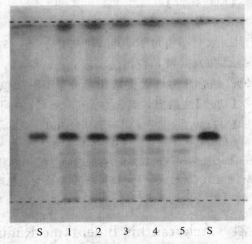

图 7-16　牛膝(根)薄层色谱图
S. 齐墩果酸　1. 牛膝(购自安徽)
2～5. 牛膝(产于河南)

【功效】性平，味苦、甘、酸。逐瘀通经，补肝肾，强筋骨，利尿通淋，引血下行。

川牛膝　Cyathulae Radix

为苋科(Amaranthaceae)植物川牛膝 *Cyathula officinalis* Kuan. 的干燥根。主产于四川、云南、贵州等省。秋、冬两季采挖，除去芦头、须根及泥沙，烘或晒至半干，堆放回润，再烘干或晒干。药材呈近圆柱形，长 30～60 cm，直径 0.5～3 cm；表面黄棕色或灰褐色，有纵皱纹、支根痕及横长皮孔样突起；质韧，难折断，断面维管束点状，排成多轮同心环；气微，味甜。主要含杯苋甾酮等成分。性平，味甘、微苦。逐瘀通经，通利关节，利尿通淋。

商陆　Phytolaccae Radix

为商陆科(Phytolaccaceae)植物商陆 *Phytolacca acinosa* Roxb. 或垂序商陆 *P. americana* L. 的干燥根。商陆主产于河南、湖北、安徽等省，垂序商陆主产于山东、浙江、江西等省。秋季至次年春季采挖，除去须根和泥沙，切成块或片，干燥。药材呈纵切或横切的不规则块片，厚薄不等，外皮灰黄色或灰棕色；横切片为不规则圆形，切面浅黄棕色或黄白色，木质部隆起，形成数个突起的同心性环纹；纵切片为不规则长方形，木质部呈平行条状突起；质硬，气微，味稍甜，久嚼麻舌。主要含商陆皂苷甲等成分。性寒，味苦。逐水消肿，通利二便；外用解毒散结。

银柴胡　Stellariae Radix

为石竹科(Caryophyllaceae)植物银柴胡 *Stellaria dichotoma* L. var. *lanceolata* Bge. 的干燥根。主产于宁夏、甘肃、内蒙古等省区。春、夏间植株萌发后或秋季茎叶枯萎时采挖；栽培品于种植后第三年 9 月中旬或第四年 4 月中旬采挖，除去残茎、须根及泥沙，晒干。药材呈类圆柱形，长 15～40 cm，直径 0.5～2.5 cm；表面浅棕黄色至浅棕色，有扭曲的纵皱纹和支根痕，多具孔穴状或盘状凹陷，习称"砂眼"。根头部略膨大，有密集的呈疣状突起芽苞、茎或根茎的残基，习称"珍珠盘"；质硬而脆，易折断，断面有裂隙，皮部甚薄，木部有黄、白色相间的放射状纹理；气微，味甘。栽培品有分枝，下部多扭曲，直径 0.6～1.2 cm；表面浅棕黄色或浅黄棕色，纵皱纹细腻明显，细支根痕多呈点状凹陷；几无"砂眼"。根头部有多数疣状突起；折断面质地较紧密，几无裂隙，略显粉性，木部放射状纹理不明显。主要含汉黄芩素、呋喃-3-羧酸、皂苷类等。性寒，味微甘。清虚热，除疳热。

乌药　Linderae Radix

为樟科（Lauraceae）植物乌药 *Lindera aggregata*（Sims）Kosterm.的干燥块根。主产于浙江、安徽、江苏、陕西等省。全年均可采挖，除去细根，洗净，趁鲜切片，晒干，或直接晒干。药材多呈纺锤状，略弯曲，有的中部收缩成连珠状，长 6～15 cm，直径 1～3 cm；表面黄棕色或黄褐色，有纵皱纹及稀疏的细根痕；质坚硬，切片厚 0.2～2 mm，切面黄白色或淡黄棕色，射线放射状，可见年轮环纹，中心颜色较深；气香，味微苦、辛，有清凉感。主要含乌药醚内酯、去甲异波尔定等成分。性温，味辛。行气止痛，温肾散寒。

太子参　Psendostellariae Radix

为石竹科（Caryophyllaceae）植物孩儿参 *Pseudostellaria heterophylla*（Miq.）Pax ex Pax et Hoffm.的干燥块根。主产于江苏、福建、江西、山东、安徽等省。夏季茎叶大部分枯萎时采挖，洗净，除去须根，置沸水中略烫后晒干或直接晒干。药材呈细长纺锤形或细长条形，稍弯曲，长 3～10 cm，直径 0.2～0.6 cm；表面黄白色，较光滑，微有纵皱纹，凹陷处有须根痕，顶端有茎痕；质硬而脆，断面平坦，淡黄白色，角质样，或类白色，有粉性；气微，味微甘。主要含太子参环肽 B 等成分。性平，味甘、微苦。补气健脾，生津润肺。

威灵仙　Clematidis Radix et Rhizoma

为毛茛科（Ranunculaceae）植物威灵仙 *Clematis chinensis* Osbeck 、棉团铁线莲 *C. hexapetala* Pall.或东北铁线莲 *C. manshurica* Rupr.的干燥根及根茎。威灵仙主产于江苏、安徽、浙江、江西等省，棉团铁线莲主产于东北及山东，东北铁线莲主产于东北。秋季采挖，除去泥沙，晒干。威灵仙根茎呈柱状，长 1.5～10 cm，直径 0.3～1.5 cm；表面淡棕黄色，顶端残留茎基；质较坚韧，断面纤维性；下侧着生多数细根。根呈细长圆柱形，稍弯曲，长 7～15 cm，直径 0.1～0.3 cm；表面黑褐色，有细纵纹，有的皮部脱落，露出黄白色木部；质硬脆，易折断，断面皮部较广，木部淡黄色，略呈方形，皮部与木部间常有裂隙；气微，味淡。棉团铁线莲根茎呈短柱状，长 1～4 cm，直径 0.5～1 cm，根长 4～20 cm，直径 0.1～0.2 cm；表面棕褐色至棕黑色；断面木部圆形；味咸。东北铁线莲根茎呈柱状，长 1～11 cm，直径 0.5～2.5 cm，根较密集，长 5～23 cm，直径 0.1～0.4 cm；表面棕黑色，断面木部近圆形；味辛辣。主要含齐墩果酸、常春藤皂苷元等成分。性温，味辛、咸。祛风湿，通经络。

川乌　Aconiti Radix

【基源】为毛茛科（Ranunculaceae）植物乌头 *Aconitum carmichaeli* Debx.的干燥主根（母根）。野生川乌分布较广，但商品药材主要来源于栽培，栽培者以四川为主，尤以四川江油产者质量最佳。6月下旬至8月上旬采挖，除去子根、须根及泥沙，晒干。

【性状鉴别】呈不规则圆锥形，顶端常有残茎，中部多向一侧膨大，长 2～7.5 cm，直径

1.2～2.5 cm。表面棕褐色或灰棕色,皱缩,有小瘤状侧根及子根脱离后的痕迹。质坚实,断面类白色或浅灰黄色,形成层环纹多角形。气微,味辛辣、麻舌。(图 7-17)

【显微鉴别】横切面:①后生皮层为棕色木栓化细胞。②皮层薄壁组织偶见石细胞,单个散在或数个成群,类长方形、方形或长椭圆形,胞腔较大;内皮层不甚明显。③韧皮部散有筛管群,内侧偶见纤维束。④形成层类多角形,其内外侧偶有 1 至数个异型维管束。⑤木质部导管多列,呈径向或略呈"V"形排列。⑥髓部明显。⑦薄壁细胞充满淀粉粒。(图 7-18)

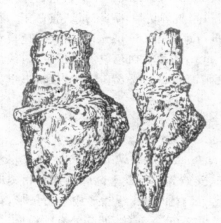

图 7-17　川乌药材图

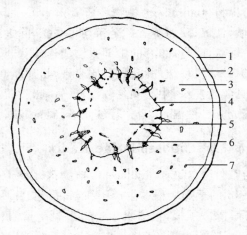

图 7-18　乌头(根)横切面简图
1. 后生皮层　2. 内皮层　3. 韧皮部　4. 形成层
5. 髓　6. 木质部　7. 筛管群

粉末:灰黄色。淀粉粒单粒类球形、长圆形或肾形,直径 3～22 μm,复粒由 2～15 分粒组成。石细胞近无色或淡黄绿色,类长方形、类方形、多角形或一边斜尖,直径 49～117 μm,长 113～280 μm,壁厚 4～13 μm,壁厚者层纹明显,纹孔较稀疏。后生皮层细胞棕色,有的壁呈瘤状增厚突入细胞腔。导管淡黄色,主为具缘纹孔导管,直径 29～70 μm,末端平截或短尖,穿孔位于端壁或侧壁,有的导管分子粗短拐曲或纵横连接。

【化学成分】主要含生物碱类成分,总生物碱含量为 0.82%～1.56%,其中主要为剧毒的双酯类生物碱,如乌头碱(aconitine)、次乌头碱(hypaconitine)、新乌头碱(mesaconitine)等成分。

【理化鉴别】薄层色谱:取本品粉末乙醚提取液作为供试品溶液。以乌头碱、次乌头碱、新乌头碱对照品作为对照。用硅胶 G 薄层板,以正己烷-乙酸乙酯-甲醇(6.4:3.6:1)为展开剂,稀碘化铋钾试液显色。供试品色谱中,在与对照品色谱相应的位置上,显相同颜色的斑点。

【质量评价】

1. 以身干、个均匀、肥满坚实、无空心者为佳。

2. 水分不得过 12.0%,总灰分不得过 9.0%,酸不溶灰分不得过 2.0%。

3. 按高效液相色谱法测定,本品含乌头碱、次乌头碱、新乌头碱的总量应为 0.05%～0.17%。

【功效】性热,味辛、苦;有大毒。祛风除湿,温经止痛。

草乌　Aconiti Kusnezoffii Radix

为毛茛科(Ranunculaceae)植物北乌头 *Aconitum kusnezoffii* Reichb.的干燥块根。主产于辽宁、吉林、黑龙江、河北、内蒙古等省区。秋季茎叶枯萎时采挖,除去须根和泥沙,干燥。药材呈不规则长圆锥形,长 2～7 cm,直径 0.6～1.8 cm,顶端常有茎残基;表面灰褐色或黑棕褐色,皱缩,有纵皱纹、点状须根痕及数个瘤状侧根;质硬,断面灰白色或暗灰色,有裂隙,形成层环纹多角形或类圆形,髓部较大或中空;气微,味辛辣,麻舌。主要含乌头碱、次乌头碱、新乌头碱等成分。性热,味辛、苦。祛风除湿,温经止痛。

附子　Aconiti Lateralis Radix Praeparrka

【基源】为毛茛科(Ranunculaceae)植物乌头 *Aconitum carmichaelii* Debx.的子根加工品。四川、陕西省为主要栽培产区。6 月下旬至 8 月上旬采挖,除去母根、须根及泥沙,习称"泥附子"。常加工成下列规格:①选择个大、均匀的泥附子,洗净,浸入食用胆巴的水溶液中过夜,再加食盐,继续浸泡,每日取出晒晾,并逐渐延长晒晾时间,直至附子表面出现大量结晶盐粒(盐霜)、体质变硬为止,习称"盐附子"。②取泥附子,按大小分别洗净,浸入食用胆巴的水溶液中数日,连同浸液煮至透心,捞出,水漂,纵切成厚约 0.5 cm 的片,再用水浸漂,用调色液使附片染成浓茶色,取出,蒸至出现油面、光泽后,烘至半干,再晒干或继续烘干,习称"黑顺片"。③选择大小均匀的泥附子,洗净,浸入食用胆巴的水溶液中数日,连同浸液煮至透心,捞出,剥去外皮,纵切成厚约 0.3 cm 的片,用水浸漂,取出,蒸透,晒干,习称"白附片"。

【性状鉴别】盐附子:呈圆锥形,长 4～7 cm,直径 3～5 cm。表面灰黑色,被盐霜,顶端有凹陷的芽痕,周围有瘤状突起的支根或支根痕。体重。横切面灰褐色,可见充满盐霜的小空隙及多角形形成层环纹,环纹内侧导管排列不整齐。气微,味咸而麻、刺舌。(图 7-19)

黑顺片:为纵切片,上宽下窄,长 1.7～5 cm,宽 0.9～3 cm,厚 0.2～0.5 cm。外皮黑褐色,切面暗黄色,油润具光泽,半透明状,并有纵向导管束。质硬而脆。断面角质样。气微,味淡。(图 7-19)

白附片:无外皮,黄白色,半透明,厚约 0.3 cm。(图 7-19)

【化学成分】主要含生物碱类成分,其中主要为剧毒的双酯类生物碱,如乌头碱、次乌头碱、新乌头碱。附子因系加工品,原来生品中所含毒性

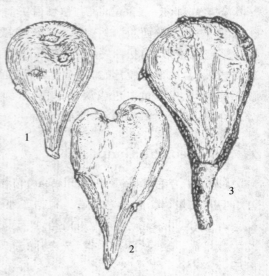

图 7-19　附子药材图
1. 盐附子　2. 白附片　3. 黑顺片

很强的双酯类生物碱,在加工炮制的过程中易水解,失去一分子醋酸,生成毒性较小的单酯类生物碱,如苯甲酰乌头原碱(benzoylaconine)、苯甲酰次乌头原碱(benzoylhypaconine)、苯甲酰新乌头原碱(benzoylmesaconine)。如继续水解,又失去一分子苯甲酸,生成毒性更小的不带

酯键的胺醇类生物碱,如乌头原碱(aconine)、次乌头原碱(hypaconine)、新乌头原碱(mesaco-nine)等成分。

【理化鉴别】薄层色谱:取本品粉末乙醚提取液作为供试品溶液。以苯甲酰新乌头原碱、苯甲酰乌头原碱、苯甲酰次乌头原碱对照品(单酯型乌头碱),以及乌头碱、次乌头碱、新乌头碱对照品(双酯型乌头碱)作为对照。用硅胶 G 薄层板,以正己烷-乙酸乙酯-甲醇(6.4∶3.6∶1)为展开剂,稀碘化铋钾试液显色。供试品色谱中,盐附子在与双酯型乌头碱对照品色谱相应的位置上,显相同颜色的斑点;黑顺片及白附片在与单酯型乌头碱对照品色谱相应的位置上,显相同颜色的斑点。

【质量评价】

1. 盐附子以个大、体重、色灰黑、表面起盐霜者为佳;黑顺片以身干、片大均匀、皮灰褐色、切面油润有光泽者为佳;白附片以身干、片大均匀、色黄白、油润半透明者为佳。

2. 水分不得过 15.0%。

3. 按酸碱滴定法测定,本品总生物碱含量以乌头碱计不得少于 1.0%。

4. 按高效液相色谱法测定,本品乌头碱、次乌头碱、新乌头碱(双酯型乌头碱)的总量不得过 0.020%,苯甲酰新乌头原碱、苯甲酰乌头原碱、苯甲酰次乌头原碱的总量不得少于 0.010%。

【功效】性大热,味辛、甘;有毒。回阳救逆,补火助阳,散寒止痛。

白头翁　Pulsatillae Radix

为毛茛科(Ranunculaceae)植物白头翁 *Pulsatilla chinensis* (Bge.) Regel 的干燥根。主产于东北、华北及陕西、甘肃、山东、江苏、安徽等省。春、秋两季采挖,除去泥沙,干燥。药材呈类圆柱形或圆锥形,稍扭曲,长 6~20 cm,直径 0.5~2 cm;表面黄棕色或棕褐色,有不规则的纵皱纹或纵沟,皮部易脱落,露出黄色木部,近根头部有朽状凹洞;根头部稍膨大,有白色绒毛;质硬而脆,断面皮部黄白色或淡黄棕色,木部淡黄色;气微,味微苦涩。主要含白头翁皂苷等成分。性寒,味苦。清热解毒,凉血止痢。

白芍　Paeoniae Radix Alba

【基源】为毛茛科(Ranunculaceae)植物芍药 *Paeonia lactiflora* Pall.的干燥根。主产于浙江、四川、安徽、贵州、山东等省。根据产地不同,形成了杭白芍、亳白芍、川白芍三大道地药材品系,产于四川中江、渠河为川白芍,产于安徽亳州为亳白芍,产于浙江杭州、东阳者为杭白芍,均为栽培品。夏、秋两季采挖,洗净,除去头尾及须根,置沸水中煮后除去外皮或去皮后再煮,晒干。

【性状鉴别】呈圆柱形,平直或稍弯曲,两端平截,长 5~18 cm,直径 1~2.5 cm。表面类白色或淡红棕色,光洁或有纵皱纹及细根痕,偶有残存的棕褐色外皮。质坚实,不易折断。断面较平坦,类白色或微带棕红色,形成层环明显,射线放射状。气微,味微苦、酸。(图 7-20)

【显微鉴别】粉末:黄白色。①糊化淀粉粒团块甚多。②草酸钙簇晶直径 11~35 μm,存在于薄壁细胞中,常排列成行,或一个细胞中含数个簇晶。③具缘纹孔导管及网纹导管直径 20~65 μm。④纤维长梭形,直径 15~40 μm,壁厚,微木化,具大的圆形纹孔。(图 7-21)

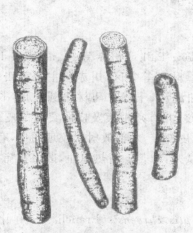

图 7-20　白芍药材图

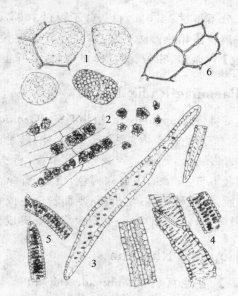

图 7-21　白芍粉末图

1. 含糊化淀粉粒细胞　2. 草酸钙簇晶　3. 木纤维
4. 导管　5. 管胞　6. 薄壁细胞

【化学成分】主要含芍药苷(paeoniflorin)、芍药花苷(paeonin)、牡丹酚(paeonol)等成分。经过加工制成白芍后,芍药苷含量显著减少,约在1%以下。

【理化鉴别】薄层色谱:取本品粉末乙醇提取液作为供试品溶液。以芍药苷对照品作为对照。用高效硅胶预制薄层板,以三氯甲烷-乙酸乙酯-甲醇-甲酸(40:5:10:0.2)为展开剂,喷以5%香草醛硫酸乙醇(1→10)溶液稍加热显色,置于可见光下检视。供试品色谱中,在与对照品色谱相应位置上,显示相同颜色的斑点(图7-22)。

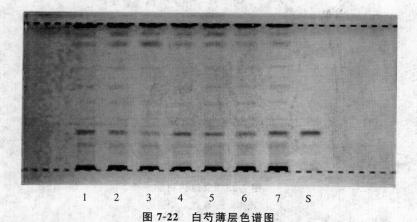

图 7-22　白芍薄层色谱图

S. 芍药苷　1. 白芍(购自河北)　2. 白芍(购自河南)　3. 白芍(购自北京)
4,6,7. 白芍(购自上海)　5. 白芍(购自安徽)

【质量评价】
1. 以根粗长、质坚实、粉性足、无白心或裂隙者为佳。

2. 水分不得过 14.0%，总灰分不得过 4.0%，水溶性浸出物（热浸法）不得少于 22.0%。

3. 按高效液相色谱法测定，本品含芍药苷不得少于 1.6%。

【功效】性微寒，味苦、酸。养血敛阴，柔肝止痛，平抑肝阳。

赤芍　Paeoniae Radix Rubra

为毛茛科（Ranunculaceae）植物芍药 *Paeonia lactiflora* Pall.或川赤芍 *P. veitchii* Lynch 的干燥根。芍药主产于内蒙古、辽宁、吉林、黑龙江、河北、陕西等省区，川赤芍主产于四川、甘肃、陕西、青海、云南等省。春、秋两季采挖，除去须根和泥沙，干燥。药材呈圆柱形，长 5～40 cm，直径 0.5～3 cm；表面棕褐色，粗糙，有纵沟及皱纹，并有须根痕及横向突起的皮孔，有的外皮易脱落；质硬而脆，易折断；断面粉白色或粉红色，皮部窄，木部放射状纹理明显，有的现裂隙；气微香，味微苦、酸涩。主要含芍药苷等成分。性微寒，味苦。清热凉血，散瘀止痛。

黄连　Coptidis Rhizoma

【基源】为毛茛科（Ranunculaceae）植物黄连 *Coptis chinensis* Franch.、三角叶黄连 *C. deltoidea* C. Y. Cheng et Hsiao 或云连 *C. teeta* Wall.的干燥根茎，分别习称为"味连"、"雅连"和"云连"。味连主产于四川石柱和湖北恩施，雅连主产于四川峨眉、洪雅、乐山等地，云连主产于云南怒江州及腾冲等地。秋季采挖，除去须根和泥沙，干燥，撞去残留须根。

【性状鉴别】味连：多聚集成簇，常弯曲，形如鸡爪，单枝根茎长 3～6 cm，直径 0.3～0.8 cm。表面灰黄色或黄褐色，粗糙，有不规则结节状隆起、须根及须根残基，有的节间表面平滑如茎秆，习称"过桥"。上部多残留褐色鳞叶，顶端常留有残余的茎或叶柄。质硬。断面不整齐，皮部橙红色或暗棕色，木部鲜黄色或橙黄色，呈放射状排列，髓部有时中空。气微，味极苦。（图 7-23）

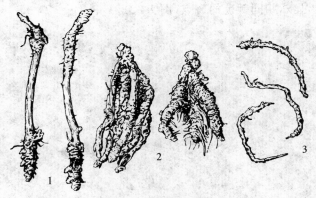

图 7-23　黄连药材图
1. 雅连　2. 味连　3. 云连

雅连：多为单枝、略呈圆柱形，微弯曲，长 4～8 cm，直径 0.5～1 cm，"过桥"较长。顶端有少数残基。（图 7-23）

云连：弯曲呈钩状，多为单枝，较细小。（图 7-23）

【显微鉴别】横切面：味连，①木栓层为数列细胞。②皮层较宽，石细胞单个或成群散在。③中柱鞘纤维成束或伴有少数石细胞，均显黄色。④维管束外韧型，环列，束间形成层不明显。

⑤木质部细胞均木化，木纤维较发达。射线宽窄不一。⑥髓部为薄壁细胞，无石细胞。（图 7-24）

雅连，与味连相似，但髓部有石细胞。

云连，皮层、中柱鞘和髓部均无石细胞。

粉末：黄棕色或黄色。味连，①石细胞黄色，类方形、类圆形、类长方形或近多角形，直径 25～64 μm，长至 102 μm，壁厚，壁孔明显。②中柱鞘纤维黄色，纺锤形或梭形，长 136～185 μm，直径 27～37 μm，壁厚。③鳞叶表皮细胞绿黄色或黄棕色，细胞长方形或长多角形，壁微波状弯曲，或作连珠状增厚。另可见木纤维、木薄壁细胞、网纹或孔纹导管、细小淀粉粒。（图 7-25）

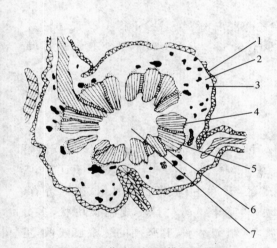

图 7-24　黄连（味连）横切面简图

1. 木栓层　2. 皮层　3. 石细胞　4. 韧皮部
5. 木质部　6. 木化射线　7. 髓

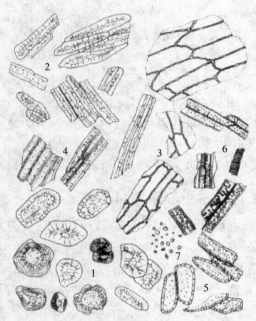

图 7-25　黄连（味连）粉末图

1. 石细胞　2. 中柱鞘纤维　3. 鳞叶表皮细胞　4. 木纤维
5. 木薄壁细胞　6. 导管　7. 淀粉粒

雅连，与味连相似，但石细胞较多，金黄色。

云连，无石细胞。

【化学成分】均含多种异喹啉类生物碱，主要含小檗碱（berberine）（呈盐酸盐存在）、黄连碱（coptisine）、巴马汀（palmatine）、表小檗碱（epiberberine）、药根碱（jatrorrhizine）等成分。

【理化鉴别】薄层色谱：取本品粉末的甲醇提取液作为供试品溶液。以黄连对照药材、盐酸小檗碱对照品作为对照。用硅胶预制薄层板，以甲苯-乙酸乙酯-甲醇-异丙醇-水（6∶3∶2∶1.5∶0.3）为展开剂，置于紫外光灯（365 nm）下检视。供试品色谱中，在与对照药材及对照品色谱相应的位置上，显示相同颜色的荧光斑点（图 7-26）。

【质量评价】

1. 味连以身干、肥壮、连珠状、须根少、质坚体重、断面皮部橙红色、木部鲜黄色或橙黄色者为佳；雅连以条粗壮、须根少、形如蚕者为佳；云连以条细、节多、须根少、色黄者为佳。

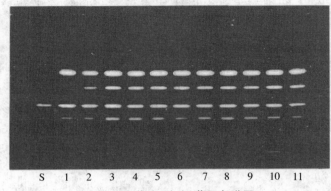

S 1 2 3 4 5 6 7 8 9 10 11

图 7-26 黄连(味连)薄层色谱图

S. 盐酸小檗碱 1. 云连对照药材 2. 雅连对照药材 3. 味连对照药材 4. 黄连(购自广西)
5. 黄连(购自江西) 6. 黄连(购自河北) 7. 黄连(购自广东) 8. 黄连(购自上海)
9. 黄连(购自河南) 10. 黄连(购自四川) 11. 黄连(购自贵州)

2. 水分不得过 14.0%,总灰分不得过 5.0%,稀乙醇浸出物(冷浸法)不得少于 15.0%。

3. 按高效液相色谱法测定,味连含小檗碱不得少于 5.5%,表小檗碱不得少于 0.80%,黄连碱不得少于 1.6%,巴马汀不得少于 1.5%。

【功效】性寒,味苦。清热燥湿,泻火解毒。

升麻 Cimicifugae Rhizoma

为毛茛科(Ranunculaceae)植物大三叶升麻 *Cimicifuga heracleifolia* Kom.、兴安升麻 *C.dahurica*(Turcz.)Maxim. 或升麻 *C. foetida* L.的干燥根茎。大三叶升麻主产于辽宁、吉林、黑龙江,兴安升麻主产于内蒙古、河北、山西等省区,升麻主产于四川、甘肃、陕西等省。秋季采挖,除去泥沙,晒至须根干时,燎去或除去须根,晒干。药材呈不规则长块状,多分枝,长 10~20 cm,直径 2~4 cm;表面黑褐色或棕褐色,粗糙不平,有坚硬的须根痕残留,上面具多个圆形洞状的茎基痕,洞内壁显网状沟纹;下面凹凸不平,有须根痕;体轻,质坚硬,不易折断;断面不平坦,有裂隙,纤维性,黄绿色或淡黄白色;气微,味微苦而涩。主要含阿魏酸、异阿魏酸、咖啡酸及多种甾萜类成分。性微寒,味辛、微甘。发表透疹,清热解毒,升举阳气。

防己 Stephaniae Tetrandrae Radix

为防己科(Menispermaceae)植物粉防己 *Stephania tetrandra* S. Moore 的干燥根。主产于浙江、安徽、湖北、湖南等省。秋季采挖,洗净,刮去粗皮,晒至半干,切段,个大者再纵切,干燥。药材呈不规则圆柱形、半圆柱形或块状,多弯曲,长 5~10 cm,直径 1~5 cm;表面淡灰黄色,在弯曲处常有深陷横沟而呈结节状的瘤块样,形似猪大肠;体重,质坚实;断面平坦,灰白色,富粉性,有排列稀疏的放射状纹理称"车轮纹";气微,味苦。主要含多种异喹啉类生物碱,如粉防己碱(汉防己甲素,tetrandrine)、去甲基粉防己碱(汉防己乙素,demethyl tetrandrine)、防己诺林碱(fangchinoline)和轮环藤酚碱(cyclanoline)等。性寒,味苦。利水消肿、祛风止痛。

北豆根 Menispermi Rhizoma

为防己科（Menispermaceae）植物蝙蝠葛 *Menispermum dauricum* DC. 的干燥根茎。主产于东北及河北、山东、山西等省。春、秋两季采挖，除去须根及泥沙，干燥。药材呈细长圆柱形，弯曲，有分枝，长可达 50 cm，直径 0.3～0.8 cm；表面黄棕色至暗棕色，多有弯曲的细根，并可见突起的根痕及纵皱纹，外皮易剥落；质韧，不易折断；断面不整齐，纤维细，木部淡黄色，呈放射状排列，中心有髓；气微，味苦。主要含多种生物碱，如蝙蝠葛碱（dauricine）、蝙蝠葛苏林碱（daurisoline）。性寒，味苦。清热解毒，祛风止痛。

延胡索 Corydalis Rhizoma

【基源】为罂粟科（Papaveraceae）植物延胡索 *Corydalis yanhusuo* W. T. Wang 的干燥块茎。主产于浙江东阳、磐安，湖北、湖南、江苏等省亦产。多为栽培。夏初茎叶枯萎时采挖，除去须根，洗净，置沸水中煮至恰无白心时，取出，晒干。

【性状鉴别】药材呈不规则扁球形，直径 0.5～1.5 cm。表面黄色或黄褐色，有不规则网状皱纹，顶端有略凹陷的茎痕，底部常有疙瘩状凸起。质硬而脆。断面黄色，角质样，有蜡样光泽。气微，味苦。（图 7-27）

【显微鉴别】粉末：绿黄色。①石细胞淡黄色，类多角形或长圆形，壁较厚，纹孔细密。②下皮厚壁细胞绿黄色，细胞多角形或长条形，壁稍弯曲，木化，有的成连珠状增厚，纹孔细密。③多为螺纹导管。④薄壁细胞中充满糊化淀粉团块。（图 7-28）

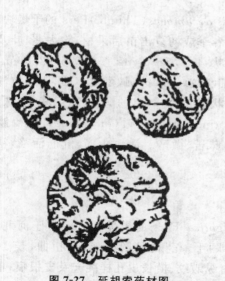

图 7-27 延胡索药材图

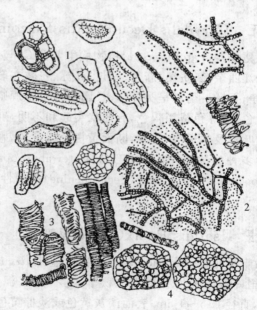

图 7-28 延胡索粉末图
1. 石细胞 2. 下皮厚壁细胞 3. 导管
4. 含糊化淀粉粒的薄壁细胞

【化学成分】主要含多种生物碱，如延胡索甲素（*d-corydaline*，即 *d*-紫堇碱）、延胡索乙素（*dl*-tetrahydropalmatine，即 *dl*-四氢巴马汀）、延胡索丙素（protopine，即原鸦片碱）及延胡索丁素(l-tetrahydrocoptisine,即 1-四氢黄连碱)等。

【理化鉴别】薄层色谱:取本品粉末乙醚提取液作为供试品溶液。以延胡索对照药材及延胡索乙素对照品作为对照。用高效硅胶预制薄层板,以甲苯-丙酮(9:2)为展开剂,置碘缸中约 3 min 后挥尽板上吸附的碘,置于紫外光灯(365 nm)下检视。供试品色谱中,在与对照药材及对照品色谱相应的位置上,显示相同颜色的荧光斑点(图 7-29)。

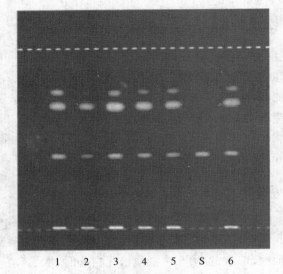

图 7-29   延胡索薄层色谱图

S. 延胡索乙素   1,2. 延胡索(购自广东)   3. 延胡索对照药材
4. 延胡索(购自浙江)   5. 延胡索(购自江苏)
6. 延胡索(购自山东)

【质量评价】

1. 以个大、饱满、质坚实、断面色黄者为佳。

2. 水分不得过 15.0%,总灰分不得过 4.0%,稀乙醇浸出物(热浸法)不得少于 13.0%。

3. 按高效液相色谱法测定,本品含延胡索乙素($C_{21}H_{25}NO_4$)不得少于 0.050%。

【功效】性温,味辛、苦。活血,行气,止痛。

夏天无   Corydalis Decumbentis Rhizoma

为罂粟科(Papaveraceae)植物伏生紫堇 Corydalis decumbens (Thunb.)Pers.的干燥块茎。主产于江西余江、贵溪、新余、临川,江苏、安徽亦产。春季或初夏出苗后采挖,除去茎、叶及须根,洗净,干燥。药材呈类球形、长圆形或呈不规则块状,长 0.5~3 cm,直径 0.5~2.5 cm;表面灰黄色、暗绿色或黑褐色,有瘤状突起和不明显的细皱纹,上端钝圆,可见茎痕,四周有淡黄色点状叶痕及须根痕;质硬,断面黄白色或黄色,颗粒状或角质样,有的略带粉性;气无,味苦。主要含多种生物碱,如四氢巴马汀(tetrahydropalmatine)、原阿片碱(protopine)、空褐鳞碱(bullbocapnine)、夏天无碱(decumbenine)等。性温,味苦、微辛。活血止痛,舒筋活络,祛风除湿。

板蓝根   Isatidis Radix(附:南板蓝根)

为十字花科(Brassicaceae)植物菘蓝 Isatis indigotica Fort.的干燥根。主产于河北、江苏,全国许多地区均有栽培。秋季采挖,除去泥沙,晒干。药材呈圆柱形,稍扭曲,长 10~20 cm,直径 0.5~1 cm;表面淡灰黄色或淡棕黄色,有纵皱纹、横长皮孔样突起及支根痕;根头略膨大,可见暗绿色或暗棕色轮状排列的叶柄残基和密集的疣状突起;体实,质略软;断面皮部黄白色,木部黄色;气微,味微甜而后苦涩。主要含靛蓝(indigo)、靛玉红(indirubin)、(R,S)-告依春(epigoitrin)及多种氨基酸等。性寒,味苦。清热解毒,凉血利咽。

【附】南板蓝根 Baphicacanthis Cusiae Rhizoma et Radix

为爵床科(Acanthaceae)植物马蓝 Baphicacanthus cusia (Nees)Bremek.的干燥根茎及根。主产于福建、

江西、四川、湖南等省。夏、秋两季采挖,除去地上茎,洗净,晒干。药材呈类圆形,多弯曲,有分枝,长 10~30 cm,直径 0.1~1 cm;表面灰棕色,节膨大,节上长有细根或茎残基,外皮易剥落,呈蓝灰色;质硬而脆,易折断;断面皮部蓝灰色,木部蓝灰色至淡黄褐色,中央有髓。根粗细不一,弯曲有分枝;气微,味淡。主含靛苷、靛蓝(indigo)、靛玉红(indirubin)及蒽醌类成分。性寒,味苦。清热解毒、凉血消斑。

红景天　Rhodiolae Crenulatae Radix et Rhizoma

为景天科(Crassulaceae)植物大花红景天 *Rhodiola crenulata* (Hook. f. et Thoms.) H. Ohba 的干燥根及根茎。主产于西藏、云南、青海、四川等省区。秋季花茎凋枯后采挖,除去粗皮,洗净,晒干。根茎呈圆柱形,粗短,略弯曲,少数有分枝,长 5~20 cm,直径 3~4.5 cm;表面棕色或褐色,粗糙有褶皱,剥开外表皮有一层膜质黄色表皮且具粉红色花纹,宿存部分老花茎,花茎基部被三角形或卵形膜质鳞片,节间不规则;质轻,疏松;断面粉红色至紫红色,有一环纹。主根呈圆柱形,粗短,长约 20 cm,上部直径约 1.5 cm,侧根长 10~30 cm;断面橙红色或紫红色,有时具裂隙;气芳香,味微苦涩、后甜。主含红景天苷(rhodioloside)。性平,味甘、苦。益气活血,通脉平喘。

常山　Dichroae Radix

为虎耳草科(Saxifragaceae)植物常山 *Dichroa febrifuga* Lour.的干燥根。主产于四川、贵州等省。秋季采挖,除去须根,洗净,晒干。药材呈圆柱形,常弯曲扭转,或有分枝,长 9~15 cm,直径 0.5~2 cm;表面棕黄色,具细纵纹,外皮易剥落,剥落处露出淡黄色木部;质坚硬,不易折断,折断时有粉尘飞扬;横切面黄白色,射线类白色,呈放射状;气微,味苦。主要含多种生物碱,如常山碱甲、乙、丙(α、β、γ-dichroine)。性寒,味苦、辛;有毒。涌吐痰涎,截疟。

地榆　Sanguisorbae Radix

为蔷薇科(Rosaceae)植物地榆 *Sanguisorba officinalis* L. 或长叶地榆 *S. officinalis* L. var. *longifolia* (Bert.) Yu et Li 的干燥根,后者习称"绵地榆"。地榆主产于东北及内蒙古、山西、陕西等省区,长叶地榆主产于安徽、浙江、江苏、江西等省。春季将发芽时或秋季植株枯萎后采挖,除去须根,洗净,干燥,或趁鲜切片,干燥。地榆呈不规则纺锤形或圆柱形,稍弯曲,长 5~25 cm,直径 0.5~2 cm;表面灰褐色至暗棕色,具纵皱纹,粗糙;质硬,断面较平坦,粉红色或淡黄色,木部略呈放射状排列;气微,味微苦涩。绵地榆呈长圆柱形,稍弯曲,着生于短粗的根茎上;表面红棕色或棕紫色,有细纵纹;质坚韧,断面黄棕色或红棕色,皮部有多数黄白色或黄棕色绵状纤维;气微,味微苦涩。主要含鞣质,如地榆素(sanguiin)H_1~H_{11},另含三萜皂苷。性微寒,味苦、酸、涩。凉血止血,解毒敛疮。

苦参　Sophorae Flavescentis Radix

为豆科(Leguminosae)植物苦参 *Sophora flavescens* Ait.的干燥根。主产于山西、河南、河北等省。春秋两季采挖,除去根头及小支根,洗净,干燥,或趁鲜切片,干燥。药材呈长圆柱形,下部常有分枝,长 10~30 cm,直径 1~6.5 cm;表面灰棕色或棕黄色,有明显的纵皱纹及横长皮孔样突起;外皮薄,多破裂反卷,易剥落,剥落处显黄色,光滑;质硬,不易折断;断面纤维性,黄白色,切面皮部与木部分层明显,具放射状纹理及裂隙,有的具异形维管束呈同心性环列或不规则散在；气微，味极苦。主含喹诺里西啶类生物碱，如苦参碱（matrine）及氧化苦参碱（oxymatrine）。性寒，味苦。清热燥湿，杀虫利尿。

山豆根 Sophorae Tonkinensis Radix et Rhizoma

为豆科（Leguminosae）植物越南槐 *Sophora tonkinensis* Gagnep.的干燥根及根茎。主产于广东、广西，习称"广豆根"。秋季采挖，除去杂质，洗净，干燥。药材根茎呈不规则结节状，顶端常残存茎基，其下着生根数条。根呈长圆柱形，常有分枝，长短不等，直径 0.7～1.5 cm；表面棕色至棕褐色，有不规则的纵皱纹及横长皮孔样突起；质坚硬，难折断；断面皮部浅棕色，木部淡黄色；有豆腥气，味极苦。主要含生物碱及黄酮类化合物，如苦参碱（matrine）、氧化苦参碱（oxymatrine）、广豆根素（sophoranone）等。性寒，味苦；有毒。清热解毒，消肿利咽。

葛根 Puerariae Lobatae Radix（附：粉葛）

为豆科（Leguminosae）植物野葛 *Pueraria lobata*（Willd.）Ohwi 的干燥根，习称野葛。主产于湖南、河南、广东、浙江等省。秋、冬两季采挖，趁鲜切成厚片或小块，干燥。药材呈纵切的长方形厚片或小方块，长 5～35 cm，厚 0.5～1 cm；外皮淡棕色至棕色，有纵皱纹，粗糙；切面黄白色至淡黄棕色，有的纹理明显；质韧，纤维性强；气微，味微甜。主含异黄酮类化合物，如葛根素（puerarin）、大豆苷（daidzin）、大豆苷元（daidzein）。性凉，味甘、辛。解肌退热，生津止渴，透疹，升阳止泻，解酒毒。

【附】粉葛 Puerariae Thomsonii Radix

为豆科（Leguminosae）植物甘葛藤 *Pueraria thomsonii* Benth.的干燥根。主产于广西、广东，多为栽培。秋、冬两季采挖，除去外皮，稍干，截段或再纵切两半或斜切成厚片，干燥。药材呈圆柱形、类纺锤形或半圆柱形，长 12～15 cm，直径 4～8 cm，有的为纵切或斜切的厚片；表面黄白色或淡棕色，未去外皮的为灰棕色；体重，质硬，富粉性；横切面可见由纤维形成的浅棕色同心性环纹，纵切面可见由纤维形成的数条纵纹；气微，味微甜。化学成分与野葛根大致相同，但总黄酮含量较野葛根低。功效同野葛。

甘草 Glycyrrhizae Radix et Rhizoma

【基源】为豆科（Leguminosae）植物甘草 *Glycyrrhiza uralensis* Fisch.、胀果甘草 *G. inflata* Bat.或光果甘草 *G. glabra* L.的干燥根及根茎。甘草主产于内蒙古、甘肃、新疆等省区；胀果甘草和光果甘草主产于新疆、甘肃等省区。目前已有人工栽培。春、秋两季采挖，以春季采收为佳。切去茎基、幼芽、支根及须根，晒干；亦有将外面红棕色栓皮刮去者，称"粉甘草"。

【性状鉴别】甘草：根呈圆柱形，长 25～100 cm，直径 0.6～3.5 cm；外皮松紧不等，红棕色或灰棕色，有明显的皱纹、沟纹及稀疏的细根痕，皮孔横长；质坚实而重，断面略显纤维性，黄白色，粉性，具明显的形成层环纹及放射状纹理，有裂隙。根茎呈圆柱形，表面有芽痕，断面中央有髓。气微，味甜而特殊。（图 7-30）

胀果甘草：根及根茎木质粗壮，有的有分枝，外皮粗糙，多灰棕色或灰褐色。质坚硬，木质纤维多，粉性小。根茎不定芽多而粗大。

光果甘草：根及根茎质地比较坚实，有的有分枝，外皮不粗糙，多灰棕色，皮孔细而不明显。

【显微鉴别】横切面:①木栓层为数列棕色细胞。②栓内层较窄。③韧皮部及木质部中均有纤维束,其周围薄壁细胞中常含草酸钙方晶,形成晶鞘纤维。④束间形成层不明显。⑤木质部导管常单个散在或2～3个成群。⑥射线明显,韧皮部射线常弯曲,有裂隙。⑦薄壁细胞含淀粉粒,少数细胞含棕色块状物。(图7-31)

粉末:淡棕黄色。①纤维成束,壁厚,微木化,周围薄壁细胞含草酸钙方晶,形成晶鞘纤维。②具缘纹孔导管较大,稀有网纹导管。③草酸钙方晶多见。④木栓细胞多角形,红棕色,微木化。⑤棕色块状物形状不一。(图7-32)

【化学成分】主要含有三萜类化合物,如甘草甜素(glycyrrhizin),为甘草的甜味成分,主要系甘草酸(glycyrrhizic acid)的钾、钙盐;黄酮类化合物,如甘草苷(liquiritin)、甘草苷元(liquiritigenin)、异甘草苷(isoliquiritin)、异甘草苷元(isoliquiritigenin)等。此外,尚含香豆素、生物碱及多糖等。

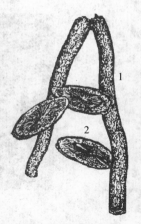

图 7-30 甘草药材图
1. 药材 2. 饮片

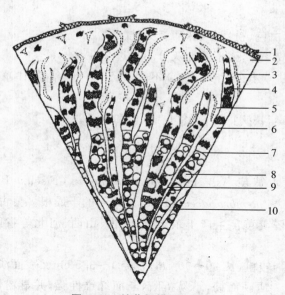

图 7-31 甘草根横切面简图
1. 木栓层 2. 栓内层 3. 裂隙 4. 韧皮纤维束
5. 韧皮射线 6. 韧皮部 7. 形成层 8. 导管
9. 木射线 10. 木纤维束

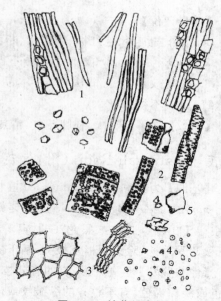

图 7-32 甘草粉末图
1. 纤维及晶鞘纤维 2. 导管
3. 木栓细胞 4. 淀粉粒
5. 色素块

【理化鉴别】薄层色谱:取本品粉末乙醚提取后,药渣用甲醇加热回流提取,滤液蒸干,残渣加水使溶解,用正丁醇萃取,正丁醇液蒸干,残渣加甲醇溶解,作为供试品溶液。以甘草对照药材、甘草酸单铵盐对照品作为对照。用高效硅胶预制薄层板,以乙酸乙酯-甲酸-冰醋酸-水(15:1:1:2)为展开剂,喷以10%硫酸乙醇溶液加热显色,于紫外光灯(365 nm)下检视。供试品色谱中,在与对照药材及对照品色谱相应的位置上,显示相同颜色的荧光斑点(图7-33)。

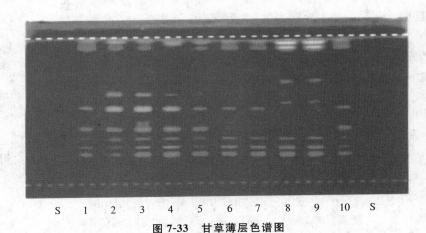

图 7-33　甘草薄层色谱图

S. 甘草酸铵　1,10. 甘草对照药材　2. 甘草(甘草,购自陕西)　3. 甘草(甘草,产于宁夏)

4. 甘草(甘草,产于内蒙古阿拉善)　5. 甘草(甘草,产于内蒙古)　6,7. 甘草(光果甘草,
产于新疆)　8,9. 甘草(胀果甘草,产于新疆库尔勒)

【质量评价】

1. 以外皮细紧、色红棕、质坚实、断面黄白色、粉性足、味甜者为佳。

2. 水分不得过 12.0％。总灰分不得过 7.0％,酸不溶性灰分不得过 2.0％。

3. 按高效液相色谱法测定,本品含甘草苷($C_{21}H_{22}O_9$)不得少于 0.50％,含甘草酸($C_{42}H_{62}O_{16}$)不得少于 2.0％。

【功效】性平,味甘。补脾益气,清热解毒,祛痰止咳,缓急止痛,调和诸药。

黄芪　Astragali Radix(附:红芪)

【基源】为豆科(Leguminosae)植物蒙古黄芪 *Astragalus membranaceus*(Fisch.) Bge. var. *mongholicus*(Bge.) Hsiao 或膜荚黄芪 *A. membranaceus*(Fisch.) Bge.的干燥根。蒙古黄芪主产于山西、内蒙古、黑龙江、甘肃等地,膜荚黄芪主产于东北、内蒙古、山西、河北等省区。春、秋两季采挖,除去须根及根头,晒干。

【性状鉴别】呈圆柱形,有的有分枝,上端较粗,长 30～90 cm,直径 1～3.5 cm。表面淡棕黄色或淡棕褐色,有不整齐的纵皱纹或沟纹。质硬而韧,不易折断,断面纤维性强,并显粉性,皮部黄白色,木部淡黄色,有放射状纹理及裂隙,习称"菊花心"。气微,味微甜,嚼之微有豆腥味。(图 7-34)

【显微鉴别】横切面:①木栓层细胞数列,栓内层为 3～5 列厚角细胞,切向延长。②韧皮部纤维束与筛管群交替排列;近栓内层处有的可见石细胞及管状木栓组织;韧皮射线外侧弯曲,有裂隙。③形成层成环。④木质部导管单个散在或 2～3 个相聚,木纤维成束,木射线明显,射线中有单个或 2～4 个成群的石细胞。⑤薄壁细胞含淀粉粒。(图 7-35)

粉末:黄白色。①纤维成束或散离,壁极厚,表面有纵裂纹,初生壁常与次生壁分离,两端常断裂成须状。②具缘纹孔导管,具缘纹孔排列紧密。③木栓细胞多角形,垂周壁薄,有的细波状弯曲。④石细胞少见,长方形、类圆形或不规则状,壁较厚。⑤淀粉粒单粒或复粒。(图 7-36)

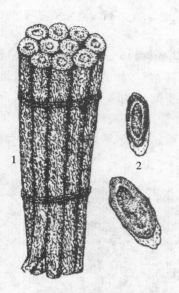

图 7-34　黄芪药材图

1. 药材　2. 饮片

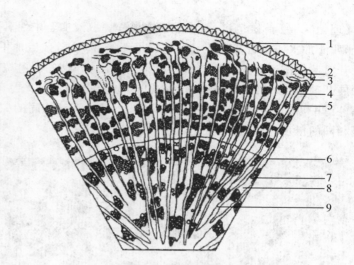

图 7-35　黄芪根横切面图

1. 木栓层　2. 管状栓组织　3. 栓内层　4. 韧皮射线
5. 韧皮纤维束　6. 形成层　7. 导管及木纤维束
8. 木质部　9. 木射线

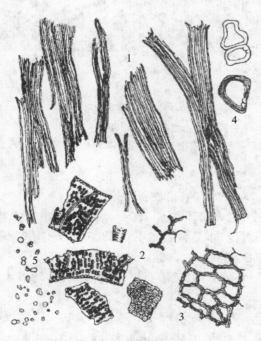

图 7-36　黄芪粉末图

1. 纤维　2. 导管　3. 木栓细胞　4. 石细胞　5. 淀粉粒

【化学成分】主含三萜皂苷、黄酮及多糖。三萜皂苷有黄芪皂苷(astragaloside)Ⅰ～Ⅷ,其中黄芪皂苷Ⅳ(即黄芪甲苷)为主要成分;黄酮有芒柄花黄素(formononetin)、毛蕊异黄酮

（calycosin）及其葡萄糖苷等；多糖有黄芪多糖（astragalan）Ⅰ、Ⅱ、Ⅲ。此外，尚含 γ-氨基丁酸、硒等。

【理化鉴别】薄层色谱：取本品粉末甲醇提取液加至中性氧化铝柱，40％甲醇洗脱，洗脱液蒸干，残渣加水使溶解，用正丁醇萃取，正丁醇液蒸干，残渣加甲醇溶解，作为供试品液。以黄芪甲苷对照品作为对照。用高效硅胶预制薄层板，以三氯甲烷-甲醇-水（13∶7∶2）的下层溶液为展开剂，喷以 10％硫酸乙醇溶液加热显色，分别置日光及紫外光灯（365 nm）下检视。供试品色谱中，在与对照品色谱相应的位置上，日光下显相同的棕褐色斑点，紫外光灯（365 nm）下显相同的橙黄色荧光斑点（图 7-37）。

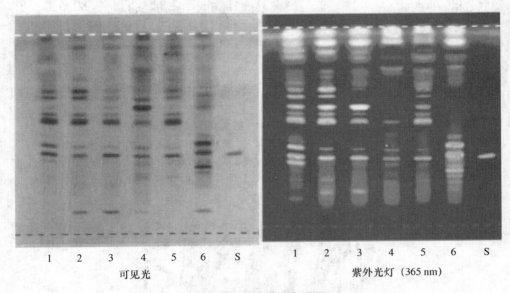

图 7-37　黄芪薄层色谱图

S. 黄芪甲苷　1. 黄芪（产自山西浑源）　2. 黄芪（产自四川）　3. 黄芪（产自甘肃）
4. 黄芪（产自吉林）　5. 黄芪（产自哈尔滨）　6. 梭果黄芪（非药典品种）

【质量评价】

1. 以条粗长、断面色黄白、味甜、有粉性者为佳。

2. 水分不得过 10.0％。总灰分不得过 5.0％，水溶性浸出物（冷浸法）不得少于 17.0％。

3. 按高效液相色谱法测定，本品含黄芪甲苷（$C_{41}H_{68}O_{14}$）不得少于 0.040％，含毛蕊异黄酮葡萄糖苷（$C_{22}H_{22}O_{10}$）不得少于 0.020％。

【功效】性微温，味甘。补气升阳，固表止汗，利水消肿，生津养血，行滞通痹，托毒排脓，敛疮生肌。

【附】红芪 Hedysari Radix

为豆科（Leguminosae）植物多序岩黄芪 *Hedysarum polybotrys* Hand.-Mazz.的干燥根。主产于甘肃南部地区。春秋两季采挖，除去须根和根头，晒干。药材呈圆柱形，少分枝，长 10～50 cm，直径 0.6～2 cm；表面灰红棕色，具皱纹、横长皮孔样突起及少数支根痕，栓皮易剥落，剥落处淡黄色；质硬而韧，折断面纤维性强，并显粉性；横切面皮部淡棕色，形成层环浅棕色；气微，味微甜，嚼之有豆腥味。功效同黄芪。

远志　Polygalae Radix

为远志科(Polygalaceae)植物远志 *Polygala tenuifolia* Willd.或卵叶远志 *P. sibirica* L.的干燥根。主产于山西、陕西、河南、河北等省,以山西产量大、质量优。春、秋两季采挖,除去木心后,晒干或直接晒干。药材呈中空的长筒状或双卷筒状,略弯曲,长 3~15 cm,直径 0.3~0.8 cm;表面灰黄色至灰棕色,有较密而深陷的横皱纹,略呈结节状;质脆,易折断,断面棕黄色,带有木心者,木部黄白色,易与皮部分离;气微,味苦、微辛,嚼之有刺喉感。主要含多种三萜类皂苷,如远志皂苷(onjisaponin)A、B、C、D、E、F、G,以皮部含量最高,尚含细叶远志定碱、远志糖醇等。性温,味苦、辛。安神益智,祛痰,消肿。

甘遂　Kansui Radix

为大戟科(Euphorbiaceae)植物甘遂 *Euphorbia kansui* T.N.liou ex T.P. Wang 的干燥块根。主产于陕西、山西、河南等省。春季开花前或秋末茎叶枯萎后采挖,撞去外皮,晒干。药材呈纺锤形、椭圆形、长圆柱形或连珠状,长 1~5 cm,直径 0.5~2.5 cm;表面黄白色或类白色,凹陷处常有未去净的棕色栓皮;质脆,易折断,断面粉性,白色,木部微显放射状纹理;气微,味微甘而辣。主要含大戟甾醇(euphorbol)、甘遂甾醇(tirucallol)、甘遂萜酯(kansuinine)、大戟酮(euphorbon)、大戟二烯醇(euphadienol)等。性寒,味苦;有毒。泻下逐水,消肿散结。

白蔹　Ampelopsis Radix

为葡萄科(Vitaceae)植物白蔹 *Ampelopsis japonica* (Thunb.)Makino 的干燥块根。主产于河南、湖北、安徽、江西等省。春、秋两季采挖,除去细根及泥沙,切纵瓣或斜片,晒干。药材呈长圆形或近纺锤形,长 4~10 cm,直径 1~2 cm,切面周边常向内卷曲,中部有一突起的棱线;外皮红棕色或红褐色,有纵皱纹、细横纹及横长皮孔,易层层脱落,脱落处呈淡红棕色;斜片呈卵圆形,长 2.5~5 cm,宽 2~3 cm,切面类白色或浅红棕色,有放射状纹理,周边较厚,微翘起;体轻,质硬脆,易折断,折断时常有粉尘飞出;气微,味甘。主要含鞣质、甾醇、有机酸、多酚类等成分。性微寒,味苦。清热解毒,消痈散结,敛疮生肌。

人参　Ginseng Radix et Rhizoma(附:红参、人参叶)

【基源】为五加科(Araliaceae)植物人参 *Panax ginseng* C. A. Mey.的干燥根及根茎。栽培者俗称"园参",播种在山林野生状态下自然生长的称"林下山参",又称"籽海"。主产于吉林抚松、集安、靖宇、长白、辽宁宽甸、新宾、本溪及黑龙江铁力、伊春、林口等市县,此外山东、河北、山西、湖北及北京等省市均有栽培。园参通常于种植 5~7 年后,秋季采挖,洗净,除去支根,晒干或烘干,称"生晒参";也可选其中形好、无破损疤痕者,不去支根和须根,用白线固定以防脱落,称"全须生晒参"。

【性状鉴别】园参:主根呈圆柱形或纺锤形,长 5~15 cm,直径 1~3 cm,顶端具有短的根茎(芦头),长 1~4 cm,直径 0.3~1.5 cm,多拘挛而弯曲,具不定根(芐)和稀疏的凹窝状茎痕(芦碗)。主根表面灰黄色,上部或全体有疏浅断续的横环纹及明显的纵皱纹,下部有支根2~3

条,其上着生多数细长须根,须根上有不明显的细小疣状突起。质较硬,断面淡黄白色,显粉性,形成层环纹棕黄色,皮部有黄棕色的点状树脂道及放射状裂隙。香气特异,味微苦、甘。(图 7-38)

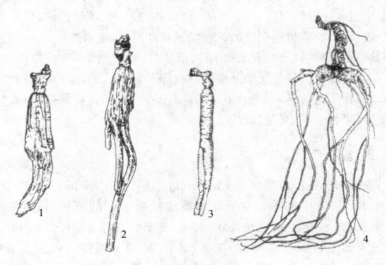

图 7-38 人参药材图
1. 生晒参　2. 红参　3. 白参　4. 生晒山参

林下山参:主根与根茎近等长或较短,呈人字形、菱形或圆柱形,长 1~6 cm。表面灰黄色,具纵皱纹,上部或中下部有环纹。支根 2~3 条,须根少而细长,清晰不乱,具明显的疣状突起。根茎细长,少数粗短,中上部具稀疏或密集而深陷的茎痕。不定根较细,多下垂。

【显微鉴别】横切面:①木栓层为数列细胞,皮层窄。②韧皮部外侧有裂隙,内侧有树脂道散在,内含黄色分泌物。③形成层成环。④木质部导管单个散在或数个相聚,径向稀疏排列成放射状,木射线宽广。⑤薄壁细胞含草酸钙簇晶。(图 7-39)

粉末:淡黄白色。①树脂道碎片易见,内含黄色块状分泌物。②导管多网纹或梯纹。③草酸钙簇晶直径 20~68 μm,棱角锐尖。④木栓细胞类方形或多角形,壁细波状弯曲。⑤淀粉粒众多,单粒类球形,复粒由 2~6 分粒组成。(图 7-40)

【化学成分】主要含总皂苷约 4%,须根中含量较主根高,皂苷种类约 30 余种,均为三萜类皂苷,主要为四环三萜的达玛烷型,如人参皂苷(ginsenoside)Rb_1、Re、Rg_1 等成分,其次为五环三萜的齐墩果烷型皂苷,如人参皂苷 R_0;还含挥发油约 0.12%,如人参炔醇(panaxynol)、人参环氧炔醇(panaxydol)等。此外,尚含人参多糖,如水溶性多糖、碱溶性多糖及人参果胶等。

【理化鉴别】薄层色谱:取本品粉末的甲醇超声提取液作为供试品溶液。以人参对照药材及人参皂苷 R_f、R_{g1}、R_e、R_{b1} 对照品作为对照。用硅胶 G 薄层板,以三氯甲烷-乙酸乙酯-甲醇-水(15:40:22:10)10℃以下放置的下层溶液为展开剂,喷以 10%硫酸乙醇溶液加热显色,置紫外光灯(365 nm)下检视。供试品色谱中,在与对照药材及对照品色谱相应的位置上,分别显相同颜色的荧光斑点(图 7-41)。

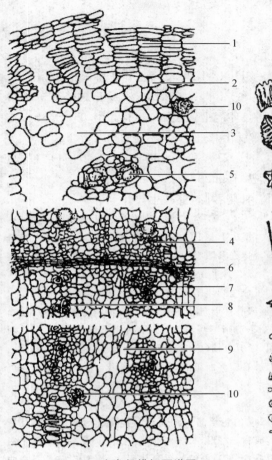

图 7-39　人参根横切面详图

1. 木栓层　2. 皮层　3. 裂隙　4. 韧皮部
5. 树脂道　6. 形成层　7. 木质部
8. 导管　9. 射线　10. 草酸钙簇晶

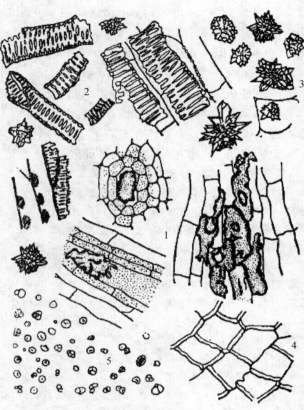

图 7-40　人参粉末图

1. 树脂道　2. 导管　3. 草酸钙簇晶
4. 木栓细胞　5. 淀粉粒

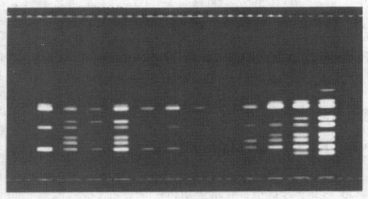

图 7-41　人参薄层色谱图

S. 由上至下分别为人参皂苷 R_f、R_{g1}、R_e、R_{b1}　1. 人参对照药材　2. 人参(产于吉林)　3～6. 人参(购自广东)
7. 人参(购自安徽)　8. 人参(购自广东)　9～11. 人参(产于吉林,分别为主根、侧根和须根)

【质量评价】

1. 以条粗、质硬、完整无疤痕者为佳。

2. 水分不得过 12.0%，总灰分不得过 5.0%。

3. 农药残留量：含总六六六（α-BHC、β-BHC、γ-BHC、δ-BHC 之和）不得过 0.2 mg/kg，总滴滴涕（pp'-DDE、pp'-DDD、op'-DDT、pp'-DDT 之和）不得过 0.2 mg/kg，五氯硝基苯不得过 0.1 mg/kg，六氯苯不得过 0.1 mg/kg，七氯（七氯、环氧七氯之和）不得过 0.05 mg/kg，艾氏剂不得过 0.05 mg/kg，氯丹（顺式氯丹、反式氯丹、氧化氯丹之和）不得过 0.1 g/kg。

4. 按高效液相色谱法测定，含人参皂苷 Rg_1（$C_{42}H_{72}O_{14}$）和人参皂苷 Re（$C_{48}H_{82}O_{18}$）的总量不得少于 0.30%，人参皂苷 Rb_1（$C_{54}H_{92}O_{23}$）不得少于 0.20%。

【功效】性温，味甘、微苦。大补元气，复脉固脱，补脾益肺，安神生津。

【附注】除生晒参外，园参还可加工成"白参"、"红参"、"活性参"等。将洗净的鲜参置沸水中浸烫 3～7 min，取出，用针将参体扎刺小孔，再浸入浓糖液中 2～3 次，每次 10～12 h，取出晒干或烘干，称"白参"；将洗净的鲜参除去不定根和支根，蒸 3 h 左右，取出晒干或烘干，称"红参"；"活性参"是将洗净的鲜参采用真空冷冻干燥法进行加工，可防止有效成分总皂苷的损失。野山参以 7 月上旬至 9 月间果实成熟变红时易于发现，采收时应注意避免支根或须根受损伤，保持完整，一般多加工成全须生晒参。

生晒山参主根短粗，与根茎等长或较短，呈人字形、菱形或圆柱形，长 2～10 cm。表面灰黄色，具纵皱纹，上端有细而深的环状横纹（铁线纹），多具 2 个支根，须根细长，清晰不乱，有明显的疣状突起（珍珠疙瘩）。根茎细长（雁脖芦），上部茎痕密生，下部较光滑。不定根较粗，形似枣核（枣核艼）。

白参长 3～15 cm，直径 0.7～3 cm。表面淡黄白色，上端有较多断续的环纹，下部有 2～3 个支根，全体可见加工时的点状针刺痕。味较甜。

【附】红参 Ginseng Radix et Rhizoma Rubra

为五加科（Araliaceae）植物人参 *Panax ginseng* C.A. Mey. 的栽培品（即"园参"）经蒸制后的干燥根及根茎。秋季采挖，洗净，蒸制后，干燥。主根呈纺锤形、圆柱形或扁方柱形，长 3～10 cm，直径 1～2 cm；表面半透明，红棕色，偶有不透明的暗褐色斑块，具纵沟、皱纹及细根痕；上部有断续的不明显环纹，下部有 2～3 条扭曲交叉的支根，并带弯曲的须根或仅存须根痕。根茎长 1～2 cm，上有数个凹窝状茎痕，有的带有 1～2 条完整或折断的不定根；质硬而脆，断面平坦，角质样；气微香而特异，味甘、微苦。化学成分与人参极相似，但在蒸制过程中成分略有变化，如从红参中分得的 20(R)-人参皂苷 Rg_2、人参皂苷 Rg_3、20(R)-人参皂苷 Rh_1、人参皂苷 Rs_1、人参皂苷 Rs_2 等，均为红参的特有成分。性温，味甘、微苦。大补元气，复脉固脱，益气摄血。

人参叶 Ginseng Folium

为五加科（Araliaceae）植物人参 *Panar ginseng* C.A. Mey. 的干燥叶。秋季采收，晾干或烘干。常扎成小把，呈束状或扇状，长 12～35 cm；掌状复叶带有长柄，暗绿色，3～6 枚轮生；小叶常 5 枚，偶有 7 或 9 枚，呈卵形或倒卵形；基部的小叶长 2～8 cm，宽 1～4 cm，上部的小叶大小相近，长 4～16 cm，宽 2～7 cm，基部楔形，先端渐尖，边缘具细锯齿及刚毛，上表面叶脉生刚毛，下表面叶脉隆起；纸质，易碎；气清香，味微苦而甘。含多种与人参根相同的皂苷类成分，各成分含量与根不尽相同。性寒，味苦、甘。补气，益肺，祛暑，生津。

西洋参 Panacis Quinquefolii Radix

为五加科（Araliaceae）植物西洋参 *Panax quinquefolium* L. 的干燥根。原产于加拿大和美国，我国东北、华北、西北等地区引种栽培成功。秋季采挖，洗净，晒干或低温干燥。药材呈纺锤形、圆柱形或圆锥形，长 3～12 cm，直径 0.8～2 cm；表面浅黄褐色或黄白色，可见横向环纹和线形皮孔状突起，并有细密浅纵皱纹和须根痕；主根中下部有一至数条侧根，多已折断，有的上端有根茎（芦头），环节明显，茎痕（芦碗）圆形或半圆形，具不定根（艼）或已折断；体重，质坚实,不易折断,断面平坦,浅黄白色,略显粉性,皮部可见黄棕色点状树脂道,形成层环纹棕黄色,木部略呈放射状纹理;气微而特异,味微苦、甘。主要含多种人参皂苷,如人参皂苷 Rb_1、Re、Rg_1,西洋参皂苷(quinquenoside)L_1、R_1,假人参皂苷(pseudoginsenoside)F_{11} 及挥发油、多糖等成分。性凉,味甘、微苦。补气养阴,清热生津。

三七　Notoginseng Radix et Rhizoma

【基源】为五加科(Araliaceae)植物三七 *Panax notoginseng* (Burk.)F.H.Chen 的干燥根及根茎。主产于广西田阳、靖西及云南文山、砚山等地。多系栽培,栽培后 3～4 年采挖,秋季开花前采挖者习称"春七",根肥质佳,冬季结籽后采挖者习称"冬七",松泡质次。鲜品修剪后,主根(三七头子)晒至半干反复揉搓,再暴晒至全干,以牙咬无印痕为度,即"毛货",将毛货装入麻袋撞至表面光滑即得成品。剪下的茎基习称"剪口",较大的支根习称"筋条",须根习称"绒根",皆可作三七使用,但质量较次。

【性状鉴别】主根呈类圆锥形或圆柱形,长 1～6 cm,直径 1～4 cm。表面呈光亮的灰褐色或灰黄色,有断续的纵皱纹和支根痕,顶端有茎痕,周围有瘤状突起。体重,质坚实,难折断,断面灰绿色、黄绿色或灰白色,皮部有细小棕色树脂道斑点,木质部微显放射状。气微,味苦回甜。本品的外观色泽及质地有"铜皮铁骨"之称。(图 7-42)

【显微鉴别】粉末:灰黄色。①树脂道碎片,内含黄色分泌物。②梯纹、网纹及螺纹导管直径15～55 μm。③草酸钙簇晶少见,直径 50～80 μm。④淀粉粒众多,单粒圆形、半圆形或圆多角形,直径 4～30 μm,复粒由 2～10 分粒组成。(图 7-43)

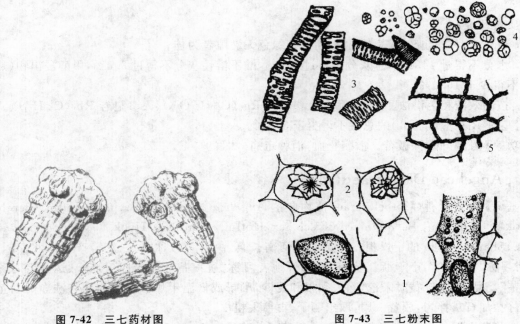

图 7-42　三七药材图　　　　图 7-43　三七粉末图

1. 树脂道　2. 簇晶　3. 导管　4. 淀粉粒　5. 木栓细胞

【化学成分】主要含皂苷类总量 9.75%～14.90%,有人参皂苷 Rb_1、Re、Rg_1 及三七皂苷(notoginsenoside)R_1、R_2 等成分;含止血活性成分田七氨酸(dencichine);另含挥发油、黄酮类、无机微量元素等。

【理化鉴别】薄层色谱:取本品粉末的石油醚提取液,挥干后加入70%乙醇加热回流提取,滤液蒸干,残渣加水使溶解,过C18小柱。依次用水、25%甲醇、甲醇各10 mL洗脱,收集甲醇洗脱液作为供试品溶液。以人参皂苷 Rb_1、Re、Rg_1,三七皂苷 R_1 对照品作为对照。用高效硅胶预制薄层板,以三氯甲烷-甲醇-水(65∶35∶10)10℃以下放置的下层溶液为展开剂,喷以10%硫酸乙醇溶液加热,于紫外光灯(365 nm)下检视。供试品色谱中,在与对照品色谱相应的位置上,显示相同颜色的荧光斑点(图7-44)。

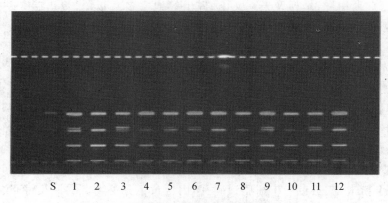

图7-44　三七薄层色谱图

S. 由上至下分别为人参皂苷 Rg_1、人参皂苷 Re、三七皂苷 R_1、人参皂苷 Rb_1

1,11. 三七(产于云南)　　2～10. 三七(产于云南文山)　　12. 三七(产于广东信宜)

【质量评价】

1. 以个大、体重、坚实、表面光滑、断面灰绿色无裂隙者为佳。

2. 水分不得过14.0%,总灰分不得过6.0%,酸不溶性灰分不得过3.0%,甲醇浸出物(热浸法)不得少于16.0%。

3. 按高效液相色谱法测定,本品含人参皂苷 Rg_1($C_{42}H_{72}O_{14}$)、人参皂苷 Rb_1($C_{54}H_{92}O_{23}$)及三七皂苷 R_1($C_{47}H_{80}O_{18}$)的总量不得少于5.0%。

【功效】性温,味甘、微苦。散瘀止血,消肿定痛。

白芷　Angelicae Dahuricae Radix

【基源】为伞形科(Umbelliferae)植物白芷 *Angelica dahurica* (Fisch. ex Hoffm.)Benth. et Hook. f. 或杭白芷 *A. dahurica* (Fisch. ex Hoffm.) Benth. et Hook. f. var. *formosana* (Boiss.)Shan et Yuan 的干燥根。白芷产于河南长葛、禹县者习称"禹白芷",产于河北安国、定州者习称"祁白芷",产于浙江杭州、临海等地者习称"杭白芷",产于四川遂宁、达县者习称"川白芷"。夏、秋间叶黄时采挖,除去须根和泥沙,晒干或低温干燥。杭州地区将洗净的白芷放入缸内,加石灰拌匀,放置一周,取出晒干,再撞去粗皮。

【性状鉴别】白芷:呈长圆锥形,长10～25 cm,直径1.5～2.5 cm。表面灰棕色或黄棕色,根头部近圆形,顶端有凹陷的茎痕,具淡紫色纤维状叶鞘残基,呈同心环状;全体具纵皱纹、支根痕,皮孔样横向突起散生,习称"疙瘩丁"。质坚实,断面白色或灰白色,粉性,形成层近圆形环,皮部散有多数棕色油点,木质部约占断面的1/3。气芳香,味辛、微苦。(图7-45)

杭白芷：根头部钝四棱形，顶端叶鞘残基黄绿色，"疙瘩丁"排列成四纵行，形成层略呈方形，木质部约占断面的 1/2。（图 7-45）

【显微鉴别】白芷横切面：①木栓层由 5～10 列细胞组成。②皮层和韧皮部散有油管，薄壁细胞内含较多淀粉粒，射线明显。③木质部略呈圆形，导管放射状排列。（图 7-46）

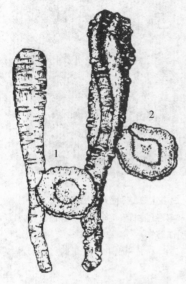

图 7-45　白芷药材图

1. 白芷　2. 杭白芷

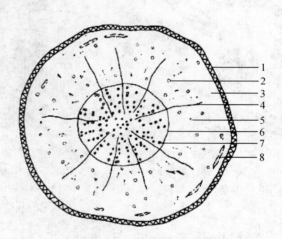

图 7-46　白芷（白芷）横切面简图

1. 木栓层　2. 油管　3. 皮层　4. 射线
5. 筛管群　6. 形成层　7. 导管　8. 裂隙

杭白芷根横切面与白芷相似，但木质部略呈方形，射线较多，导管稀疏排列。

粉末：黄白色。①油管多破碎，含淡黄棕色分泌物。②网纹导管、螺纹导管直径 10～85 μm。③草酸钙簇晶类圆形，直径 6～18 μm。④淀粉粒众多，单粒呈圆球形、多角形、椭圆形或盔帽状，直径 3～25 μm，脐点点状、裂缝状、十字状、三叉状、星状或人字状，复粒多为 2～12 分粒。⑤木栓细胞淡黄棕色，多角形或类长方形。（图 7-47）

【化学成分】主要含多种香豆素衍生物，如欧前胡素（imperatorin）、异欧前胡素（incarceratorin）等；另含挥发油，油中主要成分为 3-亚甲基-6-(1-甲乙基)-环己烯等。

【理化鉴别】薄层色谱：取本品粉末乙醚提取液，挥干，残渣加乙酸乙酯溶解，作为供试品溶液。以白芷对照药材及欧前胡素、异欧前胡素对照品作为对照。用高效硅胶预制薄层板，以石油醚（30～60℃）-乙醚（3∶2）为展开剂，置紫外光灯（365 nm）下检视。供试品色谱中，在与对照药材及对照品色谱相应的位置上，显相同颜色的荧光斑点（图 7-48）。

【质量评价】

1. 以根条粗壮、体重坚实、粉性足、香气浓郁者为佳。

2. 水分不得过 14.0%，总灰分不得过 6.0%，稀乙醇浸出物（热浸法）不得少于 15.0%。

3. 按高效液相色谱法测定，本品含欧前胡素（$C_{16}H_{14}O_4$）不得少于 0.080%。

【功效】性温，味辛。解表散寒，通窍止痛，燥湿止带，消肿排脓。

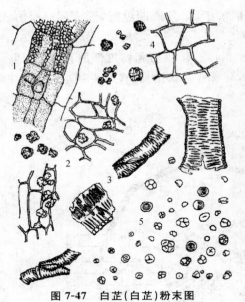

图 7-47　白芷(白芷)粉末图

1. 油管　2. 簇晶　3. 导管
4. 木栓细胞　5. 淀粉粒

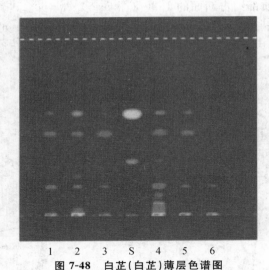

图 7-48　白芷(白芷)薄层色谱图

S. 由上至下分别为异欧前胡素、欧前胡素　1. 白芷(杭白芷,购自浙江)
2. 白芷(杭白芷,产于浙江磐安)　3. 白芷(杭白芷,购自杭州)
4. 白芷对照药材　5,6. 白芷(杭白芷,产于四川遂宁)

当归　Angelicae Sinensis Radix

【基源】为伞形科(Umbelliferae)植物当归 *Angelica sinensis* (Oliv.) Diels 的干燥根。主产于甘肃岷县、渭源、武都、宕县等地,均为栽培,以岷县产量大、质量优,为当归的道地产区。一般栽培至第二年秋后采挖,除去须根和泥沙,放置通风处,待水分稍蒸发后根变软时,捆成小把,置于特制熏棚内,以烟火慢慢熏干,不宜阴干或晒干。

【性状鉴别】全当归长 15～25 cm,表面黄棕色至棕褐色,具纵皱纹和横长皮孔样突起。根头部(归头)直径 1.5～4 cm,具环纹,上端钝圆,有紫色或黄绿色的茎及叶鞘残基;主根(归身)表面凹凸不平,下部有支根 3～5 条或更多;支根(归尾)直径 0.3～1 cm,上粗下细,多扭曲,有少数须根痕。质地柔韧油润,断面黄白色或淡黄棕色,皮部厚,有裂隙及多数棕色油点,形成层环黄棕色,木部色较淡。香气浓郁,味甘、辛、微苦。(图 7-49)

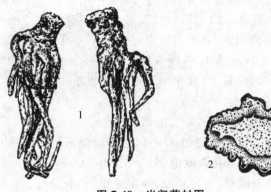

图 7-49　当归药材图

1. 药材　2. 饮片

【显微鉴别】主根横切面：①木栓层由 4～7 列细胞组成。②皮层窄，有少量油室。③韧皮部宽广，多裂隙，散有多数类圆形油室，直径 25～160 μm（外侧油室较大，向内渐小），周围分泌细胞 6～9 个。④形成层成环。⑤木质部导管单个散在或 2～3 个相聚，放射状排列，射线宽 3～5 列细胞。⑥薄壁细胞含淀粉粒。（图 7-50）

粉末：淡黄棕色。①韧皮薄壁细胞长纺锤形，常有 1～2 个薄分隔，壁稍厚，壁上有极微细的斜向交错纹理。②油室碎片可察见，内含黄棕色油滴。③导管多为梯纹和网纹。此外有木栓细胞、淀粉粒等。（图 7-51）

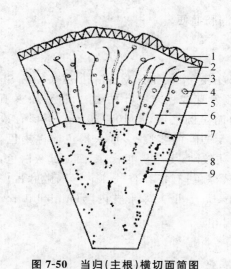

图 7-50　当归（主根）横切面简图

1. 木栓层　2. 皮层　3. 裂隙　4. 油室　5. 韧皮部
6. 韧皮射线　7. 形成层　8. 木射线　9. 导管

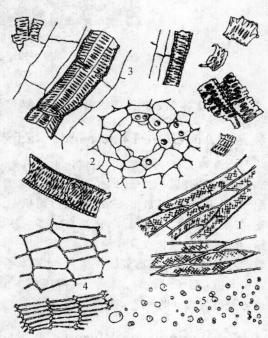

图 7-51　当归粉末图

1. 韧皮薄壁细胞　2. 油室　3. 导管
4. 木栓细胞　5. 淀粉粒

【化学成分】主要含挥发油约 0.42%，油中主要成分为藁本内酯（ligustilide）和正丁烯基酞内酯（n-butylidene-phthalide），为解痉主要活性成分，其次含有倍半萜 A 及 B、当归芳酮等，还含阿魏酸（ferulic acid）等多种有机酸及 17 种氨基酸。

【理化鉴别】薄层色谱：取本品粉末乙醚提取液作为供试品溶液。以当归对照药材作为对照。用硅胶预制薄层板，以正己烷-乙酸乙酯（4∶1）为展开剂，置于紫外光灯（365 nm）下检视。供试品色谱中，在与对照药材色谱相应的位置上，显相同颜色的荧光斑点（图 7-52）。

【质量评价】

1. 以主根粗长，质柔油润，外皮色黄棕，断面色黄白，气味浓郁者为佳；柴性大、干枯无油或断面呈绿褐色者不可供药用。

2. 水分不得过 15.0%，总灰分不得过 7.0%，酸不溶性灰分不得过 2.0%，挥发油不得少于 0.4%（mL/g），70% 乙醇浸出物（热浸法）不得少于 45.0%。

3. 按高效液相色谱法测定，本品含阿魏酸（$C_{10}H_{10}O_4$）不得少于 0.050%。

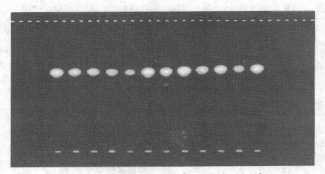

图 7-52　当归薄层色谱图

1,12. 当归对照药材　2~11. 当归(产于甘肃)

【功效】性温,味甘、辛。补血活血,调经止痛,润肠通便。

独活　Angelicae Pubescentis Radix

　　为伞形科(Umbelliferae)植物重齿毛当归 *Angelica pubescens* Maxim.f. *biserrata* Shan et Yuan 的干燥根。主产于四川、湖北等省。春初苗刚发芽或秋末茎叶枯萎时采挖,除去须根及泥沙,烘至半干,堆放 2~3 d,发软后再烘干。药材略呈圆柱形,长 10~30 cm,下部有数个分支,根头部膨大,多横皱纹,顶端有密集的环状叶痕及凹陷的茎痕;表面灰褐色或棕褐色,较粗糙,具纵皱纹、横长皮孔样突起及微突起的细根痕;质较硬,受潮易变软,断面皮部灰白色,有多数散在的棕色油点,形成层环棕色,木部灰黄色至黄棕色;有特异香气,味苦辛、微麻舌。主要含甲基欧芹酚(osthol)、二氢山芹醇当归酸酯(columbianadin)、伞形花内酯(umbelliferone)等成分及挥发油。性微温,味苦、辛。祛风除湿,通痹止痛。

羌活　Notopterygii Rhizoma et Radix

　　为伞形科(Umbelliferae)植物羌活 *Notopterygium incisum* Ting ex H.T.Chang 或宽叶羌活 *N. franchetii* H. de Boiss.的干燥根茎和根。主产于四川阿坝藏族羌族自治州的小金、松潘等地及甘肃、青海等省。春、秋两季采挖,除去须根和泥沙,晒干。羌活为圆柱状略弯曲的根茎,长 4~13 cm,直径 0.6~2.5 cm,顶端具茎痕;表面棕褐色至黑褐色,外皮脱落处呈黄色;节间短,环节紧密似蚕者,习称"蚕羌",节间长,形如竹节者,习称"竹节羌",节上有点状或瘤状突起的根痕及棕色破碎鳞片;体轻,质脆,易折断,断面不平整,有多数裂隙,皮部黄棕色至暗棕色,油润,有棕色油点,木部黄白色,射线明显,髓部黄色至黄棕色;气香,味微苦而辛。宽叶羌活为根茎和根,根茎类圆柱形,顶端具茎和叶鞘残基,根类圆锥形,有纵皱纹和皮孔;表面棕褐色,近根茎处有较密的环纹,长 8~15 cm,直径 1~3 cm,习称"条羌",有的根茎粗大,不规则结节状,顶部具数个茎基,根较细,习称"大头羌";质松脆,易折断,断面略平坦,皮部浅棕色,木部黄白色;气味较淡。主含挥发油,如 β-罗勒烯(β-ocimene)、γ-萜品烯(terpinene)、柠檬烯(limonene)等。性温,味辛、苦。解表散寒,祛风除湿,止痛。

前胡　Peucedani Radix

　　为伞形科(Umbelliferae)植物白花前胡 *Peucedanum praeruptorum* Dunn.的干燥根。主

产于浙江、湖南、四川等省。冬季至次春茎叶枯萎或未抽花茎时采挖,除去须根和泥沙,晒干或低温干燥。药材呈不规则的圆柱形、圆锥形或纺锤形,稍扭曲,下部常有分枝;表面黑褐色或灰黄色,根头部中央有茎痕及纤维状叶鞘残基;根上部有密集的细环纹,下部有纵沟、纵皱纹及横向皮孔;质较柔软,干者质硬,可折断,断面不整齐,淡黄白色,皮部散有多数棕黄色油点,形成层环棕色,木部呈放射状;气芳香,味微苦、辛。主要含挥发油及香豆素衍生物。性微寒,味苦、辛。降气化痰,散风清热。

川芎　Chuanxiong Rhizoma

【基源】为伞形科(Umbelliferae)植物川芎 *Ligusticum chuanxiong* Hort.的干燥根茎。主产于四川都江堰、崇州、彭州等市县,多为栽培。栽培至第二年小满至芒种节气(5月底至6月初),当茎上的节盘突出并略带紫色时采挖。除去茎叶、泥沙,及时炕干,再放置于特制竹笼内撞去须根。

【性状鉴别】呈不规则结节状拳形团块,直径 2～7 cm。表面黄褐色,粗糙皱缩,有多数平行隆起的轮节,顶端有类圆形凹陷茎痕,下侧及轮节上有多数小瘤状根痕。质坚实,不易折断,断面黄白色或灰黄色,散有黄棕色油室,形成层环波状。香气特异浓郁,味苦、辛,稍有麻舌感,微回甜。(图 7-53)

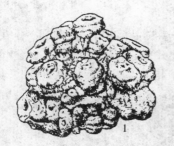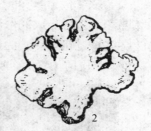

图 7-53　川芎药材图
1. 药材　2. 饮片

【显微鉴别】横切面:①木栓层为 10 余列细胞。②皮层狭窄,散有根迹维管束。③韧皮部宽广,筛管群散在。④形成层环波状或不规则多角形。⑤木质部导管单列或排成"V"形,偶有木纤维束。⑥髓部较大。⑦皮层和髓散有多数大型油室,直径可达 200 μm。⑧薄壁细胞中富含淀粉粒。⑨有的薄壁细胞中含草酸钙晶体,类圆形团块状或类簇晶状。(图 7-54)

粉末:淡黄棕色或灰棕色。①油室多已破碎,偶见油室碎片,内含有较多油滴。②导管多为螺纹,亦有网纹及梯纹导管,直径 14～50 μm。③草酸钙晶体存在于薄壁细胞中,类圆形团块状或类簇晶状,直径 10～25 μm。④木栓细胞深黄棕色,表面观呈多角形,微波状弯曲。尚可见木纤维和淀粉粒。(图 7-55)

【化学成分】含挥发油 1%。生物碱类成分有川芎嗪(chuanxiongzine)等,内酯类成分有欧当归内酯 A、藁本内酯等,酚酸类成分有阿魏酸、咖啡酸等。

【理化鉴别】

1. 取本品粉末 1 g,加石油醚(30～60℃)5 mL,放置 10 h,时时振摇,静置,取上清液1 mL,挥干后,残渣加甲醇 1 mL 使溶解,再加 2% 的 3,5-二硝基苯甲酸的甲醇溶液 2～3 滴与甲醇饱和的氢氧化钾溶液 2 滴,显红紫色(检查不饱和内酯类成分)。

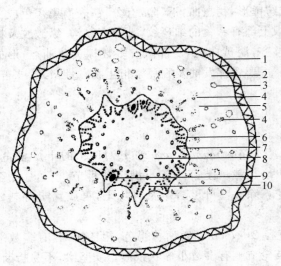

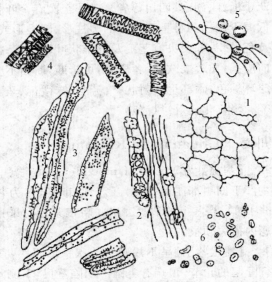

图 7-54　川芎横切面简图
1. 木栓层　2. 皮层　3. 油室　4. 筛管群　5. 韧皮部
6. 形成层　7. 木质部　8. 髓　9. 纤维束　10. 射线

图 7-55　川芎粉末图
1. 木栓细胞　2. 草酸钙簇晶　3. 木纤维
4. 导管　5. 油室碎片　6. 淀粉粒

　　2. 薄层色谱:取本品粉末乙醚提取液作为供试品溶液。以川芎对照药材作为对照。用硅胶预制薄层板,以正己烷-乙酸乙酯(9:1)为展开剂,置于紫外光灯(365 nm)下检视。供试品色谱中,在与对照药材色谱相应的位置上,显示相同颜色的荧光斑点(图7-56)。

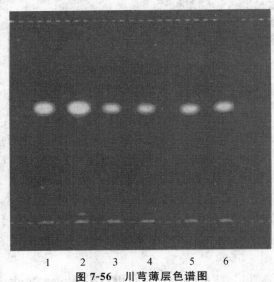

图 7-56　川芎薄层色谱图
1. 川芎对照药材　2~6. 川芎(产于四川)

【质量评价】
　　1. 以个大、坚实、断面黄白、香气浓、油性大者为佳。
　　2. 水分不得过 12.0%,总灰分不得过 6.0%,酸不溶性灰分不得过 2.0%,乙醇浸出物(热浸法)不得少于 12.0%。

3. 按高效液相色谱法测定,本品含阿魏酸($C_{10}H_{10}O_4$)不得少于 0.10%。

【功效】性温,味辛。活血行气,祛风止痛。

藁本 Ligustici Rhizoma et Radix

为伞形科(Umbelliferae)植物藁本 *Ligusticum sinense* Oliv.或辽藁本 *L. jeholense* Nakai et Kitag.的干燥根茎及根。藁本主产于四川、陕西、甘肃;辽藁本主产于辽宁、河北、内蒙古。秋季茎叶枯萎或次春出苗时采挖,除去泥沙,晒干或烘干。藁本呈不规则结节状圆柱形,稍扭曲有分枝,长 3～10 cm,直径 1～2 cm;表面棕褐色或暗棕色,粗糙,有纵皱纹,上部残留数个凹陷的圆形茎基,下部有多数点状突起的根痕及残根;体轻,质较硬,易折断,断面黄色或黄白色,纤维状;气芳香,味辛、苦、微麻。辽藁本较小,呈不规则的团块状或柱状,有多数细长弯曲的根。主要含挥发油 0.3%～1.5%,油中主成分为 3-正丁基酞内酯、川芎内酯、甲基丁香油酚等。性温,味辛。祛风散寒,除湿止痛。

防风 Saposhnikoviae Radix

【基源】为伞形科(Umbelliferae)植物防风 *Saposhnikovia divaricata* (Turcz.) Schischk. 的干燥根。主产于黑龙江、吉林、辽宁、内蒙古、河北等省区。产于东北三省的习称"关防风",质量佳;产于内蒙古、河北的习称"口防风",质量稍差。春、秋两季采挖未抽花茎植株的根,除去茎基、须根和泥沙,晒至八成干,捆成小把,再晒干。

【性状鉴别】呈长圆锥形或长圆柱形,有的略弯曲,长 15～30 cm,直径 0.5～2 cm。表面灰棕色,粗糙,有纵皱纹、横长皮孔及点状细根痕。根头部有明显密集的环纹,习称"蚯蚓头",有的环纹上残存棕褐色毛状叶基。体轻,质松,易折断,断面不平坦,皮部浅棕色,有多数裂隙,形成层棕色环状,木部浅黄色,此断面特征习称"凤眼圈"。稍有香气,味微甘。(图 7-57)

【显微鉴别】横切面:①木栓层为 5～30 列细胞。②皮层窄,可见较大的椭圆形油管。③韧皮部宽广,有多数类圆形油管,周围分泌细胞 4～8 个,内含金黄色分泌物;射线多弯曲,外侧常成裂隙。④形成层明显。⑤木质部导管甚多,呈放射状排列。⑥薄壁组织中偶见石细胞。(图 7-58)

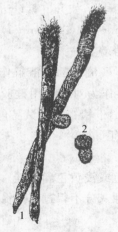

图 7-57 防风药材图
1. 药材 2. 饮片

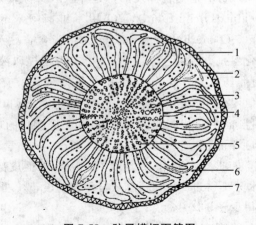

图 7-58 防风横切面简图
1. 木栓层 2. 裂隙 3. 韧皮部 4. 形成层
5. 导管 6. 油管 7. 射线

　　粉末:淡棕色。①油管直径 17～60 μm,充满金黄色分泌物。②叶基纤维多成束,壁极厚。③网纹导管,直径 14～85 μm。④石细胞少见,黄绿色,长圆形或类长方形,壁较厚。此外,尚有木栓细胞和韧皮薄壁细胞。(图 7-59)

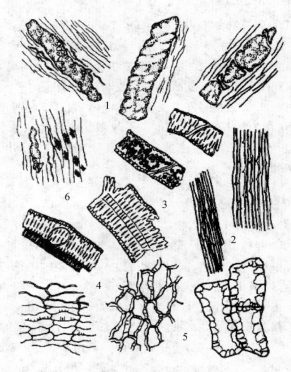

图 7-59　防风粉末图
1. 油管碎片　2. 叶基纤维　3. 导管　4. 木栓细胞
5. 石细胞　6. 韧皮薄壁细胞

　　【化学成分】主要含挥发油,如辛醛、β-没药烯等;色原酮类,如升麻素(cimifugin)、升麻苷(prim-*O*-glucosylcimifugin)、5-*O*-甲基维斯阿米醇(5-*O*-methylvisamminol)、5-*O*-甲基维斯阿米醇苷(5-*O*-methylvisammioside)等;尚含香豆素类成分等。

　　【理化鉴别】薄层色谱:取本品粉末丙酮提取液,蒸干,残渣加乙醇溶解作为供试品溶液。以防风对照药材及升麻苷、5-*O*-甲基维斯阿米醇苷对照品作为对照。用硅胶 GF_{254} 预制薄层板,以三氯甲烷-甲醇(4:1)为展开剂,置紫外光灯(254 nm)下检视。供试品色谱中,在与对照药材及对照品色谱相应的位置上,显示相同颜色的斑点。(图 7-60)

　　【质量评价】

　　1. 以皮细紧、条粗壮、须毛少、质柔软、断面皮部浅棕色或浅黄色者为佳。

　　2. 水分不得过 10.0%,总灰分不得过 6.5%,酸不溶性灰分不得过 1.5%,乙醇浸出物(热浸法)不得少于 13.0%。

　　3. 按高效液相色谱法测定,本品含升麻素苷(C_{22}-$H_{28}O_{11}$)和 5-*O*-甲基维斯阿米醇苷($C_{22}H_{28}O_{10}$)的总量不得少于 0.24%。

　　【功效】性温,味辛、甘。祛风解表,胜湿止痛,止痉。

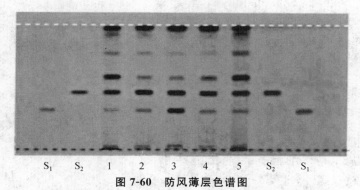

图 7-60　防风薄层色谱图

S₁. 升麻苷　S₂.5-O-甲基维斯阿米醇苷　1,5. 防风对照药材
2,3. 防风(购自黑龙江)　4. 防风(购自内蒙古)

柴 胡　Bupleuri Radix

【基源】为伞形科(Umbelliferae)植物柴胡 *Bupleurum chinense* DC.或狭叶柴胡 *B. scorzonerifolium* Willd.的干燥根,分别习称"北柴胡"和"南柴胡"。北柴胡主产于河南、河北、内蒙古、黑龙江,南柴胡主产于河南、湖北、陕西。春、秋两季采挖,除去茎叶、泥沙,晒干。

【性状鉴别】北柴胡:呈圆柱形或长圆锥形,长 6～15 cm,直径 0.3～0.8 cm。根头膨大,顶端残留 3～15 个茎基或短纤维状叶基,下部有分枝。表面黑褐色或浅棕色,具纵皱纹、支根痕及皮孔。质硬韧,不易折断,断面片状纤维性,皮部浅棕色,木部黄白色。气微香,味微苦。

南柴胡:呈圆锥形,较细,顶端有多数纤维状叶基,下部不分枝或稍分枝。表面红棕色或黑棕色,靠近根头处多具细密环纹。质稍软,易折断,断面略平坦,不显纤维性。有败油气。(图 7-61)

【显微鉴别】北柴胡横切面:①木栓层为数列细胞,其下为 7～8 列栓内层细胞。②皮层散有油管及裂隙。③韧皮部有油管,射线宽。④形成层成环。⑤木质部导管稀疏而分散,木纤维束排列成断续的环状,纤维多角形,壁厚。(图 7-62)

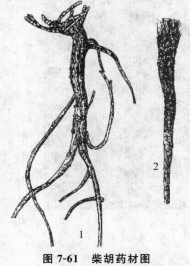

图 7-61　柴胡药材图
1. 北柴胡　2. 南柴胡

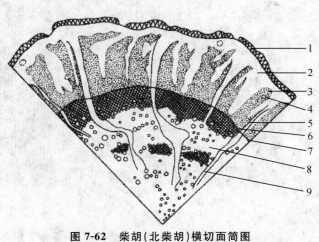

图 7-62　柴胡(北柴胡)横切面简图
1. 木栓层　2. 皮层　3. 韧皮部　4. 油管　5. 韧皮射线
6. 木纤维群　7. 形成层　8. 木质部　9. 木射线

南柴胡与北柴胡主要区别：①木栓层由 6～10 列细胞排成整齐的帽顶状。②皮层油管较多而大。③木质部导管多径向排列，木纤维少而散列，多位于木质部外侧。

粉末：北柴胡，灰棕色。①木纤维成束或散在，无色或淡黄色，长梭形，直径 8～17 μm，初生壁碎裂成短须状，纹孔稀疏，孔沟隐约可见。②油管多破碎，管中含黄棕色条状分泌物；周围薄壁细胞多皱缩，细胞界限不明显。③导管多网纹、双螺纹，直径 7～43 μm。④木栓细胞黄棕色，常数层重叠，表面观类多角形，壁稍厚，有的微弯曲。⑤尚可见茎髓薄壁细胞。(图 7-63)

南柴胡，黄棕色。木纤维直径 8～26 μm，有的初生壁碎裂，并有稀疏螺纹裂隙。油管含淡黄色分泌物。双螺纹导管多见。

【化学成分】主要含皂苷类成分，如柴胡皂苷(sai-kosaponin)a、b、c、d 等，具有明显的抗炎和降血脂作用。另含有挥发油、多糖类、甾醇类等。

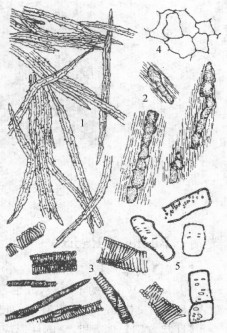

图 7-63　柴胡(北柴胡)粉末图
1. 木纤维　2. 油管碎片　3. 导管
4. 木栓细胞　5. 薄壁细胞(茎髓)

【理化鉴别】薄层色谱：取本品粉末甲醇提取液作为供试品溶液。以柴胡对照药材及柴胡皂苷 a、d 对照品作为对照。用硅胶预制薄层板，以乙酸乙酯-乙醇-水(8∶2∶1)为展开剂，以 2%对二甲氨基苯甲醛的 40%硫酸溶液显色，分别置日光及紫外光灯(365 nm)下检视。供试品色谱中，在与对照药材及对照品色谱相应的位置上，显相同颜色的斑点及黄色荧光斑点(图 7-64)。

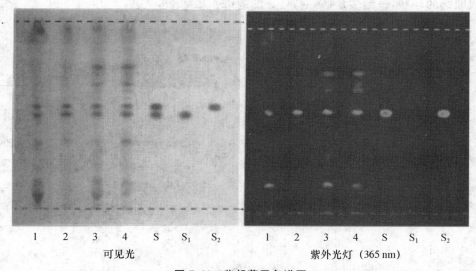

可见光　　　　　　　　　紫外光灯 (365 nm)

图 7-64　柴胡薄层色谱图
S. 由上至下分别为柴胡皂苷 d、a　S_1. 柴胡皂苷 a　S_2. 柴胡皂苷 d
1. 柴胡对照药材　2. 柴胡(购自河北)　3. 柴胡(购自河南)　4. 柴胡(购自陕西)

【质量评价】

1. 以条粗长、残留茎叶及须根少者为佳。

2. 水分不得过 10.0%,总灰分不得过 8.0%,酸不溶性灰分不得过 3.0%,乙醇浸出物(热浸法)不得少于 11.0%。

3. 按高效液相色谱法测定,北柴胡含柴胡皂苷 a($C_{42}H_{68}O_{13}$)和柴胡皂苷 d($C_{42}H_{68}O_{13}$)的总量不得少于 0.30%。

【功效】性微寒,味辛、苦。疏散退热,疏肝解郁,升举阳气。

明党参　Changii Radix

为伞形科(Umbelliferae)植物明党参 *Changium smyrnioides* Wolff 的干燥根。主产于江苏、浙江、湖南、四川等省。4~5 月采挖,除去须根,洗净,置沸水中煮至无白心,取出,刮去外皮,漂洗,干燥。药材呈细长圆柱形、长纺锤形或不规则条状,长 6~20 cm,直径 0.5~2 cm;表面黄白色或淡棕色,光滑或有纵沟纹和须根痕,有的具红棕色斑点;质硬韧,断面角质样,皮部较薄,黄白色,有的易与木部剥离,木部类白色;气微,味淡。主要含挥发油、香豆素、多糖、脂肪油等多种成分。性微寒,味甘、微苦。润肺化痰,养阴和胃,平肝解毒。

北沙参　Glehniae Radix

为伞形科(Umbelliferae)植物珊瑚菜 *Glehnia littoralis* Fr.Schmidt ex Miq.的干燥根。主产于山东、江苏等省。夏、秋两季采挖,除去须根,洗净,稍晾,置沸水中烫后,去外皮,干燥,或洗净直接干燥。药材呈细长圆柱形,中间较粗,两端细,偶有分枝,长 15~45 cm,直径 0.4~1.2 cm,顶端常留有黄棕色根茎残基;表面淡黄白色,略粗糙,有细纵皱纹、纵沟、棕黄色点状细根痕和皮孔,偶有残存外皮;质硬脆,易折断,断面不整齐,皮部浅黄白色,木部黄色;气特异,味微甘。主含香豆素、生物碱、挥发油、有机酸等。性寒,味甘、微苦。养阴清肺,益胃生津。

龙胆　Gentianae Radix et Rhizoma

【基源】为龙胆科(Gentianaceae)植物龙胆 *Gentiana scabra* Bge.、三花龙胆 *G. triflora* Pall.、条叶龙胆 *G. manshurica* Kitag.或坚龙胆 *G. rigescens* Franch.的干燥根及根茎。前三种习称"龙胆",后一种习称"坚龙胆"。龙胆、条叶龙胆主产于东北各地,三花龙胆主产于东北各地及内蒙古,坚龙胆主产于云南、四川、贵州等省。春、秋两季采挖,除去地上部分,洗净泥土,晒干。秋季采挖者质量较好。

【性状鉴别】龙胆:根茎呈不规则的块状,长 1~3 cm,直径 0.3~1 cm;表面暗灰棕色或深棕色,上端有茎痕或残留茎基,周围和下端着生多数细长的根。根细长圆柱形,略扭曲,长 10~20 cm,直径 0.2~0.5 cm;表面淡黄色或黄棕色,上部多有显著的横皱纹,下部较细,有纵皱纹及支根痕。质脆,易折断,断面略平坦,皮部黄白色或淡黄棕色,木部色较浅,有 5~8 个木质部束环状排列,习称"筋脉点"。气微,味极苦。(图 7-65)

坚龙胆:表面无横皱纹,外皮膜质,易脱落,木部黄白色,易与皮部分离。

【显微鉴别】根横切面:龙胆,①表皮细胞有时残存。②皮层窄,外皮层为 1 列类方形或扁圆形细胞,壁木栓化。③内皮层明显,细胞切向延长,每一细胞由纵向壁分隔成 2~18 个子细胞。④韧皮部宽广,外侧多具裂隙。⑤形成层不连成环。⑥木质部束 8～10 个,导管楔形或"V"字形排列。⑦髓部明显。⑧薄壁细胞含细小草酸钙针晶。(图 7-66)

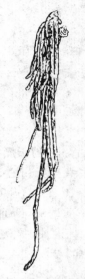

图 7-65　龙胆药材图

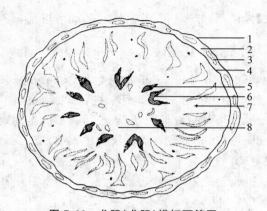

图 7-66　龙胆(龙胆)横切面简图
1. 外皮层　2. 皮层　3. 裂隙　4. 内皮层
5. 形成层　6. 木质部　7. 筛管群　8. 髓

坚龙胆,内皮层以外组织多已脱落。木质部导管发达,均匀密布。无髓部。

粉末:龙胆,淡黄棕色。①外皮层细胞表面观纺锤形,每一细胞由横隔壁分割成数个扁方形的小细胞。②内皮层细胞表面观类长方形,甚大,平周壁显纤细的横向纹理,每一细胞由纵隔壁分割成数个栅状小细胞,纵隔壁多连珠状增厚。③薄壁细胞含细小草酸钙针晶。④石细胞稀少(根茎),类圆形或类长方形。⑤网纹、梯纹导管。(图 7-67)

坚龙胆,无外皮层细胞,内皮层细胞类方形或长方形,平周壁的横向纹理较粗而密,每一细胞分割成多数栅状小细胞,隔壁稍增厚或呈连珠状。

【化学成分】4 种龙胆均含裂环环烯醚萜苷类苦味成分,如龙胆苦苷(gentiopicroside),当药苦苷及当药苷等,其中龙胆苦苷含量最高。

【理化鉴别】薄层色谱:取本品粉末甲醇提取液作为供试品溶液。以龙胆苦苷对照品作为对照。用硅胶 GF_{254} 预制薄层板,以乙酸乙酯-甲醇-水(20∶2∶1)

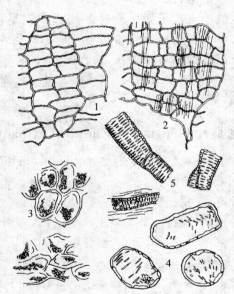

图 7-67　龙胆(龙胆)粉末图
1. 外皮层碎片　2. 内皮层碎片
3. 草酸钙针晶　4. 石细胞
5. 导管

为展开剂,置于紫外光灯(254 nm)下检视。供试品色谱中,在与对照品色谱相应的位置上,显示相同颜色的斑点(图 7-68)。

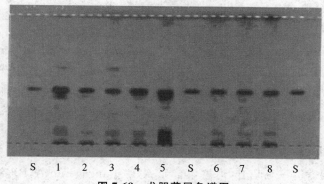

图 7-68　龙胆薄层色谱图

S. 龙胆苦苷　1. 龙胆(龙胆,购自吉林)　2. 龙胆(龙胆,购自北京)　3. 龙胆(龙胆,购自广州)

4. 龙胆(条叶龙胆,购自吉林)　5. 龙胆(条叶龙胆,购自东北)　6. 龙胆(坚龙胆,购自广东)

7. 龙胆(坚龙胆,购自四川)　8. 龙胆(坚龙胆,购自云南)

【质量评价】

1. 以条粗长、色黄或黄棕者为佳。

2. 水分不得过9.0%,总灰分不得过7.0%,酸不溶性灰分不得过3.0%,水溶性浸出物(热浸法)不得少于36.0%。

3. 按高效液相色谱法测定,龙胆含龙胆苦苷($C_{16}H_{20}O_9$)不得少于3.0%,坚龙胆含龙胆苦苷($C_{16}H_{20}O_9$)不得少于1.5%。

【功效】性寒,味苦。清热燥湿,泻肝胆火。

秦艽　Gentianae Macrophyllae Radix

　　为龙胆科(Gentianaceae)植物秦艽 *Gentiana macrophylla* Pall.、麻花秦艽 *G. straminea* Maxim.、粗茎秦艽 *G. crassicaulis* Duthie ex Burk.或小秦艽 *G. dahurica* Fisch.的干燥根。前三种按性状不同分别习称"秦艽"和"麻花艽",后一种习称"小秦艽"。秦艽主产于甘肃、山西、陕西,以甘肃产量最大,质量最好;粗茎秦艽主产于西南地区,麻花秦艽主产于四川、甘肃、青海、西藏等省区,小秦艽主产于河北、内蒙古及陕西等省区。春、秋两季采挖,除去茎叶及泥沙,秦艽及麻花艽晒软,堆放"发汗"至表面为红黄色或灰黄色时,再晒干;或不经"发汗"直接晒干。小秦艽趁鲜搓去黑皮,晒干。秦艽呈类圆锥形,上粗下细,扭曲不直,长10～30 cm,直径1～3 cm;表面黄棕色或灰黄色,有纵向或扭曲的纵皱纹,顶端有残存茎基及纤维状叶鞘;质硬而脆,易折断,断面略显油性,皮部黄色或棕黄色,木部黄色;气特异,味苦、微涩。麻花艽呈类圆锥形,多由数个小根纠聚而膨大,直径可达7 cm;表面棕褐色,粗糙,有旋转扭曲的纹理及网眼状裂隙;质松脆,易折断,断面多呈枯朽状。小秦艽呈类圆锥形或类圆柱形,长8～15 cm,直径0.2～1 cm;表面棕黄色,主根通常1个,残存的茎基有纤维状叶鞘,下部多分枝,断面黄白色。主要含生物碱,如秦艽甲素(龙胆碱,gentianine)、秦艽乙素(龙胆次碱,gentianidine)和秦艽丙素(gentianol)等。其中秦艽甲素的含量最高,为主要活性成分;还含有龙胆苦苷(gentiopicroside,gentiopicrin),为秦艽的苦味成分。性平,味苦、辛。祛风湿,清湿热,止痹痛。

白前　Cynanchi Stauntonii Rhizoma et Radix

为萝藦科（Asclepiadaceae）植物柳叶白前 *Cynanchum stauntonii*（Decne.）Schltr. ex Lévl. 或芫花叶白前 *C. glaucescens*（Decne.）Hand.-Mazz.的干燥根茎及根。主产于浙江、江苏、安徽等省。秋季采挖，洗净，晒干。柳叶白前根茎呈细长圆柱形，有分枝，稍弯曲，长 4～15 cm，直径 1.5～4 mm；表面黄白色或黄棕色，节明显，节间长 1.5～4.5 cm，顶端有残茎；质脆，断面中空，习称"鹅管白前"。根纤细弯曲，呈毛须状，常盘曲成团；气微、味微甜。芫花叶白前根茎短小或略呈块状；表面灰绿色或灰黄色，节间长 1～2 cm；质硬。根稍弯曲，直径约 1 mm，分枝少。芫花叶白前主要含有三萜皂苷，海罂粟苷元 A，B（glaucogenin A，B），海罂粟苷 A（glaucoside A）及海罂粟苷元 C-黄花夹竹桃单糖苷（glaucogenin-C-mono-D-thevetoside）等。性微温，味辛、苦。降气，化痰，止咳。

白薇　Cynanchi Atrati Radix et Rhizoma

为萝藦科（Asclepiadaceae）植物白薇 *Cynanchum atratum* Bge.或蔓生白薇 *C. versicolor* Bge.的干燥根及根茎。全国各地均产。春、秋两季采挖，洗净，干燥。药材略呈马尾状，多弯曲；根茎粗短，有结节，上面有圆形茎痕，下面簇生多数细长的根。根长 10～25 cm，直径 1～2 mm；表面棕黄色；质脆，易折断，断面皮部黄白色，木部黄色或淡黄色；气微，味微苦。主要含挥发油、强心苷及白薇醇（cynanchol）等。性寒，味苦、咸。清热凉血，利尿通淋，解毒疗疮。

徐长卿　Cynanchi Paniculati Radix et Rhizoma

为萝藦科（Asclepiadaceae）植物徐长卿 *Cynanchum paniculatum*（Bge.）Kitag.的干燥根及根茎。全国各地均产。秋季采挖，除去杂质，阴干。药材根茎呈不规则柱状，有盘节，长 0.5～3.5 cm，直径 2～4 mm；顶端带有残茎，四周着生多数细长的根。根呈圆柱形，弯曲，长 10～16 cm，直径 1～1.5 mm；表面淡黄白色或淡棕黄色，或棕色；具微细的纵皱纹，并有纤细的须根。质脆易折断，断面皮部粉性，黄白色，木部黄棕色，细小。具特异香气，味辛，有麻舌感。主含丹皮酚（paeonol）约 2%，另含异丹皮酚（iso-paeonol）、β-谷甾醇等。性温，味辛。祛风化湿，止痛止痒。

紫草　Arnebiae Radix

【基源】为紫草科（Boraginaceae）植物新疆紫草 *Arnebia euchroma*（Royle）Johnst.或内蒙紫草 *A. guttata* Bunge 的干燥根。新疆紫草主产于新疆、西藏等自治区，内蒙紫草主产于内蒙古、甘肃、新疆等省区。有栽培。春、秋两季采挖根部，除去泥土，晒干。

【性状鉴别】新疆紫草：呈不规则的长圆柱形，多扭曲，长 7～20 cm，直径 1～2.5 cm。表面紫红色或紫褐色，皮部疏松，呈条形片状，常 10 余层重叠，易剥落。顶端有的可见分歧的茎残基。体轻，质松软，易折断，断面不整齐，木部较小，黄白色或黄色。气特异，味微苦、涩。（图 7-69）

内蒙紫草：呈圆锥形或圆柱形，扭曲，长 6～20 cm，直径 0.5～4 cm。根头部略粗大，顶端有残茎 1 或多个,被短硬毛。表面紫红色或暗紫色,皮部略薄,常数层相叠,易剥离。质硬而脆,易折断,断面较整齐,皮部紫红色,木部较小,黄白色。气特异,味涩。

【显微鉴别】横切面:新疆紫草,木栓层将韧皮部、木质部层层分隔。残留的韧皮部较薄。木质部导管 2~4 列,放射状排列。木栓细胞及薄壁细胞均含紫色素。(图 7-70)

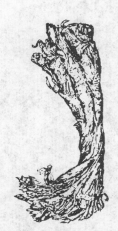

图 7-69 紫草(新疆紫草)药材图

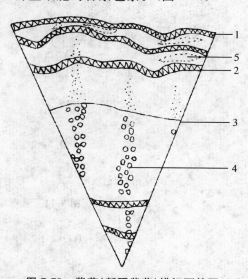

图 7-70 紫草(新疆紫草)横切面简图
1. 木栓层 2. 韧皮部 3. 形成层 4. 木质部 5. 裂隙

内蒙紫草,木栓层为多列木栓细胞,内含紫色物。韧皮部有多数裂隙,裂隙附近的细胞常木栓化。形成层成环。木质部导管放射状排列,周围有纤维束。

粉末:深紫红色。非腺毛单细胞,直径 13~56 μm,基部膨大成喇叭状,壁具纵细条纹,有的胞腔内含紫红色色素。栓化细胞红棕色,表面观呈多角形或圆多角形,含紫红色色素。薄壁细胞较多,淡棕色或无色,大多充满紫红色色素。导管主为网纹导管,少有具缘纹孔导管,直径 7~110 μm。

【化学成分】含羟基萘醌色素类成分,为其有效成分,如 β,β-二甲基丙烯酰紫草素(β,β-dimethyl acryl shikonin)、紫草素(shikonin)、乙酰紫草素(acetyl shikonin)、左旋紫草素等。

【理化鉴别】薄层色谱:取本品粉末石油醚液作为供试品溶液。以紫草对照药材作为对照。用硅胶 G 薄层板,以环己烷-甲苯-乙酸乙酯-甲酸(5:5:0.5:0.1)为展开剂,于可见光下检视。供试品色谱中,在与对照药材色谱相应的位置上,显相同的紫红色斑点;再喷以 10% 氢氧化钾甲醇溶液,斑点变为蓝色(图 7-71)。

【质量评价】

1. 以条粗大、色紫、皮厚者为佳。

2. 按紫外-可见分光光度法测定,本品含羟基萘醌总色素以左旋紫草素($C_{16}H_{16}O_5$)计,不得少于 0.80%。

3. 按高效液相色谱法测定,本品含 β,β'-二甲基丙烯酰阿卡宁($C_{21}H_{22}O_6$)不得少于 0.30%。

【功效】性寒,味甘、咸。清热凉血、活血解毒,透疹消斑。

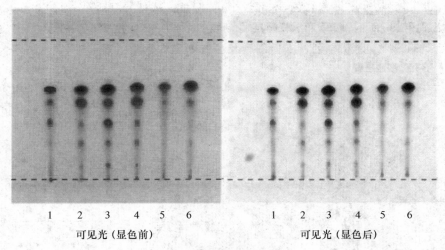

图 7-71　紫草薄层色谱图
1. 紫草(购自河北)　2,4. 紫草(购自安徽)　3. 紫草对照药材
5. 紫草(产自新疆乌鲁木齐)　6. 紫草(购自内蒙古)

丹参　Salviae Miltiorrhizae Radix et Rhizoma

　　【基源】为唇形科(Labiatae)植物丹参 *Salvia miltiorrhiza* Bge.的干燥根及根茎。主产于四川、山西、河北、江苏、安徽等省,多为栽培,四川栽培的丹参质量最好。春、秋两季采挖,除去茎叶、泥沙、须根,晒干。

　　【性状鉴别】根茎短粗,顶端有时残留茎基。根数条,长圆柱形,略弯曲,有的分枝并具须状细根,长 10～20 cm,直径 0.3～1 cm。表面棕红色或暗棕红色,粗糙,具纵皱纹。老根外皮疏松,多显紫棕色,常呈鳞片状剥落。质硬而脆,断面疏松,有裂隙或略平整而致密,皮部棕红色,木部灰黄色或紫褐色,导管束黄白色,呈放射状排列。气微,味微苦涩。栽培品较粗壮,直径 0.5～1.5 cm。表面红棕色,具纵皱纹,外皮紧贴不易剥落。质坚实,断面较平整,略呈角质样。(图 7-72)

　　【显微鉴别】根横切面:①木栓层 4～6 列细胞,大多含橙色或淡紫棕色物,有时可见落皮层组织存在。②皮层宽广。③韧皮部狭窄,呈半月形。④形成层成环,束间形成层不甚明显。⑤木质部 8～10 余束,呈放射状,导管在形成层处较多,呈切向排列,渐至中央导管呈单列。⑥木质部射线宽,纤维常成束,存在于初生木质部。(图 7-73)

　　粉末:红棕色。①石细胞类圆形、类三角形、类长方形或不规则形,也有延长呈纤维状,边缘不平整,直径 14～70 μm,长可达 257 μm,孔沟明显,有的胞腔内含黄棕色物。②木纤维多为纤维管胞,长梭形,末端斜尖或钝圆,直径 12～27 μm,具缘纹孔点状,纹孔斜裂缝状或十字形,孔沟稀疏。③网纹导管和具缘纹孔导管直径 11～60 μm。(图 7-74)

　　【化学成分】主要含结晶性菲醌类化合物,如丹参酮 Ⅰ(tanshinone Ⅰ)、丹参酮 Ⅱ$_A$(tanshinone Ⅱ$_A$)、丹参酮 Ⅱ$_B$(tanshinone Ⅱ$_B$)、隐丹参酮(cryptotanshinone)、丹参新酮(miltirone)等,其中隐丹参酮是抗菌的主要有效成分;还含有酚酸类化合物,如丹酚酸 A、丹酚酸 B 等。

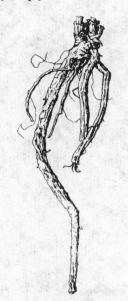

图 7-72　丹参药材图

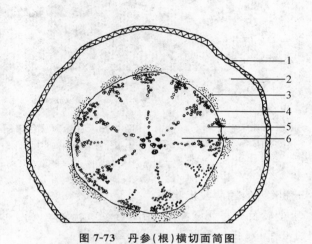

图 7-73　丹参(根)横切面简图
1. 木栓层　2. 皮层　3. 韧皮部　4. 形成层　5. 木质部　6. 射线

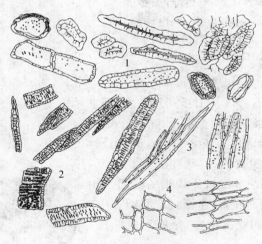

图 7-74　丹参粉末图
1. 石细胞　2. 导管　3. 木纤维　4. 木栓细胞

【理化鉴别】薄层色谱:取本品粉末乙醚提取液作为供试品溶液。以丹参药材及丹参酮 II$_A$ 作为对照。用高效硅胶预制薄层板,以甲苯-乙酸乙酯(19:1)为展开剂,于可见光下检视。供试品色谱中,在与对照药材及对照品色谱相应的位置上,显示相同颜色的斑点(图 7-75)。

【质量评价】

1. 以条粗壮、无芦头、无须根、表面紫红色、皮细、肉质饱满、断面黄棕色或棕褐色、质软柔润、纤维性小、味甜微苦者为佳。

2. 水分不得过 13.0%,总灰分不得过 10.0%,酸不溶性灰分不得过 3.0%,水溶性浸出物

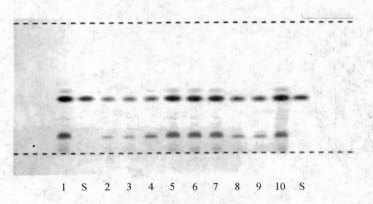

图 7-75　丹参薄层色谱图

S. 丹参酮 II A　　1,10. 丹参对照药材　　2,3. 丹参（产于河北）

4. 丹参（产于陕西）　　5～7. 丹参（产于山东）　　8,9. 丹参（产于安徽）

不得少于 35.0%，乙醇浸出物不得少于 15.0%。

3. 重金属及有害元素测定，铅不得过 5 mg/kg、镉不得过 0.3 mg/kg、砷不得过 2 mg/kg、汞不得过 0.2 mg/kg、铜不得过 20 mg/kg。

4. 按高效液相色谱法测定，含丹参酮 II A（$C_{19}H_{18}O_3$）、隐丹参酮（$C_{19}H_{20}O_3$）和丹参酮 I（$C_{18}H_{12}O_3$）的总量不得少于 0.25%；含丹酚酸 B（$C_{36}H_{30}O_{16}$）不得少于 3.0%。

【功效】性微寒，味苦。祛瘀止痛，活血调经，清心除烦。

黄芩　Scutellariae Radix

【基源】为唇形科（Labiatae）植物黄芩 *Scutellaria baicalensis* Georgi 的干燥根。主产于河北、山西、内蒙古、辽宁等省区。山西产量较大，河北承德质量较好，有栽培。春、秋两季采挖，除去地上部分、须根及泥沙，晒至半干，撞去外皮，晒干。

【性状鉴别】呈圆锥形，扭曲，长 8～25 cm，直径 1～3 cm。表面棕黄色或深黄色，有稀疏的疣状细根痕，上部较粗糙，有扭曲的纵皱纹或不规则的网纹，下部有顺纹和细皱纹。质硬而脆，易折断，断面黄色，中心红棕色；老根中心呈枯朽状或中空，暗棕色或棕黑色。气微，味苦。

栽培品较细长，多有分枝。表面浅黄棕色，外皮紧贴，纵皱纹较细腻。断面黄色或浅黄色，略呈角质样。味微苦。（图 7-76）

【显微鉴别】根横切面：①木栓层外侧数层常脱落，木栓层中有少数石细胞散在。②皮层与韧皮部界限不明显，有多数石细胞与韧皮纤维，单个或成群散在，石细胞多分布于外侧，韧皮纤维多分布于内侧。③形成层成环。老根中央的木质部有栓化细胞环形成，有单环或数个同心环。④薄壁细胞中含有淀粉

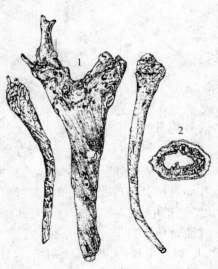

图 7-76　黄芩药材图

1. 药材　2. 饮片

粒。(图 7-77)

　　粉末：黄色。①韧皮纤维甚多,梭形,长 50～250 μm,直径 10～40 μm,壁厚,孔沟明显。②木纤维细长,两端尖,壁不甚厚。③石细胞较多,呈类圆形、长圆形、类方形或不规则形,长 60～160 μm,壁厚可至 24 μm,孔沟有时分叉。④网纹导管多见,具缘纹孔及环纹导管较少。此外,可见木栓细胞、木薄壁细胞及淀粉粒。(图 7-78)

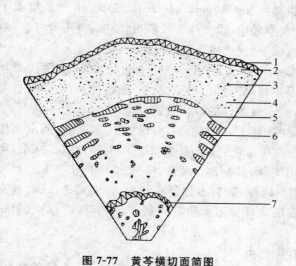

图 7-77　黄芩横切面简图

1. 木栓层　2. 皮层　3. 石细胞及纤维　4. 韧皮部
5. 形成层　6. 木质部导管束　7. 木栓化细胞环

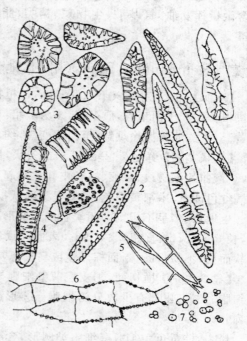

图 7-78　黄芩粉末图

1. 韧皮纤维　2. 木纤维　3. 石细胞　4. 导管
5. 木薄壁细胞　6. 韧皮薄壁细胞　7. 淀粉粒

　　【化学成分】主要含多种黄酮类衍生物,其中主要有黄芩苷(baicalin)、汉黄芩苷(wogonoside)、黄芩素(baicalein)、汉黄芩素(wogonin)等。另含 β-谷甾醇、油菜甾醇、豆甾醇等。

　　【理化鉴别】薄层色谱：取本品粉末甲醇提取液作为供试品溶液。以黄芩对照药材及黄芩苷、黄芩素、汉黄芩素对照品作为对照。用聚酰胺薄膜,以甲苯-乙酸乙酯-甲醇-甲酸(10：3：1：2)为展开剂,置紫外光灯(365 nm)下检视。供试品色谱中,在与对照药材及对照品色谱相应的位置上,显相同颜色的斑点。

　　【质量评价】

　　1. 以条长、质坚实、色黄者为佳。

　　2. 水分不得过 12.0%,总灰分不得过 6.0%,稀乙醇浸出物(热浸法)不得少于 40.0%。

　　3. 按高效液相色谱法测定,本品含黄芩苷($C_{21}H_{18}O_{11}$)不得少于 9.0%。

　　【功效】性寒,味苦。清热燥湿,泻火解毒,止血,安胎。

玄参　Scrophulariae Radix

　　为玄参科(Scrophulariaceae)植物玄参 *Scrophularia ningpoensis* Hemsl.的干燥根。主产

于浙江、湖北、江苏、江西等省。主要为栽培品。冬季茎叶枯萎时采挖,除去根茎、幼芽、须根及泥沙,晒或烘至半干,堆放3~6 d,反复数次至干燥。药材呈圆锥形,中部略粗,或上粗下细,有的微弯似羊角状,长6~20 cm,直径1~3 cm;表面灰黄色或棕褐色,有明显的纵沟和横向皮孔;质坚硬,不易折断,断面略平坦,乌黑色,微有光泽;具焦糖气,味甘、微苦。以水浸泡,水呈墨黑色。主要含环烯醚萜苷类成分哈帕苷(harpagside)、哈巴俄苷(玄参苷,harpagoside)等;另含微量挥发油、氨基酸、生物碱、糖类、脂肪油等。性微寒,味甘、苦、咸。凉血滋阴,泻火解毒。

地黄　Rehmanniae Radix(附:熟地黄)

【基源】为玄参科(Scrophulariaceae)植物地黄 *Rehmannia glutinosa* Libosch.的新鲜或干燥块根。主产于河南省,质量佳,多为栽培。秋季采挖,除去芦头及须根,洗净,鲜用者习称"鲜地黄"。将鲜地黄徐徐烘焙,至内部变黑,约八成干,捏成团块,习称"生地黄"。

【性状鉴别】鲜地黄:呈纺锤形或条状,长8~24 cm,直径2~9 cm。外皮薄,表面浅红黄色,具弯曲的纵皱纹、芽痕、横长皮孔样突起及不规则疤痕。肉质,易断,断面皮部淡黄白色,可见橘红色油点,木部黄白色,导管呈放射状排列。气微,味微甜、微苦。

生地黄:多呈不规则的团块状或长圆形,中间膨大,两端稍细,有的细小,长条状,稍扁而扭曲,长6~12 cm,直径2~6 cm。表面棕黑色或棕灰色,极皱缩,具不规则的横曲纹。体重,质较软而韧,不易折断,断面棕黑色或乌黑色,有光泽,具黏性。气微,味微甜。(图7-79)

【显微鉴别】横切面:①皮层薄壁细胞排列疏松,散有多数分泌细胞,含橘黄色油滴,偶有石细胞。②韧皮部有少数分泌细胞。③形成层成环。④木质部射线宽,导管稀疏,呈放射状排列。

粉末:棕黄色。①薄壁细胞类圆形,含有棕色类圆形核状物,有时可见草酸钙方晶。②分泌细胞形状与一般薄壁细胞相似,含橙黄色油滴或橙黄色颗粒状物。③网纹及具缘纹孔导管。另有木栓细胞。(图7-80)

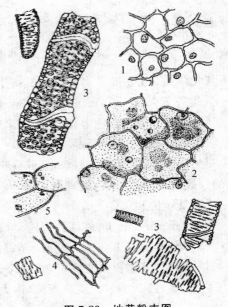

图 7-80　地黄粉末图

1. 薄壁细胞　2. 分泌细胞　3. 导管
4. 木栓细胞　5. 草酸钙方晶

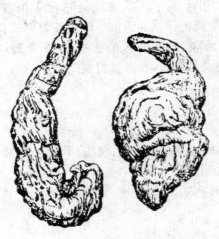

图 7-79　生地黄药材图

　　【化学成分】主要含多种苷类成分,以环烯醚萜苷类为主,如梓醇(catalpol)、二氢梓醇 (dihydrocatalpol)、桃叶珊瑚苷(aucubin)、密力特苷(melittoside)等。尚含苯乙醇苷类,如毛 蕊花糖苷;并含水苏糖、多种氨基酸、谷甾醇、5-羟基糠醛、甘露醇。环烯醚萜苷类成分为主要 活性成分,也是使地黄变黑色的成分。

　　【理化鉴别】薄层色谱:取本品粉末甲醇提取液作为供试品溶液。以梓醇对照品作为对 照。用硅胶 G 薄层板,以三氯甲烷-甲醇-水(14∶6∶1)为展开剂,喷以茴香醛试液显色。供试 品色谱中,在与对照品色谱相应的位置上,显相同颜色的斑点。另取毛蕊花糖苷对照品作为对 照。用硅胶 G 薄层板,以乙酸乙酯-甲醇-甲酸(16∶0.5∶2)为展开剂,用 0.1%的 2,2-二苯基- 1-苦肼基无水乙醇溶液浸板,晾干。供试品色谱中,在与对照品色谱相应的位置上,显相同颜 色的斑点。

　　【质量评价】

　　1. 鲜地黄以粗壮、色红黄者为佳,生地黄以块大、体重、断面乌黑、味甜者为佳。

　　2. 总灰分不得过 8.0%,酸不溶性灰分不得过 3.0%,水溶性浸出物(冷浸法)不得少 于 65.0%。

　　3. 按高效液相色谱法测定,生地黄含梓醇($C_{15}H_{22}O_{10}$)不得少于 0.20%,含毛蕊花糖苷 ($C_{29}H_{36}O_{15}$)不得少于 0.020%。

　　【功效】鲜地黄性寒,味甘、苦。清热生津,凉血,止血。生地黄性寒,味甘。清热凉血,养 阴生津。

　　【附】熟地黄 Rehmanniae Radix Praeparata

　　为生地黄的炮制加工品。药材呈不规则块片;表面乌黑色,有光泽,黏性大;质柔软而带韧性,断面乌黑 色,有光泽;无臭、味甜。性微温,味甘。滋阴补血,益精填髓。

胡黄连　Picrorhizae Rhizoma

　　为玄参科(Scrophulariaceae)植物胡黄连 *Picrorhiza scrophulariiflora* Pennell 的干燥根 茎。主产于西藏南部,云南西北部及四川西部。秋季采挖,除去须根和泥沙,晒干。药材呈圆 柱形,略弯曲,有的有分枝,长 3~12 cm,直径 0.3~1.4 cm;表面灰棕色或暗棕色,粗糙,有较 密的环节和疣状突起的芽痕及根痕,顶端有叶柄残基,密集成鳞片状;体轻,质硬而脆,易折断, 断面略平坦,淡棕色或暗棕色,木部有 4~10 个类白色点状维管束排列成环,中央髓部灰黑色; 气微,味极苦。主要含三种环烯醚萜苷,胡黄连苷Ⅰ、Ⅱ、Ⅲ(picrosideⅠ、Ⅱ、Ⅲ)。性寒,味苦。 清湿热,除骨蒸,消疳热。

巴戟天　Morindae Officinalis Radix

　　【基源】为茜草科(Rubiaceae)植物巴戟天 *Morinda officinalis* How 的干燥根。主产于广 东、广西、福建,有栽培。全年可挖,除去须根,晒至六七成干,轻轻捶扁,切成 9~13 cm 长段, 晒干。

　　【性状鉴别】呈扁圆柱形,略弯曲,长短不等,直径 0.5~2 cm。表面灰黄色或暗灰色,具 纵纹和横裂纹,有的皮部横向断裂露出木部,形似连珠。质韧,断面皮部厚,紫色或淡紫色,易 与木部剥离;木部坚硬,黄棕色或黄白色,直径 1~5 mm。气微,味甘而微涩。(图 7-81)

　　【显微鉴别】横切面:①木栓细胞数列,栓内层细胞有的含草酸钙针晶束。②中柱鞘部位有石细胞,断续排列成环。③韧皮部较宽,近形成层处草酸钙针晶束较多。④形成层环明显。⑤木质部导管单个散在或 2~3 个相聚,呈放射状排列。⑤木纤维发达。(图 7-82)

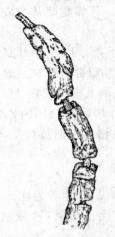

图 7-81　巴戟天药材图

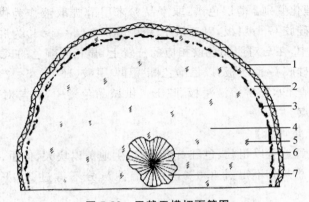

图 7-82　巴戟天横切面简图

1.木栓层　2.皮层　3.石细胞带　4.韧皮部
5.草酸钙针晶束　6.形成层　7.木质部

粉末:淡紫色或紫褐色。①石细胞呈方形、类方形、类圆形或不规则形,直径 21~96 μm,壁厚至 39 μm,层纹、孔沟及壁孔均明显。②草酸钙针晶多成束,常存在于薄壁细胞中,长达 184 μm。③木纤维主为纤维管胞,长梭形,具缘纹孔较大,纹孔口斜缝状、人字形或十字形。此外,可见具缘纹孔导管和木栓细胞。(图 7-83)

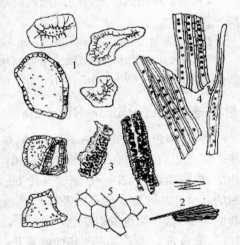

图 7-83　巴戟天粉末图

1.石细胞　2.草酸钙针晶束　3.导管
4.木纤维　5.木栓细胞

【化学成分】主要含蒽醌类化合物,如甲基异茜草素(rubiadin)、甲基异茜草素-1-甲醚、大黄素甲醚、2-羟基-3-羟甲基蒽醌、2-甲基蒽醌等。另含植物甾醇、糖类、树脂和多种氨基酸等。尚含有 2 种环烯醚萜苷及耐斯糖等。

【理化鉴别】薄层色谱:取本品粉末乙醇液作为供试品溶液。以巴戟天对照药材作为对照。用硅胶 GF_{254} 预制薄层板,以甲苯-乙酸乙酯-甲酸(8:2:0.1)为展开剂,置紫外光灯(254 nm)或日光下检视。供试品色谱中,在与对照药材色谱相应的位置上,显相同颜色的斑点。(图 7-84)

【质量评价】

1. 以条粗壮、连珠状、肉厚、色紫者为佳。

2. 水分不得过 15.0%,总灰分不得过 6.0%,水溶性浸出物(冷浸法)不得少于 50.0%。

3. 按高效液相色谱法测定,本品含耐斯糖($C_{24}H_{42}O_{21}$)不得少于 2.0%。

【功效】性微温,味甘、辛。补肾阳,强筋骨,祛风湿。

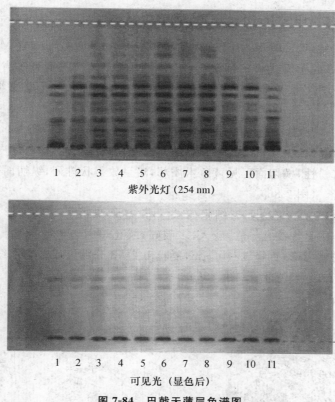

紫外光灯 (254 nm)

可见光（显色后）

图 7-84　巴戟天薄层色谱图

1. 巴戟天对照药材　2～11. 巴戟天（购自广东）

茜草　Rubiae Radix et Rhizoma

　　为茜草科（Rubiaceae）植物茜草 *Rubia cordifolia* L. 的干燥根及根茎。主产于陕西、山西、河南等省。春、秋两季采挖，除去泥沙，干燥。药材根茎呈结节状，下部着生数条根；根常弯曲或扭曲，长 10～25 cm，直径 0.2～1 cm；表面红棕色或棕色，具细纵皱纹及少数细根痕，皮部易脱落，露出黄红色木部；质脆，易折断，断面平坦，皮部狭窄，紫红色，木部宽广，浅黄红色，可见多数导管小孔；气微，味微苦。主含蒽醌类成分，如羟基茜草素（purpurin）、异茜草素（purpuroxanthin）、茜草素（alizarin）及茜草酸（munjistin）和伪羟基茜草素（pseudopurpurin）等。性寒，味苦。凉血，止血，祛瘀，通经。

续断　Dipsaci Radix

　　为川续断科（Dipsacaceae）植物川续断 *Dipsacus asperoides* C.Y.Cheng et T.M.Ai 的干燥根。主产于湖北、四川、云南、贵州等省。秋季采挖，除去根头和须根，用微火烘至半干，堆置"发汗"至内部变绿色时，再烘干。药材呈长圆柱形，略弯曲，长 5～15 cm，直径 0.5～2 cm；表面灰褐色或棕褐色，有明显扭曲的纵皱及沟纹；质软，久置干燥后变硬易折断，断面皮部外缘呈褐色，内呈黑绿色或棕色，木部黄色，呈放射状花纹；气微香，味苦、微甜而后涩。主要含龙胆碱及三萜皂苷等。性微温，味苦、辛、甘。补肝肾，强筋骨，续折伤，止崩漏。

天花粉　Trichosanthis Radix

【基源】为葫芦科（Cucurbitaceae）植物栝楼 *Trichosanthes kirilowii* Maxim.或双边栝楼 *T. rosthornii* Harms 的干燥块根。栝楼主产于河南、山东、江苏、安徽等省；双边栝楼主产于四川省，栽培。秋、冬两季采挖，洗去泥土，刮去粗皮，切成段、块片或纵剖成瓣，晒干或烘干。

【性状鉴别】呈不规则圆柱形、纺锤形或瓣块状，长 8～16 cm，直径 1.5～5.5 cm。表面黄白色或淡棕黄色，有纵皱纹、细根痕及略凹陷的横长皮孔，有的有黄棕色外皮残留。质坚实，断面白色或淡黄色，富粉性，横切面可见黄色木质部，略呈放射状排列，纵切面可见黄色条纹状木质部。气微，味微苦。（图 7-85）

【显微鉴别】粉末：类白色。①石细胞黄绿色，长方形、多角形或纺锤形，直径 27～72 μm，壁较厚，纹孔细密。②具缘纹孔导管，较大，多破碎，纹孔呈六边形或方形。③淀粉粒甚多，单粒类球形、半圆形或盔帽形，直径 6～48 μm，复粒由 2～8 分粒组成。④木纤维多为纤维管胞，具缘纹孔稀疏，纹孔口斜裂缝状。（图 7-86）

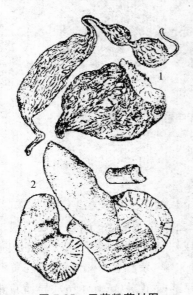

图 7-85　天花粉药材图
1. 原皮天花粉　2. 刮皮天花粉

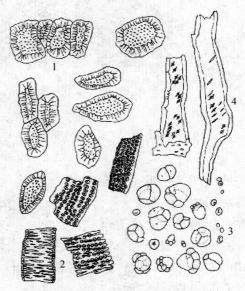

图 7-86　天花粉（栝楼）粉末图
1. 石细胞　2. 导管　3. 淀粉粒　4. 木纤维

【化学成分】主要含皂苷（约 1%）；蛋白质，如天花粉蛋白（trichosanthin）；多种氨基酸，如瓜氨酸等。

【理化鉴别】薄层色谱：取本品粉末乙醇提取液作为供试品溶液。以瓜氨酸对照品作为对照。用硅胶预制薄层板，以正丁醇-无水乙醇-冰醋酸-水（8∶2∶2∶3）为展开剂，喷以茚三酮试液加热显色，置可见光下检视。供试品色谱中，在与对照品色谱相应的位置上，显示相同颜色的斑点（图 7-87）。

【质量评价】

1. 以色白、质坚实、粉性足者为佳。

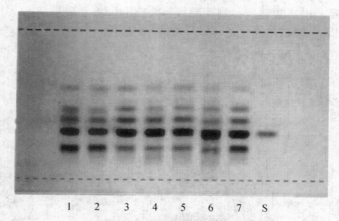

图 7-87　天花粉薄层色谱图

S. 瓜氨酸　1. 天花粉（购自河南）　2. 天花粉（购自贵州）　3. 天花粉（购自上海）
4,6. 天花粉（购自安徽）　5,7. 天花粉（购自陕西）

2. 水分不得过 15.0%，总灰分不得过 5.0%，水溶性浸出物（冷浸法）不得少于 15.0%。

3. 按二氧化硫残留量测定法测定，二氧化硫残留量不得过 400 mg/kg。

【功效】性微寒，味甘、微苦。清热生津，消肿排脓。

桔梗　Platycodonis Radix

【基源】为桔梗科（Campanulaceae）植物桔梗 *Platycodon grandiflorum*（Jacq.）A. DC.的干燥根。全国大部分地区均产，以东北、华北产量大，华东地区产量较好，多为栽培。春、秋两季采挖，去净泥土、须根，趁鲜刮去外皮或不去外皮，晒干。

【性状鉴别】呈圆柱形或略呈纺锤形，下部渐细，有的有分枝，略扭曲，长 7～20 cm，直径 0.7～2 cm。表面白色或淡黄白色，不去外皮者表面黄棕色至灰棕色，具纵扭皱沟，并有横长的皮孔样斑痕及支根痕，上部有横纹。有的顶端有较短的根茎或不明显，其上有数个半月形茎痕。质脆，断面不平坦，形成层环棕色，皮部类白色，有裂隙，木部淡黄白色。气微，味微甜后苦。（图 7-88）

【显微鉴别】横切面：①木栓层多已除去。②皮层狭窄，有裂隙。③韧皮部宽广，乳管群散在，内含黄棕色微细颗粒状物。④形成层成环。⑤木质部导管单个散在或数个相聚，呈放射状排列。⑥薄壁细胞含菊糖，呈扇形或类圆形的结晶。

粉末：黄白色。①菊糖众多（稀甘油装片），呈扇形或类圆形的结晶。②乳管互相连接，直径 14～25 μm，管中含黄色油滴样颗粒状物。③梯纹、网纹导管。（图 7-89）

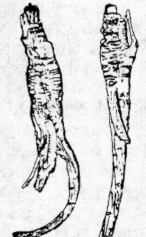

图 7-88　桔梗药材图

【化学成分】主要含多种皂苷，如桔梗皂苷（platycodin）A、C、D_1、D_2。此外，还含 α-菠菜甾醇、白桦脂醇等植物甾醇类；并含有菊糖、多糖、14 种氨基酸和 22 种微量元素。

【理化鉴别】薄层色谱：取本品粉末 7%硫酸乙醇-水（1∶3）提取液作为供试品溶液。以桔梗对照药材作为对照。用高效硅胶预制薄层板,以三氯甲烷-乙醚(2:1)为展开剂,喷以10%硫酸乙醇溶液加热显色,置可见光下检视。供试品色谱中,在与对照药材色谱相应的位置上,显示相同颜色的斑点(图7-90)。

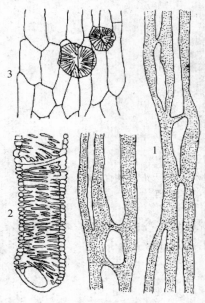

图 7-89 桔梗粉末图

1. 乳管 2. 导管 3. 菊糖

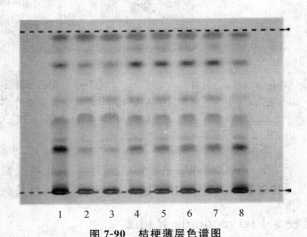

图 7-90 桔梗薄层色谱图

1,8. 桔梗对照药材 2,3. 桔梗(购自黑龙江)

4,5. 桔梗(购自黑龙江) 6,7. 桔梗(购自黑龙江)

【质量评价】

1. 以根肥大、色白、质坚实、味苦者为佳。

2. 水分不得过 15.0%,总灰分不得过 6.0%,乙醇浸出物(热浸法)不得少于 17.0%。

3. 按高效液相色谱法测定,本品含桔梗皂苷 D($C_{57}H_{92}O_{28}$)不得少于 0.10%。

【功效】性平,味苦、辛。宣肺,利咽,祛痰,排脓。

党参 Codonopsis Radix

【基源】为桔梗科(Campanulaceae)植物党参 *Codonopsis pilosula* (Franch.)Nannf.、素花党参 *C. pilosula* Nannf. var. *modesta* (Nannf.)L. T. Shen 或川党参 *C. tangshen* Oliv.的干燥根。党参主产于山西、陕西、甘肃、四川等省及东北地区,栽培品(潞党)主产于山西;素花党参(又称西党参)主产于甘肃、四川等省;川党参主产于四川、湖北、陕西三省接壤地区。多为栽培。秋季采挖,除去地上部分及须根,洗净泥土,晒至半干,反复搓揉 3~4 次,晒至七八成干时,捆成小把,晒干。

【性状鉴别】党参:呈长圆柱形,稍弯曲,长 10~35 cm,直径 0.4~2 cm。表面黄棕色至灰棕色,根头部有多数疣状突起的茎痕及芽,习称"狮子盘头",每个茎痕的顶端呈凹下的圆点状;根头下有致密的环状横纹,向下渐稀疏,有的达全长的一半,栽培品环状横纹少或无;全体有纵皱纹和散在的横长皮孔样突起,支根断落处常有黑褐色胶状物。质稍硬或略带韧性,断面稍平坦,有裂隙或放射状纹理,皮部淡黄白色至淡棕色,木部淡黄色。有特殊香气,味微甜。(图 7-91)

　　素花党参：长 10～35 cm，直径 0.5～2.5 cm。表面黄白色至灰黄色，根头下致密的环状横纹常达全长的一半以上。断面裂隙较多，皮部灰白色至淡棕色。

　　川党参：长 10～45 cm，直径 0.5～2 cm。表面灰黄色至黄棕色，有明显不规则的纵沟。质较软而结实，断面裂隙较少，皮部黄白色。

　　【显微鉴别】横切面：党参，①木栓层外侧有石细胞。②韧皮部宽广，散有淡黄色乳汁管群，与筛管群交互排列。③形成层成环。④木质部导管单个散在或数个相聚，呈放射状排列。⑤薄壁细胞内含菊糖及淀粉粒。（图 7-92）

　　粉末：淡黄色。①乳汁管碎片甚多，含淡黄色颗粒状物。②菊糖（水合氯醛冷装片），团块呈扇形有放射状纹理。③石细胞呈方形、长方形或多角形，壁不甚厚。另有网纹导管、木栓细胞。（图 7-93）

　　【化学成分】主要含糖类成分，如菊糖（inulin）、党参酸性多糖；苷类成分，如党参苷Ⅰ～Ⅳ、党参炔苷等；三萜类化合物，如蒲公英萜醇（tar-axerol）蒲公英萜醇乙酸酯；另含微量生物碱、17 种氨基酸和多种无机元素等。

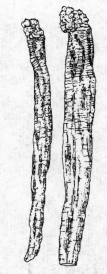

图 7-91　党参（党参）
药材图

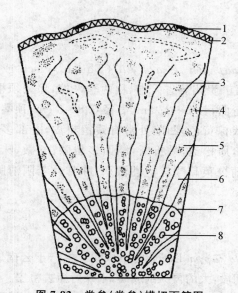

图 7-92　党参（党参）横切面简图
1. 石细胞群　2. 木栓层　3. 裂隙　4. 乳管群
5. 韧皮部　6. 射线　7. 形成层　8. 木质部导管

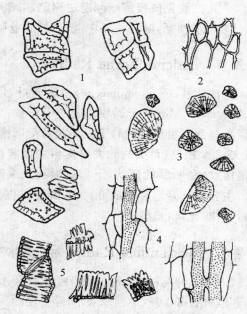

图 7-93　党参（党参）粉末图
1. 石细胞　2. 木栓细胞　3. 菊糖
4. 乳汁管　5. 导管

　　【理化鉴别】薄层色谱：取本品粉末甲醇提取液作为供试品溶液。以党参炔苷对照品作为对照。用高效硅胶预制薄层板，以正丁醇-冰醋酸-水（7∶1∶0.5）为展开剂，喷以 10% 硫酸乙醇溶液加热显色，置紫外灯（365 nm）下检视。供试品色谱中，在与对照品色谱相应位置上，显示相同颜色的荧光斑点。（图 7-94）

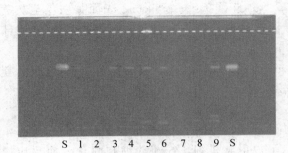

图 7-94　党参薄层色谱图

S. 党参炔苷　1,2. 党参(党参,购自山西)　3. 党参(党参,购自陕西)

4. 党参(川党参,购自四川)　5,6. 党参(川党参,购自重庆)

7. 党参(素花党参,购自陕西)　8. 党参(素花党参,购自四川)

9. 党参(素花党参,购自甘肃)

【质量评价】

1. 以条粗壮、质柔润、气味浓、嚼之无渣者为佳。

2. 水分不得过 16.0%,总灰分不得过 5.0%,乙醇浸出物(热浸法)不得少于 55.0%。

3. 按二氧化硫残留量测定法测定,二氧化硫残留量不得过 400 mg/kg。

【功效】性平,味甘。补中益气,健脾益肺。

南沙参　Adenophorae Radix

　　为桔梗科(Campanulaceae)植物轮叶沙参 *Adenophora tetraphylla* (Thunb.)Fisch. 或沙参 *A. stricta* Miq. 的干燥根。主产于安徽、江苏、浙江、贵州等省。春、秋两季采挖,除去须根,洗后趁鲜刮去粗皮,洗净,干燥。药材呈圆锥形,略弯曲,长 7～27 cm,直径 0.8～3 cm,顶端具 1 个或 2 个根茎(芦头);除去栓皮后表面黄白色或淡棕黄色,凹陷处常有残留粗皮,上部多有深陷横纹,呈断续的环状,下部有纵纹及纵沟;体轻,质松泡,易折断,断面多裂隙;气微,味微甘。主要含三萜皂苷类成分,β-谷甾醇、胡萝卜苷、蒲公英萜酮等。性微寒,味甘。养阴清肺,益胃生津,化痰,益气。

木香　Aucklandiae Radix(附:土木香)

　　【基源】为菊科(Compositae)植物木香 *Aucklandia lappa* Decne. 的干燥根。主产于云南、四川、西藏等省区。秋、冬两季采挖,除去泥沙和须根,切段,大的再纵剖成瓣,干燥后撞去粗皮。

　　【性状鉴别】呈圆柱形或半圆柱形,形如枯骨,长 5～10 cm,直径 0.5～5 cm。表面黄棕色至灰褐色,有明显的皱纹、纵沟及侧根痕。质坚,不易折断,断面灰褐色至暗褐色,周边灰黄色或浅棕黄色,形成层环棕色,有放射状纹理及散在的褐色点状油室。气香特异,味微苦。(图 7-95)

　　【显微鉴别】横切面:①木栓层由多列木栓细胞组成,皮层狭窄。②韧皮部宽广,射线明显,纤维束散在。③形成层成环。④木质部由导管、木纤维及木薄壁细胞组成。导管单行径向排列。⑤根的中心为四原型初生木质部。⑥薄壁组织中有大型油室散在,油室常含有黄色分泌物。⑦薄壁细胞中含有菊糖。(图 7-96)

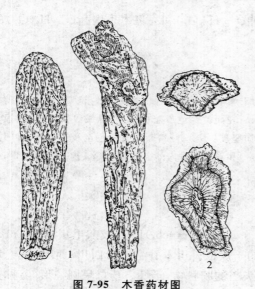

图 7-95　木香药材图

1. 药材　2. 饮片

（引自中国中医药出版社,康廷国主编《中药鉴定学》）

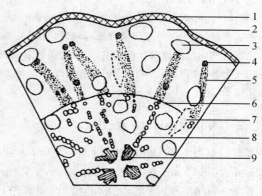

图 7-96　木香横切面简图

1. 木栓层　2. 皮层　3. 油室　4. 纤维束　5. 韧皮部

6. 形成层　7. 裂隙　8. 木质部束　9. 初生木质部

（引自中国中医药出版社,康廷国主编《中药鉴定学》）

　　粉末：黄绿色。①菊糖多见,表面现放射状纹理。②木纤维黄色,长梭状,多成束,直径 $16\sim24\ \mu m$,纹孔口横裂缝状、十字状或人字状。③网纹导管多见,亦有具缘纹孔导管,直径 $30\sim90\ \mu m$。④油室多破碎,内含黄色或棕色分泌物。⑤木栓细胞淡黄棕色,表面观呈类多角形,排列不甚整齐,垂周壁有的波状弯曲。⑥薄壁细胞含有小型草酸钙方晶。（图 7-97）

　　【化学成分】主要含有挥发油,油中主成分为木香烃内酯（costunolide）、去氢木香内酯（dehydrocostuslactone）、木香内酯（costuslactone）、二氢木香内酯（dihydrocostuslactone）等。尚含有木香碱、菊糖等。

　　【理化鉴别】薄层色谱:取本品粉末甲醇液作为供试品溶液。以去氢木香内酯、木香烃内酯对照品作为对照。用硅胶 G 薄层板,以环己烷-甲酸乙酯-甲酸（15：5：1）的上底溶液为展开剂,1%香草醛硫酸溶液显色。供试品色谱中,在与对照品色谱相应的位置上,显相同颜色的斑点。

　　【质量评价】

1. 以质坚实、香气浓、油性大者为佳。

2. 总灰分不得过 4.0%。

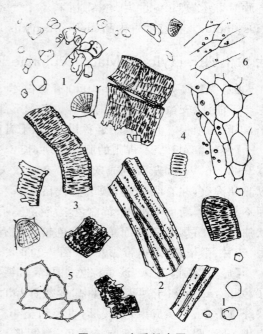

图 7-97　木香粉末图

1. 菊糖　2. 木纤维　3. 导管　4. 油室碎片

5. 木栓细胞　6. 方晶

3. 按高效液相色谱法测定,本品含木香烃内酯($C_{15}H_{20}O_2$)和去氢木香内酯($C_{15}H_{18}O_2$)的总量不得少于 1.8%。

【功效】性温,味辛、苦。行气止痛,健脾消食。

【附】土木香 Inulae Radix

为菊科(Compositae)植物土木香 Inula helenium L.的干燥根。主产于河北、新疆、甘肃、四川等地。秋季采挖,除去泥沙,晒干。药材呈圆锥形,略弯曲,长 5～20 cm;表面黄棕色或暗棕色,有纵皱纹及须根痕;根头粗大,顶端有凹陷的茎痕及叶鞘残基,周围有圆柱形支根,质坚硬,不易折断,断面黄白色至浅灰黄色,有凹点状油室;气微香,味苦、辛。主要含土木香内酯(alantolactone)和异土木香内酯。性温,味辛、苦。健脾和胃,行气止痛,安胎。

川木香　Vladimiriae Radix

为菊科(Compositae)植物川木香 *Vladimiria souliei* (Franch.)Ling 或灰毛川木香 *Vladimiria souliei* (Franch.)Ling var. *cinerea* Ling 的干燥根。川木香主产于四川、西藏,灰毛川木香主产于四川。秋季采挖,除去须根、泥沙及根头上的胶状物,干燥。药材呈圆柱形(习称铁杆木香)或有纵槽的半圆柱形(习称槽子木香),稍弯曲,长 10～30 cm,直径 1～3 cm;表面黄褐色或棕褐色,具纵皱纹,外皮脱落处可见丝瓜络状细筋脉;根头偶有黑色发黏的胶状物,习称"油头";体较轻,质硬脆,易折断,断面黄白色或黄色,有深黄色稀疏油点及裂隙,木质部宽广,有放射状纹理,有的中心呈枯朽状;气微香,味苦,嚼之粘牙。主要含木香烃内酯(costundide)、去氢木香内酯(dehydrocostus lactone)。性温,味苦、辛。行气止痛。

白术　Atractylodis Macrocephalae Rhizoma

【基源】为菊科(Compositae)植物白术 *Atractylodes macrocephala* Koidz.的干燥根茎。主产于浙江、安徽、湖北、湖南等省。冬季下部叶枯黄、上部叶变脆时采挖,除去泥沙,烘干或晒干,再除去须根。其中烘干者称烘术,晒干者称生晒术。

【性状鉴别】呈不规则的肥厚团块,长 3～13 cm,直径 1.5～7 cm。表面灰黄色或灰棕色,有瘤状突起和断续的纵皱和沟纹,并有须根痕,顶端有残留茎基和芽痕。质坚硬不易折断,断面不平坦,黄白色至淡棕色,有棕黄色的点状油室散在;烘干者断面角质样,色较深或有裂隙。气清香,味甘、微辛,嚼之略带黏性。(图 7-98)

【显微鉴别】粉末:淡黄棕色。①草酸钙针晶细小,长 10～32 μm,存在于薄壁细胞中,少数针晶直径至 4 μm。②纤维黄色,大多成束,长梭形,直径约至 40 μm,壁甚厚,木化,孔沟明显。③石细胞淡黄色,类圆形、多角形、长方形或少数纺锤形,直径 37～64 μm。④导管分子短小,为网纹导管及具缘纹孔导管,直径至 48 μm。⑤薄壁细胞含菊糖,表面显放射状纹理。(图 7-99)

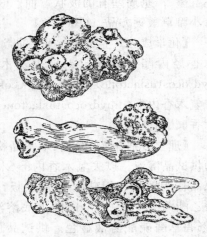

图 7-98　白术药材图

【化学成分】主要含挥发油 1.4% 左右,油中主要成分为苍术酮(atractylon),苍术醇(atractylol),白术内酯(butenolide)A、B,3-β-乙酰氧基苍术酮(3-β-vacetoxyatractylon)等多种成分。

【理化鉴别】薄层色谱:取本品粉末正己烷超声提取液作为供试品溶液。以白术对照药材作为对照。用硅胶 G 薄层板,以石油醚(60～90℃)-醋酸乙酯(50∶1)为展开剂,喷以 5％香草醛硫酸溶液显色,置可见光下检视。供试品色谱中,在与对照药材色谱相应的位置上,显相同颜色的斑点,并应显一桃红色主斑点(苍术酮)(图 7-100)。

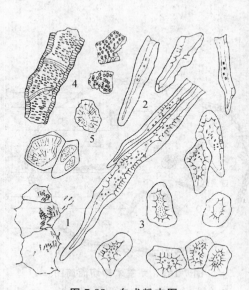

图 7-99　白术粉末图

1. 草酸钙结晶　2. 纤维　3. 石细胞

4. 导管　5. 菊糖

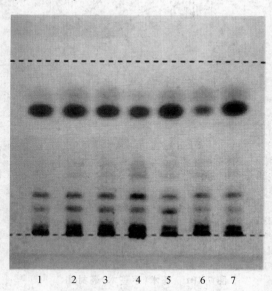

图 7-100　白术薄层色谱图

1～3. 白术(购自安徽)　4. 白术对照药材

5～7. 白术(产于浙江)

【质量评价】

1. 药材以个大、质坚实、断面色黄白、香气浓者为佳。

2. 水分测定不得过 15.0％,总灰分不得过 5.0％,60％乙醇浸出物(热浸法)不得少于 35.0％。

【功效】性温,味苦、甘。健脾益气,燥湿利水,止汗,安胎。

苍术　Atractylodis Rhizoma

【基源】为菊科(Compositae)植物茅苍术 *Atractylodes lancea* (Thunb.)DC.或北苍术 *A. chinensis* (DC.)Koidz.的干燥根茎。茅苍术主产于江苏、湖北、河南等省;北苍术主产于河北、山西、陕西、内蒙古等省区。春、秋两季采挖,除去泥沙,晒干,撞去须根。

【性状鉴别】茅苍术:呈不规则连珠状或结节状圆柱形,略弯曲,偶有分枝,长 3～10 cm,直径 1～2 cm。表面灰棕色,有皱纹、横曲纹及残留须根,顶端具茎痕或残留茎基。质坚实,断面黄白色或灰白色,散有多数橙黄色或棕红色油室,习称"朱砂点",暴露稍久,常可析出白色细针状结晶,习称"起霜"。气香特异,味微甘、辛、苦。(图 7-101)

北苍术:呈疙瘩块状或结节状圆柱形,长 4～9 cm,直径 1～4 cm。表面黑棕色,除去外皮者黄棕色。质较疏松,断面散有黄棕色油室。香气较淡,味辛、苦。

【显微鉴别】茅苍术横切面:①木栓层内夹有石细胞带 3～8 条不等,每一石细胞带由 2～3 层类长方形的石细胞集成。②皮层宽广,其间散有大型油室,长径 225～810 μm,短径 135～

450 μm。③韧皮部狭小。④形成层成环。⑤木质部有纤维束,和导管群相间排列。⑥射线较宽,中央为髓部,射线和髓部均散有油室。⑦薄壁细胞含有菊糖和细小的草酸钙针晶。(图7-102)

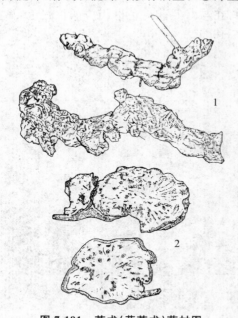

图 7-101　苍术(茅苍术)药材图

1. 药材　2. 饮片

(引自中国中医药出版社,康廷国主编《中药鉴定学》)

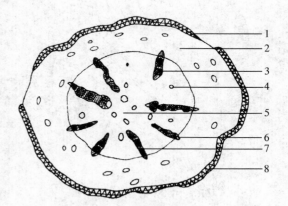

图 7-102　茅苍术横切面简图

1. 木栓层　2. 皮层　3. 木纤维　4. 油室　5. 髓
6. 韧皮部　7. 导管　8. 石细胞带

粉末:棕色。①草酸钙针晶细小,长 5～30 μm,不规则地充塞于薄壁细胞中。②纤维常成束,长梭形,直径约至 40 μm,壁甚厚,木化。③石细胞甚多,类圆形、类长方形或多角形,直径 20～80 μm,壁极厚,有时与木栓细胞连接。④菊糖多见,表面有放射状纹理。⑤油室碎片多见。⑥导管短,主要为网纹导管,也有具缘纹孔导管。(图7-103)

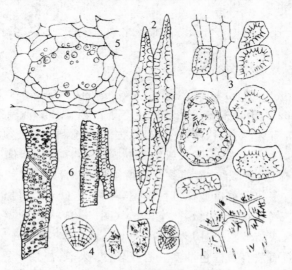

图 7-103　茅苍术粉末图

1. 薄壁细胞(示针晶)　2. 纤维　3. 石细胞　4. 菊糖　5. 油室　6. 导管

【化学成分】主要含挥发油 5%～9%,油中主要成分为苍术素(atractylodin)、茅苍术醇(hinesol)、β-桉油醇(β-eudesmol)、苍术醇(atractylol)、苍术酮(atractylon)等。

【理化鉴别】薄层色谱:取本品粉末正己烷提取液作为供试品溶液。以苍术对照药材作为对照。用高效硅胶预制薄层板,以石油醚(60～90℃)-醋酸乙酯(20∶1)为展开剂,5%对二甲氨基苯甲醛的 10%硫酸乙醇溶液显色。供试品色谱中,在与对照药材色谱相应的位置上,显相同颜色的斑点,并应显一相同的污绿色主斑点(苍术素)(图 7-104)。

【质量评价】

1. 以个大、质坚实、断面朱砂点多、香气浓者为佳。

2. 水分测定不得过 13.0%,总灰分不得过 7.0%。

3. 按高效液相色谱法测定,本品含苍术素($C_{13}H_{10}O_2$)不得少于 0.30%。

【功效】性温,味辛、苦。燥湿健脾,祛风散寒,明目。

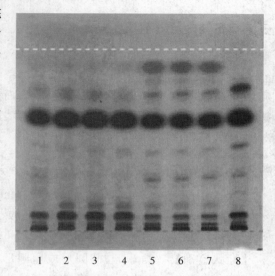

图 7-104 苍术薄层色谱图
1. 茅苍术对照药材 2～4. 苍术(茅苍术,购自陕西)
5～7. 苍术(北苍术,购自内蒙古) 8. 北苍术对照药材

【附注】同属植物关苍术 *Atractylodes japonica* Koidz.ex Kitam.的根茎,在东北地区曾作苍术入药,日本药局方作白术使用。主产于东北地区。药材根茎呈结节状圆柱形,长 4～12 cm,直径 1～2.5 cm;表面深棕色,质较轻,折断面不平坦,纤维性强;气特异,味辛、微苦。横切面皮层有大型纤维束,木质部导管疏列,最内侧纤维束发达,纤维束中夹杂少数石细胞;针晶较长,达 40 μm。主要含挥发油,如苍术酮、芹烷二烯酮、二乙酰苍术二醇、乙醛、糠醛、苍术烯内酯Ⅰ及少量苍术素,此种非正品苍术。

紫菀 Asteris Radix

为菊科(Compositae)植物紫菀 *Aster tataricus* L.f.的干燥根和根茎。主产于河北、安徽、河南、黑龙江等省。春、秋两季采挖,除去有节的根茎(习称"母根")和泥沙,编成辫状晒干,或直接晒干。药材呈不规则块状,大小不一,顶端有茎、叶的残基;质稍硬。根茎簇生多数细根,长 3～15 cm,直径 0.1～0.3 cm,多编成辫状;表面紫红色或灰红色,有纵皱纹;质较柔韧。气微香,味甜、微苦。主要含齐墩果烷型三萜皂苷,如紫菀皂苷(astersaponin)、紫菀酮、槲皮素等。性温,味辛、苦。润肺下气,消痰止咳。

漏芦 Rhapontici Radix

为菊科(Compositae)植物祁州漏芦 *Rhapinticum uniflorum*(L.)DC.的干燥根。主产于河北、辽宁、山西等省。春、秋两季采挖,除去须根及泥沙,晒干。药材呈圆锥形或扁片块状,多扭曲,长短不一,直径 1～2.5 cm;表面暗棕色、灰褐色或黑褐色,粗糙,具纵沟及菱形的网状裂隙;外层易剥落,根头部膨大,有残茎及鳞片状叶基,顶端有灰白色绒毛;体轻,质脆,易折断,断面不整齐,灰黄色,有裂隙,中心有的呈星状裂隙,灰黑色或棕黑色;气特异,味微苦。主要含挥发油约 0.34％,甾体类,如漏芦甾酮(rhapontisterone)、土克甾酮(turkesterone)等。性寒,味苦。清热解毒,消痈,下乳,舒筋通脉。

三棱　Sparganii Rhizoma

为黑三棱科(Sparganiaceae)植物黑三棱 *Sparganium stoloniferum* Buch.-Ham.的干燥块茎。主产于江苏、河南、山东、江西等省。冬季至次年春季采挖,洗净,削去外皮,晒干。药材呈圆锥形,略扁,长 2～6 cm,直径 2～4 cm;表面黄白色或灰黄色,有刀削痕,须根痕小点状,略呈横向环纹排列;体重,质坚实;气微,味淡,嚼之微有麻辣感。主要含挥发油。性平,味辛、苦。破血行气,消积止痛。

泽泻　Alismatis Rhizoma

【基源】为泽泻科(Alismataceae)植物泽泻 *Alisma orientalis* (Sam.)Juzep.的干燥块茎。产于福建、江西者,称为"建泽泻";产于四川者,称为"川泽泻",多系栽培。冬季茎叶开始枯萎时采挖,洗净,干燥,除去须根和粗皮。

【性状鉴别】呈类球形、椭圆形或卵圆形,长 2～7 cm,直径 2～6 cm。表面淡黄色或淡黄棕色,有不规则横向环状浅沟纹和多数细小突起的须根痕,底部有的有瘤状芽痕。质坚实,断面黄白色,粉性,有多数细孔。气微,味微苦。(图 7-105)

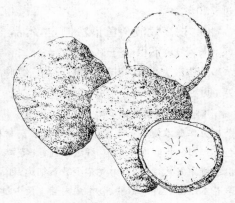

图 7-105　泽泻药材图

【显微鉴别】横切面:①外皮多除去,有残留的皮层通气组织,细胞间隙甚大,内侧可见 1 列内皮层细胞,壁增厚,木化,有纹孔。②中柱通气组织中散有周木型维管束和淡黄色的油室。③薄壁细胞中充满淀粉粒。(图 7-106)

粉末:淡黄棕色。①淀粉粒较多,单粒长卵形、类球形或椭圆形,直径 3～14 μm,脐点人字形、短缝状或三叉状;复粒由 2～3 分粒组成。②薄壁细胞类圆形,具多数椭圆形纹孔,集成纹孔群。③内皮层细胞大,表面观垂周壁波状弯曲,厚 5～7 μm,木化,孔沟纤细。④油室大多破碎,完整者类圆形,直径 54～110 μm,分泌细胞中有时可见油滴。⑤导管类型多样,有螺纹、梯纹、网纹、单纹孔及具缘纹孔导管,直径 10～24 μm。⑥纤维偶见,直径 16～40 μm,壁较厚,木化。(图 7-107)

【化学成分】主要含有多种四环三萜酮醇类衍生物,如 23-乙酰泽泻醇 B(alisol B monoacetate)、泽泻醇 C 乙酸酯(alisol C monoacetate)等,并含胆碱、卵磷脂等。

【理化鉴别】薄层色谱:取本品粉末乙酸乙酯提取液加于氧化铝柱上,乙酸乙酯洗脱,蒸干,残渣加乙酸乙酯溶解,作为供试品溶液。以 23-乙酰泽泻醇 B 对照品作为对照。用硅胶 H 薄层板,以环己烷-乙酸乙酯(1∶1)为展开剂,喷以 5％硅钨酸乙醇溶液显色。供试品色谱中,在与对照品色谱相应的位置上,显相同颜色的斑点。

【质量评价】

1. 以个大、色黄白、光滑、粉性足者为佳。

2. 水分不得过 14.0％,总灰分不得过 5.0％,乙醇浸出物(热浸法)不得少于 10.0％。

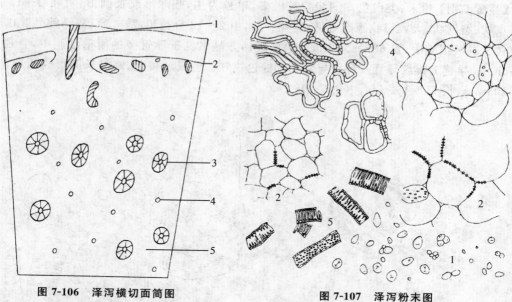

图 7-106　泽泻横切面简图
1. 叶迹维管束　2. 内皮层　3. 维管束
4. 油室　5. 通气组织

图 7-107　泽泻粉末图
1. 淀粉粒　2. 薄壁细胞　3. 内皮层细胞
4. 油室　5. 导管

3. 按高效液相色谱法测定,本品含 23-乙酰泽泻醇 B($C_{32}H_{50}O_5$)不得少于 0.050%。

【功效】性寒,味甘、淡。利水渗湿,泄热,化浊降脂。

香附　Cyperi Rhizoma

　　为莎草科(Cyperaceae)植物莎草 *Cyperus rotundus* L.的干燥根茎。主产于山东、浙江、湖南等省。秋季采挖,燎去须毛,置沸水中略煮或蒸透后晒干,或燎后直接晒干。药材多呈纺锤形,或略弯曲,长 2~3.5 cm,直径 0.5~1 cm;表面棕褐色或黑褐色,有纵皱纹,并有 6~10 个略隆起的环节,节上有未除净的棕色毛须和须根断痕,去净毛须者较光滑,环节不明显;质硬,蒸煮者断面黄棕色或红棕色,角质样;生晒者断面色白而显粉性,内皮层环纹明显,中柱色较深,点状维管束散在;气香,味微苦。主要含挥发油约 1%,油中主要成分为香附烯(cyperene)、香附醇(cyperol)、α-香附酮(α-cyperone)、β-香附酮(β-cyperone)等。性平,气香,味辛、微苦、微甘。疏肝解郁,理气宽中,调经止痛。

天南星　Arisaematis Rhizoma

　　【基源】为天南星科(Araceae)植物天南星 *Arisaema erubescens* (Wall.)Schott、东北天南星 *A. amurense* Maxim.或异叶天南星 *A. heterophyllum* BI.的干燥块茎。天南星与异叶天南星产于全国大部分地区,东北天南星主产于东北、内蒙古、河北等省。秋、冬两季茎叶枯萎时采挖,除去须根及外皮,干燥。

　　【性状鉴别】呈扁球形,高 1~2 cm,直径 1.5~6.5 cm。表面类白色或淡棕色,较光滑,顶端有凹陷的茎痕,周围有麻点状根痕,有的块茎周边有小扁球状侧芽。质坚硬,不易破碎,断面不平坦,色白,粉性。气微辛,味麻辣。(图 7-108)

【显微鉴别】粉末:类白色。①淀粉粒极多,单粒为主,圆球形或长圆形,直径 $2\sim17\ \mu m$,脐点点状、裂缝状,大粒层纹隐约可见;复粒少数,由 $2\sim12$ 分粒组成。②草酸钙针晶散在或成束存在于黏液细胞中,长 $63\sim131\ \mu m$。③草酸钙方晶多见于导管旁的薄壁细胞中,直径 $3\sim20\ \mu m$。④导管为螺纹导管及环纹导管。⑤棕色块红棕色或金黄色,略呈长圆形或圆形,直径 $10\sim103\ \mu m$,长 $75\sim162\ \mu m$。(图 7-109)

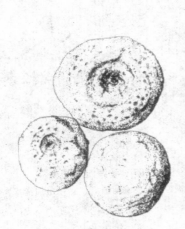

图 7-108　天南星药材图

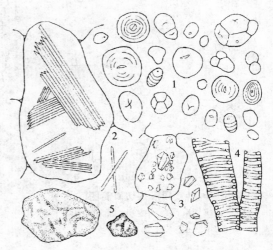

图 7-109　天南星粉末图

1. 淀粉粒　2. 草酸钙针晶　3. 草酸钙方晶
4. 导管　5. 棕色块

【化学成分】主要含黄酮类成分,如芹菜素(Apigenin)。另含各种氨基酸。

【理化鉴别】薄层色谱:取本品粉末乙醇提取液,经 AB-8 型大孔吸附树脂柱后的洗脱液,经处理后作为供试品溶液。以天南星对照药材作为对照。用硅胶 G 薄层板,以乙醇-吡啶-浓氨试液-水(8:3:3:2)为展开剂,喷以 5%氢氧化钾甲醇溶液,分别置日光和于紫外灯(365 nm)下检视。供试品色谱中,在与对照药材色谱相应的位置上,显相同颜色的斑点。

【质量评价】

1. 以个大、色白、粉性足者为佳。

2. 水分不得过 15.0%,总灰分不得过 5.0%,稀乙醇浸出物(热浸法)不得少于 9.0%。

3. 按高效液相色谱法测定,本品含总黄酮以芹菜素($C_{15}H_{10}O_5$)计,不得少于 0.050%。

【功效】性温,味苦、辛;有毒。散结消肿。

【附注】天南星科(Araceae)植物掌叶半夏 *Pinellia pedatisecta* Schott 的干燥块茎,商品作"虎掌南星"入药。主产于河南、山东、安徽等省。药材呈扁平而不规则状,由主块茎及多数附着的小块茎组成,形似虎类脚掌,每一块茎中心都有一茎痕,周围有麻点状根痕。

半夏　Pinelliae Rhizoma

【基源】为天南星科(Araceae)植物半夏 *Pinellia ternata* (Thunb.)Breit. 的干燥块茎。主产于四川、湖北、河南、贵州、安徽等省。夏、秋两季采挖,洗净泥土,除去外皮和须根,晒干或烘干;因有毒多加工成炮制品应用,如法半夏、姜半夏、清半夏。

【性状鉴别】呈类球形，有的稍扁斜，直径 1～1.5 cm。表面白色或浅黄色，顶端有凹陷的茎痕，周围密布麻点状根痕；下面钝圆，较光滑。质坚实，断面洁白，富粉性。气微，味辛辣、麻舌而刺喉。（图 7-110）

【显微鉴别】粉末：类白色。①淀粉粒甚多，单粒类球形或圆多角形，直径 2～20 μm，脐点裂缝状、人字状或星状；复粒由 2～6 分粒组成。②草酸钙针晶较多，散在或成束存在于椭圆形黏液细胞中，针晶长 20～144 μm。③导管为螺纹或环纹，直径 10～24 μm。（图 7-111）

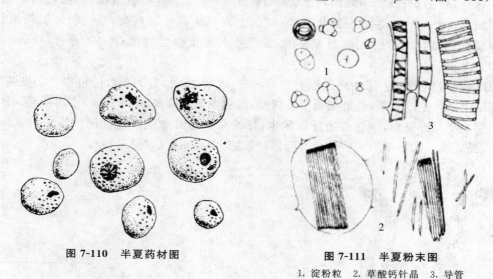

图 7-110　半夏药材图　　　　　　图 7-111　半夏粉末图
　　　　　　　　　　　　　　　1. 淀粉粒　2. 草酸钙针晶　3. 导管

【化学成分】主要含多种氨基酸 如精氨酸、丙氨酸、缬氨酸、亮氨酸等。还含生物碱类，如左旋盐酸麻黄碱。另含胆碱、微量挥发油、甾醇类、原儿茶醛等成分，原儿茶醛为半夏辛辣刺激性物质。

【理化鉴别】薄层色谱：取本品粉末甲醇液作为供试品溶液。以精氨酸、丙氨酸、缬氨酸、亮氨酸对照品作为对照。用硅胶 G 薄层板，以正丁醇-冰醋酸-水（8：3：1）为展开剂，以茚三酮试液显色。供试品色谱中，在与对照品色谱相应的位置上，显相同颜色的斑点。

【质量评价】

1. 以色白、质坚实、粉性足者为佳。

2. 水分不得过 14.0%，总灰分不得过 4.0%，水溶性浸出物（冷浸法）不得少于 9.0%。

3. 按电位滴定法检测，本品琥珀酸（$C_4H_6O_4$）含量不得少于 0.25%。

【功效】性温，味辛；有毒。燥湿化痰，降逆止呕，消痞散结。

白附子　Typhonii Rhizoma

为天南星科（Araceae）植物独角莲 *Typhonium giganteum* Engl. 的干燥块茎，习称"禹白附"。主产于河南、甘肃、湖北等省。秋季采挖，除去须根及外皮，晒干。药材呈椭圆形或卵圆形，长 2～5 cm，直径 1～3 cm；表面白色或黄白色，略粗糙，有环纹及须根痕，顶端具茎痕或芽痕；质坚硬，断面白色，粉性；无臭，味淡，嚼之麻辣刺舌。主要含有机酸、皂苷及糖类等，并含白附子凝集素。性大温，味辛、甘；有毒。祛风痰，定惊搐，解毒散结，止痛。

石菖蒲 Acori Tatarinowii Rhizoma

【基源】为天南星科(Araceae)植物石菖蒲 *Acorus tatarinowii* Schott. 的干燥根茎。主产于四川、浙江、江苏、福建等省。秋、冬两季采挖,除去须根及泥土,晒干。

【性状鉴别】呈扁圆柱形,多弯曲,常有分枝,长 3～20 cm,直径 0.3～1 cm。表面棕褐色或灰棕色,粗糙,有疏密不均的环节,节间长 0.2～0.8 cm,具细纵纹,一面残留须根或圆点状根痕;叶痕三角形,左右交互排列,有的其上有毛鳞状叶基残余。质硬,断面纤维性,类白色或微红色,内皮层环明显,可见多数维管束小点及棕色的油点。气芳香,味苦、微辛。(图 7-112)

【显微鉴别】横切面:①表皮细胞类方形,外壁增厚,棕色,有的含红棕色物。②皮层宽广,散有纤维束及叶迹维管束,叶迹维管束外韧型,维管束鞘纤维成环,木化;内皮层明显。③中柱维管束周木型及外韧型,维管束鞘纤维较少,纤维束及维管束鞘纤维周围细胞中含草酸钙方晶,形成晶纤维。④薄壁组织中散有类圆形油细胞,含淀粉粒。(图 7-113)

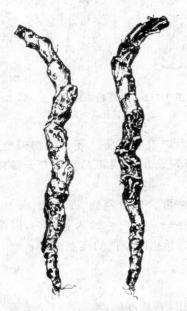

图 7-112 石菖蒲药材图

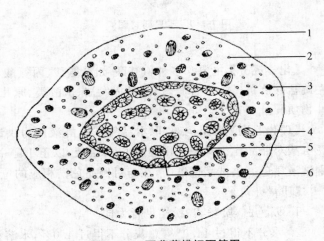

图 7-113 石菖蒲横切面简图
1. 表皮 2. 油细胞 3. 纤维束 4. 叶迹维管束
5. 内皮层 6. 维管束

粉末:灰棕色。①纤维束周围细胞中含草酸钙方晶,形成晶纤维。草酸钙方晶呈多面形、双锥形或类多角形。②分泌细胞类圆形或长圆形,单个或 2 个毗连存在于薄壁细胞中,胞腔内充满黄绿色、橙红色或红色分泌物。③导管以螺纹和网纹型为主。④木栓细胞黄色,长方形或不规则形。⑤淀粉粒,单粒球形、椭圆形或长卵形,直径 2～9 μm;复粒由 2～20(或更多)分粒组成。

【化学成分】主要含挥发油,油中主成分为 β-细辛醚(β-asarone)、1-烯丙基-2,4,5 三甲氧基苯(1-allyl-2,4,5-trimethoxybenzene)、顺-甲基异丁香油酚、甲基丁香油酚 α-细辛醚等。

【理化鉴别】薄层色谱:取本品粉末石油醚提取液作为供试品溶液。以石菖蒲对照药材作为对照。用硅胶预制薄层板,以石油醚(60～90℃)-乙酸乙酯(4:1)为展开剂,置紫外灯(365 nm)下检视。供试品色谱中,在与对照药材色谱相应的位置上,显示相同颜色的荧光斑点(图7-114)。

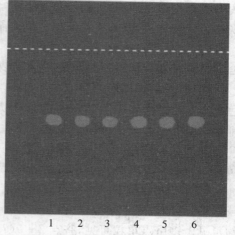

【质量评价】

1. 以条粗、断面色类白、香气浓郁者为佳。

2. 水分不得过13.0%,总灰分不得过10.0%,醇溶性浸出物(冷浸法)不得少于12.0%。

3. 按挥发油测定法测定,本品挥发油含量不得少于1.0%(mL/g)。

【功效】性温,味辛、苦。开窍豁痰,醒神益智,化湿开胃。

图 7-114　石菖蒲薄层色谱图
1. 石菖蒲(购自江苏)　2,5,6. 石菖蒲(购自江西)
3. 石菖蒲(购自浙江)　4. 石菖蒲对照药材

百部　Stemonae Radix

为百部科(Stemonaceae)植物直立百部 *Stemona sessilifolia* (Miq.)Miq.、蔓生百部 *S. japonica* (Bl.)Miq. 或对叶百部 *S. tuberosa* Lour.的干燥块根。直立百部和蔓生百部均主产于安徽、江苏、浙江、湖北等省,对叶百部主产于湖北、广东、福建、四川等省。春、秋两季采挖,除去须根,蒸或在沸水中烫至无白心,取出,晒干。直立百部呈纺锤形,上端较细长,皱缩弯曲,长5～12 cm,直径0.5～1 cm;表面黄白色或淡棕黄色,有不规则的深纵沟,间有横皱纹;质脆,断面平坦,角质样,淡黄棕色或黄白色,皮部较宽,中柱扁缩;气微,味甘、苦。蔓生百部两端稍狭细,表面多不规则皱褶及横皱纹。对叶百部块根粗大,长纺锤形或长条形,长8～24 cm,直径0.8～2 cm;表面浅黄棕色至灰棕色,具浅纵皱纹或不规则纵槽;质坚实,断面黄白色至暗棕色,中柱较大,髓部类白色。含多种生物碱,如百部碱(stemonine)、原百部碱(protostemonine)、次百部碱(stemonidine)等。性微温,味甘、苦。润肺下气止咳,杀虫灭虱。

川贝母　Fritillariae Cirrhosae Bulbus(附:湖北贝母、平贝母、伊贝母)

【基源】为百合科(Liliaceae)植物川贝母 *Fritillaria cirrhosa* D. Don、暗紫贝母 *F. unibracteata* Hsiao et K. C. Hsia、甘肃贝母 *F. przewalskii* Maxim.、梭砂贝母 *F. delavayi* Franch.、太白贝母 *F. taipaiensis* P. Y. Li 或瓦布贝母 *F. unibracteata* Hsiao et K. C. Hsia var. *wabuensis* (S. Y. Tang et S. C. Yue)Z. D. Liu,S. Wang et S. C. Chen 的干燥鳞茎。按药材性状的不同分别习称"松贝"、"青贝"、"炉贝"和"栽培品"。川贝母主产于四川、西藏、云南等省区,暗紫贝母主产于四川阿坝藏族羌族自治州,甘肃贝母主产于甘肃、青海、四川等省,梭砂贝母主产于云南、四川、青海、西藏等省区,太白贝母主产于陕西、甘肃、四川、湖北,瓦布贝母主产于四川西北部。一般夏、秋两季或积雪融化后采挖,除去泥土,避免损伤,不淘洗,晒干或低温烘干。

【性状鉴别】松贝:呈类圆锥形或近球形,高0.3～0.8 cm,直径0.3～0.9 cm。表面类白色。外层鳞叶2瓣,大小悬殊,大瓣紧抱小瓣,未抱部分呈新月形,习称"怀中抱月";顶部闭合,内有类圆柱形、顶端稍尖的心芽和小鳞叶1～2枚;先端钝圆或稍尖,底部平,微凹入,中心有一灰褐色的鳞茎盘,偶有残存须根。质硬而脆,断面白色,富粉性。气微,味微苦。(图7-115)

青贝:呈类扁球形,高0.4～1.4 cm,直径0.4～1.6 cm。外层鳞叶2瓣,大小相近,相对抱合,习称"观音合掌";顶端开裂,内有心芽和小鳞叶2～3枚及细圆柱形的残茎。(图7-115)

炉贝:呈长圆锥形,高0.7～2.5 cm,直径0.5～2.5 cm,表面类白色或浅棕黄色,有的具棕色斑点,习称"虎皮斑"。外面鳞叶2瓣大小相近,顶端开裂而略尖,开口称"马牙嘴",露出内部细小的鳞叶及心芽。基部稍尖或较钝。(图7-115)

栽培品:呈类扁球形或短圆柱形,高0.5～2.0 cm,直径1.0～2.5 cm。表面类白色或浅棕黄色,稍粗糙,有的具浅黄色斑点。外层鳞叶2瓣,大小相近,顶端多开裂而较平。

【显微鉴别】粉末:松贝、青贝及栽培品,类白色。①淀粉粒甚多,广卵形、长圆形、不规则形或圆形,有的边缘不平整,直径5～64 μm,脐点呈点状、短缝状,少数人字形或马蹄形,层纹隐约可见。多脐点单粒可见,脐点2～5(7)个。复粒少数,由2～3分粒组成,半复粒脐点2～5个。②表皮细胞类长方形,垂周壁波状弯曲,偶见不定式气孔,副卫细胞5～7个。③螺纹导管直径5～26 μm。(图7-116)

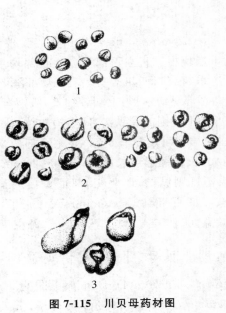

图7-115　川贝母药材图
1. 松贝　2. 青贝　3. 炉贝

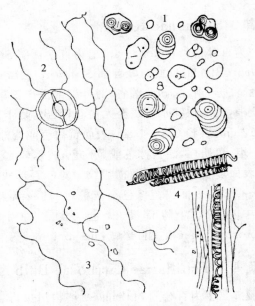

图7-116　川贝母粉末图
1. 淀粉粒　2. 气孔与表皮细胞
3. 草酸钙结晶　4. 螺纹导管

炉贝,淀粉粒广卵形、贝壳形、肾形或椭圆形,边缘略不平整,直径约至60 μm,脐点明显,层纹隐约可见。多脐点单粒较多,脐点2～4(5)个。复粒少数,半复粒较多。此外螺纹及网状导管直径可达64 μm。

【化学成分】川贝母主要含多种甾体生物碱:均含有西贝碱、西贝素(sipeimine)、川贝碱(fritimine)。暗紫贝母尚含松贝辛(songbeisine)、松贝甲素(songbeinine),还含蔗糖(sucrose)、硬脂酸(stearic acid)、棕榈酸(palmitic acid)、β-谷甾醇(β-sitosterol);甘肃贝母尚含岷贝碱甲(minpeimine)、岷贝碱乙(minpeiminine)等;梭砂贝母尚含梭砂贝母素甲(delavine)、

梭砂贝母酮碱(delavinone)、川贝母酮碱(chuanbeinone)、贝母辛碱(peimisine)等。

【理化鉴别】薄层色谱：取本品粉末二氯甲烷提取液，蒸干，残渣加甲醇溶解，作为供试品溶液。以贝母素乙对照品作为对照。用硅胶 G 薄层板，以乙酸乙酯-甲醇-浓氨试液-水(18∶2∶1∶0.1)为展开剂，喷以稀碘化铋钾试液和亚硝酸钠乙醇试液。供试品色谱中，在与对照品色谱相应的位置上，显相同颜色的斑点。

【质量评价】

1. 以质坚实、粉性足、色白者为佳。

2. 水分不得过 15.0%，总灰分不得过 5.0%，醇溶性浸出物(热浸法)不得少于 9.0%。

3. 按紫外分光光度法测定，本品含总生物碱以西贝母碱($C_{27}H_{43}NO_3$)计不得少于 0.050%。

【功效】性微寒，味甘、苦。清热润肺，化痰止咳，散结消痈。

【附】湖北贝母 Fritillariae Hupehensis Bulbus

为百合科(Liliaceae)植物湖北贝母 *Fritillaria hupehensis* Hsiao et K.C.Hsia. 的干燥鳞茎。药材呈扁圆球形，高 0.8～2.2 cm，直径 0.8～3.5 cm；表面类白色至淡棕色，外层鳞叶 2 瓣，肥厚，略呈肾形，或大小悬殊，大瓣紧抱小瓣，顶端闭合或开裂，内有鳞叶 2～6 枚及干缩的残茎；内表面淡黄色至类白色，基部凹陷呈窝状，残留有淡棕色表皮及少数须根；外层单瓣鳞叶呈元宝状，长 2.5～3.2 cm，直径 1.8～2 cm；质脆，断面类白色，富粉性；气微，味苦。主要含浙贝甲素、浙贝乙素、湖北贝母甲素(hupehenine)、湖北贝母甲素苷(Hupeheninoside)、湖贝辛(hupehenisine)、湖贝啶(hupehenidine)等成分。性凉，味微苦。清热化痰，止咳，散结。

平贝母 Fritillariae Ussuriensis Bulbus

为百合科(Liliaceae)植物平贝母 *Fritillaria ussuriensis* Maxim. 的干燥鳞茎。主产于东北。药材呈扁球形，高 0.5～1 cm，直径 0.6～2 cm；表面黄白色至浅棕色，外层鳞叶 2 瓣，肥厚，大小相近，互抱，顶端略平或微凹入，常稍开裂，中央鳞片小；质坚实而脆，断面粉性；气微，味苦。主要含生物碱类成分。性微寒，味苦、甘。清热润肺，止咳化痰。

伊贝母 Fritillariae Pallidiflorae Bulbus

为百合科(Liliaceae)植物新疆贝母 *Fritillaria walujewii* Regel 或伊犁贝母 *F. pallidiflora* Schrenk 的干燥鳞茎。主产于新疆维吾尔自治区。新疆贝母呈扁球形，高 0.5～1.5 cm；表面类白色，光滑，外层鳞叶 2 瓣，月牙形，肥厚，大小相近而紧靠；顶端平展而开裂，内有较大的鳞片及残茎、心芽各 1 枚，基部钝圆；质硬而脆，断面白色，粉性；气微，味微苦。伊犁贝母呈圆锥形，较大；表面粗糙，淡黄白色，外层鳞叶 2 瓣，心脏形，肥大，大小相近抱合；顶端稍尖，少有开裂，基部微凹陷。主要含生物碱类成分。性微寒，味微苦、甘。清热润肺，止咳化痰。

浙贝母　Fritillariae Thunbergii Bulbus

为百合科(Liliaceae)植物浙贝母 *Fritillaria thunbergii* Miq. 的干燥鳞茎。主产于浙江鄞县，江苏、安徽、湖南亦产，多系栽培。初夏植株枯萎后采挖，洗净，按大小分两种规格，大者摘除芯芽加工成"大贝"，小者不摘除芯芽加工成"珠贝"。分别置于特制的木桶内，撞去表皮，拌以煅过的贝壳粉，使均匀涂布于贝母表面，吸去撞出的浆汁，晒干或烘干；或取鳞茎，大小不分，洗净，除去芯芽，趁鲜切成厚片，洗净，干燥，习称"浙贝片"。珠贝为完整的鳞茎，呈扁圆形，高 1～1.5 cm，直径 1～2.5 cm；表面类白色，外层鳞叶 2 瓣，肥厚，略似肾形，互相抱合，内有小鳞叶 2～3 枚及干缩的残茎；质硬而脆，易折断，断面白色至黄白色，富粉性；气微，味苦。大贝为鳞茎外层单瓣肥厚的鳞叶，略呈新月形，高 1～2 cm，直径 2～3.5 cm；外表面类白色至淡黄色，内表面白色或淡棕色，被白色粉末。浙贝片为椭圆形或类圆形，直径 1～2 cm；边缘表面淡黄色,切面平坦,粉白色。主要含甾醇类生物碱,如贝母素甲(verticine)即浙贝甲素(peimine)、贝母素乙(verticinone)即浙贝乙素(peiminine)、浙贝宁(zhebeinine)、浙贝丙素(zhebeirine)、浙贝酮(zhebeinone)、贝母辛碱(peimisine)、异浙贝母素甲(isoverticine)等成分。性微寒,味苦。清热化痰止咳,解毒散结消痈。

黄精　Polygonati Rhizoma

　　为百合科(Liliaceae)植物黄精 *Polygonatum sibiricum* Red.、多花黄精 *P. cyrtonema* Hua 或滇黄精 *P. kingianum* Coll.et Hemsl. 的干燥根茎。按药材形状不同,习称"鸡头黄精"、"姜形黄精"、"大黄精"。主产于河北、内蒙古、陕西等省区。鸡头黄精呈结节状弯曲,长3~10 cm,直径 0.5~1.5 cm,结节长 2~4 cm,略呈圆锥形;表面黄白色或灰黄色,半透明,有纵皱纹,茎痕圆形,直径5~8 mm;质硬而韧,断面淡黄棕色或淡棕色,稍带角质;气微,味甜,有黏性。姜形黄精呈长条结节状,长短不一,结节上侧有突出的圆盘状茎痕,直径 0.8~1.5 cm,常数个块状结节相连;表面灰黄色或黄褐色,粗糙。大黄精呈肥厚肉质的结节状,结节长达 10 cm 以上,宽 3~6 cm,厚 2~3 cm;表面淡黄色至黄棕色,具环节,有皱纹及须根痕;茎痕呈圆盘状,圆周凹入,中部突出。主要含甾体皂苷,尚含黄精多糖甲、乙、丙。性平,味甘。补气养阴,健脾,润肺,益肾。

玉竹　Polygonati Odorati Rhizoma

　　为百合科(Liliaceae)植物玉竹 *Polygonatum odoratum* (Mill.)Druce 的干燥根茎。主产于湖南、河南、江苏、浙江等省。药材呈长圆柱形,略扁,少有分枝,长 4~18 cm,直径 0.3~1.6 cm;表面黄白色或淡黄棕色,半透明,具纵皱纹及微隆起的环节,有白色圆点状须根痕和圆盘状茎痕;质硬而脆,受潮后变韧,易折断,断面角质样或显颗粒状;气微,味甘而有黏性。主要含黏多糖,尚含 4 种玉竹果聚糖(polygonatum-fructan)A、B、C、D。性平,味甘。养阴润燥,生津止渴。

重楼　Paridis Rhizoma

　　为百合科(Liliaceae)植物七叶一枝花 *Paris polyphylla* Smith var.*chinensis* (Franch.) Hara 及云南重楼 *P. polyphylla* Smith var. *yunnanensis* (Franch.) Hand.-Mazz. 的干燥根茎。主产于云南、四川、广西、陕西等省区。秋季采挖,洗净泥土,干燥。药材呈结节状扁圆柱形,略弯曲,长 5~12 cm,直径 1~4.5 cm;表面黄棕色或灰棕色,外皮脱落处呈白色,密生层状凸起的粗环纹,一面结节明显,具椭圆形凹陷茎痕;另一面有疏生的须根或疣状须根痕,顶端具鳞叶及茎的残基;质坚实,断面平坦,白色至浅棕色,有粉性或胶质;气微,味微苦麻。主要含皂苷,其皂苷元为薯蓣皂苷元(diosgenin)。性微寒,味苦。清热解毒,消肿止痛,凉肝定惊。

土茯苓　Smilacis Glabrae Rhizoma

　　为百合科(Liliaceae)植物光叶菝葜 *Smilax glabra* Roxb. 的干燥根茎。主产于广东、湖南、湖北、浙江等省。秋、冬两季采挖,洗净,除去须根及残茎,晒干,或新鲜时切成薄片晒干。药材略呈圆柱形,稍扁或呈不规则条块,有结节状隆起,具短分枝,长 5~22 cm,直径 2~5 cm;表面黄棕色或灰褐色,凸凹不平,有坚硬的须根残基,分枝顶端有圆形芽痕,有的外皮现不规则裂纹,并有残留的鳞叶;质坚硬,切成薄片者,切面呈类白色至淡红棕色,中间可见维管束点,阳光下可见小亮点(黏液质);有粉性,以水湿润后有黏滑感;气微,味微甘、涩。主要含落新妇苷(astilbin)、黄杞苷(engeletin)、莽草酸(shikimic acid)等成分。性平,味甘、淡。除湿,解毒,通利关节。

天冬　Asparagi Radix

　　为百合科(Liliaceae)植物天冬 *Asparagus cochinchinensis* (Lour.)Merr. 的干燥块根。主产于贵州、四川、广西等省区。秋、冬两季采挖,洗净泥土,除去根头及须根,煮或蒸至透心后,趁热除去外皮,洗净,干燥。药材呈长纺锤形,略弯曲,长 5~18 cm,直径 0.5~2 cm;表面黄白色至淡黄棕色,半透明,光滑或具深浅不等的纵皱纹,偶有残存的灰棕色外皮,对光透视,有一条不透明的细木心;质硬或柔润,有黏性,断面角质样,中柱黄白色;气微,味甜、微苦。主要含甾体皂苷类成分,如天冬呋甾醇寡糖苷 Asp-Ⅳ、Asp-Ⅴ、Asp-Ⅵ、Asp-Ⅶ,甲基原薯蓣皂苷(methylprotodioscin)等。性寒,味甘。养阴润燥,清肺生津。

麦冬　Ophiopogonis Radix(附:山麦冬)

　　【基源】为百合科(Liliaceae)植物麦冬 *Ophiopogon japonicus* (L. f.)Ker-Gawl. 的干燥块根。产于浙江及江苏者称"杭麦冬",产于四川绵阳地区者称"川麦冬"。此外,江西、湖北、安徽、福建、贵州、云南、广西等省区也有分布。"杭麦冬"于栽培后第三年小满至夏至采挖,"川麦冬"于栽培第二年清明至谷雨采挖块根,洗净,反复暴晒,堆置,至七八成干,除去须根,干燥。

　　【性状鉴别】呈纺锤形,两端略尖,长 1.5~3 cm,中部直径 3~6 mm。表面淡黄色或灰黄色,具细纵纹。质柔韧,断面黄白色,半透明,中柱细小。气微香,味甘、微苦,嚼之发黏。(图 7-117)

　　【显微鉴别】横切面:①表皮为 1 列长方形薄壁细胞,根被细胞 3~5 列,壁木化。②皮层宽广,散有含草酸钙针晶束的黏液细胞,内皮层细胞壁均匀增厚,木化,有通道细胞,外侧为 1 列石细胞,其内壁及侧壁均增厚,纹孔细密。③中柱甚小,韧皮部束 16~22 个,各位于木质部束的星角间,木质部束由导管、管胞、木纤维以及内侧的木化细胞连接成环层。④髓小,薄壁细胞类圆形。(图 7-118)

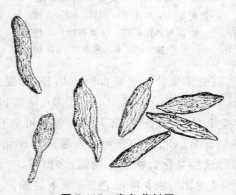

图 7-117　麦冬药材图

　　粉末:白色或黄白色。①草酸钙针晶散在或成束于黏液细胞中,针晶长 25~50 μm;柱状针晶长至 88 μm,直径 8~13 μm。②石细胞常与内皮层细胞上下相叠。表面观类方形或类多角形,直径 22~96 μm,长至 170 μm,壁厚至 16 μm,有的一边甚薄,纹孔密,孔沟明显。③内皮层细胞呈长方形或长条形,壁厚 7 μm,木化,纹孔点状,较稀疏,孔沟明显。④木纤维细长,末端倾斜,直径 16~32 μm,壁稍厚,微木化,纹孔斜裂缝状,多相交成十字形或人字形。⑤管胞为孔纹及网纹管胞,直径 14~24 μm。另有少数具缘纹孔导管。(图 7-119)

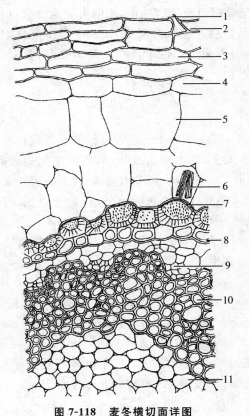

图 7-118　麦冬横切面详图

1. 表皮毛　2. 表皮　3. 根被　4. 外皮层　5. 皮层

6. 草酸钙针晶簇　7. 石细胞　8. 内皮层

9. 韧皮部　10. 木质部　11. 髓

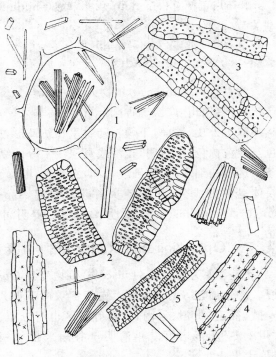

图 7-119　麦冬粉末图

1. 草酸钙针晶及细柱状结晶　2. 石细胞

3. 内皮层细胞　4. 木纤维　5. 管胞

【化学成分】主要含甾体皂苷,如麦冬皂苷(ophiopogonin)A、B、B′、C、C′、D、D′等,其中麦冬皂苷 A、B、C、D 的苷元均为鲁斯可皂苷元,麦冬皂苷 B′、C′、D′的苷元均为薯蓣皂苷元。另含多种黄酮类化合物及生物碱、多糖等。

【理化鉴别】薄层色谱:取本品粉末三氯甲烷-甲醇(7:3)提取液作为供试品溶液。以麦冬对照药材作为对照。用硅胶 GF_{254} 预制薄层板,以甲苯-甲醇-冰醋酸(80:5:0.1)为展开剂,置紫外光灯(254 nm)下检视。供试品色谱中,在与对照药材色谱相应的位置上,显示相同颜色的斑点(图 7-120)。

【质量评价】

1. 以肥大、色黄白、半透明、质柔韧、味浓、嚼之发黏者为佳。

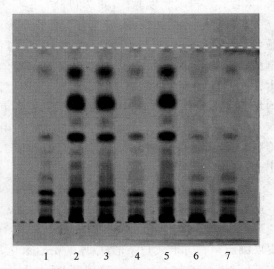

图 7-120　麦冬薄层色谱图

1,6,7. 麦冬(产于四川)　2,3,5. 麦冬(产于浙江)

4. 麦冬对照药材

2. 水分不得过 18.0%，总灰分不得过 5.0%，水溶性浸出物（冷浸法）不得少于 60.0%。

3. 按紫外分光光度法测定，本品总皂苷以鲁斯可皂苷元（$C_{27}H_{42}O_4$）计不得少于 0.12%。

【功效】性微寒，味甘、微苦。养阴生津，润肺清心。

【附】山麦冬 Liriopes Radix

为百合科（Liliaceae）植物湖北麦冬 *Liriope spicata* (Thunb.)Lour. var. *prolifera* Y. T. Ma 或短葶山麦冬 *L. muscari* (Decne)Baily 的干燥块根。湖北麦冬块根呈纺锤形，两端略尖，长 1.2～3 cm，直径 0.4～0.7 cm；表面淡黄色至棕黄色，具不规则纵皱纹；质柔韧，干后硬脆，易折断，断面淡黄色至棕黄色，角质样，中柱细小，横切面可见韧皮部束 7～15 个。短葶山麦冬块根稍扁，长 2～5 cm，直径 0.3～0.8 cm，具粗纵纹，横切面可见韧皮部束 16～20 个，味甘、微苦。主要含 β-谷甾醇-β-D 吡喃葡萄糖苷、腺苷、25(S)-鲁斯可皂苷元 1-O-β-D-吡喃夫糖-3-O-α-L-吡喃鼠李糖苷等多种苷类化合物。性微寒，味甘、微苦。养阴生津，润肺清心。

知母　Anemarrhenae Rhizoma

为百合科（Liliaceae）植物知母 *Anemarrhena asphodeloides* Bge. 的干燥根茎。主产于河北省，山西、内蒙古、陕西及东北的西部亦产。春、秋两季采挖，除去残基及须根，去掉泥土晒干者，习称"毛知母"；鲜时剥去外皮晒干者，习称"知母肉"（光知母）。毛知母呈长条状，微弯曲，略扁，偶有分枝，长 3～15 cm，直径 0.8～1.5 cm。顶端有浅黄色的叶痕及茎痕，习称"金包头"；上面有一凹沟，具紧密排列的环状节，节上密生黄棕色的残存叶基，由两侧向根茎上方生长；下面隆起而略皱缩，并有凹陷或突起的点状根痕；质硬，易折断，断面黄白色；味微甜，略苦，嚼之带黏性。知母肉表面白色，有扭曲的沟纹，有的可见叶痕及根痕。主要含知母皂苷（timosaponin）A-Ⅰ、A-Ⅱ、A-Ⅲ、A-Ⅳ、B-Ⅰ、B-Ⅱ，并含有黄酮成分，如芒果苷（mangiferin）、异芒果苷等。性寒，味苦。清热泻火，滋阴润燥。

粉萆薢　Dioscoreae Hypoglaucae Rhizoma（附：绵萆薢）

为薯蓣科（Dioscoreaceae）植物粉背薯蓣 *Dioscorea hypoglauca* Palibin 的干燥根茎。主产于浙江、安徽、江西等省。秋、冬两季采挖，除去须根，去净泥土，切片，晒干。药材为不规则薄片，边缘不整齐，大小不一，厚约 0.5 mm，有的残存灰棕色或棕黑色外皮；切面黄白色或淡灰棕色，维管束小点状散在；质松，略有弹性；气微，味辛、微苦。主要含薯蓣皂苷元。性平，味苦。利湿去浊，祛风除痹。

【附】绵萆薢 Dioscoreae Septemlobae Rhizoma

为薯蓣科（Dioscoreaceae）植物绵萆薢 *Dioscorea septemloba* Thunb.和福州薯蓣 *D. futschauensis* Uline et R.Kunth 的干燥根茎。主产于浙江、福建、江西。药材为不规则的斜切片，外皮黄棕色至黄褐色，有稀疏的须根残基，呈圆锥状凸起；质疏松，略成海绵状；气微，味微苦。主要含薯蓣皂苷、纤细薯蓣皂苷。性平，味苦。利湿去浊，祛风通痹。

山药　Dioscoreae Rhizoma

【基源】为薯蓣科（Dioscoreaceae）植物薯蓣 *Dioscorea opposita* Thunb. 的干燥根茎。主产于河南新乡，湖南、江西等省亦产，均为栽培品。冬季茎叶枯萎后采挖山药，切去根头，洗净，水浸 2～3 h，取出，用竹刀刮去外皮，反复用硫黄熏后，晒干，即为"毛山药"；或选择肥大顺直的毛山药，置清水中，浸至无干心，闷透，用硫黄熏后，用木板搓成圆柱形，切齐两端，晒干，打光，习称"光山药"。

【性状鉴别】毛山药：略呈圆柱形，弯曲而稍扁，长 15～30 cm，直径 1.5～6 cm。表面黄白色或淡黄色，有纵沟、纵皱纹及须根痕，偶有淡棕色外皮残留。体重，质坚实，不易折断，断面白色，粉性。气微，味淡、微酸，嚼之发黏。(图 7-121)

光山药：呈圆柱形，两端平齐，长 9～18 cm，直径 1.5～3 cm。表面光滑，白色或黄白色。(图 7-121)

【显微鉴别】粉末：类白色。①淀粉粒众多，单粒呈扁卵形、类圆形、三角状卵形或矩圆形，直径 8～35 μm，脐点呈点状、人字形或十字形，可见层纹；复粒稀少，由 2～3 分粒组成。②草酸钙针晶束存在于黏液细胞中，长约至 240 μm，针晶粗 2～5 μm。③导管为具缘纹孔、网纹、螺纹及环纹导管，直径 12～48 μm。④筛管邻近于导管，筛管分子端壁具复筛板。⑤纤维少数，细长，直径约14 μm，壁甚厚，木化。(图 7-122)

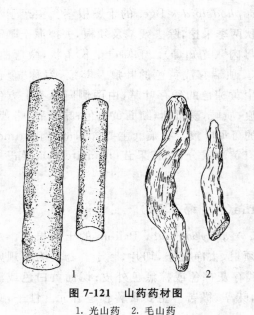

图 7-121　山药药材图
1. 光山药　2. 毛山药

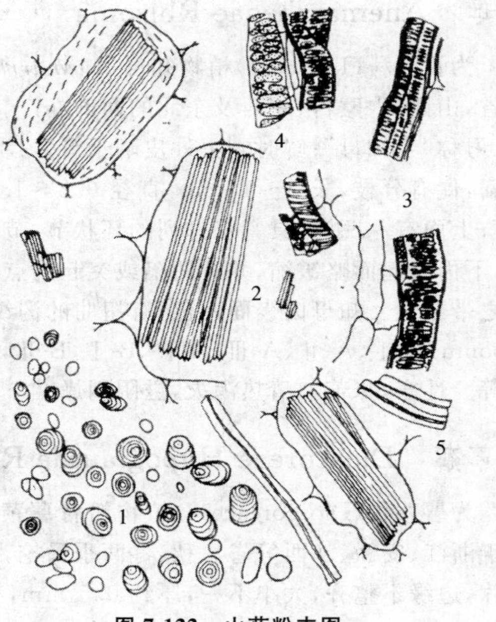

图 7-122　山药粉末图
1. 淀粉粒　2. 黏液细胞及草酸钙针晶束
3. 导管　4. 筛管　5. 纤维

【化学成分】主要含淀粉(16%)、黏液质、胆碱、糖蛋白、多酚氧化酶、维生素 C。黏液质中含甘露聚糖(mannan)和植酸(phytic acid)、3，4-二羟基苯乙胺、16 种氨基酸和尿囊素(allantoin)等。

【理化鉴别】薄层色谱：取本品粉末二氯甲烷液作为供试品溶液。以山药对照药材作为对照。用硅胶 G 薄层板，以乙酸乙酯-甲醇-浓氨试液(9：1：0.5)为展开剂，以 10%磷钼酸乙醇溶液显色。供试品色谱中，在与对照药材色谱相应的位置上，显相同颜色的斑点。

【质量评价】
1. 以质坚实、粉性足、色白者为佳。
2. 水分不得过 16.0%，总灰分不得过 4.0%，水溶性浸出物(冷浸法)不得少于 7.0%。

【功效】性平，味甘。补脾养胃，生津益肺，补肾涩精。

射干　Belamcandae Rhizoma（附：川射干）

为鸢尾科（Iridaceae）植物射干 *Belamcanda chinensis*（L.）DC. 的干燥根茎。全国各地均产，主产于河南、湖北、江苏等省。春初或秋末采挖，除去茎叶，晒至半干，以火燎去须根，再晒干。药材呈不规则结节状，长3～10 cm，直径1～2 cm；表面黄褐色、棕褐色或黑褐色，皱缩，有较密环纹，上面有数个圆盘状凹陷的茎痕，偶有茎基残存；下面有残留的细根及根痕；质硬，断面黄色，颗粒性；气微，味苦、微辛。主要含异黄酮类成分，还含射干酮（sheganone）、射干醛（belamcandal）等。性寒，味苦。清热解毒，利咽消痰。

【附】川射干 Iridis Tectori Rhizoma

为鸢尾科（Iridaceae）植物鸢尾 *Iris tectorum* Maxim. 的干燥根茎。药材呈不规则条状或圆锥形，节上常有分枝，节间部分一端膨大，另一端缩小；表面灰黄褐色或棕色，稍皱缩，有纵纹及横环纹，膨大部分环纹较密，并有须根残基及圆点状根痕。主要含异黄酮苷类成分，如草夹竹桃苷（androsin）、草夹竹桃双糖苷（tectoruside）、鸢尾苷（tectoridin）及鸢尾甲苷（iristectorin）A、B 等。性寒，味苦。清热解毒，利咽消痰。

干姜　Zingiberis Rhizoma

为姜科（Zingiberaceae）植物姜 *Zingiber officinale* Rosc. 的干燥根茎。主产于四川的犍为、沐川、贵州的长顺、兴仁等地，为栽培品。冬至前采挖根茎，除去茎叶及须根，洗净晒干，或微火烘干。药材呈扁平块状，具指状分枝，长3～7 cm，厚1～2 cm；表面灰黄色或浅灰棕色，粗糙，具纵皱纹及明显的环节；分枝处常有鳞叶残存，分枝顶端有茎痕或芽；质坚实，断面黄白色或灰白色，显粉性和颗粒性，内皮层环纹明显，维管束及黄色油点散在；气香特异，味辛辣。主要含挥发油1.2%～2.8%，油中主要成分为姜醇（zingiberol）、姜烯（zingiberene）、没药烯、α-姜黄烯等，其辣味成分为姜辣素（gingerol）及分解产物姜酮（zingerone）、姜烯酚（shogaol）。性热，味辛。温中散寒，回阳通脉，温肺化饮。

莪术　Curcumae Rhizoma

【基源】为姜科（Zingiberaceae）植物蓬莪术 *Curcuma phaeocaulis* Val.、广西莪术 *C. kwangsiensis* S. G. Lee et C. F. Liang 或温郁金 *C. wenyujin* Y. H. Chen et C. Ling 的干燥根茎。后者习称"温莪术"。蓬莪术主产于四川、福建、广东等省，温莪术主产于浙江、四川、台湾、江西等省，广西莪术主产于广西壮族自治区。冬季茎叶枯萎后采挖，洗净，蒸或煮至透心，晒干或低温干燥后除去须根和杂质。

【性状鉴别】蓬莪术：呈卵圆形、长卵形、圆锥形或长纺锤形，顶端多钝尖，基部钝圆，长2～8 cm，直径1.5～4 cm。表面灰黄色至灰棕色，上部环节突起，有圆形微凹的须根痕或残留的须根，有的两侧各有1列下陷的芽痕和类圆形的侧生根茎痕，有的可见刀削痕。体重，质坚实，断面灰褐色至蓝褐色，蜡样，常附有灰棕色粉末，皮层与中柱易分离，内皮层环纹棕褐色。气微香，味微苦而辛。（图7-123）

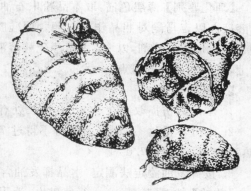

图 7-123　莪术药材图

广西莪术:环节稍突起,断面黄棕色至棕色,常附有淡黄色粉末,内皮层环纹黄白色。

温莪术:断面黄棕色至棕褐色,常附有淡黄色至黄棕色粉末,气香或微香。

【显微鉴别】横切面:①木栓细胞数列,有时已除去。②皮层散有叶迹维管束,内皮层明显。③中柱较宽,维管束外韧型,散在,沿中柱鞘部位的维管束较小,排列较密。薄壁细胞充满糊化的淀粉粒团块,薄壁组织中有含金黄色油状物的细胞散在。(图 7-124)

粉末:淡黄色或棕黄色。①油细胞多破碎,完整者直径 $62\sim110~\mu m$,内含黄色油状分泌物。②淀粉粒大多糊化成团块,不糊化淀粉粒多为单粒,卵圆形,短杆状,长 $23\sim41~\mu m$,宽 $19\sim24~\mu m$,有明显层纹,脐点偏心性,位于较狭的一端。③导管多为螺纹、梯纹,少数导管伴有杆状纤维群,纤维壁孔明显,导管及纤维均木化。(图 7-125)

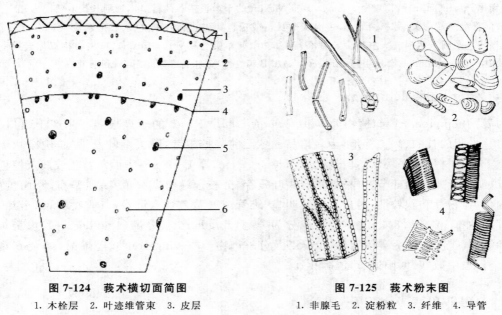

图 7-124　莪术横切面简图　　　　　　　图 7-125　莪术粉末图
1. 木栓层　2. 叶迹维管束　3. 皮层　　　1. 非腺毛　2. 淀粉粒　3. 纤维　4. 导管
4. 内皮层　5. 维管束　6. 油细胞

【化学成分】主含挥发油。油的组成为多种倍半萜衍生物和桉油精等,其中莪术醇(curcumol)、莪术二酮(curdione)为抗癌有效成分。此外,尚含有吉马酮(germacrone)、莪术烯(curzerene)等。

【理化鉴别】薄层色谱:取本品粉末石油醚(30~60℃)液,挥干,残渣加无水乙醇作为供试品溶液。以吉马酮对照品作为对照。用硅胶 G 薄层板,以石油醚(30~60℃)-丙酮-乙酸乙酯(94:5:1)为展开剂,以 1%香草醛硫酸溶液显色。供试品色谱中,在与对照品色谱相应的位置上,显相同颜色的斑点。

【质量评价】

1. 本品氯仿提取液在 242 nm 波长处有最大吸收,其吸光度不得低于 0.45。

2. 水分不得过 14.0%,总灰分不得过 7.0%,酸不溶性灰分不得过 2.0%,醇溶性浸出物(热浸法)不得少于 7.0%。

3. 按挥发油测定法测定,本品挥发油含量不得少于 1.5%(mL/g)。

【功效】性温,味苦、辛。行气破血,消积止痛。

姜黄　Curcumae Longae Rhizoma

为姜科(Zingiberaceae)植物姜黄 *Curcuma longa* L.的干燥根茎。主产于四川、福建等省。冬季茎叶枯萎时采挖,洗净,蒸或煮至透心,晒干。药材呈不规则卵圆形、圆柱形或纺锤形,常弯曲,有的具短叉状分枝,长 2~5 cm,直径 1~3 cm;表面深黄色、粗糙,有皱缩纹理和明显环节,并有圆形分枝痕及须根痕;质坚实,不易折断,断面棕黄色至金黄色,角质样,有蜡样光泽,内皮层环纹明显,维管束呈点状散在;气香特异,味苦、辛。主要含挥发油 4%~6%,油中主要成分有龙脑、姜黄烯(curcumene)、莪术酮、莪术醇、莪术二酮等,黄色物质有姜黄素(curcumin)等。性温,味苦、辛。破血行气,通经止痛。

郁金　Curcumae Radix

【基源】为姜科(Zingiberaceae)植物温郁金 *Curcuma wenyujin* Y. H. Chen et C. Ling、姜黄 *C. longa* L.、广西莪术 *C. kwangsiensis* S. G. Lee et C. F. Liang 或蓬莪术 *C. phaeocaulis* Val. 的干燥块根。前两者分别习称"温郁金"和"黄丝郁金",其余按其性状不同习称"桂郁金"或"绿丝郁金"。温郁金主产于浙江,黄丝郁金、桂郁金和绿丝郁金主产于四川。冬季茎叶枯萎后采挖,除去地上部分和须根,洗净泥土,蒸或煮至透心,晒干。

【性状鉴别】温郁金:呈长圆形或卵圆形,稍扁,有的微弯曲,两端渐尖,长 3.5~7 cm,直径 1.2~2.5 cm。表面灰褐色或灰棕色,具不规则的纵皱纹,纵纹隆起处色较浅。质坚实,断面灰棕色,角质样;内皮层环明显。气微香,味微苦。(图 7-126)

黄丝郁金:呈纺锤形,有的一端细长,长 2.5~4.5 cm,直径 1~1.5 cm。表面棕灰色或灰黄色,具细皱纹。断面橙黄色,外周棕黄色至棕红色。气芳香,味辛辣。(图 7-126)

绿丝郁金:呈长椭圆形,较粗壮,长 1.5~3.5 cm,直径 1~1.2 cm。气微,味淡。(图 7-126)

桂郁金:呈长圆锥形或长圆形,长 2~6.5 cm,直径 1~1.8 cm。表面具疏浅纵纹或粗糙网状皱纹。气微,味微辛、苦。(图 7-126)

【显微鉴别】横切面:温郁金,①表皮细胞有时残存,外壁稍厚。②根被狭窄,为 4~8 列细胞,壁薄,略呈波状,排列整齐。③皮层宽约为根直径的1/2,油细胞难察见,内皮层明显。④中柱韧皮部束与木质部束各 40~55 个,间隔排列,木质部束导管2~4 个,并有微木化的木纤维,导管多角形,壁薄,直径 20~90 μm。⑤髓部宽广,由类圆形薄壁细胞组成,可见糊化淀粉粒。

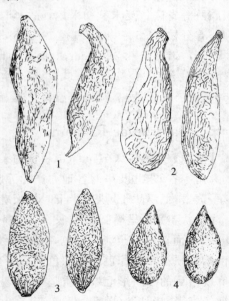

图 7-126　郁金药材图

1. 温郁金　2. 桂郁金　3. 黄丝郁金　4. 绿丝郁金

黄丝郁金,①根被最内层细胞壁增厚。②中柱韧皮部束与木质部束各 22~29 个,间隔排列;有的木质部导管与纤维连接成环。③油细胞众多。④薄壁组织中随处散有色素细胞。

桂郁金,①根被细胞偶有增厚,根被内方有 1~2 列厚壁细胞,成环,层纹明显。②中柱韧皮部与木质部束各 42～48 个,间隔排列;导管类圆形,直径可达 160 μm。

绿丝郁金,①根被细胞无增厚。②中柱外侧的皮层处常有色素细胞。③韧皮部皱缩,木质部束 64～72 个,导管扁圆形。

粉末:①薄壁细胞含糊化淀粉粒,隐约可见长椭圆形的淀粉粒痕迹。②木薄壁细胞长方形或纺锤形,直径 23～55 μm,有壁孔。③木栓细胞表面观多角形,可见大量的团块。④导管为环纹导管。

【化学成分】黄丝郁金主要含挥发油 1.2%～1.5%,其余各种郁金的挥发油含量为 0.4%～0.7%。

【理化鉴别】薄层色谱:取本品粉末无水乙醇提取液作为供试品溶液。以郁金对照药材作为对照。用硅胶 G 薄层板,以正己烷-乙酸乙酯(17:3)为展开剂,以 10%硫酸乙醇显色,置日光和紫外光灯(365 nm)下检视。供试品色谱中,在与对照药材色谱相应的位置上,显相同颜色的主斑点或荧光斑点。

【质量评价】

1. 以质坚实、外皮皱纹细、断面色黄者为佳。经验鉴别认为黄丝郁金质量最佳。

2. 水分不得过 15.0%,总灰分不得过 9.0%。

【功效】性寒,味苦、辛。活血止痛,行气解郁,清心凉血,利胆退黄。

高良姜　Alpiniae Officinarum Rhizoma

为姜科(Zingiberaceae)植物高良姜 *Alpinia officinarum* Hance 的干燥根茎。主产于广东、广西等省区。夏末秋初采挖,除去须根和残留的鳞片,洗净切段,晒干。药材呈圆柱形,多弯曲,有分枝,长 5～9 cm,直径 1～1.5 cm;表面棕红色至暗棕色,有细密的纵皱纹及灰棕色的波状环节,节间长 0.2～1 cm,一面有圆形的根痕;质坚韧,不易折断,断面灰棕色至红棕色,纤维性,中柱约占 1/3;气香,味辛辣。主要含姜黄素、高良姜素(galangin)等,以及挥发油 0.5%～1.5%。性热,味辛。温胃止呕,散寒止痛。

天麻　Gastrodiae Rhizoma

【基源】为兰科(Orchidaceae)植物天麻 *Gastrodia elata* Bl. 的干燥块茎。主产于四川、云南、贵州等省,东北及华北各地亦产。天麻生长期在 4～10 月,立冬后至次年清明前采挖,立即洗净,蒸透,低温烘干,烘至半干时将天麻压扁。

【性状鉴别】呈椭圆形或长条形,扁缩而稍弯曲,长 3～15 cm,宽 1.5～6 cm,厚 0.5～2 cm。表面黄白色至淡黄棕色,有纵皱纹及由潜伏芽排列而成的横环纹多轮,有时可见棕褐色菌索。顶端有红棕色至深棕色干枯芽苞,习称"鹦哥嘴"或"红小辫",或残留茎基;另端有自母麻脱落后的圆脐形疤痕。质坚硬,不易折断,断面较平坦,黄白色至淡棕色。饮片半透明,角质样。气微,味甘。(图 7-127)

【显微鉴别】横切面:①有浅棕色表皮残留,下皮由 2～3 列切向延长的栓化细胞组成。②皮层为 10 数列多角形细胞,较老块茎皮层外侧与下皮相接处有 2～3 列椭圆形厚壁细胞,木化,纹孔明显。③中柱占大部分,有小型周韧或外韧维管束散在,每束导管 2 至数个,多角形。④薄壁细胞中含有多糖类团块状物,遇碘液显暗棕色,有的薄壁细胞内含草酸钙针晶束。(图 7-128)

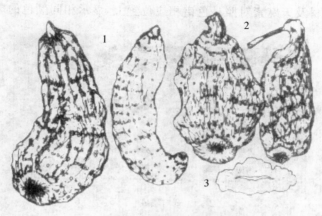

图 7-127　天麻药材图
1. 冬麻　2. 春麻　3. 饮片

　　粉末:黄白色至黄棕色。①厚壁细胞椭圆形或类多角形,直径 70~180 μm,壁厚 3~8 μm,木化,纹孔明显。②草酸钙针晶成束或散在,长 25~75(93)μm。③用醋酸甘油装片含糊化多糖类物的薄壁细胞无色,有的细胞可见长卵形、长椭圆形或类圆形颗粒状物质,遇碘液显棕色或淡棕紫色。④螺纹导管、网纹导管及环纹导管直径 8~30 μm。(图 7-129)

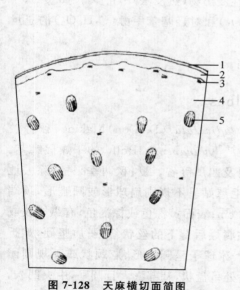

图 7-128　天麻横切面简图
1. 表皮　2. 皮层　3. 草酸钙针晶束
4. 薄壁组织　5. 维管束

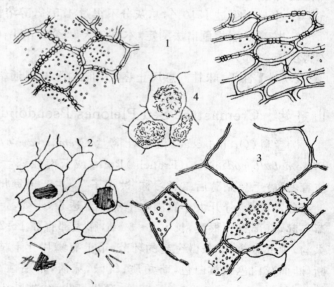

图 7-129　天麻粉末图
1. 厚壁细胞　2. 草酸钙针晶　3. 薄壁细胞
4. 含糊化多糖类物薄壁细胞

　　【化学成分】主要含对羟基苯甲醇-β-D-葡萄吡喃糖苷(天麻苷 gastrodin,天麻素)。尚含赤箭苷(gastrodioside)、对羟基苯甲醇、对羟基苯甲醛、对羟苄基甲醚等。
　　【理化鉴别】薄层色谱:取本品粉末甲醇提取液,经硅胶柱处理后的洗脱液作为供试品溶液。以天麻对照药材及天麻素对照品作为对照。用硅胶预制薄层板,以三氯甲烷-乙酸乙酯-甲醇-水(2.5∶1∶1∶0.1)为展开剂,喷以 10% 硫酸乙醇溶液显色,置可见光下检视。供试品色谱中,在与对照药材及天麻素对照品色谱相应位置上,显示相同颜色的斑点(图 7-130)。

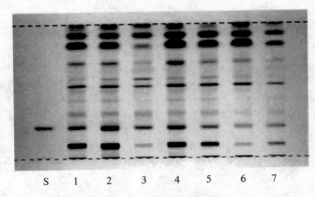

图 7-130　天麻薄层色谱图
S. 天麻素　1. 天麻对照药材　2,5. 天麻(购自河南)　3. 天麻(购自陕西)
4,6. 天麻(购自安徽)　7. 天麻(购自贵州)

【质量评价】
1. 以质地坚实沉重、有鹦哥嘴、断面明亮、无空心者(冬麻)质佳;质地轻泡、有残留茎基、断面色晦暗、空心者(春麻)质次。
2. 水分不得过 15.0%,总灰分不得过 4.5%,醇溶性浸出物(热浸法)不得少于 15.0%。
3. 按高效液相色谱法测定,本品含天麻素($C_{13}H_{18}O_7$)和对羟基苯甲醇($C_7H_8O_2$)的总量不得少于 0.25%。

【功效】性平,味甘。息风止痉,平抑肝阳,祛风通络。

山慈姑　Cremastrae Seu Pleiones Pseudobulbus

为兰科(Orchidaceae)植物杜鹃兰 *Cremastra appendiculata* (D. Don) Makino、独蒜兰 *Pleione bulbocodioides* (Franch.) Rolfe 或云南独蒜兰 *P. yunnanensis* Rolfe 的干燥假鳞茎。前者习称"毛慈姑",后二者习称"冰球子"。主产于贵州及四川等省。夏、秋两季采挖,除去地上部分及泥沙,分开大小置沸水中蒸煮至透心,干燥。毛慈姑呈不规则扁球形或圆锥形,顶端渐突起,基部有须根痕,长 1.8～3 cm,膨大部直径 1～2 cm;表面黄棕色或棕褐色,有纵皱纹或纵沟,中部有 2～3 条微突起的环节,节上有鳞片叶干枯腐烂后留下的丝状纤维;质坚硬,难折断,断面灰白色或黄白色,略角质;气微,味淡,带黏性。冰球子呈圆锥形、瓶颈状或不规则团块,直径 1～2 cm,高 1.5～2.5 cm;顶端渐尖,尖端断头处呈盘状,基部膨大且圆平,中央凹入,有 1～2 条环节,多偏向一侧;撞去外皮者表面黄白色,带表皮者有不规则皱纹,断面浅黄色,角质半透明。毛慈姑含黏液,即葡萄糖配甘露聚糖。性寒,味甘、辛;有小毒。清热解毒,化痰散结。

白及　Bletillae Rhizoma

为兰科(Orchidaceae)植物白及 *Bletilla striata* (Thunb.) Reichb. f. 的干燥块茎。主产于贵州、四川、云南、湖北等省。夏、秋两季采挖,除去须根,洗净,立即加工,否则易变黑色,置沸水中煮或蒸至无白心,晒至半干,除去外皮,晒干。药材呈不规则扁圆形或菱形,多有 2～3 个爪状分枝,长 1.5～5 cm,厚 0.5～1.5 cm;上面有凸起的茎痕,下面有连接另一块茎的痕迹;表面灰白色或黄白色,以茎痕为中心有数圈同心环节,节上残留棕色点状须根痕;质坚硬,不易折断,断面类白色,半透明,角质样,可见散在的点状维管束;无臭,味苦,嚼之有黏性。主要含白及胶质,即白及甘露聚糖(bletilla mannan),黏液质含量 56.75%～60.15%。并含抗菌活性化合物 4,7-二羟基-1-对羟苄基-2-甲氧基-9,10-二氢菲等。性微寒,味苦、甘、涩。收敛止血,消肿生肌。

第8章 茎木类中药

教学目的和要求：

1. 掌握苏木、鸡血藤、沉香的鉴定特征。
2. 熟悉海风藤、川木通、木通、大血藤、降香、通草、钩藤的来源和主要性状特征。

8.1 概述

茎木类中药是指药用木本植物的茎或仅用其木材部分，以及少数草本植物茎藤药材的总称。通常可分为茎类中药和木类中药两部分。

茎(caulis)类中药，包括：木本植物的茎藤，如关木通、海风藤、大血藤等；草本植物的茎藤，如首乌藤；茎枝(ramulus)，如桂枝、桑枝等；茎刺(spina)，如皂角刺；茎的翅状附属物，如鬼箭羽；茎髓(medulla)，如通草、小通草、灯心草等。

木(lignum)类中药，指木本植物茎形成层以内的部分入药，通称木材。木材常因形成的季节不同，而出现年轮。木材又分边材和心材。边材形成较晚，含水分较多，颜色稍浅，亦称液材；心材形成较早，位于木质部内方，蓄积了较多的物质，如树脂、树胶、丹宁、油类等，颜色较深，质地较致密。木类中药多采用心材部分，如沉香、降香等。

8.1.1 性状鉴别

茎木类中药的鉴别一般应注意其形状、大小、粗细、表面、颜色、质地、折断面及气味等。如是带叶的茎枝，其叶则按叶类中药的要求进行观察。

木质藤本和茎枝类中药多呈圆柱形，也有扁圆柱形、方形，有的扭曲不直，粗细大小不一。黄棕色，少数具特殊颜色，如大血藤呈红紫色。表面粗糙，可见深浅不一的裂纹及皮孔，节膨大，具叶痕及枝痕。质地坚实，断面纤维性或裂片状，平整的横切面木质部占大部分，呈放射状结构，有的导管小孔明显可见，如关木通、青风藤；有的可见特殊的环纹，如鸡血藤。气味常可帮助鉴别，如海风藤味苦、有辛辣感，青风藤味苦而无辛辣感。

草质藤茎较细长，圆柱形或干缩时因维管束和机械组织的存在，而形成数条纵向的隆起棱线，少数呈类方柱形。表面多呈枯绿色，也有呈紫红褐色；节和节间、枝痕、叶痕均较明显。质脆，易折断，断面可见明显的髓部，类白色，疏松，有的呈空洞状。

木类中药多呈不规则的块状、厚片状或长条状。颜色不一，表面黄白色如沉香，紫红色如降香，有的药材表面应具有棕褐色树脂状条纹或斑块。有的药材质地和气味常可作重要的鉴别依据，如沉香质重、具香气，白木香质轻、香气较淡。

8.1.2　显微鉴别

茎木类中药的组织构造观察一般应制横切片、径向纵切片、切向纵切片、解离组织片及粉末制片等进行观察。

8.1.2.1　茎类中药的组织构造

以茎入药的大部分为双子叶木本植物的茎枝、木质藤本的藤茎或草质藤本或茎髓。应注意以下几部分的特征：

（1）周皮或表皮　木质茎最外方为周皮，有的具明显的落皮层，应注意木栓细胞的形状、层数、增厚情况等。幼嫩茎的周皮尚不发达，常可见到表皮。草质茎最外方为表皮，可观察其角质层的厚度、毛茸和气孔等特征。

（2）皮层　注意其存在与否及在横切面所占比例，木栓形成层如发生在皮层以内，则初生皮层就不存在，而由栓内层（次生皮层）所代替；木栓形成层如发生在皮层，则初生皮层部分存在，其外方常分化为厚角组织或厚壁组织。应注意观察纤维、石细胞等的形态、分泌组织类型及细胞内含物的特点。

（3）中柱部分　首先应注意维管束类型、大小、数目、排列等。其次注意韧皮部，注意其韧皮薄壁组织、筛管群、射线、厚壁组织的细胞形态和排列情况。注意形成层是否明显，一般都成环状。注意木质部的导管、管胞、纤维、薄壁细胞、射线细胞的形状和排列情况。髓部大多由薄壁细胞构成，多具明显的细胞间隙，有的细胞可见圆形单纹孔。有的髓周围具厚壁细胞，散在或形成环髓纤维或环髓石细胞。草质茎髓部较发达，木质茎髓部较小。

除注意以上各类组织的排列，各种细胞的分布，细胞内含物如各类结晶体、淀粉粒等特征的有无及形状；有的还需通过解离组织制片法，仔细观察各类厚壁组织的细胞形态、细胞壁的厚度和木化程度，有无壁孔、层纹和分隔。

双子叶植物木质茎藤，有的为异常构造，其韧皮部和木质部层状排列成数轮，如鸡血藤；有的髓部具数个维管束，如海风藤；有的具内生韧皮部，如络石藤。

8.1.2.2　木类中药的组织构造

木类中药主要采用木本植物茎形成层以内的部分入药，观察时应注意下列组织特征。

（1）导管　注意导管分子的形状、宽度及长度，导管壁上纹孔的类型。通常木类中药的导管大多为具缘纹孔及网纹导管。导管分子的末梢壁上纹孔的类型呈大的圆形或斜梯形，在解离组织及纵切面上易察见。

（2）木纤维　占木材的大部分，纵切面观为狭长的厚壁细胞，长度为宽度的 30～50 倍，细胞腔狭小，壁厚，有斜裂隙状单纹孔（大多向左倾斜）；少数细胞腔较宽。有些纤维胞腔中具有中隔，称为分隔纤维。横切面观多呈类三角形，具胞腔。

（3）木薄壁细胞　是贮藏养料的生活细胞，有时内含淀粉粒或草酸钙结晶。细胞壁有时增厚或有单纹孔，大多木质化。

（4）木射线　细胞形状与木薄壁细胞相似，但切面上的位置和排列形式则不同，射线细胞的长轴通常是半径向的，和导管及纤维的长轴相垂直。不同的切面，射线表现形式不一。横切面所见射线是从中心向四周发射的辐射状线条，显示射线的宽度和长度；切向切面所见射线的轮廓略呈纺锤形,显示射线的宽度和高度,是射线的横切(其他组成细胞均系纵切);径向切面所见各组成细胞均是纵切,所见射线是多列长形细胞,从中部向外周横叠着,显示射线的高度和长度。射线细胞由薄壁细胞组成,细胞壁木化,有的可见壁孔,胞腔内亦常含淀粉粒或草酸钙结晶。

8.2　茎木类中药鉴定

海风藤　Piperis Kadsurae Caulis

为胡椒科(Piperaceae)植物风藤 *Piper kadsura* (Choisy) Ohwi. 的干燥藤茎。主产于福建、浙江、广东、台湾等省。夏、秋两季采收,除根、叶,晒干。药材呈扁圆柱形,略弯曲,长 15～60 cm,直径 0.3～2 cm;表面灰褐色或褐色,粗糙,有纵向棱状纹理及节,节部膨大,其上有不定根,节间长 3～12 cm;体轻而脆,易折断,折断面纤维状,皮部和木部交界处有裂隙,断面皮部窄,木部宽广,灰黄色,导管孔多数,灰白色射线放射状排列,木部导管小孔状;中央有灰褐色髓部,有时可见异常维管束小点;气清香,味苦、辛。主要含细叶青蒌藤素(futoxide)、细叶青蒌藤烯酮(futoenone)、细叶青蒌藤醌醇(futoquinol)、细叶青蒌藤酰胺(futoamide)以及挥发油、甾醇等。性微温,味辛、苦。祛风湿,通经络,止痹痛。

川木通　Clematidis Armandii Caulis

为毛茛科(Ranunculaceae)植物小木通 *Clematis armandii* Franch. 或绣球藤 *C. montana* Buch.-Ham. 的干燥藤茎。小木通主产于四川、湖南、陕西、贵州、湖北等省亦产;绣球藤主产于四川。春、秋两季均可采收,除去粗皮,晒干,或趁鲜切片,晒干。药材呈长圆柱形,略扭曲,长 50～100 cm,直径 2～3.5 cm;表面黄棕色或黄褐色,有纵向凹沟及棱线,节处多膨大,有叶痕及侧枝痕,残存皮部易撕裂;质坚硬,不易折断。切片厚 2～4 mm,边缘不整齐,残存皮部黄棕色,木部浅棕色或浅黄色,有黄白色放射状纹理及裂隙,其间布满导管孔,髓部较小,类白色或黄棕色,偶有空隙;气微,味淡。主要含常春藤皂苷元(hederagenin)等成分。性寒,味苦。利尿通淋,清心除烦,通经下乳。

木通　Akebiae Caulis

为木通科(Lardizabalaceae)植物木通 *Akebia quinata* (Thunb.) Decne.、三叶木通 *A. trifoliata* (Thunb.) Koidz. 或白木通 *A. trifoliata* (Thunb.) Koidz. var. *australis* (Diels) Rehd. 的干燥藤茎。主产于四川、云南、贵州、湖北。秋季采收,截取茎部,除去细枝,阴干。药材呈圆柱形,稍扭曲,长 30～70 cm,直径 0.5～2 cm;表面灰棕色至灰褐色,外皮粗糙而有许多不规则的裂纹或纵沟纹,具突起的皮孔,节部膨大或不明显,具侧枝断痕;体轻,质坚实,不易折断,断面不整齐,皮部较厚,黄棕色,可见淡黄色颗粒状小点,木部黄白色,射线呈放射状排列,髓小或有时中空,黄白色或黄棕色;气微,味微苦而涩。主要含木通苷(Akebin)。性寒,味苦。利尿通淋,清心除烦,通经下乳。

大血藤　Sargentodoxae Caulis

为木通科(Lardizabalaceae)植物大血藤 *Sargentodoxa cuneata* (Oliv.) Rehd. et Wils. 的

干燥藤茎。主产于江西、湖北、河南、江苏等省，安徽、浙江、福建等省亦产。秋、冬两季采收，除去侧枝及叶，截段，干燥。药材呈圆柱形，略弯曲，长 30～60 cm，直径 1～3 cm；表面灰棕色或棕色，粗糙，有浅纵沟和明显的横裂纹及疣状突起（小疙瘩），栓皮有时呈片状剥落而露出暗红棕色或红棕色内皮，有的可见膨大的节及略凹陷的枝痕或叶痕；质硬，断面皮部呈红棕色环状，有数处向内嵌入木部，木部黄白色，导管小孔清晰可见，被红棕色射线隔开，呈放射状花纹（车轮纹），中央髓部红棕色；气微，味微涩。主要含鞣质（tannins）、大黄素（emodin）、大黄素甲醚（physcion）、胡萝卜苷（daucosterol）、毛柳苷（salidroside）等。性平，味苦。清热解毒，活血，祛风止痛。

苏木　Sappan Lignum

【基源】为豆科（Leguminosae）植物苏木 *Caesalpinia sappan* L.的干燥心材。主产于台湾、广东、广西、贵州等省区。全年均可采收，多于秋季采伐，除去白色边材，取其黄红色或红棕色的心材，晒干。用时刨成薄片或劈成小块片。

【性状鉴别】呈长圆柱形或半圆柱形，长 10～100 cm，直径 3～12 cm。表面黄红色至棕红色，有刀削痕，常见纵向裂缝。质坚硬。断面略具光泽，有显著的类圆形同心环纹（年轮），有的中央具暗棕色、质松、带亮星的髓部。气微香，味微涩。（图 8-1）

【显微鉴别】横切面：①射线宽 1～2 列细胞。②导管类圆形，直径约至 160 μm，常含黄棕色或红棕色物质。③木纤维多角形，壁极厚。④木薄壁细胞壁厚，木化，有的含草酸钙方晶。⑤髓部薄壁细胞大小不一，壁微木化，具纹孔。

粉末：黄棕色。①纤维及晶纤维较多，成束，橙黄色或无色，细长。晶纤维的晶细胞壁不均匀增厚，木化。②射线细胞长方形，细胞壁链珠状增厚，木化，具单纹孔，纹孔密且孔沟明显。③具缘纹孔导管大小不一，纹孔排列紧密，导管中常含棕色块状物。④薄壁细胞长方形或狭长，壁稍厚，木化，纹孔明显。⑤草酸钙结晶类方形、长方形、双锥形。

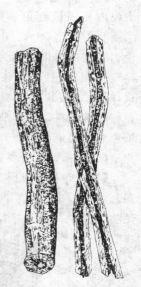

图 8-1　苏木药材图

【化学成分】主要含巴西苏木素（brasilin）约 2%，在空气中易氧化成巴西苏木色素（即红色色素成分）。此外，尚含（±）原苏木素 B、色原烷类、挥发油及黄酮类成分。

【理化鉴别】薄层色谱：本品粉末甲醇提取液作为供试品溶液。以苏木对照药材及巴西苏木素对照品作为对照。用硅胶 GF_{254} 薄层板，以三氯甲烷-丙酮-甲酸（8：4：1）为展开剂，置紫外光灯（254 nm）下检视。供试品色谱中，在与对照药材及对照品色谱相应的位置上，显相同颜色的斑点。

【质量评价】

1. 以粗大、质坚而重、色黄红者为佳。

2. 水分不得过 12.0%，乙醇浸出物（热浸法）不得少于 7.0%。

3. 按高效液相色谱法测定，本品含巴西苏木素（$C_{16}H_{14}O_5$）不得少于 0.50%，含（±）原苏木素 B（$C_{16}H_{16}O_5$）不得少于 0.50%。

【功效】性平，味甘、咸。活血祛瘀，消肿止痛。

鸡血藤　Spatholobi Caulis

【基源】为豆科(Leguminosae)植物密花豆 *Spatholobus suberectus* Dunn.的干燥藤茎。主产于广东、广西、云南、福建等省区。秋、冬两季采收,除去枝叶,切片,晒干。

【性状鉴别】呈椭圆形、长矩圆形或不规则的斜切片,厚 0.3～1 cm。栓皮灰棕色,有的可见灰白色斑,栓皮脱落处呈红棕色。质坚硬,切面可见木部红棕色或棕色,导管孔多数;韧皮部有树脂状分泌物呈红棕色至黑棕色,与木部相间排列呈数个同心性椭圆形环或偏心性半圆形环;髓部偏向一侧。气微,味涩。(图 8-2)

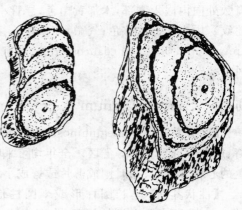

图 8-2　鸡血藤药材图

【显微鉴别】茎横切面:①木栓层为数列细胞,内含棕红色物。②皮层较窄,散有石细胞群,胞腔内充满棕红色物;薄壁细胞含草酸钙方晶。③维管束异型,由韧皮部与木质部相间排列成数轮。④韧皮部最外侧为石细胞群与纤维束组成的厚壁细胞层,射线多被挤压;分泌细胞甚多,充满棕红色物质,常数个至十多个切向排列成带状;纤维束较多,非木化至微木化,周围细胞含草酸钙方晶,形成晶纤维,含晶细胞壁木化增厚;石细胞群散在。⑤木质部射线有的含红棕色物;类圆形导管多单个散在,直径约 400 µm;木纤维束亦均形成晶纤维;木薄壁细胞中少数含棕红色物。

【化学成分】主要含黄酮类(如异黄酮、二氢黄酮、查耳酮等)、三萜、鞣质和甾醇类成分。

【理化鉴别】薄层色谱:本品粉末乙醇提取液作为供试品溶液。以芒柄花素对照品作为对照。用高效硅胶预制薄层板,以三氯甲烷-甲醇(30∶1)为展开剂,紫外灯(245 nm)下检视。供试品色谱中,在与对照品色谱相应的位置上,显暗紫色荧光斑点(图 8-3)。

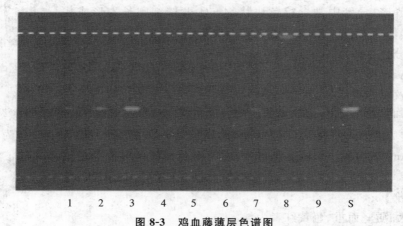

　　　　　1　2　3　4　5　6　7　8　9　S

图 8-3　鸡血藤薄层色谱图

S. 芒柄花素　1. 鸡血藤(购自上海)　2,5. 鸡血藤(购自陕西)　3,7. 鸡血藤(购自安徽)
4. 鸡血藤(购自河北)　6. 鸡血藤(购自河南)
8. 鸡血藤(购自贵州)　9. 鸡血藤(购自广东)

【质量评价】

1. 以树脂状分泌物多者为佳。

2. 水分不得过 13.0％,总灰分不得过 4.0％,酸不溶性灰分不得过 0.6％,乙醇浸出物(热浸法)不得少于 8.0％。

【功效】性温,味苦、甘。活血补血,调经止痛,舒筋活络。

【附注】商品鸡血藤的来源比较复杂,各地区习惯使用亦有所不同,主要有以下数种:

1. 豆科(Leguminosae)植物山鸡血藤(香花崖豆藤)*Millettla dielsiana* Harms ex Diels 藤茎。主产于浙江、江西、福建、四川、贵州。茎藤表面灰棕色,皮孔纵长或横长;断面皮部约占半径的 1/4,有一圈渗出的黑棕色树脂状物,木质部黄色,可见细密小孔(导管),射线细,髓极小。

2. 木通科(Lardizabalaceae)植物大血藤 *Sargentodoxa cuneata* (Oliv.)Rehd. et Wils.的藤茎,在东北、西北、中南各省亦作鸡血藤使用。

3. 木兰科(Magnoliaceae)植物异型南五味子 *Kadsura heteroclite* (Roxb.)Craib.及内南五味子 *Kadsura interior* A.C. Smith 的藤茎,为云南制鸡血藤膏的主要原料之一,商品常称“风庆鸡血藤膏”。

降香　Dalbergiae Odoriferae Lignum

为豆科(Leguminosae)植物降香檀 *Dalbergia odorifera* T.Chen 的树干和根的干燥心材。主产于广东、海南等省。全年均可采收,除去边材,阴干。药材呈类圆柱形或不规则块状;表面紫红色或红褐色,切面有致密的纹理;质硬,有油性;入水下沉;火烧有黑烟及油冒出,残留白色灰烬;气微香,味微苦。主要含挥发油、黄酮类。性温,味辛。化瘀止血,理气止痛。

沉香　Aquilariae Lignum Resinatum

【基源】为瑞香科(Thymelaeaceae)植物白木香 *Aquilaria sinensis* (Lour.)Gilg 含有树脂的心材。主产于广东、海南省,广西、福建等省区亦产。全年均可采收。割取含树脂的木材,除去不含树脂的部分,阴干。

【性状鉴别】呈不规则块、片状或盔帽状,有的为小碎块。表面凹凸不平,有刀痕,偶有孔洞,可见黑褐色树脂与黄白色木部相间的斑纹,孔洞及凹窝表面多呈朽木状。质较坚实,断面刺状。气芳香,味苦。燃烧时有浓烟及强烈香气,并有黑色油状物渗出。(图 8-4)

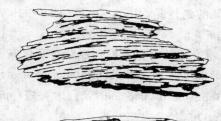
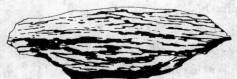

图 8-4　沉香药材图

【显微鉴别】横切面:①射线宽 1～2 列细胞,呈径向延长,壁非木化或微木化,有的具壁孔,含棕色树脂状物质。射线周围的木薄壁细胞有时因含树脂而破坏,形成不整齐的树脂带。②导管呈圆形、多角形,直径 42～128 μm,往往 2～10 个成群存在,偶有单个散在,有的含棕色树脂状物质。③木纤维多角形,占大部分,直径 20～45 μm,壁厚,具单斜纹孔,木化。④木间韧皮部扁长椭圆状或条带状,常与射线相交,细胞壁薄,非木化,内含棕色树脂状物及丝状物(菌丝)。其间散有少数纤维,有的薄壁细胞内含草酸钙柱晶。

切向纵切面:①木射线细胞同型性,宽 1～2 列细胞,高 4～20 个细胞。②导管为具缘孔纹,长短不一,多为短节导管,两端平截,具缘孔纹排列紧密,导管直径 42～130 μm,内含黄棕色树脂团块。③纤维细长,直径 20～45 μm,壁较薄,有单纹孔。④木间韧皮部细胞长方形。

　　径向纵切面:木射线细胞排列成带状,高 4～20 层细胞,细胞为方形或略长方形。径向壁上有单纹孔。其余同切向纵切面。(图 8-5)

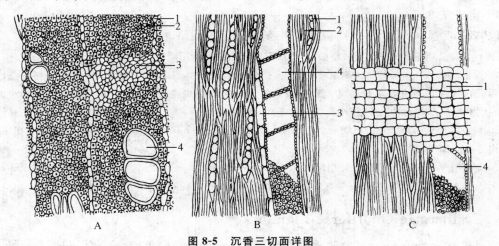

图 8-5　沉香三切面详图
A. 横切面　B. 切向纵切面　C. 径向纵切面
1. 射线　2. 木纤维　3. 内涵韧皮部薄壁细胞　4. 导管

　　粉末:黑棕色。①纤维状管胞长梭形,多成束,直径 20～30 μm,壁较薄有具缘纹孔。纤维直径 25～45 μm,径向壁上单纹孔。②具缘纹孔导管多见,直径约 130 μm,具缘纹孔排列紧密,导管内棕色树脂团块常破碎脱出。③木射线细胞单纹孔较密。④草酸钙柱晶,长 68 μm,直径 9～15 μm。(图 8-6)

　　【化学成分】主要含挥发油及树脂。挥发油中主要是沉香螺萜醇(agarospirol)、白木香酸(agaropiric acid)及白木香醛(agarospiral)。

　　【理化鉴别】

　　1. 取本品乙醇浸出物,进行微量升华,得黄褐色油状物,香气浓郁;于油状物上加盐酸 1 滴与香草醛少量,再滴加乙醇 1～2 滴,渐显樱红色,放置后颜色加深。

　　2. 薄层色谱:本品粉末乙醚提取液,蒸干后加三氯甲烷溶解,作为供试品溶液。以

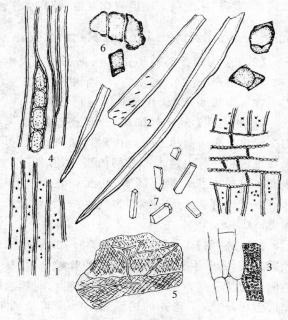

图 8-6　沉香粉末图
1. 纤维管胞　2. 韧性纤维　3. 导管　4. 木射线细胞
5. 内涵韧皮部薄壁细胞　6. 树脂团　7. 草酸钙柱晶

沉香对照药材作为对照。用硅胶 G 薄层板,以三氯甲烷-乙醚(10∶1)为展开剂,置紫外灯(365 nm)下检视。供试品色谱中,在与对照药材色谱相应位置上,显相同颜色的荧光斑点。

【质量评价】

1. 以色黑、质坚硬、油性足、香气浓而持久、能沉水者为佳。

2. 乙醇浸出物(热浸法)不得少于 10.0%。

【功效】性微温,味辛、苦。行气止痛,温中止呕,纳气平喘。

通草 Tetrapanacis Medulla(附:小通草)

为五加科(Araliaceae)植物通脱木 *Tetrapanax papyrifer* (Hook.) K.Koch 的干燥茎髓。主产于贵州、云南、四川、湖北、湖南等省区。秋季割取茎,截成段,趁鲜取出茎髓,晒干。药材呈圆柱形,长 20~40 cm,直径 1~2.5 cm;表面白色或淡黄色,有浅纵沟纹;体轻,质松软,稍有弹性,易折断,断面平坦,显银白色光泽,中部有直径为 0.3~1.5 cm 的空心或半透明的薄膜;纵剖面薄膜呈梯状排列,实心者少见;气微,味淡。主要含有肌醇(inositol),并含多聚戊糖约 14.3%、多聚甲基戊糖约 3%。性微寒,味甘、淡。清热利尿,通气下乳。

【附】小通草 Stachyuri Medulla / Helwingiae Medulla

为旌节花科(Stachyuraceae)植物喜马山旌节花 *Stachyurus himalaicus* Hook. f. et Thoms.、中国旌节花 *S. chinensis* Franch.或山茱萸科(Cornaceae)植物青荚叶 *Helwingia japonica* (Thunb.) Dietr.的干燥茎髓。主产于陕西、江西、台湾、湖北、湖南等省,印度、缅甸也有分布。秋季割取茎,截成段,趁鲜取出髓部,理直,晒干。旌节花呈圆柱形,长 30~50 cm,直径 0.5~1 cm;表面白色或淡黄色,无纹理;体轻,质松软,捏之能变形,有弹性,易折断;断面平坦,无空心,显银白色光泽;水浸后有黏滑感;气微,味淡。青荚叶表面有浅纵条纹,质较硬,捏之不易变形;水浸后有黏滑感。主要含脂肪、蛋白质、粗纤维、戊聚糖及糖醛酸,以及多种氨基酸和微量元素。性寒,味甘、淡。清热,利尿,下乳。

钩藤 Uncariae Ramulus Cum Uncis

为茜草科(Rubiaceae)植物钩藤 *Uncaria rhynchophylla* (Miq.)Miq.ex Havil.、大叶钩藤 *U. macrophylla* Wall.、毛钩藤 *U. hirsuta* Havil.、华钩藤 *U. sinensis* (Oliv.)Havil.或无柄果钩藤 *U. sessilifructus* Roxb.的干燥带钩茎枝。主产于广东、广西。秋、冬两季采收,去叶,切段,晒干或蒸后晒干。钩藤为带单钩、双钩或不带钩的茎枝小段,茎枝呈圆柱形或类方柱形,长 2~3 cm,直径 2~5 mm;表面红棕色至紫红色,具细纵纹,光滑无毛,有时可见白色点状皮孔;多数枝节上对生两个向下弯曲的钩,或仅一侧有钩,另一侧为凸起的疤痕;钩略扁或稍圆,先端细尖,基部稍圆而扁宽阔;钩基部的枝上可见叶柄脱落后的窝点状痕迹和环状托叶痕;质轻而坚韧,断面皮部纤维性,髓部黄白色,疏松似海绵,或萎缩成空洞;气微,味淡。大叶钩藤小枝两侧有纵棱,具突起的黄白色小疣点状皮孔;钩枝密被褐色长柔毛,钩长达 3.5 cm;表面灰棕色,末端膨大成小球,折断面有髓或中空。毛钩藤枝或钩的表面灰白色或灰棕色,粗糙,有疣状凸起,被褐色粗毛。华钩藤小枝方柱形,表面黄绿色,钩端渐尖,常留萎缩苞痕,基部扁阔,常有宿存托叶,全缘。无柄果钩藤钩枝四面有浅纵沟,具稀疏的褐色柔毛,叶痕明显,钩长 1~1.8 cm,表面棕黄色或棕褐色,折断面髓部浅黄白色。主要含钩藤碱(rhynchophylline)、异钩藤碱(isorhynchophylline)、去氢钩藤碱(corynoxeine)、异去氢钩藤碱(isocorynoxeine)、柯南因(corynantheine)。性凉,味甘。息风定惊,清热平肝。

第9章　皮类中药

教学目的和要求：

1. 掌握牡丹皮、厚朴、肉桂、杜仲、黄柏的鉴定特征。

2. 熟悉桑白皮、合欢皮、关黄柏、白鲜皮、苦楝皮、五加皮、秦皮、香加皮、地骨皮、海桐皮的来源和主要性状特征。

9.1　概述

皮（cortex）类中药通常是指来源于裸子植物或被子植物（其中主要是双子叶植物）的茎干、枝和根的形成层以外部分的药材。它由内向外包括次生和初生韧皮部、皮层和周皮等部分。其中大多为木本植物茎干的皮，少数为根皮或枝皮。

9.1.1　性状鉴别

皮类中药因取皮部位、采集和加工干燥的不同，形成外表形态上的变化特征，在鉴定时，要仔细观察，正确运用术语是十分重要的。现分述如下：

9.1.1.1　形状

由粗大老树上剥的皮，大多粗大而厚，呈长条状或板片状；枝皮则呈细条状或卷筒状；根皮多数呈短片状或短小筒状。一般描述皮类中药的术语有：

（1）平坦　呈板片状，较平整，如杜仲、黄柏。

（2）弯曲　多向内弯曲，通常取自枝干或较小的茎干的皮，易收缩而成弯曲状，由于弯曲的程度不同，又分：

①反曲　向外表面略弯曲，皮的外层呈凹陷状，如石榴树皮。

②槽状或半管状　向内弯曲呈半圆形。

③管状或筒状　向内弯曲至两侧相接近成管状，这类形状常见于加工时用抽心法抽去木心的皮类中药，如牡丹皮。

④单卷状　向一面卷曲，以至两侧重叠，如肉桂。

⑤双卷筒状　两侧各自向内卷成筒状，如厚朴。

⑥复卷筒状　几个单卷或双卷的皮重叠在一起呈筒状，如锡兰桂皮。

9.1.1.2　外表面

指皮的外侧。通常为木栓层，外表颜色多为灰黑色、灰褐色、棕褐色或棕黄色等，有的树干皮外表面常有斑片状的地衣、苔藓等物附生，呈现不同颜色。有的外表面常有片状剥离的落皮层和纵横深浅不同的裂纹，有时亦有各种形状的突起物而使树皮表面显示不同程度的粗糙。多数树皮尚可见到皮孔，通常是横向的，也有纵向延长的，皮孔的边缘略突起，中央略向下凹，皮孔的形状、颜色、分布的密度，常是鉴别皮类中药的特征之一。如合欢皮的皮孔呈红棕色，椭圆形；牡丹皮的皮孔呈灰褐色，横长略凹陷状；杜仲的皮孔呈斜方形。少数皮类中药的外表面有刺毛，如红毛五加皮；钉状物，如海桐皮等。部分皮类中药木栓层已除去或部分除去而较光滑，如桑白皮、黄柏等。

9.1.1.3　内表面

一般较外表面平滑或具粗细不等的纵向皱纹，有的显网状纹理，呈各种不同的色泽，如肉桂呈红棕色，杜仲呈紫褐色，黄柏呈黄色，苦楝皮呈黄白色。有些含油的皮类中药内表面经刻划出现油痕，可根据油痕的情况结合气味等，判断该药材的质量，如肉桂、厚朴等。

9.1.1.4　折断面

皮类中药横向折断面的特征与皮的组成和排列方式有密切关系，因此是皮类中药的重要鉴别特征。折断面的性状主要有：

（1）平坦　组织中富有薄壁细胞而无石细胞群或纤维束的皮，折断面较平坦，无显著突起物，如牡丹皮。

（2）颗粒状　组织中富有石细胞群的皮，折断面常呈颗粒状突起，如肉桂。

（3）纤维状　组织中富含纤维的皮，折断面多显细的纤维状物或刺状物突出，如桑白皮、合欢皮。

（4）层状　组织构造中的纤维束和薄壁组织成环带状间隔排列，折断时形成明显的层片状，如苦楝皮、黄柏等。

有些皮的断面外层较平坦或颗粒状，内层显纤维状，说明纤维主要存在于韧皮部，如厚朴。有的皮类中药在折断时有胶质丝状物相连，如杜仲。亦有些皮在折断时有粉尘出现，这些皮的组织较疏松，含有较多的淀粉，如白鲜皮。

9.1.1.5　气味

气味也是鉴别中药的重要方面，各种皮的外形有时很相似，但其气味却完全不同。如香加皮和地骨皮，前者有特殊香气，味苦而有刺激感，后者气味均较微弱。肉桂与桂皮外形亦较相似，但肉桂味甜而微辛，桂皮则味辛辣而凉。

9.1.2　显微鉴别

皮类中药的构造一般可分为周皮、皮层、韧皮部进行观察。首先观察横切面各部分组织的界限和宽厚度，然后再进行各部组织的详细观察和描述。

（1）周皮　包括木栓层、木栓形成层与栓内层3部分。木栓层细胞多整齐地径向排列成行，细胞呈扁平形，切向延长，壁薄，栓化或木化，黄棕色或含红棕色物质。有的木栓细胞壁均匀地或不均匀地增厚并木化，如杜仲木栓细胞内壁特厚，肉桂的最内一列木栓细胞的外壁特别增厚。木栓层发达的程度随植物的种类有较大区别。木栓形成层细胞常为扁平而薄壁的细胞,在一般的皮类药材中不易区别。栓内层细胞径向排列成行,细胞壁不栓化,亦不含红棕色物质,少数含叶绿体而显绿色,又称绿皮层。栓内层较发达时,其距木栓形成层较远的细胞形态,多为不规则形,此时常不易与皮层细胞区别。

(2)皮层　细胞大多是薄壁性的,略切向延长,常可见细胞间隙,靠近周皮部分常分化成厚角组织。皮层中常可见到纤维、石细胞和各种分泌组织,如油细胞、乳管、黏液细胞等,常见淀粉粒、草酸钙结晶等细胞内含物。

(3)韧皮部　包括韧皮部束和射线两部分。韧皮部束外方,为初生韧皮部,其筛管群常呈颓废状而皱缩,最外方常有厚壁组织如纤维束、石细胞群或纤维束和石细胞群形成环带或断续的环带。次生韧皮部占大部分,除筛管和伴胞外,常有厚壁组织、分泌组织等,应注意其分布位置、分布特点和细胞特征,有些薄壁细胞内常可见到各种结晶体或淀粉粒。射线可分为髓射线和韧皮射线两种。髓射线较长,常弯曲状,外侧渐宽呈喇叭口状;韧皮射线较短;两者都由薄壁细胞构成,不木化,细胞中常含有淀粉粒和草酸钙结晶。射线的宽度和形状在鉴别时较为重要。

粉末的显微观察在鉴定皮类中药时经常应用,如各种细胞的形状、长度、宽度,细胞壁的性质、厚度、壁孔和壁沟的情况及层纹清楚否,都是鉴定的重要依据。且较观察横切面更为清晰。

9.2　皮类中药鉴定

桑白皮　Mori Cortex(附:桑枝、桑叶、桑葚)

为桑科(Moraceae)植物桑 Morus alba L.的干燥根皮。全国大部分地区均产,主产于安徽、河南、浙江、江苏、湖南等省。秋末叶落时至次春发芽前采挖根部,趁新鲜时除去泥土及须根,刮去黄棕色粗皮(栓皮),纵向剖开皮部,剥取白色内皮,晒干。药材呈扭曲的卷筒状、槽状,或板片状,长短宽狭不一,厚 1~4 mm;外表面白色或淡黄白色,平坦,偶有残留未除净的橙黄色或红棕色鳞片状栓皮,内表面黄白色或淡黄棕色,有细纵纹,有时纵向裂开,露出纤维;体轻,质韧,纤维性强,难折断,纤维层易成片地纵向撕裂,撕裂时有白色粉尘飞扬。主要含黄酮类衍生物、桦皮酸、香豆精类化合物东莨菪素及伞形花内酯。性寒,味甘。泻肺平喘,利水消肿。

【附注】桑枝 Mori Ramulus

为桑的干燥嫩枝。全年可采,以春末夏初采收为宜,采后去叶,晒干或趁新鲜切片晒干。嫩枝呈长圆柱形,少分枝,长短不一,直径 0.5~1.5 cm;表面灰黄色或黄褐色,有多数黄褐色点状皮孔及细纵纹,并有灰白色略呈半月形的叶痕和棕黄色的小芽;质坚韧,不易折断,断面黄白色,具纤维性。切片厚 2~5 mm,皮部较薄,木部有放射状纹理,髓部白色,海绵状;气微,味淡。主要含桑木素(morin)、二氢桑木素(dihydromorin)、桑橙素(maclurin)等。性平,味微苦。祛风湿,利关节。

桑叶 Mori Folium

为桑的干燥叶。初霜后采收,除去杂质,晒干。药材多皱缩、破碎,完整者有柄,叶片展平后呈卵形或宽卵形,长 8~15 cm,宽 7~13 cm;先端渐尖,基部截形、圆形或心形,边缘有锯齿或钝锯齿,有的不规则分裂;上表面黄绿色或浅黄棕色,有的有小疣状突起,下表面颜色稍浅,叶脉突出,小脉网状,脉上被疏毛,脉基具簇毛。质脆;气微,味淡、微苦涩。主要含多糖、甾醇、黄酮、生物碱等。性寒,味甘、苦。疏散风热,清肺润燥,清肝明目。

桑葚 Mori Fructus

为桑的干燥果穗。分布于全国各地,在新疆分布较多,主要是南疆。4~6 月果实变红时采收,晒干,或略蒸后晒干。药材为聚花果,呈长圆形,由多数小瘦果集合而成,长 1～2 cm,直径 0.5～0.8 cm;表面黄棕色、棕红色或暗紫色,有短果序梗,小瘦果卵圆形,稍扁,长约 2 mm,宽约 1 mm,外具肉质花被片 4 枚;气微,味微酸而甜。主要含鞣酸(tannic acid)、苹果酸(malicacid)、维生素(vitamin)、胡萝卜素(carotene)以及脂肪酸等。性寒,味甘、酸。滋阴补血,生津润燥。

合欢皮 Albiziae Cortex

为豆科(Leguminosae)植物合欢 *Albizia julibrissin* Durazz.的干燥树皮。主产于湖北、江苏、安徽、浙江等省。夏、秋两季剥取,晒干。药材呈卷曲筒状或半筒状,长 40～80 cm,厚 1～3 mm;外表面灰棕色或灰褐色,稍有纵皱纹,横向皮孔密生,椭圆形,棕色或棕红色,偶有突起的横棱或较大的圆形疤痕(枝痕),常附有地衣斑;内表面淡黄棕色或黄白色,平滑,有细皱纹;质硬而脆,易折断,断面呈纤维性裂片状,黄白色;气微香,味微涩、稍刺舌,而后喉头有不适感。主要含皂苷,如金合欢皂苷元 B、美基豆酸内酯(machaerinc acid lactone)、美基豆酸等及鞣质。性平,味甘。解郁安神,活血消肿。

牡丹皮 Moutan Cortex

【基源】为毛茛科(Ranunculaceae)植物牡丹 *Paeonia suffruticosa* Andr. 的干燥根皮。主产于安徽、河南、四川、湖南、陕西等省。主要为栽培品,全国各地都有栽培。秋季采挖根部,除去细根和泥沙,剥取根皮,晒干(连丹皮或原丹皮);或刮去粗皮,除去木心,晒干(刮丹皮或粉丹皮)。

【性状鉴别】 连丹皮:筒状或半圆状块片,有纵剖开的裂缝,向内卷曲或略外翻,长短不一,通常长 5～20 cm,筒径 0.5～1.2 cm,皮厚 0.1～0.4 cm。外表面灰褐色或黄褐色,有多数横长皮孔样突起和细根痕,栓皮脱落处粉红色;内表面淡灰黄色或棕色,有明显细纵纹理,常见发亮的结晶(丹皮酚)。质硬脆,易折断。断面较平坦,粉性,灰白色至粉红色。有特殊香气,味微苦而涩。(图 9-1)

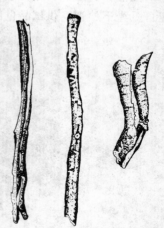

图 9-1 牡丹皮药材图

刮丹皮:外表面有刮刀削痕,外表面红棕色或淡灰黄色,有时可见灰褐色斑点状残存外皮。

【显微鉴别】根皮横切面:①皮层薄,为数列切向延长的薄壁细胞。②木栓层由多列细胞组成,细胞壁浅红色。③韧皮部占大部分。④射线宽 1～3 列细胞。⑤韧皮部、皮层薄壁细胞以及细胞间隙中含草酸钙簇晶,薄壁细胞和射线细胞中含色素或淀粉粒。

粉末:淡红棕色。①草酸钙簇晶甚多,直径 9～45 μm,有时含晶薄壁细胞排列成行;也有一个薄壁细胞中含有数个簇晶,或簇晶充塞于细胞间隙中。②淀粉粒众多,脐点点状、裂缝状、三叉状或星状,单粒呈类球形、半球形或多面形,直径 3～16 μm,复粒由 2～6 粒复合而成。③连丹皮可见木栓细胞长方形,壁稍厚,浅红色。(图 9-2)

【化学成分】新鲜根皮中主要含丹皮酚原苷(paeonolide)5%～6%,但易受本身存在的酶水解成牡丹酚苷(paeonoside);根皮含丹皮酚(paeonol)、芍药苷(paeoniflorin)等。

【理化鉴别】薄层色谱:取本品粉末乙醚提取液,挥干后加丙酮作为供试品溶液。以丹皮

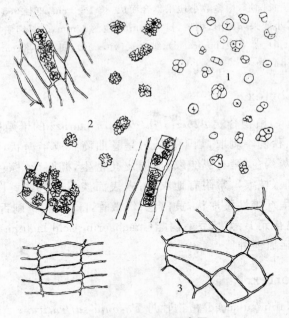

图 9-2　牡丹皮粉末图

1. 淀粉粒　2. 草酸钙簇晶　3. 木栓细胞

酚对照品作为对照。用硅胶预制薄层板,以环己烷-乙酸乙酯-冰醋酸(4∶1∶0.1)为展开剂,置可见光下检视。供试品色谱中,在与对照品色谱相应的位置上,显相同颜色的斑点(图 9-3)。

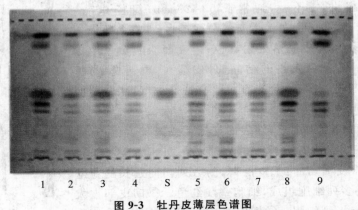

图 9-3　牡丹皮薄层色谱图

S.丹皮酚　1,3.牡丹皮(购自陕西)　2.牡丹皮(购自河南)　4,7,9.牡丹皮(购自安徽)
5.牡丹皮(购自上海)　6.牡丹皮(购自河北)　8.牡丹皮(购自贵州)

【质量评价】

1. 以条粗长、皮厚、无木心、断面白色、粉性足、结晶多、香气浓者为佳。

2. 水分不得过 13.0%,总灰分不得过 5.0%,乙醇浸出物(热浸法)不得少于 15.0%。

3. 按高效液相色谱法测定,本品丹皮酚($C_9H_{10}O_3$)含量不得少于 1.2%。

【功效】性微寒,味苦、辛。清热凉血,活血化瘀。

厚朴　Magnoliae Officinalis Cortex(附:厚朴花)

【基源】为木兰科(Magnoliaceae)植物厚朴 *Magnolia officinalis* Rehd. et Wils.或凹叶厚朴 *M. officinalis* Rehd. et Wils. var. *biloba* Rehd. et Wils. 的干燥干皮、枝皮和根皮。主产于湖北、四川、陕西、浙江等省,河南、甘肃、贵州、安徽等省也产。通常在 4～6 月剥取根皮和枝皮直接阴干;干皮置沸水中微煮后,堆置阴湿处,"发汗"至内表面变紫褐色或棕褐色时,蒸软,取出,卷成筒状,干燥。

【性状鉴别】干皮:卷筒状、双卷筒状,长 30～35 cm,厚 2～7 mm,习称"筒朴";近根部干皮一端展开如喇叭口,长 13～25 cm,厚 3～8 mm,习称"靴筒朴"。外表面灰棕色或灰褐色,表面粗糙,有时呈鳞片状易剥落,有明显的椭圆形皮孔和纵皱纹。刮去粗皮者,表面较平坦,显黄棕色。内表面较平滑,紫棕色或深紫褐色,具细密纵纹,划之显油痕。质坚硬油润,不易折断。断面外部灰棕色,颗粒性;内部紫褐色或棕色,纤维性,富油性,有时可见多数发亮的细小结晶(厚朴酚)。气香,味苦带辛辣感。(图 9-4)

根皮(根朴):单筒状或不规则块片,有的弯曲似"鸡肠",习称"鸡肠朴"。质硬,较易折断。断面纤维性。

枝皮(枝朴):皮薄呈单筒状,长 10～20 cm,厚 1～2 mm,表面灰棕色,具皱纹。质脆,易折断。断面纤维性。

【显微鉴别】干皮横切面:①木栓层由多列细胞组成,木栓形成层中含黄棕色物质,栓内层为石细胞环层。②韧皮部占极大部分,射线宽为 1～3 列细胞,向外渐宽,韧皮纤维束众多,壁极厚,油细胞颇多,单个散在或 2～5 个相连。枝皮韧皮部外侧可见大型初生韧皮纤维束。③皮层较宽厚,散有多数石细胞群,石细胞多呈分枝状,稀有纤维束,靠内层有切身延长的椭圆形油细胞散在,壁稍厚。干皮的皮层中可见新的木栓层形成。④薄壁细胞中含有黄棕色物质或充满淀粉粒,淀粉粒多已糊化,另含少数草酸钙方晶。(图 9-5)

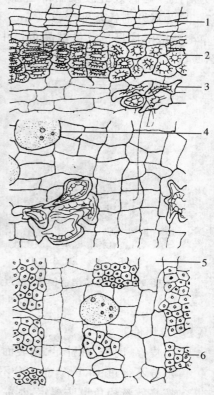

图 9-5　厚朴(干皮)横切面详图
1. 木栓层　2. 石细胞环带　3. 异形石细胞
4. 油细胞　5. 韧皮射线　6. 韧皮部

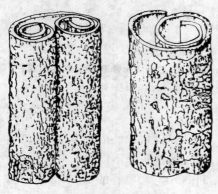

图 9-4　厚朴药材图

粉末:棕黄色。①石细胞众多,呈长圆形或类方形者,直径 $10\sim65\ \mu m$,呈不规则分枝者,较大,分枝有短而钝圆或长而锐尖的,有时可见层纹,木化。②纤维直径 $15\sim32\ \mu m$,壁甚厚,有的呈波浪形或一边呈锯齿状,孔沟不明显,木化,有的可见射线细胞。③油细胞呈圆形或椭圆形,直径 $50\sim85\ \mu m$,含黄棕色油状物。④木栓细胞呈多角形,壁薄微弯曲。⑤筛管分子复筛域较大,筛孔明显。⑥草酸钙方晶及棱晶少见。(图9-6)

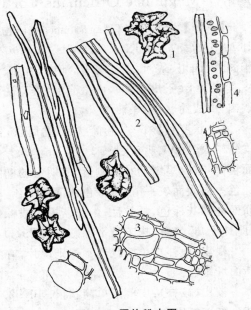

图 9-6　厚朴粉末图
1. 石细胞　2. 纤维　3. 油细胞　4. 筛管分子

凹叶厚朴粉末与以上区别点为:纤维一边呈齿状凹凸;油细胞直径 $27\sim75\ \mu m$,壁非木化或木化;木栓细胞壁菲薄而平直,常多层重叠。

【化学成分】主要含挥发油约 0.3%,另含厚朴酚(magnolol)约 5% 及其异构体和厚朴酚(honokiol)等。

【理化鉴别】薄层色谱:取本品粉末甲醇提取液作为供试品溶液。以厚朴酚及和厚朴酚对照品作为对照。用高效硅胶预制薄层板,以甲苯-甲醇(17:1)为展开剂置紫外灯(254 nm)下检视和 1% 香草醛硫酸溶液显色。供试品色谱中,在与对照品色谱相应的位置上,显相同颜色的斑点。(图9-7)

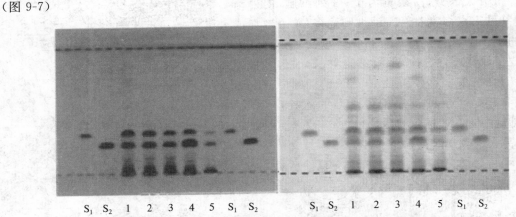

图 9-7　厚朴薄层色图谱(左为紫外灯 254 nm 下检视,右为 1% 香草醛硫酸溶液显色)
S₁.厚朴酚　S₂.和厚朴酚　1,2,4.厚朴(购自湖北)　3,5.厚朴(购自安徽)

【质量评价】

1. 以皮厚、肉细、油性足、内表面色紫棕而有发亮结晶物、香气浓者为佳。

2. 水分不得过 15.0%,总灰分不得过 7.0%,酸不溶性灰分不得过 3.0%。

3. 按高效液相色谱法测定,本品含厚朴酚 $C_{18}H_{18}O_2$ 与和厚朴酚 $C_{18}H_{18}O_2$ 总含量不得少于 2%。

【功效】性温,味苦、辛。燥湿消痰,下气除满。

【附】厚朴花 Magnoliae Officinalis Flos

为厚朴或凹叶厚朴的干燥花蕾。春末夏初当花蕾未开或稍开时采摘,蒸约 10 min 取出,晒干或用文火烘干。花蕾呈长圆锥形,长 4~7 cm,基部直径 1.2~2.5 cm。表面红棕色至褐棕色,顶尖或钝圆,底部带花柄;花被片 7~12,肉质,外层的呈长圆状倒卵形,内层的呈卵状匙形;质脆,易破碎。气香,味淡。主要含挥发油。性微温,味苦。芳香化湿,理气宽中。

肉桂 Cinnamomi Cortex(附:桂枝)

【基源】 为樟科(Lauraceae)植物肉桂 *Cinnamomum cassia* Presl 的干燥树皮。主产于广东、广西等省区,云南、福建等省亦产,多为栽培。多于秋季剥取,阴干。

【性状鉴别】 卷筒状或槽状,长 30~40 cm,宽或直径为 3~10 cm,厚 0.2~0.8 cm。外表面灰棕色,稍粗糙,有横向突起的皮孔及不规则的细皱纹,有时可见灰白色的地衣斑;内表面暗红棕色而油润,略平坦,有细纵纹,划之油痕明显。质硬而脆,易折断,断面不平坦,外层棕色而较粗糙,内层红棕色而油润,颗粒状,内外层之间可见一条黄棕色线纹(油层)。气香浓烈,味甜、辣、微辛,略带黏滑性,水浸出液黏液质较少。(图 9-8)

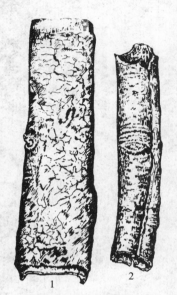

图 9-8 肉桂药材图
1. 企边桂 2. 桂通

【显微鉴别】横切面:①木栓细胞数列,最内层细胞外壁增厚,木化。②皮层散有石细胞和分泌细胞。中柱鞘部位有石细胞群,断续排列成环,外侧伴有纤维束,石细胞通常外壁较薄。③韧皮部射线宽 1~2 列细胞,含细小草酸钙针晶;纤维常 2~3 个成束;油细胞随处可见。④薄壁细胞含淀粉粒,直径 10~20 μm。(图 9-9)

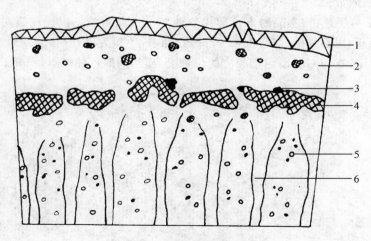

图 9-9 肉桂横切面简图
1.木栓层 2.皮层 3.纤维束 4.石细胞群 5.油细胞 6.射线

粉末:红棕色。①纤维大多单个散在,长梭形,长 195~920 μm,直径约至 50 μm,壁厚,木化,纹孔不明显。②石细胞类方形或类圆形,直径 32~88 μm,壁厚,有的一面菲薄。③油细胞类圆形或长圆形,直径 45～108 μm。草酸钙针晶细小,散在于射线细胞中。④木栓细胞多角形,含红棕色物。(图 9-10)

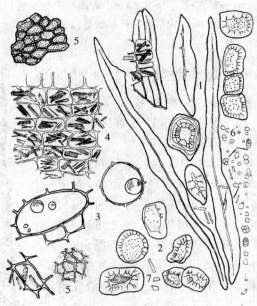

图 9-10 肉桂粉末图
1. 纤维 2. 石细胞 3. 油细胞 4. 草酸钙针晶(射线细胞中)
5. 木栓细胞 6. 淀粉粒 7. 草酸钙结晶

【化学成分】主要含挥发油 1%～2%,油中主成分为桂皮醛(cinnamic aldehyde)约 85%,以及醋酸桂皮酯(cinnamyl acetate)等,另含少量的桂皮酸、苯甲酸等。桂皮醛是肉桂镇痛、解热、镇静作用的有效成分。

【理化鉴别】薄层色谱:本品粉末乙醇提取液作供试品溶液。以桂皮醛对照品作为对照。用硅胶预制薄层板,以石油醚(60～90℃)-乙酸乙酯(17:3)为展开剂,以二硝基苯肼乙醇液显色。供试品色谱中,在与对照品色谱相应的位置上,显相同颜色的斑点(图 9-11)。

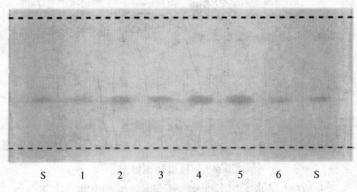

图 9-11 肉桂薄层色图谱
S. 桂皮醛 1,4. 肉桂(产于广西) 2,3. 肉桂(购自陕西)
5. 肉桂(购自河北) 6. 肉桂(购自广东)

【质量评价】

1. 以不破碎、体重、肉厚、外皮细、油性大、断面色紫、香气浓厚、味甜辣、嚼之渣少者为佳。

2. 水分不得过 15.0%，总灰分不得过 5.0%。

3. 本品含挥发油不得少于 1.2%(mL/g)。

4. 按高效液相色谱法测定，本品含桂皮醛(C_9H_8O)不得少于 1.5%。

【功效】性大热，味甘、辛。补火助阳，引火归元，散寒止痛，温通经脉。

【附】桂枝 Cinnamomi Ramulus

为肉桂的干燥嫩枝。春、夏两季采收，除去叶，晒干，或切片晒干。呈长圆柱形，多分枝，粗端直径 0.3～1 cm，长 30～75 cm；表面红棕色至棕色，有纵棱线、细皱纹及小疙瘩状的叶痕、枝痕和芽痕，皮孔点状；质硬而脆，易折断。切片厚 2～4 mm，切面皮部红棕色，木部黄白色至浅黄棕色，髓部略呈方形；有特异香气，皮部味较浓。主要含挥发油 0.2%～0.9%，油中主含桂皮醛 70%～80%，以 5～6 年生的植株含量高。性温，味辛、甘。发汗解肌，温通经脉，助阳化气，平冲降气。

杜仲　Eucommiae Cortex(附：杜仲叶)

【基源】为杜仲科(Eucommiaceae)植物杜仲 *Eucommia ulmoides* Oliv.的干燥树皮。主产于湖北、四川、贵州、云南等省，多为栽培。4～6 月剥取，刮去粗皮，堆置"发汗"至内皮呈紫褐色，晒干。

【性状鉴别】板片状或两边稍向内卷的树皮，大小不一，厚 3～7 mm。外表面淡棕色或灰褐色，有明显的皱纹或纵裂槽纹，有的树皮较薄，未去粗皮，可见纵沟或裂纹，具斜方形皮孔，有的可见地衣斑，刮去粗皮者淡棕色而平滑。内表面暗紫色或红紫色，光滑。质脆，易折断，断面有细密、银白色、富弹性的橡胶丝相连，嚼之有胶状感。气微，味稍苦。(图 9-12)

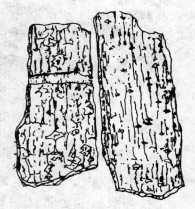

图 9-12　杜仲药材图
(引自中国中医药出版社，
康廷国主编《中药鉴定学》)

【显微鉴别】横切面：①落皮层残存，内侧有数个木栓组织层带，每层为排列整齐、内壁特别增厚且木化的木栓细胞，两层带间为颓废的皮层组织，细胞壁木化。②韧皮部有 5～7 条石细胞环带，每环有 3～5 列石细胞并伴有少数纤维。③射线 2～3 列细胞，近栓内层时向一方偏斜。④白色橡胶质(丝状或团块状)随处可见，以韧皮部为多，此橡胶丝存在于乳汁细胞内。(图 9-13)

粉末：棕色。①橡胶丝成条或扭曲成团，表面显颗粒性。②木栓细胞表面观多角形，直径 15～40 μm，壁不均匀增厚，木化，有细小纹孔；侧面观长方形，壁三面增厚，一面薄，孔沟明显。③石细胞甚多，大多成群，类长方形、类圆形、长条形或形状不规则，长约至 180 μm，直径 20～80 μm，壁厚，有的胞腔内含橡胶团块。④淀粉粒类圆形。(图 9-14)

【化学成分】主要含木脂素类成分，如松脂醇二-β-D 葡萄糖苷(pinoresinol diglucoside)(降压成分)；另含环烯醚萜苷类，如京尼平苷(geniposide)、桃叶珊瑚苷(aucubin)等；还含有三萜类成分等。杜仲皮折断后有银白色的杜仲胶(gutta-percha)，为一种硬质橡胶。

【理化鉴别】取本品粉末 1 g，加三氯甲烷 10 mL，浸渍 2 h，滤过，滤液挥干，加乙醇 1 mL，产生具弹性的胶膜。

【质量评价】

1. 以皮厚、块大、去净粗皮、内表面暗紫色、断面丝多者为佳。

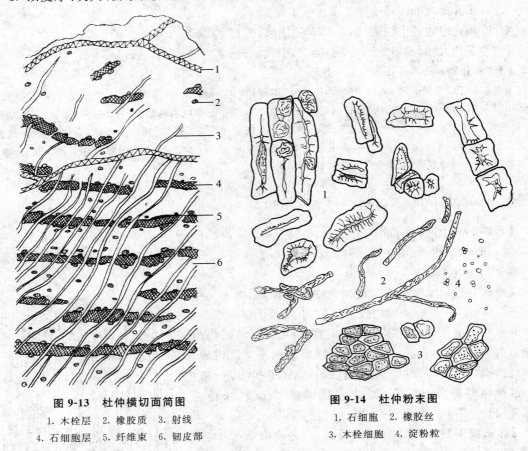

图 9-13　杜仲横切面简图
1. 木栓层　2. 橡胶质　3. 射线
4. 石细胞层　5. 纤维束　6. 韧皮部

图 9-14　杜仲粉末图
1. 石细胞　2. 橡胶丝
3. 木栓细胞　4. 淀粉粒

2. 75% 乙醇浸出物(热浸法)不得少于 11.0%。

3. 按高效液相色谱法测定,本品含松脂醇二-β-D 葡萄糖苷($C_{32}H_{42}O_{16}$)不得少于 0.10%。

【功效】性温,味甘。补肝肾,强筋骨,安胎。

【附】杜仲叶 Eucommiae Folium

为杜仲的干燥叶。春、秋两季枝叶茂盛时采收,晒干或低温烘干。药材多已破碎,完整叶片展开后呈椭圆形或卵形,长 7～15 cm,宽 3.5～7 cm,基部圆形或广楔形,边缘有锯齿,具短叶柄;表面黄绿色或黄褐色;质脆,搓之易破碎,折断面少量银白色橡胶丝相连;气微,味微苦。性温,味微辛。补肝肾,强筋骨。

黄柏　Phellodendri Chinensis Cortex

【基源】为芸香科(Rutaceae)植物黄皮树 *Phellodendron chinense* Schneid.的干燥树皮。习称"川黄柏"。主产于四川、贵州等省,陕西、湖北、云南等省亦产。剥取树皮后,除去粗皮,晒干。

【性状鉴别】板片状或浅槽状,长宽不一,厚 1～6 mm。外表面黄褐色或黄棕色,平坦或具纵沟纹,有的可见皮孔痕及残存的灰褐色粗皮;内表面暗黄色或淡棕色,具细密的纵棱纹。体轻,质硬,断面纤维性,呈裂片状分层,深黄色。气微,味极苦,嚼之有黏性。(图 9-15)

【显微鉴别】横切面:①未去净外皮者,木栓层由多列长方形细胞组成,内含棕色物质。栓内层细胞中含草酸钙方晶。②韧皮部占树皮的极大部分,外侧有少数石细胞,纤维束切向排列呈断续的层带(又称硬韧部),纤维束周围薄壁细胞中常含草酸钙方晶。③射线宽 2～4 列细胞,常弯曲而细长。④皮层比较狭窄,散有纤维群及石细胞群,石细胞大多分枝状,壁极厚,层纹明显。⑤薄壁细胞中含有细小的淀粉粒和草酸钙方晶,黏液细胞随处可见。(图 9-16)

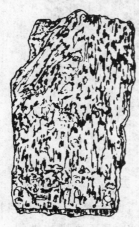

图 9-15　黄柏药材图

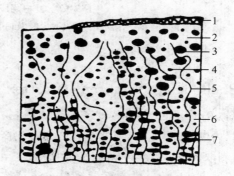

图 9-16　黄柏横切面图

1. 木栓层　2. 皮层　3. 石细胞　4. 黏液细胞
5. 韧皮射线　6. 韧皮部　7. 纤维束

粉末:鲜黄色。①石细胞鲜黄色,单个或成群,多呈不规则分枝状,大型,长约至 240 μm,也有类圆形、类多角形等,壁极厚;少数壁稍薄,胞腔较大。②纤维及晶纤维较多,鲜黄色,多成束,壁极厚,胞腔线形;晶纤维的含晶细胞壁不均匀增厚,木化,方晶密集。③草酸钙方晶较多,呈正方形、多面形或双锥形。④黄色黏液细胞多单个散在,遇水膨胀呈圆形或矩圆形,直径 40～70 μm,壁薄,内含无定形黏液汁。⑤筛管端壁倾斜,有复筛板,常由 6～7 个筛域组成。

【化学成分】主要含多种生物碱,主要为小檗碱(berberine)1.4％～5.8％,并含少量黄柏碱(phellodendrine)、木兰碱(magnoflorine)、掌叶防己碱(即棕榈碱,palmatine)等。另含苦味质黄柏酮(obacunone)、黄柏内酯(即柠檬苦素,limonin)等。

【理化鉴别】薄层色谱:本品粉末甲醇提取液作为供试品溶液。以黄柏对照药材及盐酸小檗碱对照品作对照。用高效硅胶预制薄层板,以甲苯-乙酸乙酯-甲醇-异丙醇-水(6：3：2：1.5：0.3)的下层溶液为展开剂,置紫外灯(365 nm)下检视。供试品色谱中,在与对照药材及对照品色谱相应的位置上,显相同颜色的斑点(图 9-17)。

【质量评价】

1. 以皮厚、断面色黄者为佳。

2. 水分不得过 12.0％,总灰分不得过 8.0％,稀乙醇浸出物(冷浸法)不得少于 14.0％。

3. 按高效液相色谱法测定,本品含黄柏碱以盐酸黄柏碱($C_{20}H_{23}NO_4 \cdot HCl$)计不得少于 0.34％,含小檗碱以盐酸小檗碱($C_{20}H_{17}NO_4 \cdot HCl$)计不得少于 3.0％。

【功效】性寒,味苦。清热燥湿,泻火除蒸,解毒疗疮。

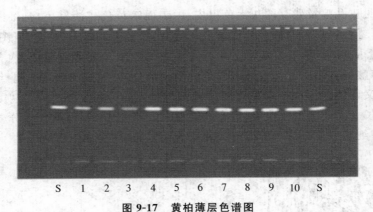

图 9-17　黄柏薄层色谱图

S. 盐酸小檗碱　1. 黄柏对照药材　2. 黄柏(购自河北)　3. 黄柏(购自广东)

4~7. 黄柏(产于四川)　8~10. 黄柏(购自香港)

关黄柏　Phellodendri Amurensis Cortex

为芸香科(Rutaceae)植物黄檗 *Phellodendron amurense* Rupr.的干燥树皮。主产于吉林、辽宁两省,内蒙古、黑龙江、河北等省区亦有生产,以辽宁产量最大。3~6 月间采收,选 10 年左右的树,剥取树皮,晒至半干,压平,刮净粗皮至显黄色,刷净晒干。药材呈板片状或浅槽状,长宽不一,厚 2~4 mm;外表面黄绿色或淡黄棕色,较平坦,具不规则的纵裂纹,时有暗灰色的栓皮残留,内表面黄绿色或黄棕色;体轻,质硬,断面鲜黄色或黄绿色;气微,味极苦,嚼之有黏性,可将唾液染成黄色。主要含小檗碱 0.6%~2.5%。性寒,味苦。清热燥湿,泻火除蒸,解毒疗疮。

白鲜皮　Dictamni Cortex

为芸香科(Rutaceae)植物白鲜 *Dictamnus dasycarpus* Turcz.的干燥根皮。主产于辽宁、河北、山东等省。春、秋两季将根挖出后,洗净泥土,除去细根及外面糙皮,纵向割开,抽去木心,晒干。药材呈卷筒状,长 5~15 cm,直径 1~2 cm,厚 2~5 mm;外表面灰白色或淡灰黄色,具细皱纹及细根痕,常有突起的颗粒状小点;内表面类白色,有细纵纹;质脆,折断时有粉尘飞扬,断面不平坦,略呈层片状,剥去外层,迎光可见闪烁的小亮点;有羊膻气,味微苦。主要含生物碱、皂苷等。性寒,味苦。清热燥湿,祛风解毒。

苦楝皮　Meliae Cortex

为楝科(Meliaceae)植物川楝 *Melia toosendan* Sieb. et Zucc.或楝 *M. azedarach* L.的干燥树皮和根皮。川楝主产于四川、云南、贵州、甘肃、湖南等省,楝主产于山西、甘肃、山东、江苏、浙江等省区,野生或栽培。四季可采,川楝以冬季采者最好,楝以春、夏季采为宜。常先刮去粗皮再剥皮,晒干或低温烘干。药材呈不规则板片状、槽状或半卷筒状,长宽不一,厚 2~6 mm;外表面灰棕色或灰褐色,粗糙,有交织的纵皱纹和点状灰棕色皮孔,内表面类白色或淡黄色;质韧,不易折断,断面纤维性,呈层片状,易剥离。川楝皮中主要含有川楝素(toosendanin, $C_{30}H_{38}O_{11}$)。性寒,味苦;有小毒。杀虫,疗癣。

五加皮　Acanthopanacis Cortex

为五加科(Araliaceae)植物细柱五加 *Acanthopanax gracilistylus* W. W. Smith 的干燥根皮。主产于湖北、河南、四川、湖南等省。夏、秋两季挖根,趁鲜用刀剥皮或将根打裂剥皮,洗净晒干。药材呈不规则卷筒状,长 5~15 cm,直径 0.4~1.4 cm,厚约 2 mm;外表面灰褐色,有稍扭曲的纵纹及横向的皮孔;内表面灰黄色,有细纵纹;质轻而脆,易折断,断面不整齐,灰白色。主要含紫丁香苷(syringin)、挥发油及树脂。性温,味辛、苦。祛风除湿,补益肝肾,强筋壮骨,利水消肿。

秦皮　Fraxini Cortex

为木犀科(Oleaceae)植物苦枥白蜡树 *Fraxinus rhynchophylla* Hance、白蜡树 *F. chinensis* Roxb.、尖叶白蜡树 *F. szaboana* Lingelsh. 或宿柱白蜡树 *F. stylosa* Lingelsh. 的干燥枝皮或干皮。苦枥白蜡树主产于东北三省,白蜡树主产于四川省,尖叶白蜡树和宿柱白蜡树主产于陕西省。春季或秋季整枝时,剥下干皮或枝皮,晒干。枝皮卷筒状或槽状,皮厚 1.5~3 mm;外表面灰白色、灰棕色至黑棕色或相间呈斑状,平坦或稍粗糙,密布圆点状灰白色的皮孔,并可见马蹄形或新月形叶痕;内表面较平滑,黄白或黄棕色;质硬而脆,折断面纤维性并显层状;气微,味苦。干皮为长条状块片,厚 3~6 mm;外表面灰棕色,具龟裂状沟纹及红棕色圆形或横长的皮孔;质坚硬,断面纤维性较强,易成层剥离呈裂片状。苦枥白蜡树树皮中主要含有秦皮乙素(七叶树素 aesculetin,在碱液中显蓝色荧光)及秦皮甲素(七叶树苷 aesculin,在 pH 大于 5.8 的水液中呈蓝色荧光)等香豆素类成分,尚含鞣质、甘露醇及生物碱;宿柱白蜡树含丁香苷和宿柱白蜡苷。性微寒,味苦。清热燥湿,收涩止痢,止带,明目。

香加皮　Periplocae Cortex

为萝藦科(Asclepiadaceae)植物杠柳 *Periploca sepium* Bge. 的干燥根皮。主产于山西、河南、河北、山东、甘肃等省。春、秋两季均可采挖,趁鲜时以木棒敲打,使根皮和木质部分离,抽去木心,将皮阴干或晒干。药材呈卷筒状或槽状,少数呈不规则片状,长 3~10 cm,直径 1~2 cm,厚 2~4 mm;外表面灰棕色或黄棕色,栓皮易成鳞片状脱落;内表面黄白色或淡红棕色,有细纵纹;质地疏松而脆,易折断,断面黄白色,不整齐;有浓郁的香气,味苦,稍有麻舌感。主要含北五加苷-A、-B、-C、-D、-E、-F、-G、-H、-I、-J、-K。性温,味辛、苦;有毒。利水消肿,祛风湿,强筋骨。

地骨皮　Lycii Cortex

为茄科(Solanaceae)植物枸杞 *Lycium chinense* Mill. 或宁夏枸杞 *L. barbarum* L. 的干燥根皮。枸杞主产于河北、河南、山西、陕西、四川等省,宁夏枸杞主产于宁夏、甘肃等省区。全年可采挖,剥下根皮,晒干。清明节前采的质量较好,皮厚且易剥取。药材呈筒状或槽状或不规则卷片,长 3~10 cm,直径 0.5~1.5 cm,厚 1~3 mm;外表面灰黄色至棕黄色,粗糙,具纵皱纹或裂纹,易成鳞片状剥落;内表面黄白色或灰黄色,有细纵纹;体轻,质脆,易折断。断面不平坦,外层黄棕色,内层灰白色;气微,味微甘而后苦。主要含桂皮酸和多量酚性物质。性寒,味甘、淡。凉血除蒸,清肺降火。

海桐皮　Erythrinae Cortex

　　为豆科(Leguminosae)植物刺桐 *Erythrina variegata* L. var. *orientalis* (L.)Merr.或刺木通 *E. arborescens* Roxb.的干燥茎皮。刺桐主产于广东、广西、云南及贵州等省区,刺木通主产于云南、四川及贵州等省。全年均可剥取有钉刺的树皮,晒干或鲜用。药材呈板片状,两边略卷曲,厚0.3~1 cm;外表面淡棕色至棕黑色,常有宽窄不同的纵凹纹,并散有钉刺,钉刺长圆锥形,高5~8 mm,顶端锐尖,刺尖稍弯,基部直径0.5~1 cm;内表面黄棕色,较平坦,有细密网纹;质硬而韧,断面裂片状;气微香,味微苦。刺桐主要含刺桐灵碱(erythraline)、海帕刺桐碱(hypaphorine)等成分,刺木通皮主要含艾索定碱(erysodine)、艾索文碱(erysovine)及艾索平碱(erysopine)。性平,味苦。祛风湿,通络止痛。

第 10 章　叶类中药

教学目的和要求：

1. 掌握淫羊藿、大青叶、番泻叶的鉴定特征。

2. 熟悉石韦、侧柏叶、蓼大青叶、枇杷叶、枸骨叶、罗布麻叶、紫苏叶、艾叶的来源和主要性状特征。

10.1　概述

叶(folium)类中药一般采用药用植物完整而已长成的干燥叶，大多为单叶，如枇杷叶、艾叶；少数为复叶的小叶，如番泻叶；也有用带叶的枝梢，如侧柏叶。

10.1.1　性状鉴别

完整叶片的形状与特征因植物的种类不同而异。叶类中药的性状鉴别，首先应观察大量叶子所呈现的颜色、外形及组成，比如是完整的还是破碎的，是平坦的还是皱缩的，是单叶还是复叶的小叶片，有无茎枝或叶轴。质厚的叶子通常完整而平坦，如枇杷叶、桉叶、功劳叶等；形小而质较厚的叶子通常也是完整的，如番泻叶；质薄且形大的叶子则易破碎、皱缩，如大青叶。还要注意区别单独的小叶片与单叶，单独小叶的基部常不对称。如果中药中夹杂有少量梗状物，则鉴定其是茎枝还是叶轴，以便于确认是单叶还是小叶片，如梗状物上的叶痕在同一水平上，且叶痕旁无芽状物，则为叶轴，反之为茎枝。叶类中药多皱缩卷曲，观察之前需湿润展平。应注意观察叶片的形状、大小、长度与宽度、叶端、叶基、叶缘、叶脉、上下表面的颜色、质地、气味、叶柄的有无及长短等，可借助显微镜观察叶片的毛茸、腺点、腺鳞等表面特征。此外，还应注意有无叶翼、叶鞘和托叶等情况。

10.1.2　显微鉴别

叶类中药的显微鉴别主要观察叶片的表皮、叶肉及叶的主脉三个部分的特征。通常需进行中脉横切片、上表皮和下表皮制片、粉末制片观察。

10.1.2.1　表皮

叶类中药的表皮特征具有重要的鉴定意义。如叶的上、下表皮细胞的形状，垂周壁的弯曲程度及增厚情况，外平周壁有无角质层、皱纹，毛茸的种类、形状及密度，气孔类型及密度等表皮特征是经常观察的内容。

表皮细胞多为 1 列，通常排列紧密，外壁稍厚，无细胞间隙。亦有为 1 列以上的复表皮，如夹竹桃叶。表皮细胞横切面观多呈略扁平或近方形的细胞,表面观多为近等径的多边形细胞。表皮细胞的垂周壁呈平直或不同程度的弯曲,通常下表皮细胞较上表皮细胞弯曲更为明显。

有的禾本科植物叶的上表皮细胞有较大的运动细胞,如淡竹叶;有的桑科植物叶的表皮细胞较大,如桑叶;有的爵床科植物叶的表皮细胞内含螺旋状的钟乳体,如穿心莲;有的唇形科植物叶的表皮细胞内含橙皮苷结晶,如薄荷。

表皮毛茸的观察极为重要,如毛茸的种类(腺毛或非腺毛)、长度、组成毛茸的细胞数、行列数、是否分枝、毛茸壁的厚度、表面是否有疣状突起或螺纹以及木化程度等。

气孔的轴式也是叶类中药鉴定的重要特征。气孔的轴式通常有五种类型:平轴式、直轴式、不等式、不定式和环式。气孔的类型与植物的科、属有一定关系,同一种植物的叶子上可能不只有一种类型的气孔。气孔的数目在不同种间有较大差别,在同一叶片的上、下表皮也可能不同,通常以下表皮较多。一种植物叶单位面积上气孔数与表皮细胞数的比例有一定的范围且比较恒定,这种比例关系称为气孔指数(stomatal Index),可用于区别不同种的植物和中药。

$$气孔指数 = \frac{单位面积上的气孔数 \times 100}{单位面积上的气孔数 + 同面积表皮细胞数}$$

10.1.2.2 叶肉

通常分化为栅栏组织和海绵组织两部分。

(1)栅栏组织 通常为 1 列长圆柱形的细胞,亦有为 2～3 列细胞,排列紧密,内含大量叶绿体。栅栏细胞只分布在上表皮细胞下方的,称为异面叶,如薄荷叶;上下表皮细胞内方均有栅栏细胞的,称为等面叶,如番泻叶;个别叶类中药的栅栏组织通过主脉,如穿心莲叶。

一个表皮细胞下的平均栅栏细胞数目称为"栅表比"。一种植物叶的栅表比通常较为固定,对于鉴别同属不同种的植物具有一定的意义。

(2)海绵组织 通常占叶肉的大部分,位于栅栏组织下方,应注意观察海绵组织中是否有晶体(如草酸钙结晶、钟乳体)、分泌组织(如油细胞、黏液细胞、油室、间隙腺毛等)以及异型石细胞(如茶叶)的存在,其形状及存在部位对中药鉴定具有重要意义。

10.1.2.3 主脉

观察叶片主脉横切面上、下表面的凹凸程度与维管束的数目和排列方式对叶类中药的鉴别具有重要意义。一般叶的主脉下表面均呈不同程度的凸出。上、下表皮内方多数有厚角组织,但亦有少数叶的主脉部分有栅栏组织通过,如番泻叶。主脉维管束通常为外韧型维管束,木质部位于上方,排列成槽状或新月形至半月形;韧皮部在木质部的直下方。维管束外围有时是纤维或石细胞构成的维管束鞘,如蓼大青叶。有的为双韧维管束,如罗布麻叶。

细小的叶脉将叶肉组织分割成许多小块,叫作"脉岛"(vein islet)。同种植物,单位叶面积中脉岛的数目通常是固定不变的,因此,测定脉岛的数目可用来帮助鉴定叶类和全草类中药。例如,尖叶番泻叶的脉岛数为 25～30,狭叶番泻叶的脉岛数为 19～23。

10.2 叶类中药鉴定

石韦 Pyrrosiae Folium

为水龙骨科（Polypodiaceae）植物庐山石韦 *Pyrrosia sheareri*（Bak.）Ching、石韦 *P. lingua*（Thunb.）Farwell 或有柄石韦 *P. petiolosa*（Christ）Ching 的干燥叶。庐山石韦主产于江西、湖南、贵州、四川，石韦主产于长江以南各省，有柄石韦主产于东北、华东、华中等地区。四季均可采收，除去根茎及须根，阴干或晒干。庐山石韦叶片略皱缩，展平后呈披针形，长10～25 cm，宽 3～5 cm；先端渐尖，基部耳状偏斜，全缘，边缘常向内卷曲；上表面黄绿色或灰绿色，散布有黑色圆形小凹点；下表面密生红棕色星状毛，有的侧脉间布满棕色圆点状的孢子囊群；叶柄具四棱，长 10～20 cm，直径 1.5～3 mm，略扭曲，有纵槽；叶片革质；气微，味微苦涩。石韦叶片呈披针形或长圆披针形，叶片长 8～12 cm，宽 1～3 cm；基部楔形，对称；孢子囊群在侧脉间，排列紧密而整齐；叶柄长 5～10 cm，直径约 1.5 mm。有柄石韦叶片多卷曲呈筒状，展平后呈长圆形或卵状长圆形，长 3～8 cm，宽 1～2.5 cm；基部楔形，对称，下表面侧脉不明显，布满孢子囊群；叶柄长 3～12 cm，直径约 1 mm。主要含里白烯（diplolptene）、芒果苷（mangiferin）等。性微寒，味甘、苦。利尿通淋，清肺止咳，凉血止血。

侧柏叶 Platycladi Cacumen（附：柏子仁）

为柏科（Cupressaceae）植物侧柏 *Platycladus orientalis*（L.）Franco 的干燥枝梢及叶。主产于江苏、广东、海南、河北、山东等省。多在夏、秋两季采收，阴干。药材多分枝，小枝扁平；叶细小鳞片状，交互对生，深绿色或黄绿色；质脆，易折断，断面黄白色；气清香，味苦涩、微辛。主要含黄酮类化合物，如扁柏双黄酮（hinokiflavone）、新柳杉双黄酮（neocryptomerin）、穗花杉双黄酮（amentoflavone）、杨梅树素（myricetin）等。性寒，味苦、涩。凉血止血，化痰止咳，生发乌发。

【附】柏子仁 Platycladi Semen

为侧柏的干燥成熟种仁。秋、冬两季采收成熟种子，晒干，除去种皮，收集种仁，即得。药材呈长卵形或长椭圆形，长 3～7 mm，宽 1.5～3 mm；表面黄白色或淡黄棕色，外被膜质内种皮，顶端略尖，有深褐色小点，基部钝圆；质软，富油性；气微香，味淡。含脂肪油（约 14%）、皂苷、少量挥发油及植物甾醇、维生素 A、蛋白质等。性平，味甘。养心安神，润肠通便，止汗。

蓼大青叶 Polygoni Tinctorii Folium

为蓼科（Polygonaceae）植物蓼蓝 *Polygonum tinctorium* Ait.的干燥叶。主产于山东、河北、辽宁。夏、秋两季枝叶茂盛时采收两次，除去茎枝和杂质，干燥。药材多皱缩、破碎，完整叶片展开后呈椭圆形，长 3～8 cm，宽 2～5 cm；蓝绿色或黑蓝色，先端钝，基部渐狭，全缘；叶脉浅黄棕色，于下表面略突起；叶柄扁平，偶带膜质托叶鞘，质脆；气微，味微涩而稍苦。主要含靛苷（indican），酸水解生成吲哚醇，在空气中氧化成靛蓝。性寒，味苦。清热解毒，凉血消斑。

淫羊藿 Epimedii Folium

【基源】为小檗科（Berberidaceae）植物淫羊藿 *Epimedium brevicornu* Maxim.、箭叶淫羊

藿 E. *sagittatum*(Sieb.et Zucc.)Maxim.、柔毛淫羊藿 E. *pubescens* Maxim.或朝鲜淫羊藿 E. *koreanum* Nakai 的干燥叶。淫羊藿主产于陕西、山西、河南、广西,箭叶淫羊藿主产于湖北、四川、浙江,柔毛淫羊藿主产于四川,朝鲜淫羊藿主产于东北。夏、秋季茎叶茂盛时采收,除去粗梗及杂质,晒干或阴干。

【性状鉴别】淫羊藿:三出复叶,小叶片卵圆形,长 3～8 cm,宽 2～6 cm。先端微尖,顶生小叶基部心形,两侧小叶较小,偏心形,外侧较大,呈耳状,边缘具黄色刺毛状细锯齿。上表面黄绿色,下表面灰绿色,主脉 7～9 条,基部有稀疏细长毛,细脉两面突起,网脉明显。小叶柄长 1～5 cm。叶片近革质。气微,味微苦。

箭叶淫羊藿:三出复叶,小叶片长卵形至卵状披针形,长 4～12 cm,宽 2.5～5 cm。先端渐尖,两侧小叶基部明显偏斜,外侧呈箭形,下表面疏被粗短伏毛或近无毛。叶片革质。

柔毛淫羊藿:叶下表面及叶柄密被绒毛状柔毛。

朝鲜淫羊藿:小叶较大,长 4～10 cm,宽 3.5～7 cm,先端长尖,叶片较薄。

【显微鉴别】叶表面观:淫羊藿　上、下表皮细胞垂周壁深波状弯曲,沿叶脉均有异形细胞纵向排列,内含 1 至多个草酸钙柱晶;下表皮气孔众多,不定式,有时可见非腺毛。

箭叶淫羊藿:上、下表皮细胞较小;下表皮气孔较密,具有多数非腺毛脱落形成的疣状突起,有时可见非腺毛。

柔毛淫羊藿:下表皮气孔较稀疏,具有多数细长的非腺毛。

朝鲜淫羊藿:下表皮气孔和非腺毛均易见。

【化学成分】主要含黄酮类成分 1.0%～8.8%,主要有淫羊藿苷(icariin)、淫羊藿次苷Ⅰ(icarisideⅠ)、淫羊藿次苷Ⅱ(icarisideⅡ)、淫羊藿属苷 A、淫羊藿属苷 C(epimedoside A,epimedoside C)、大花淫羊藿苷 A、大花淫羊藿苷 B、大花淫羊藿苷 C(ikarisoside A,ikarisoside B,ikarisoside C)、朝藿定 A、朝藿定 B、朝藿定 C(epimedin A,epimedin B,epimedin C)、箭藿苷 A、箭藿苷 B、箭藿苷 C(sagittatoside A,sagittatoside B,sagittatoside C)等。

【理化鉴别】薄层色谱:本品粉末乙醇提取液作为供试品溶液。以淫羊藿苷对照品作为对照。用硅胶 H 薄层板,以乙酸乙酯-丁酮-甲酸-水(10∶1∶1∶1)展开,置紫外光灯(365 nm)下检视。供试品色谱中,在与对照品色谱相应的位置上,显相同的暗红色斑点;喷以三氯化铝试液,置紫外光灯(365 nm)下检视,显相同的橙红色荧光斑点。

【质量评价】

1. 以色青绿、无枝梗、叶整齐不碎者为佳。

2. 杂质不得过 3.0%,水分不得过 12.0%,总灰分不得过 8.0%,稀乙醇浸出物(冷浸法)不得少于 15.0%。

3. 按紫外-可见分光光度法测定,本品含总黄酮以淫羊藿苷($C_{33}H_{40}O_{15}$)计,不得少于 5.0%。

4. 按高效液相色谱法测定,本品含淫羊藿苷($C_{33}H_{40}O_{15}$)不得少于 0.50%。

【功效】性温,味辛、甘。补肾阳,强筋骨,祛风湿。

大青叶　Isatidis Folium

【基源】为十字花科(Cruciferae)植物菘蓝 *Isatis indigotica* Fort. 的干燥叶。主产于河北、江苏、安徽、浙江、陕西等省。夏、秋两季分 2～3 次采收,除去杂质,晒干。

【性状鉴别】多皱缩卷曲,有的破碎。完整叶片展开后呈长椭圆形至长圆状披针形,长 5~20 cm,宽 2~6 cm。上表面暗灰绿色,有的可见色较深稍突起的小点;先端钝,全缘或微波状,基部狭窄延至叶柄呈翼状;叶柄长 4~10 cm,淡棕黄色。质脆。气微,味微酸、苦、涩。

【显微鉴别】横切面:①上、下表皮均为 1 列横向延长的细胞,外被角质层。②叶肉栅栏组织细胞 3~4 列,近长方形。③主脉维管束 4~9 个,外韧型,中间一个较大。④薄壁组织中含分泌细胞,呈类圆形,较其周围细胞为小,内含棕黑色颗粒状物质。(图 10-1)

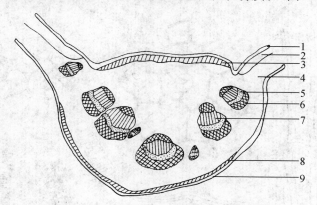

图 10-1　大青叶(主脉)横切面简图

1. 上表皮　2. 栅栏组织　3,8. 厚角组织　4. 海绵组织
5. 韧皮部　6. 纤维束　7. 木质部　9. 下表皮

粉末:绿褐色。①下表皮细胞垂周壁稍弯曲,略呈连珠状增厚;气孔不等式;副卫细胞 3~4 个。②叶肉组织分化不明显,叶肉细胞中含蓝色细小颗粒状物,亦含橙皮苷样结晶。③厚角细胞较多,纵断面观呈长条形,直径 14~45 μm,角隅处壁厚 14 μm。④网纹及螺纹导管直径 7~54 μm。(图 10-2)

【化学成分】主要含菘蓝苷(isatan)、靛玉红(indirubin)、靛蓝(indigo)、色胺酮(tryptanthrin)、β-谷甾醇、芥苷(glucobrassicin)、新芥苷(neo glucobrassicin)、1-磺基芥苷(1-supho-3-indolylmethyl glucobrassicin)等。

【理化鉴别】薄层色谱:取本品粉末三氯甲烷提取液作为供试品溶液。以靛蓝、靛玉红对照品作为对照。用硅胶 G 薄层板,以环己烷-三氯甲烷-丙酮(5:4:2)为展开剂。供试品色谱中,在与对照品色谱相应的位置上,分别显相同的蓝色斑点和浅紫红色斑点。

【质量评价】

1. 以叶大、无柄、色暗灰绿者为佳。

2. 水分不得过 13.0%,乙醇浸出物不得少于 16.0%。

3. 按高效液相色谱法测定,本品含靛玉红($C_{16}H_{10}N_2O_2$)不得少于 0.020%。

【功效】性寒,味咸。清热解毒,凉血消斑。

【附注】福建、四川、广西等省区尚用爵床科(Acanthaceae)植物马蓝 *Strobilanthes cusia* (Nees) O. ktze. 的叶,江西、湖北、湖南、广西等省区尚用马鞭草科(Verbenaceae)植物路边青 *Clerodendrum cyrtopyllum* Turcz. 的叶。

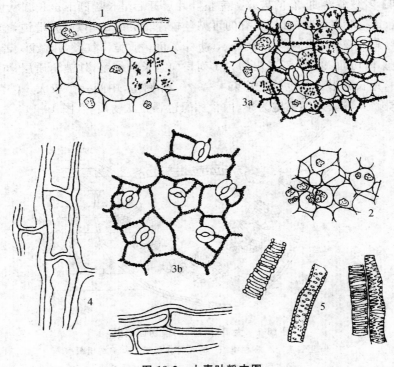

图 10-2　大青叶粉末图
1. 靛蓝结晶　2. 橙皮苷样结晶　3. 表皮(a. 上表皮　b. 下表皮)
4. 厚角组织　5. 导管

枇杷叶　Eriobotryae Folium

　　为蔷薇科(Rosaceae)植物枇杷 *Eriobotrya japonica* (Thunb.)Lindl. 的干燥叶。主产于广东、广西、江苏、浙江等省区,以江苏产量大,广东质量佳。全年均可采收,晒至七、八成干时,扎成小把,再晒干。药材呈长圆形或倒卵形,长 12～30 cm,宽 4～9 cm,先端尖,基部楔形,边缘有疏锯齿,近基部全缘。上表面灰绿色、黄棕色或红棕色,较光滑;下表面密被黄色绒毛,主脉于下表面显著突起,侧脉羽状;叶柄极短,被棕黄色绒毛;革质而脆,易折断。气微,味微苦。主要含挥发油和有机酸类。性微寒,味苦。清肺止咳,降逆止呕。

番泻叶　Sennae Folium

　　【基源】为豆科(Leguminosae)植物狭叶番泻 *Cassia angustifolia* Vahl. 或尖叶番泻 *C. acutifolia* Delile 的干燥小叶。主产于印度、埃及和苏丹,我国广东、海南、云南西双版纳等地亦有栽培。狭叶番泻在花开放前摘取叶片,阴干;尖叶番泻在 9 月果实将成熟时剪取枝条,摘取叶片,晒干。

　　【性状鉴别】狭叶番泻叶:长卵形或卵状披针形,长 1.5～5 cm,宽 0.4～2 cm,叶端急尖,叶基稍不对称,全缘。上表面黄绿色,下表面浅黄绿色,无毛或近无毛,叶脉稍隆起,革质。气微弱而特异,味微苦,稍有黏性。

　　尖叶番泻叶:披针形或长卵形,略弯曲,叶端短尖或微突,叶基不对称,两面均有细短毛茸。

【显微鉴别】叶片横切面:①表皮细胞 1 列,部分细胞内含黏液质,上、下表皮均有气孔,下表面单细胞非腺毛较多。②叶肉组织为等面型,上下均有 1 列栅栏细胞,上表面的栅栏细胞长柱形,长约 150 μm,通过主脉;下表面的栅栏细胞较短,长 50～80 μm;海绵组织细胞中常含有草酸钙簇晶。③主脉维管束外韧型,上、下两侧均有微木化的纤维束,纤维外侧的薄壁细胞含草酸钙方晶,形成晶鞘纤维。(图 10-3)

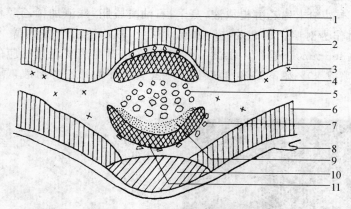

图 10-3　番泻叶(主脉)横切面简图
1. 表皮　2,6. 栅栏组织　3. 草酸钙簇晶　4. 海绵组织　5. 导管　7. 草酸钙结晶
8. 非腺毛　9. 韧皮部　10. 厚角组织　11. 中柱鞘纤维

粉末:淡绿色或黄绿色。①上、下表皮细胞表面观呈多角形,垂周壁平直;上下表皮均有气孔,主要为平轴式,副卫细胞大多为 2 个,也有 3 个。②非腺毛单细胞,长 100～350 μm,直径 12～25 μm,壁厚,有疣状突起,木化,基部稍弯曲。③晶鞘纤维多,草酸钙方晶直径 12～15 μm。④草酸钙簇晶存在于薄壁细胞中。(图 10-4)

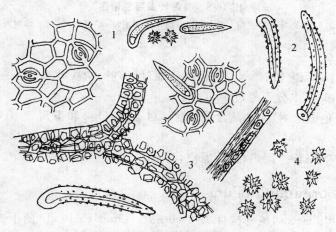

图 10-4　番泻叶粉末图
1. 表皮细胞及平轴式气孔　2. 非腺毛　3. 晶鞘纤维　4. 草酸钙簇晶

【化学成分】主要含番泻叶苷 A、番泻叶苷 B、番泻叶苷 C、番泻叶苷 D (sennoside A、sennoside B、sennoside C、sennoside D),以及芦荟大黄素双蒽酮苷(aloeemodin dianthrone glucoside)、大黄酸葡萄糖苷(rhein monoglucoside)、芦荟大黄素葡萄糖苷(aloe-emodin monoglucoside)等。

【理化鉴别】

1. 取本品粉末 25 mg，加水 50 mL 和盐酸 2 mL，置水浴中加热 15 min，放冷，加乙醚 40 mL，振摇提取，分取醚层，通过无水硫酸钠层脱水，滤过，取滤液 5 mL，蒸干，放冷，加氨试液 5 mL，溶液显黄色或橙色，置水浴中加热 2 min 后，变为紫红色。

2. 薄层色谱：本品粉末稀乙醇提取液，蒸干，石油醚脱脂，残渣加稀乙醇作为供试品溶液。以番泻叶对照药材作为对照。用高效硅胶预制薄层板，以乙酸乙酯-正丙醇-水（4∶4∶3）为展开剂，置紫外光灯（365 nm）下检视。供试品色谱中，在与对照药材色谱相应的位置上，显相同颜色的荧光斑点；喷以 20％硝酸溶液，再喷以 5％氢氧化钾的稀乙醇溶液，显相同颜色的斑点（图 10-5）。

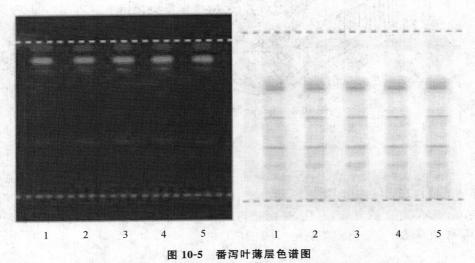

图 10-5　番泻叶薄层色谱图

1,5. 番泻叶对照药材　　2,3. 番泻叶（产于印尼）　　4. 番泻叶（产于印度）

【质量评价】

1. 以干燥、叶片大而完整、色绿、枝梗少、无黄叶、碎叶、杂质等为佳。

2. 杂质不得过 6％，水分不得过 10.0％。

3. 按高效液相色谱法测定，本品含番泻苷 A（$C_{42}H_{38}O_{20}$）和番泻苷 B（$C_{42}H_{38}O_{20}$）的总量不得少于 1.1％。

【功效】性寒，味甘、苦。泻热行滞，通便，利水。

枸骨叶　Ilicis Cornumle Folium

为冬青科（Aquifoliaceae）植物枸骨 *Ilex cornuta* Lindl. ex Paxt. 的干燥叶。主产于河南、安徽、湖北、江苏等省。秋季采收，除去杂质，晒干。药材呈类长方形或矩圆状长方形，偶有长卵圆形，长 3～8 cm，宽 1.5～4 cm；先端具 3 枚较大的硬刺齿，顶端 1 枚常反曲，基部平截或宽楔形，两侧有时各具刺齿 1～3 枚，边缘稍反卷；长卵圆形叶常无刺齿；上表面黄绿色或绿褐色，有光泽，下表面灰黄色或灰绿色；叶脉羽状，叶柄较短；革质，硬而厚；气微，味微苦。主要含皂苷、鞣质等。性凉，味苦。清热养阴，益肾，平肝。

罗布麻叶　Apocyni Veneti Folium

为夹竹桃科(Apocynaceae)植物罗布麻 *Apocynum venetum* L. 的干燥叶。主产于河北、陕西、山西、甘肃、内蒙古等地。夏季采收,除去杂质,干燥。药材多皱缩卷曲或破碎,完整叶片展平后呈椭圆状披针形或卵圆状披针形,长 2～5 cm,宽 0.5～2 cm;淡绿色或灰绿色,先端钝,有小芒尖,基部钝圆或楔形,边缘具细齿,常反卷,两面无毛,叶脉于下表面突起;叶柄细,长约 4 mm;质脆;气微,味淡。主要含芸香苷(rutin)、槲皮素(quercetin)、异槲皮苷(isoquercitrin)、金丝桃苷(hyperoside)、儿茶素(catechin)等。性凉,味甘、苦。平肝安神,清热利水。

紫苏叶　Perillae Folium(附:紫苏子、紫苏梗)

为唇形科(Labiatae)植物紫苏 *Perilla frutescens*(L.)Britt. 的干燥叶(或带嫩枝)。主产于浙江、江苏、河北等省。夏季枝叶茂盛时采收,除去杂质,晒干。药材叶片多皱缩卷曲、破碎,完整者展平后呈卵圆形,长 4～11 cm,宽 2.5～9 cm;先端长尖或急尖,基部圆形或宽楔形,边缘具圆锯齿;两面紫色或上表面绿色,下表面紫色,疏生灰白色毛,下表面有多数凹点状的腺鳞;叶柄长 2～7 cm,紫色或紫绿色;质脆;带嫩枝者,枝的直径 2～5 mm,紫绿色,断面中部有髓;气清香,味微辛。主要含挥发油,油中主要成分为紫苏醛(perillaldehyde),具有特殊香气,占挥发油总量的 40%～55%。性温,味辛。解表散寒,行气和胃。

【附】紫苏子 Perillae Fructus

为紫苏的干燥成熟果实。药材呈卵圆形或类球形,直径约 1.5 mm;表面灰棕色或灰褐色,有略隆起的暗紫色网纹,基部稍尖,有灰白色点状果梗痕;果皮薄而脆,易压碎;种子黄白色,种皮膜质,子叶 2 枚,类白色,有油性;压碎有香气,味微辛。主要含挥发油。性温,味辛。降气化痰,止咳平喘,润肠通便。

紫苏梗　Perillae Caulis

为紫苏的干燥茎。药材呈方柱形,四棱钝圆,长短不一,直径 0.5～1.5 cm;表面紫棕色或暗紫色,四面有纵沟和细纵纹,节部稍膨大,有对生的枝痕和叶痕;体轻,质硬,断面裂片状。切片厚 2～5 mm,常呈斜长方形,木部黄白色,射线细密,呈放射状,髓部白色,疏松或脱落;气微香,味淡。主要含挥发油约 0.5%,内含紫苏醛(Perillaldehyde)约 55%,*L*-柠檬烯(*L*-Limonene) 20%～30% 及少量 α-蒎烯(α-Pinene)。性温,味辛。理气宽中,止痛,安胎。

艾叶　Artemisiae Argyi Folium

为菊科(Compositae)植物艾 *Artemisia argyi* Levl. et Vant. 的干燥叶。主产于湖北、山东、安徽等省,以湖北蕲州产者为佳,习称"蕲艾"。夏季花未开时采摘,除去杂质,晒干。药材叶片多皱缩、破碎,有短柄;完整叶片展平后呈卵状椭圆形,羽状深裂,裂片椭圆状披针形,边缘有不规则的粗锯齿;上表面灰绿色或深黄绿色,有稀疏的柔毛和腺点;下表面密生灰白色绒毛,质柔软;气清香,味苦。主要含挥发油 0.20%～0.35%,炮制品含量降低。性温,味辛、苦。温经止血,散寒止痛;外用祛湿止痒。

第 11 章　花类中药

教学目的和要求：

1. 掌握丁香、洋金花、金银花、红花、西红花的鉴定特征。

2. 熟悉松花粉、辛夷、槐花、芫花、密蒙花、旋覆花、款冬花、菊花、蒲黄、谷精草的来源和主要性状特征。

11.1　概述

花(flos)类中药是指药用部位为完整的花、花序或花的某一部分的一类药材。通常包括完整的花，有的是已开放的花如洋金花、红花，有的是尚未开放的花蕾如丁香、金银花；药用花序亦有的是未开放的如款冬花，有的采收已开放的如菊花、旋覆花，而夏枯草实际是带花的果穗；药用仅为花的某一部分，如西红花系柱头，莲须系雄蕊，玉米须系花柱，松花粉、蒲黄等则为花粉粒等。

11.1.1　性状鉴别

花类中药由于经过采制、干燥，因此常干缩、破碎而改变了形状，完整者常见的有圆锥状、棒状、团簇状、丝状、粉末状等；鉴别时以花朵入药者，要注意观察花托、萼片、花瓣、雄蕊和雌蕊的数目及其着生位置、形状、颜色、被毛与否、气味等；以花序入药者，除单朵花的观察外，需注意花序类别、总苞片或苞片等。菊科植物还需观察花序托的形状，有无被毛等。如果花序或花很小，肉眼不易辨认清楚，需将干燥药材先放入水中浸泡后，再行解剖，并借助于放大镜、解剖镜观察。花类中药多具有特殊的气、味或鲜艳的颜色，在性状鉴定时对其气、味、颜色、形状、大小、表面特征、质地等应仔细进行观察、鉴定。

11.1.2　显微鉴别

花类中药的显微鉴别除花梗和膨大花托制作横切片外，一般多作表面制片和粉末观察。花各部位组织主要特征如下。

(1) 苞片和萼片　与叶片构造相类似，通常叶肉组织分化不明显，故鉴定时以表面观为主。注意上、下表皮细胞的形态，有无气孔及毛茸等分布，气孔和毛茸的类型、形状及分布情况等在鉴定上具有重要意义。此外，尚需注意有无分泌组织、草酸钙结晶以及它们的类型和分布等，如锦葵花花萼中有黏液腔，洋金花中有草酸钙砂晶等。

(2) 花瓣　与叶片构造相似。花瓣构造变异较大，上表皮细胞常呈乳头状或毛茸状突起，无气孔；下表皮细胞的垂周壁常呈波状弯曲，有时有毛茸及少数气孔存在。相当于叶肉的部分,由数层排列疏松的大型薄壁细胞组成,有时可见分泌组织及贮存物质,如丁香有油室、红花有管状分泌组织,内贮红棕色物质。

(3)雄蕊　雄蕊包括花丝和花药两部分。花丝构造简单,有时被毛茸,如闹羊花花丝下部被两种非腺毛。花药主为花粉囊,花粉囊内壁细胞的细胞壁常不均匀地增厚,如网状、螺旋状、环状或点状,且大多木化。成熟的花粉粒有两层壁,内层壁薄,主要由果胶质和纤维素组成;外层壁厚,含有脂肪类化合物和色素。花粉外壁有各种形态,有的光滑,如西红花、槐米;有的有粗细不等的刺状突起,如红花、金银花等;有的具放射状纹理,如洋金花;有的具网状纹理,如蒲黄。花粉的外壁上还有萌发孔(germ pore)或萌发沟(germ furrow),一般双子叶植物 3 个或3 个以上,单子叶植物或裸子植物萌发孔为 1 个。当花粉萌发时,花粉管由此处长出。花粉粒的大小和形状多种多样,一般为 10～100 μm。花粉粒形状有的为圆球形,如金银花、红花;有的为三角形,如丁香、木棉花;有的为椭圆形,如槐米、油菜等;有的为四分体,如闹羊花等。花粉粒的形状、大小以及外壁上的萌发孔和雕纹的形态,常是科、属甚至种的特征,对鉴定花类中药有重要意义。但镜检时,常因观察面不同,花粉粒的形态和萌发孔数而有所不同,应注意区别。雄蕊中有的药隔上端还有附属物,如除虫菊。

(4)雌蕊　包括子房、花柱和柱头。子房壁表皮细胞多为薄壁细胞,有的表皮细胞分化成多细胞束状毛,如闹羊花。花柱表皮细胞无特殊变化,少数分化成毛状物,如红花。柱头表皮细胞常呈乳头状突起,如金银花;或分化成毛茸状,如西红花;也有不作毛茸状突起,如洋金花。

(5)花梗和花托　有些花类中药常带有部分花梗和花托。横切面构造与茎相似,注意表皮、皮层、内皮层、维管束及髓部是否明显,有无厚壁组织、分泌组织存在,有无草酸钙结晶、淀粉粒等。

11.2　花类中药鉴定

松花粉　Pini Pollen

为松科(Pinaceae)植物马尾松 *Pinus massoniana* Lamb.、油松 *P. tabulaeformis* Carr.或同属数种植物的干燥花粉。马尾松主产于长江流域各省,油松主产于东北、华北、西北等地。4～5 月份花刚开时采摘雄球花,摊放竹匾中晒干,搓取花粉,过细筛除去杂质即得。药材为淡黄色的细粉,体轻,易飞扬,手捻有滑润感;气微,味淡。主要含脂肪油和色素,并含甾醇及黄酮类成分。性温,味甘。燥湿,收敛,止血。

辛夷　Magnoliae Flos

为木兰科(Magnoliacea)植物望春花 *Magnolia biondi* Pamp.、玉兰 *M. denudata* Desr.或武当玉兰 *M. sprengeri* Pamp. 的干燥花蕾。望春花主产于河南及湖北,质量最佳;玉兰主产于安徽安庆县,称"安春花",质较次;武当玉兰主产于四川北川、湖北、陕西。冬末春初花未开放时采收,除去枝梗及杂质,阴干。望春花呈长卵形,似毛笔头,长 1.2～2.5 cm,直径 0.8～1.5 cm;基部常具短梗,长约 5 mm,梗上有类白色点状皮孔;苞片 2～3 层,每层 2 片,两层苞片间有小鳞芽,苞片外表面密被灰白色或灰绿色茸毛,内表面类棕色,无毛;花被片 9,类棕色,外轮花被片 3,条形,约为内两轮长的 1/4,呈萼片状,内两轮花被片 6,每轮 3,轮状排列;雄蕊和雌蕊多数,螺旋状排列;体轻,质脆;气芳香,味辛凉而稍苦。玉兰长 1.5～3 cm,直径 1～1.5 cm;基部枝梗较粗壮,皮孔浅棕色;苞片外表面密被灰白色或灰绿色茸毛;花被片 9,内外轮同型。武当玉兰长 2～4 cm,直径 1～2 cm;基部枝梗粗壮,皮孔红棕色;苞片外表面密被淡黄色或淡黄绿色茸毛,有的最外层苞片茸毛已脱落而呈黑褐色。花被片 10～12(15),内外轮无显著差异。主要含挥发油、木脂素、生物碱和黄酮类成分。性温,味辛。散风寒,通鼻窍。

槐花　Sophorae Flos(附:槐角)

为豆科(Leguminosae)植物槐 *Sophora japonica* L. 的干燥花及花蕾。前者习称"槐花",后者习称"槐米"。主产于辽宁、河北、河南、山东等省。夏季采收花及花蕾,除去枝、梗及杂质,及时干燥。槐花多皱缩而卷曲,花瓣多散落;完整者花萼钟状,黄绿色,先端 5 浅裂;花瓣 5,黄色或黄白色,1 片近圆形较大,先端微凹,其余 4 片长圆形;雄蕊 10,其中 9 枚基部连合,花丝细长;雌蕊圆柱形,弯曲,体轻;气微,味微苦。槐米呈卵形或椭圆形,长 2～6 mm,直径约 2 mm;花萼下部有数条纵纹,上方为黄白色未开放的花瓣,花梗细小;体轻,手捻即碎;气微,味微苦涩。主要含黄酮类成分,如芦丁、槐花米甲素、槲皮素等,以及三萜皂苷类成分。性微寒,味苦。凉血止血,清肝泻火。

【附】槐角 Sophorae Fructus

为槐的干燥成熟果实。冬季采收,除去杂质,干燥。药材呈连珠状,长 1～6 cm,直径 0.6～1 cm;表面黄绿色或黄褐色,皱缩而粗糙,背缝线一侧呈黄色;质柔润,干燥皱缩,易在收缩处折断,断面黄绿色,有黏性;种子 1～6 粒,肾形,长约 8 mm,表面光滑,棕黑色,一侧有灰白色圆形种脐,质坚硬;果肉气微,味苦,种子嚼之有豆腥气。主要含槐角苷(sophoricoside)、槐角双苷(sophorbioside)等成分,以及脂肪油、多种氨基酸。性寒,味苦。清热泻火,凉血止血。

芫花　Genkwa Flos

为瑞香科(Thymelaeaceae)植物芫花 *Daphne genkwa* Sieb. et Zucc. 的干燥花蕾。主产于河南、山东、安徽、江苏、四川等省。春季花未开放时采收,除去杂质,干燥。药材常 3～7 朵簇生于短花轴上,基部有苞片 1～2 片,多脱落为单朵;单朵呈棒槌状,多弯曲,长 1～1.7 cm,直径约 1.5 mm;花被筒表面淡紫色或灰绿色,密被短柔毛,先端 4 裂,裂片淡紫色或黄棕色;质软;气微,味甘、微辛。主要含芫花素、羟基芫花素、芹菜素,另含苯甲酸及刺激性油状物。性温,味苦、辛;有毒。逐水祛痰。

丁香　Caryophylli Flos(附:母丁香)

【基源】为桃金娘科(Myrtaceae)植物丁香 *Eugenia caryophllata* Thunb. 的干燥花蕾。主产于坦桑尼亚的桑给巴尔岛、马来西亚、印度尼西亚等地。以桑给巴尔岛产量大,质量佳。现我国海南、广东有引种栽培。当花蕾由绿转红时采摘,晒干。

【性状鉴别】略呈研棒状,长 1～2 cm。花冠圆球形,直径 0.3～0.5 cm,花瓣 4,覆瓦状抱合,棕褐色至褐黄色,花瓣内为雄蕊和花柱,搓碎后可见众多黄色细粒状的花药。萼筒圆柱形,略扁,有的稍弯曲,长 0.7～1.4 cm,直径 0.3～0.6 cm,红棕色或棕褐色,上部有 4 枚三角状的

萼片,十字状分开。质坚实,富油性。气芳香浓烈,味辛辣、有麻舌感。(图 11-1)

【显微鉴别】萼筒中部横切面:①表皮细胞 1 列,有较厚角质层。②皮层外侧散有 2～3 列径向延长的椭圆形油室,长 150～200 μm;其下有 20～50 个小型双韧维管束,断续排列成环,维管束外围有少数中柱鞘纤维,壁厚,木化。③内侧为数列薄壁细胞组成的通气组织,有大型腔隙。④中心轴柱薄壁组织间散有多数细小维管束,薄壁细胞含众多细小草酸钙簇晶。(图 11-2)

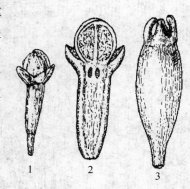

图 11-1　丁香
1. 丁香花蕾　2. 丁香花蕾纵剖面
3. 母丁香

粉末:暗红棕色。①纤维梭形,顶端钝圆,壁较厚。②花粉粒众多,极面观三角形,赤道表面观双凸镜形,具 3 副合沟。③草酸钙簇晶众多,直径 4～26 μm,存在于较小的薄壁细胞中。④油室多破碎,分泌细胞界限不清,含黄色油状物。(图 11-3)

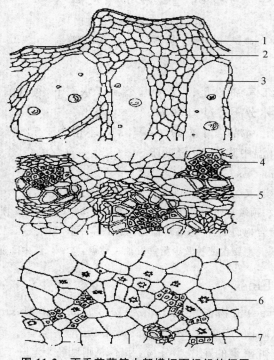

图 11-2　丁香花萼筒中部横切面组织特征图
1. 表皮细胞　2. 皮层　3. 油室　4. 中柱鞘纤维
5. 双韧维管束　6. 草酸钙簇晶　7. 维管束

【化学成分】主要含挥发油,油中主要为丁香酚(eugenol,含量为 80％～95％)、β-丁香烯(9.12％)、乙酰基丁香酚(acetyl eugenol,7.33％),以及甲基正戊酮、醋酸苄酯等少量成分。

【理化鉴别】薄层色谱:取本品粉末乙醚液作为供试品溶液。以丁香酚对照品作为对照。用硅胶 G 薄层板,以石油醚(60～90℃)-乙酸乙酯(9∶1)为展开剂,以 5％香草醛硫酸溶液显色。供试品色谱中,在与对照品色谱相应的位置上,显相同颜色的斑点。

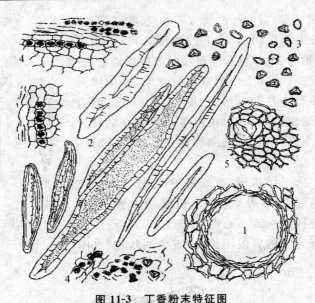

图 11-3　丁香粉末特征图
1. 油室　2. 纤维　3. 花粉粒　4. 草酸钙簇晶　5. 气孔

【质量评价】

1. 以个大、身干、色红棕、油性足、入水则萼管沉于水面下、香气浓郁者为佳。

2. 杂质不得过 4%，水分不得过 12.0%。

3. 按气相色谱法测定，本品含丁香酚（$C_{10}H_{12}O_2$）不得少于 11.0%。

【功效】性温，味辛。温中降逆，补肾助阳。

【附】母丁香 Caryophmlli Fructus

为丁香的干燥近成熟果实，又名"鸡舌香"。药材呈卵圆形或长椭圆形，长 1.5～3 cm，直径 0.5～1 cm；表面黄棕色或褐棕色，有细皱纹；顶端有四个宿存萼片向内弯曲成钩状，基部具果梗痕；果皮与种仁可剥离。种仁倒卵形，由两片肥厚的子叶合抱而成，棕色或暗棕色，显油性，中央具一条明显的纵沟；内有胚，呈细杆状；质较硬，难折断；气香，味麻辣。主要含淀粉及少量挥发油。性温，味辛。温中降逆，补肾助阳。

密蒙花　Buddlejae Flos

为马钱科（Loganiaceae）植物密蒙花 *Buddleja officmalis* Maxim. 的干燥花蕾和花序。主产于陕西、甘肃、湖北、湖南、广东、广西、四川、贵州、云南等省区。春季花未开放时采收，除去杂质，干燥。药材为花蕾密聚的花序小分枝，呈不规则圆锥状，长 1.5～3 cm；表面灰黄色或棕黄色，密被茸毛；花蕾呈短棒状，上端略大，长 0.3～1 cm，直径 0.1～0.2 cm；花萼钟状，先端4齿裂；花冠筒状，与萼等长或稍长，先端 4 裂，裂片卵形；雄蕊 4，着生在花冠管中部；质柔软；气微香，味微苦、辛。主要含黄酮类、苯乙醇苷类、三萜类等成分。性微寒，味甘。清热泻火，养肝明目，退翳。

洋金花　Daturae Flos

【基源】为茄科（Solanaceae）植物白花曼陀罗 *Datura metel* L. 的干燥花，习称"南洋金花"。我国各省区均产，主产于江苏、浙江、福建、广东等省，多为栽培。4～11 月花初开时分批采收,晒干或低温干燥。

【性状鉴别】多皱缩呈条状,完整者长 9～15 cm。花萼呈筒状,长为花冠的 2/5,灰绿色或灰黄色,先端 5 裂,基部具纵脉纹 5 条,表面微有茸毛;花冠呈喇叭状,淡黄色或黄棕色,先端 5 浅裂,裂片有短尖,短尖下有明显的纵脉纹 3 条,两裂片之间微凹;雄蕊 5,花丝贴生于花冠筒内,长为花冠的 3/4;雌蕊 1,柱头棒状。烘干品质柔韧,气特异;晒干品质脆;气微,味微苦。

【显微特征】粉末:淡黄色。①花粉粒类球形或长圆形,直径 42～65 μm,表面有条纹状雕纹。②花萼非腺毛 1～3 细胞,壁具疣状突起,腺毛头部 1～5 细胞,柄 1～5 细胞。花冠裂片边缘非腺毛 1～10 细胞,壁微具疣状突起。花丝基部非腺毛粗大,1～5 细胞,基部直径约至128 μm,顶端钝圆。③花萼、花冠薄壁细胞中有草酸钙砂晶、方晶及簇晶。(图 11-4)

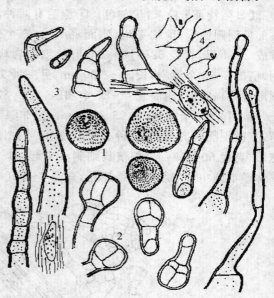

图 11-4 洋金花粉末特征图
1. 花粉粒 2. 腺毛 3. 非腺毛 4. 薄壁组织

【化学成分】主要含生物碱类成分,如东莨菪碱(scopolamine 或 hyoscine)、莨菪碱(hyosyamine)、阿托品(atropine)等。花蕾期总生物碱含量为 0.12%～0.82%。

【理化鉴别】薄层色谱:取本品粉末三氯甲烷液(浓氨试液)作为供试品溶液。以硫酸阿托品对照品、氢溴酸东莨菪碱对照品作为对照。用硅胶 G 薄层板,以乙酸乙酯-甲醇-浓氨试液(17∶2∶1)为展开剂,以稀碘化铋钾试液显色。供试品色谱中,在与对照品色谱相应的位置上,显相同颜色的斑点。

【质量评价】

1. 以朵大、不破碎、花冠肥厚者为佳。

2. 水分不得过 11.0%,总灰分不得过 11.0%,酸不溶性灰分不得过 2.0%,醇溶性浸出物(冷浸法)不得少于 9.0%。

3. 按高效液相色谱法测定,本品含东莨菪碱($C_{17}H_{21}NO_4$)不得少于 0.15%。

【功效】性温,味辛;有毒。平喘止咳,镇痛,解痉。

【附注】目前商品除上种外,尚有同属植物毛曼陀罗 Datura innoxia Mill. 的花(习称"北洋金花")和曼陀罗 D. stramonium L. 的花(习称"野洋金花")。北洋金花花萼长 7～9 cm,花冠长 9～10.5 cm,密被毛茸;花冠边缘 5 裂片,三角形,两裂片间有短尖,花丝与花冠近等长,柱头戟形。野洋金花较小,长 5～8 cm;花冠裂片先端有短尖或呈细丝状,二裂片间微凹陷。花冠上常有紫色脉纹。

金银花 Lonicerae Japonicae Flos(附:山银花、忍冬藤)

【基源】为忍冬科(Caprifoliaceae)植物忍冬 Lonicera japonica Thunb. 的干燥花蕾或带初开的花。全国大部地区均产,主产于山东、河南等省。5～6 月采收,置通风处阴干或摊成薄层晒干。

【性状鉴别】呈棒状,上粗下细,略弯曲,长 2～3 cm,上部直径约 3 mm,下部直径约

1.5 mm。表面黄白色或绿白色(贮久色渐深),密被短柔毛,偶见叶状苞片。花萼绿色,先端 5 裂,裂片有毛,长约 2 mm。开放者花冠筒状,先端二唇形;雄蕊 5 个,附于筒壁,黄色;雌蕊 1 个,子房无毛。气清香,味淡、微苦。(图 11-5)

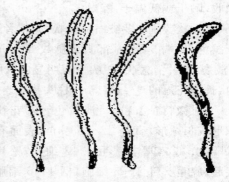

图 11-5　金银花药材图

【显微特征】粉末:浅黄色。①腺毛有两种,一种头部呈倒圆锥形,顶端平坦,侧面观 10～30 个细胞,排成 2～4 层,直径 52～130 μm,有的细胞含淡黄色物,柄部 2～6 个细胞,长 80～700 μm;另一种头部类圆形或略扁圆形,侧面观 4～20 个细胞,直径 30～80 μm,腺柄 2～4 个细胞,长 25～64 μm。②非腺毛极多,常为单细胞,有两种,一种长而弯曲,壁薄,有微细疣状突起;另一种非腺毛较短,壁稍厚,具壁疣,有的具螺纹。③花粉粒众多,黄色,球形,直径 60～70 μm,外壁具细刺状突起,具 3 个萌发孔。④柱头顶端表皮细胞呈绒毛状。⑤薄壁细胞中含细小草酸钙簇晶,直径 6～25(45) μm。(图 11-6)

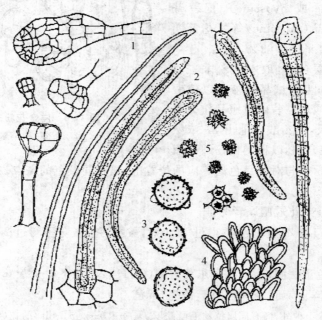

图 11-6　金银花(忍冬)粉末特征图
1. 腺毛　2. 非腺毛　3. 花粉粒　4. 柱头顶端表皮细胞　5. 草酸钙簇晶

【化学成分】主要含有机酸,如绿原酸(chlorogenic acid)、异绿原酸等;黄酮类成分,如木犀草素(luteolin)、木犀草素-7-葡萄糖苷等;挥发油,如双花醇、芳樟醇等。

【理化鉴别】薄层色谱:取本品粉末甲醇液作为供试品溶液。以金银花对照药材及绿原酸对照品作为对照。用高效硅胶预制薄层板,以乙酸丁酯-甲酸-水(7∶2.5∶2.5)的上层溶液为展开剂,置紫外光灯(365 nm)下检视。供试品色谱中,在与对照药材及对照品色谱相应的位置上,显相同颜色的荧光斑点(图 11-7)。

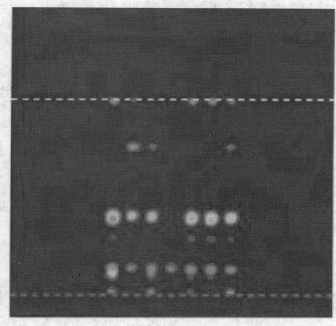

1　2　3　S　4　5　6
图 11-7　金银花薄层色谱图
S. 绿原酸　1. 金银花(产于河南新郑)　2. 金银花(产于山东)
3. 金银花(产于山东平邑)　4. 金银花对照药材
5. 金银花(产于河南)　6. 金银花(产于河南漯河)

【质量评价】

1. 以花蕾多、色绿白、质柔软、气清香者为佳。

2. 水分不得过 12.0%,总灰分不得过 10.0%,酸不溶性灰分不得过 3.0%。

3. 重金属及有害元素测定,铅不得过 5 mg/kg,镉不得过 0.3 mg/kg,砷不得过 2 mg/kg,汞不得过 0.2 mg/kg,铜不得过 20 mg/kg。

4. 按高效液相色谱法测定,本品含绿原酸($C_{16}H_{18}O_9$)不得少于 1.5%,含木犀草苷($C_{21}H_{20}O_{11}$)不得少于 0.050%。

【功效】性寒,味甘。清热解毒,凉散风热。

【附】山银花 Lonicerae Flos

为忍冬科(Caprifoliaceae)植物灰毡毛忍冬 *Lonicera macranthoides* Hand.-Mazz.、红腺忍冬 *L. hypoglauca* Miq.、华南忍冬 *L. confusa* DC 或黄褐毛忍冬 *L. fulvotomentosa* Hsu et S. C. Cheng 的干燥花蕾或带初开的花。夏初花开放前采收,干燥。灰毡毛忍冬呈棒状而稍弯曲,长 3~4.5 cm,上部直径约 2 mm,下部直径约 1 mm;表面绿棕色至黄白色,总花梗集结成簇,开放者花冠裂片不及全长之半;质稍硬,手捏之稍有弹性;气清香,味微苦甘。红腺忍冬花蕾长 2.5~4.5 cm,直径 0.8~2 mm;表面黄白至黄棕色,无毛或疏被毛;萼筒无毛,先端 5 裂,裂片长三角形,被毛;开放者花冠下唇反转,花柱无毛。华南忍冬花蕾较瘦小,长 1.6~3.5 cm,直径 0.5~2 mm;萼筒和花冠密被灰白色毛,子房有毛。黄褐毛忍冬长 1~3.4 cm,直径 1.5~2 mm,花冠表面淡黄棕色或黄棕色,密被黄色茸毛。化学成分与金银花相似。

忍冬藤 Lonicerae Japonicae Caulis

为忍冬的干燥茎枝。秋冬两季采割,晒干。药材呈长圆柱形,多分枝,常缠绕成束,直径 1.5~6 mm;表面棕红色至暗棕色,有的灰绿色,光滑或被茸毛,外皮易剥落;枝上多节,节间长 6~9 cm,有残叶及叶痕;质脆,易折断,断面黄白色,中空;气微,老枝味微苦,嫩枝味淡。性寒,味甘。清热解毒,疏风通络。

旋覆花　Inulae Flos

为菊科(Compositae)植物旋覆花 *Inula japonica* Thunb. 或欧亚旋覆花 *I. britannica* L. 的干燥头状花序。主产于河南、河北、江苏、浙江等省,多自产自销。药材呈扁球形或类球形,直径 1~2 cm;总苞由多数苞片组成,呈覆瓦状排列,苞片披针形或条形,灰黄色,长 4~11 mm;总苞基部有时残留花梗,苞片及花梗表面被白色茸毛,舌状花 1 列,黄色,长约 1 cm,多卷曲,常脱落,先端 3 齿裂;管状花多数,棕黄色,长约 5 mm,先端 5 齿裂;子房顶端有多数白色冠毛,长 5~6 mm;有的可见椭圆形小瘦果;体轻,易散碎;气微,味微苦。旋覆花主要含旋覆花次内酯(inulicin)、旋覆花内酯(britannin),欧亚旋覆花主要含天人菊内酯(gaillardin)、槲皮素、槲皮素黄苷、异槲皮苷、槲皮万寿菊苷等。性微温,味苦、辛、咸。降气,消痰,行水,止呕。

款冬花　Farfarae Flos

为菊科(Compositae)植物款冬 *Tussilago farfara* L. 的干燥花蕾。主产于河南、甘肃、山西、陕西等地。12 月当花序尚未出土时挖取,置通风处阴干,半干时筛去泥土,去净花梗,再晾干;避免水洗、日晒、冻伤,以免变黑。药材呈长圆棒形,单生或 2~3 个基部连生,长 1~2.5 cm,直径 0.5~1 cm;上端较粗,下端渐细或带有短梗,外面被有多数鱼鳞状苞片;苞片外表面紫红色或淡红色,内表面密被白色絮状茸毛;体轻,撕开后可见白色茸毛;气香,味微苦而辛。主要含三萜类和倍半萜类成分,如款冬二醇(faradiol)、山金车二醇(arnidol)、款冬酮、降香醇(bauerend);黄酮类成分,如芸香苷、金丝桃苷等;生物碱类成分,如款冬花碱(tussilagine)、克氏千里光碱等。性温,味辛、微苦。润肺下气,止咳化痰。

菊花　Chrysanthemi Flos(附:野菊花)

为菊科(Compositae)植物菊 *Chrysanthemum morifolium* Ramat. 的干燥头状花序。主产于安徽、浙江、江苏、河南等地,多栽培。于秋末冬初花盛开时,分批采收已开放的花。按产地、加工方法不同,分为"亳菊"、"滁菊"、"贡菊"、"杭菊"。亳菊先将花枝摘下,阴干后再剪取花头;滁菊剪下花头后,用硫黄熏蒸,再晒至半干,筛成球形,再晒干;贡菊直接由新鲜花头烘干;杭菊摘取花头后,上笼蒸 3~5 min 后再取出晒干。亳菊呈倒圆锥形或圆筒形,有时稍压扁呈扇形,直径 1.5~3 cm,离散;总苞碟状,总苞片 3~4 层,卵形或椭圆形,草质,黄绿色或褐绿色,外面被柔毛,边缘膜质;花托半球形,无托片或托毛;舌状花数层,雌性,位于外围,类白色,劲直,上举,纵向折缩,散生金黄色腺点;管状花多数,两性,位于中央,为舌状花所隐藏,黄色,顶端 5 齿裂;瘦果不发育,无冠毛;体轻,质柔润,干时松脆;气清香,味甘、微苦。滁菊呈不规则球形或扁球形,直径 1.5~2.5 cm;舌状花类白色,不规则扭曲,内卷,边缘皱缩,有时可见淡褐色腺点;管状花大多隐藏。贡菊呈扁球形或不规则球形,直径 1.5~2.5 cm;舌状花白色或类白色,斜升,上部反折,边缘稍内卷而皱缩,通常无腺点;管状花少,外露。杭菊呈碟形或扁球形,直径 2.5~4 cm,常数个相连成片;舌状花类白色或黄色,平展或微折叠,彼此粘连,通常无腺点;管状花多数,外露。主要含有机酸,如绿原酸(chlorogenic acid)、棕榈酸等;含挥发油约 0.13%,主要为菊花酮(chrysanthenone)等;生物碱类成分,如腺嘌呤、胆碱、水苏碱;黄酮类成分,如木犀草素-7-葡萄糖苷、大波斯菊苷、刺槐素苷等。性微寒,味甘、苦。散风清热,平肝明目。

【附】野菊花 Chrysanthemi Indici Flos

为菊科(Compositae)植物野菊 *Chrysanthemum indicum* L. 的干燥头状花序。全国各地均有分布。秋、冬两季花初开放时采摘,晒干,或蒸后晒干。药材呈类球形,直径 0.3～1 cm;棕黄色,总苞由 4～5 层苞片组成,外层苞片卵形或条形,外表面中部灰绿色或淡棕色,通常被有白毛,边缘膜质;内层苞片长椭圆形,膜质,外表面无毛;总苞基部有的残留总花梗,舌状花 1 轮,黄色至棕黄色,皱缩卷曲;管状花多数,深黄色;体轻;气芳香,味苦。主要含挥发油,以及野菊花内酯等。性微寒,味苦、辛。清热解毒,泻火平肝。

红花　Carthami Flos

【基源】为菊科(Compositae)植物红花 *Carthamus tinctorius* L. 的干燥花。主产于河南、新疆、河北、浙江、四川等省区。夏季间花冠由黄变红时选择晴天早晨露水未干时采摘,阴干或晒干。

【性状鉴别】为不带子房的管状花,长 1～2 cm。表面红黄色或红色,花冠筒细长,先端 5 裂,裂片呈狭条形,长 5～8 mm。雄蕊 5,花药聚合成筒状,黄白色;柱头长圆柱形,顶端微分叉。质柔软。气微香,味微苦。(图 11-8)

【显微鉴别】粉末:橙黄色。①花冠、花丝、柱头碎片多见,有长管道状分泌细胞,常位于导管旁,直径约 66 μm,含黄棕色至红棕色分泌物。②花冠裂片顶端表皮细胞外壁突起呈短绒毛状。③柱头及花柱上部表皮细胞分化成圆锥形单细胞毛,先端尖或稍钝。④花粉粒类圆形、椭圆形或橄榄形,直径约 60 μm,具 3 个萌发孔,外壁有齿状突起。⑤草酸钙方晶存在于薄壁细胞中,直径 2～6 μm。(图 11-9)

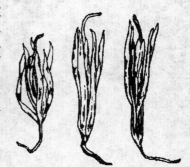

图 11-8　红花药材图

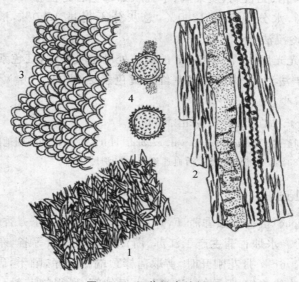

图 11-9　红花粉末特征图
1. 分泌细胞　2. 花瓣顶端碎片　3. 花柱碎　4. 花粉粒

【化学成分】主要含黄酮类成分,如红花苷(carthamin,含量为 0.3%～0.6%)、红花醌苷(carthamone)、新红花苷(neocarthamin)、山奈素 A 等;另含色素类成分,如羟基红花黄色素 A、红花素(carthamidin)、红花黄色素(saffor yellow)等。

【理化鉴别】薄层色谱:本品粉末丙酮提取液作为供试品溶液。以红花对照药材作为对照。用硅胶预制薄层板,以乙酸乙酯-甲酸-水-甲醇(7:2:3:0.4)为展开剂,可见光下检视。供试品色谱中,在与对照药材色谱相应的位置上,显相同颜色的斑点。(图 11-10)

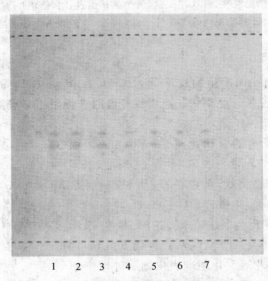

图 11-10　红花薄层色谱图
1～3,5～7. 红花(购自新疆)　4. 红花对照药材

【质量评价】

1. 以花冠色红而鲜艳、无枝刺、质柔润、手握软如茸毛者为佳。

2. 杂质不得过 2%,水分不得过 13.0%,总灰分不得过 15.0%,酸不溶性灰分不得过 5.0%,水溶性浸出物(冷浸法)不得少于 30.0%。

3. 照紫外-可见分光光度法,在 518 nm 的波长处测定吸光度,红色素不得低于 0.20。

4. 按高效液相色谱法测定,本品含羟基红花黄色素 A($C_{27}H_{30}O_{16}$)不得少于 1.0%,含山奈素 A($C_{15}H_{10}O_6$)不得少于 0.050%。

【功效】性温,味辛。活血通经,散瘀止痛。

【附注】同属植物无刺红花 *C. tinctorius* L. var. *glabrus* Hort. 在华北和新疆地区有栽培。药材深红色。主要含红花苷 0.48%～0.83%。性温,味辛。活血通经,祛瘀,消肿止痛。

蒲黄　Typtae Pollen

为香蒲科(Typhaceae)植物水烛香蒲 *Typha angustifoli* L.、东方香蒲 *T. orientalis* Presl 或同属植物的干燥花粉。水烛香蒲主产于江苏、浙江、山东、安徽等省,东方香蒲主产于贵州、山东、山西及东北等地。6～7 月花刚开时,剪取蒲棒顶端雄花序,晒干,碾碎,筛取花粉。除去花茎等杂质,所得带雄花的花粉,习称“草蒲黄”;再经细筛,所得纯花粉,习称“蒲黄”。药材为黄色粉末;体轻,放水中则飘浮水面;手捻有滑腻感,易附着手指上;气微,味淡。主要含黄酮类成分,如香蒲新苷(trphaneoside)、异鼠李素-3-*O*-新橙皮糖苷(isorhamnetin-3-*O*-neohesperi-doside)、芸香苷、槲皮素、异鼠李素等。性平,味甘。止血,化瘀,通淋。

谷精草　Eriocauli Flos

为谷精草科(Eriocaulaceae)植物谷精草 *Eriocaulon buergerianum* Koern. 干燥带花茎的头状花序。主产于江苏、浙江、四川等省。秋季采收,将花序连同花茎拔出,晒干。药材呈半球形,直径 4~5 mm;底部有苞片层层紧密排列,苞片淡黄绿色,有光泽,上部边缘密生白色短毛;花序顶部灰白色,揉碎花序,可见多数黑色花药和细小黄绿色未成熟的果实;花茎纤细,长短不一,直径不及 1 mm,淡黄绿色,有数条扭曲的棱线;质柔软;无臭,味淡。主要含黄酮类成分。性平,味辛、甘。疏散风热,明目退翳。

西红花　Croci Stigma

【基源】为鸢尾科(Iridaceae)植物番红花 *Crocus sativus* L. 的干燥柱头。主产于西班牙、希腊、法国及原苏联中亚西亚一带,我国浙江、江苏、北京等省市有少量栽培。开花前晴天的早晨采花,摘取柱头,摊放在竹匾内,上盖一张薄吸水纸后晒干,或 40~50℃烘干,或在通风处晾干。

【性状鉴别】呈线形,三分枝,长约 3 cm。暗红色,上部较宽而略扁平,顶端边缘显不整齐的齿状,内侧有一短裂隙,下端有时残留一小段黄色花柱。体轻,质松软,无油润光泽,干燥后质脆易断。气特异,微有刺激性,味微苦。(图 11-11)

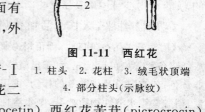

图 11-11　西红花
1. 柱头　2. 花柱　3. 绒毛状顶端
4. 部分柱头(示脉纹)

【显微鉴别】粉末:橙红色。①表皮细胞表面观长条形,壁薄,微弯曲,有的外壁凸出呈乳头状或绒毛状,表面隐约可见纤细纹理。②柱头顶端表皮细胞绒毛状,直径 26~56 μm,表面有稀疏纹理。③花粉粒较少,呈圆球形,红黄色,直径约 10 μm,外壁近于光滑,内含颗粒状物质。(图 11-12)

【化学成分】主要含胡萝卜素类和苦味质,如西红花苷-Ⅰ(crocin-Ⅰ)、西红花苷-Ⅱ、西红花苷-Ⅲ、西红花苷-Ⅳ、西红花二甲酯(*trans*-,*cis*-crocetin dimethyl ester)、α-西红花酸(α-crocetin)、西红花苦苷(picrocrocin)等;尚含挥发油。

【理化鉴别】

1. 本品浸水中,可见橙黄色成直线下降,并逐渐扩散,水被染成黄色,无沉淀,柱头呈喇叭状,有短缝;在短时间内,用针拨之不破碎。

2. 取本品少量,置白瓷板上,加硫酸 1 滴,酸液显蓝色经紫色缓缓变为红褐色或棕色。

3. 取本品,置硅胶干燥器中,减压干燥 24 小时,研成细粉,精密称取 30 mg,置索氏提取器中,加甲醇 70 mL,加热回流至提取液无色,放冷,提取液移置 100 mL 量瓶中(必要时滤过),用甲醇分次洗涤提取器,洗液并入同一量瓶中,加甲醇至刻度,摇匀。精密量取 5 mL,置50 mL 量瓶中,加甲醇至刻度,摇匀,按紫外-可见分光光度法,在 458 nm 的波长处测定吸收度,458 nm 与 432 nm 波长处的吸光度的比值应为 0.85~0.90。

4. 薄层色谱:取本品粉末甲醇液作为供试品溶液。以西红花对照药材作为对照。用硅胶

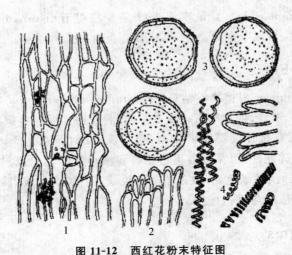

图 11-12　西红花粉末特征图
1. 表皮细胞　2. 柱头顶端表皮细胞　3. 花粉粒　4. 导管

G 薄层板,以乙酸乙酯-甲醇-水(100∶16.5∶13.5)为展开剂,置日光和紫外光灯(365 nm)下检视。供试品色谱中,在与对照药材色谱相应的位置上,显相同颜色的斑点或荧光斑点。

【质量评价】
1. 以体轻、质松软、柱头色暗红、黄色花柱少者为佳。
2. 干燥失重减失重量不得过 12.0%,总灰分不得过 7.5%,30% 乙醇浸出物(冷浸法)不得少于 55.0%。
3. 按紫外-可见分光光度法,在 432 nm 的波长处测定吸光度,不得低于 0.50。
4. 按高效液相色谱法测定,本品含西红花苷-Ⅰ($C_{44}H_{64}O_{24}$)和西红花苷-Ⅱ($C_{38}H_{54}O_{19}$)的总量不得少于 10.0%。

【功效】性平,味甘。活血化瘀,凉血解毒,解郁安神。

【附注】本品在进口时,因价格昂贵,曾发现伪品或掺伪,检查时要注意。如以其他植物花丝、花冠狭条或纸浆条片等染色后伪充,可于显微镜下检视;若掺有合成染料或其他色素,则水溶液常显红色或橙黄色,而非黄色;若有淀粉及糊精等的掺伪,可用碘试液检视;若有矿物油或植物油掺杂,则在纸上留有油渍;若有甘油、硝酸铵等水溶性物质掺杂,则水溶性浸出物含量增高;若掺杂不挥发性盐类,则灰分含量增高。

此外,尚有用其他东西伪造之,注意鉴别。①用番红花的雄蕊经染色仿制而成者,长约 1 cm,暗红色。常对折搓制而成,展开后,药室螺旋状扭曲,药室末端箭形,花丝线状,质柔。②睡莲科(Nymphaeaceae)植物莲 *Nelumbo nucifera* Gaertn. 的干燥雄蕊,呈线形,花药常扭转,纵裂,长 1.2～1.5 cm,直径 0.1 cm,淡黄色至棕黄色,先端具棒状药隔附属物。花丝长 1.5～1.8 cm,棕黄色;气微香,味涩。③禾本科(Gramineae)植物玉蜀黍 *Zea mays* L. 柱头及花柱经染色仿制品,呈线形,长 1～3 cm,表面砖红色,略扁平,边缘具稀疏的毛。④用纸浆、染料和油性物质加工而制成的仿制品,多呈丝状,水中浸泡边缘不整齐,无波状突起,顶端不呈喇叭状。表面红色或深红色。

第12章 果实及种子类中药

教学目的和要求：

1. 掌握五味子、苦杏仁、补骨脂、枳壳、吴茱萸、巴豆、小茴香、连翘、马钱子、菟丝子、枸杞子、槟榔、砂仁的鉴定特征。

2. 熟悉王不留行、荜茇、马兜铃、地肤子、肉豆蔻、荜澄茄、葶苈子、芥子、覆盆子、木瓜、山楂、桃仁、郁李仁、乌梅、金樱子、沙苑子、决明子、猪牙皂、香橼、陈皮、化橘红、佛手、鸦胆子、川楝子、酸枣仁、使君子、诃子、胖大海、蛇床子、山茱萸、女贞子、牵牛子、夏枯草、栀子、瓜蒌、鹤虱、车前子、牛蒡子、苍耳子、薏苡仁、草果、豆蔻、红豆蔻、草豆蔻、益智的来源和主要性状特征。

12.1 概述

果实（Fructus）及种子（Semen）类中药是指以果实或种子为药用部位的一类药材。这类药材大多数是果实和种子一起入药，如乌梅、枸杞子、马兜铃等；部分药材以种子入药，如菟丝子、决明子等；少数药材以果实的形式贮存、销售，临用时再剥去果皮使用种子，如巴豆、砂仁等。

12.1.1 果实类中药

果实类中药可采用成熟的果实、近成熟的果实、未成熟的果实或者幼果入药。多数采用完整的果实，如女贞子、五味子等。也有的采用整个果穗，如桑葚、荜茇等。有的采用果实的一部分，如陈皮、大腹皮等以果皮入药；橘络、丝瓜络采用中果皮部分维管束组织入药；甜瓜蒂采用带有部分果皮的果柄入药；柿蒂采用果实上的宿萼入药。

12.1.1.1 性状鉴别

鉴别果实类中药时，应注意观察其形状、大小、颜色、表面（包括顶端和基部）、质地、断面及气味等，通常以形状、表面、断面及气味为鉴别的重点。果实类中药形状各异，如五味子、山楂等呈类圆形或椭圆形，枳壳、木瓜等呈半球形或半椭圆形，八角茴香、化橘红等呈不规则多角形。果皮表面特征具有重要的鉴别意义，如地肤子带有宿存的花被，陈皮、吴茱萸可见凹下的油点，使君子具有纵直棱角，茴香、蛇床子表面具有隆起的肋线。对于完整的果实，还应观察种子的性状特征，尤其应注意其数目和生长的部位（胎座）。有的果实类中药有浓烈的香气及特殊的味，可作为鉴别真伪优劣的重要依据，如枳壳、枳实、吴茱萸等具有香气，枸杞子味甜，鸦胆子味极苦，五味子有酸、甜、辛、苦、咸等味。鉴别巴豆、马钱子等剧毒中药时，尝味时应特别注意安全。

12.1.1.2　显微鉴别

果实由果皮及种子组成,果皮的构造包括外果皮、中果皮及内果皮三部分。

(1)外果皮　通常为1列表皮细胞,外被角质层。表皮有时被毛茸,多数为非腺毛,少数具腺毛,如吴茱萸;也有的具腺鳞,如蔓荆子;偶有气孔存在。有时其表皮细胞中含有色物质或色素,如花椒;有时在表皮细胞间嵌有油细胞,如五味子。

(2)中果皮　通常较厚,大多由薄壁细胞组成,在中部有细小的维管束散在。细胞中有时含淀粉粒,如五味子;有时可能有石细胞、油细胞、油室或油管等存在,如荜澄茄的中果皮内部有石细胞与油细胞分布;小茴香的中果皮内可见油管。

(3)内果皮　大多由1列薄壁细胞组成。有的内果皮全为石细胞,如胡椒;有些核果的内果皮则由多层石细胞组成;有的以5~8个狭长的薄壁细胞互为并列为一群,各群以斜角联合呈镶嵌状,称为"镶嵌细胞"(为伞形科植物果实的共同特征)。

含有种子的果实,还应取出种子进行观察。种子的显微特征见种子类中药项下。

12.1.2　种子类中药

种子类中药多数是用完整的成熟种子,包括种皮和种仁两部分,种仁又包括胚乳和胚。少数为种子的一部分,如肉豆蔻衣、龙眼肉用假种皮,绿豆衣用种皮,肉豆蔻用除去种皮的种仁,莲子心用去掉子叶的胚,大豆黄卷则用发了芽的种子。极少数为发酵加工品,如淡豆豉。

12.1.2.1　性状鉴别

鉴别种子类中药时,应注意观察种子的形状、大小、颜色、表面纹理、种脐、合点和种脊的位置及形态,以及质地、纵横剖面、气与味等。种子类中药大多呈不规则圆球形、类圆球形或扁圆球形,少数种子呈线形、纺锤形或心形。种皮的表面常有各种纹理,如王不留行具颗粒状突起,马钱子具毛茸。表面除常有的种脐、合点和种脊之外,少数种子有种阜存在,如巴豆、千金子等。有的种子具发达的胚乳,如马钱子;无胚乳的种子则子叶常特别肥厚,如苦杏仁。胚大多直立,少数弯曲,如王不留行、青葙子等。有的种子浸入水中显黏性,如车前子、葶苈子。也可取厚切片加化学试剂观察有无淀粉粒、糊粉粒、脂肪油或特殊成分。

12.1.2.2　显微鉴别

种子类中药的显微鉴别特征主要在种皮,其次是胚乳和胚。种皮的构造因植物的种类而异,最富有变化,因此在鉴定上具有重要意义。

(1)种皮　种子通常只有一层种皮,但有的种子有内、外种皮的区分。种皮常由下列一种或数种组织组成。

①表皮层　多数种子的种皮表皮细胞由1列薄壁细胞组成。有的表皮细胞充满黏液质,如白芥子等;有的部分表皮细胞形成非腺毛,如牵牛子;有的表皮细胞部分或全部分化成非腺毛,如马钱子;有的表皮细胞中单独或成群散列着石细胞,如杏仁、桃仁;有的表皮细胞全由石细胞组成,如天仙子;有的表皮细胞成为狭长的栅栏细胞,其细胞壁常有不同程度的木化增厚,如青葙子以及一些豆科植物的种子;有的表皮细胞中含色素,如青葙子、牵牛子等。

②栅栏细胞层　有些种子的表皮下方,有栅状细胞层。由1列或2~3列狭长的细胞排列

而成,壁多木化增厚,如决明子;有的内壁和侧壁增厚,而外壁薄,如白芥子。在栅状细胞的外缘处,有时可见一条折光率较强的光辉带,如牵牛子、菟丝子。

③油细胞层　有的种子的表皮层下有油细胞层,内贮挥发油,如白豆蔻、砂仁等。

④色素层　具有颜色的种子,除表皮层可见色素物质外,内层细胞或者内种皮细胞中也可含色素物质,如白豆蔻等。

⑤石细胞　除种子的表皮有时为石细胞外,有的表皮内层几乎全为石细胞,如瓜蒌仁;或内种皮为石细胞层,如白豆蔻。

⑥营养层　多数种子的种皮中,常有数列贮有淀粉粒的薄壁细胞,为营养层。在种子发育过程中,淀粉已被消耗,故成熟的种子营养层往往成为扁缩颓废的薄层。有的营养层中尚包括一层含糊粉粒的细胞。

(2)胚乳　通常由贮藏大量脂肪油和糊粉粒的薄壁细胞组成,有时细胞中含淀粉粒。大多数种子具内胚乳。在无胚乳的种子中,也可见到1~2列残存的内胚乳细胞。胚乳细胞的细胞壁大多为纤维素,也有的为半纤维素的增厚壁,其上具有明显微细的纹孔,新鲜时可见胞间连丝,如马钱子。胚乳细胞中有时含有草酸钙结晶;有时糊粉粒中也有小簇晶存在,如小茴香。少数种子有发达的外胚乳,或外胚乳成颓废组织而残留。也有少数种子的种皮和外胚乳的折合层,不规则地伸入内胚乳中,形成错入组织,如槟榔;也有外胚乳伸入内胚乳中而形成错入组织者,如肉豆蔻。

(3)胚　胚是种子中未发育的幼体,包括胚根、胚茎、胚芽及子叶四部分。通常子叶占胚的较大部分,子叶的构造与叶大致相似,其表皮下方常可看到明显的栅栏组织,胚的其他部分一般亦由薄壁细胞组成。胚乳和胚中贮藏蛋白质,可能呈非晶形状态,也可能成为具有特殊形状的颗粒(糊粉粒)。在植物器官中只有种子含有糊粉粒,因此糊粉粒是确定种子类中药的重要标志。糊粉粒的形状、大小及构造常依植物种类而异,在中药鉴定中有着重要的意义。

此外,扫描电镜技术、聚丙烯酰胺凝胶电泳及其他电泳技术应用于果实种子类中药的鉴别具有重要意义,DNA遗传标记技术也适用果实种子类药材鉴别,这些技术可以作为果实种子类中药鉴别的新手段之一。

12.2　果实与种子类中药鉴定

王不留行　Vaccariae Semen

为石竹科(Caryophyllaceae)植物麦蓝菜 *Vaccaria segetalis*(Neck.)Garcke 的干燥成熟种子。主产于江苏、河北、河南、陕西等省。夏季果实成熟,果皮尚未开裂时采割植株,晒干,打下种子,除去杂质,再晒干。药材呈圆球形,直径约2 mm;表面黑色,少数未成熟者为红棕色,略有光泽,置放大镜下观察,种皮外有细密颗粒状突起,种脐近圆形,一侧有一带状浅沟;质地坚硬,胚乳白色,胚弯曲成环,子叶2片;气微,味微涩、苦。主要含王不留行皂苷(vaccaroside)、王不留行黄酮苷(vaccarin)、棉籽糖等。性平,味苦。活血通经,下乳消肿,利尿通淋。

荜茇　Piperis Longi Fructus

为胡椒科(Piperaceae)植物荜茇 *Piper longum* L. 的干燥近成熟或成熟果穗。主产于印度尼西亚的苏门答腊以及菲律宾、越南,我国云南、海南等省有栽培。果穗由绿变黑时采收,除去杂质,晒干。药材呈圆柱形,稍弯曲,由多数小浆果集合而成,长 1.5～3.5 cm,直径 0.3～0.5 cm;表面黑褐色或棕色,有斜向排列整齐的小突起,基部有果穗梗残存或脱落;质硬脆,易折断,断面不整齐,颗粒状;小浆果球形,直径约 0.1 cm;有特异香气,味辛辣。主要含挥发油,油中主含丁香烯(caryophylene);另含胡椒碱(piperine)等。性热,味辛。温中散寒,下气止痛。

马兜铃 Aristolochiae Fructus

为马兜铃科(Aristolochiaceae)植物北马兜铃 *Aristolochia contorta* Bge. 或马兜铃 *A. debilis* Sieb. et Zucc. 的干燥成熟果实。北马兜铃主产于东北地区及河北、山东、陕西、山西等省,马兜铃主产于江苏、安徽、浙江、江西等省。秋季果实由绿变黄时采收,干燥。药材呈卵球形,长 3～7 cm,直径 2～4 cm;表面黄绿色或灰绿色,有纵棱线 12 条,由棱线分出多数横向平行的细脉纹;顶端平钝,基部有细长果梗,果皮轻脆,易裂为 6 瓣,果梗也裂为 6 条;果实分6 室,每室种子多数平叠整齐排列;种子扁平而薄,钝三角形或扇形,长 0.6～1 cm,宽 0.8～1.2 cm,边缘有翅,淡棕色;气特异,味微苦。主要含马兜铃酸Ⅰ、Ⅱ、Ⅲ(aristolochic acid Ⅰ、Ⅱ、Ⅲ)、马兜铃次酸(aristolochinic acid)、木兰碱(magnoflorine)等。性微寒,味苦。清肺降气,止咳平喘,清肠消痔。

地肤子 Kochiae Fructus

为藜科(Chenopodiaceae)植物地肤 *Kochia scoparia*(L.)Schrad. 的干燥成熟果实。主产于山东、江苏、河南、河北等省。秋天果实成熟时采收植株晒干,打下果实,去净枝叶等杂质。药材呈扁球状五角星形,直径 1～3 mm,外被宿存花被;表面灰绿色或浅棕色,周围具膜质小翅 5 枚,背面中央有微突起的点状果梗痕及放射状脉纹 5～10 条,剥离花被,可见膜质果皮,半透明;种子扁卵形,长约 1 mm,黑色;胚弯曲如马蹄状,淡黄色;气微,味微苦。主要含三萜及其苷类成分,如地肤子皂苷 Ic(momordin Ic)、齐墩果酸等。性寒,味辛、苦。清热利湿,祛风止痒。

五味子 Schisandrae Chinensis Fructus(附:南五味子)

【基源】为木兰科(Magnoliaceae)植物五味子 *Schisandra chinensis*(Turcz.)Baill. 的干燥成熟果实,习称"北五味子"。主产于辽宁、吉林、黑龙江等省,河北亦产。秋季果实完全成熟时采收,拣出果梗等杂质,晒干。

【性状鉴别】呈不规则的圆球形或扁球形,直径 5～8 mm。外皮紫红色或暗红色,皱缩,显油性,有的久贮表面呈黑红色或出现"白霜"。果肉柔软,种子 1～2 粒,肾形,表面棕黄色,有光泽,种皮薄而脆,较易破碎,种仁呈钩状,黄白色,半透明,富有油性。果肉气微,味酸;种子破碎后,有香气,味辛、微苦。(图 12-1)

【显微鉴别】横切面:①外果皮为 1 列方形或长方形表皮细胞,壁稍厚,外被角质层,散有油细胞。②中果皮有 10 余层薄壁细胞,细胞切向延长,内含淀粉粒,散有小型外韧维管束。③内果皮为 1 列小方形薄壁细胞。④种皮最外层为 1 列径向延长的石细胞,呈栅栏状,壁厚孔沟细密,其下为数列类圆形、三角形或者多角形的石细胞,壁厚,孔沟较大而疏,最内侧的石细胞形状不规则,壁较厚。⑤石细胞下方为 3～4 列较小的薄壁细胞。⑥在种脊部位有维管束,并有纤维束。⑦油细胞 1 列,细胞径向延长,含棕黄色挥发油。⑧种皮内层细胞形小,壁略厚。⑨胚乳细胞呈多角形,内含脂肪油和糊粉粒。(图 12-2)

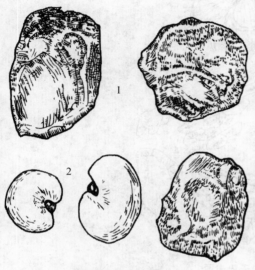

图 12-1　五味子药材图
1. 果实　2. 种子

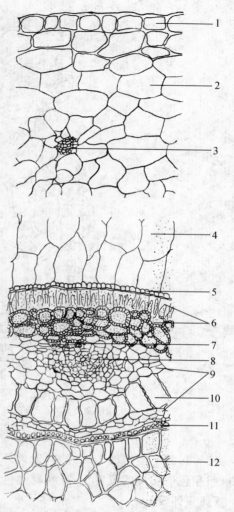

图 12-2　五味子(通过种脊部分)横切面详图
1. 外果皮　2. 中果皮　3. 维管束　4. 中果皮薄壁细胞
5. 内果皮　6. 种皮石细胞层　7. 纤维束
8. 种脊维管束　9. 薄壁细胞　10. 油细胞
11. 种皮内表皮细胞　12. 胚乳组织

粉末:暗红色。①果皮的表皮细胞呈多角形,垂周壁略呈连珠状增厚,表面有角质线纹,表皮中散有油细胞。中果皮细胞皱缩,含棕色物,并含淀粉粒。②种皮外层石细胞群呈多角形或稍长,大小颇均匀,直径 18～50 μm,壁厚,孔沟极细密,胞腔小,内含棕色物质;内层石细胞呈类圆形,多角形或不规则形,直径约至 83 μm,壁稍厚,纹孔较大。③种皮油细胞类圆形,含黄色挥发油。④导管螺纹,偶有网纹,直径 15～24 μm。⑤胚乳细胞呈多角形,壁厚,内含脂肪油及糊粉粒。⑥淀粉粒类圆形或多角形,可见脐点,偶有复粒。(图 12-3)

【化学成分】主要含木质素类成分,如五味子甲素、乙素、丙素(schizandrin A、B、C),五味子素(schizandrin),五味子醇甲、醇乙(schizandrol A、B),五味子酯甲、酯乙(schisantherin A、B)等;挥发油类成分,主含柠檬醛(citral),α-依兰烯(α-ylangene)等;有机酸类成分,如柠檬酸、苯甲酸、酒石酸等。此外尚含有糖类、维生素类。

【理化鉴别】薄层色谱:取本品粉末三氯甲烷液作为供试品溶液。以五味子对照药材及五味子甲素对照品作为对照。用硅胶 GF$_{254}$ 薄层板,以石油醚(30～60℃)-甲酸乙酯-甲酸

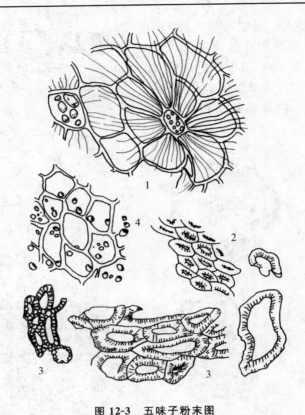

图 12-3　五味子粉末图
1. 果皮碎片(示分泌细胞,角质层纹理)　2. 种皮外层石细胞
3. 种皮内层石细胞　4. 胚乳细胞

(15∶5∶1)的上层溶液为展开剂,置紫外灯(254 nm)下检视。供试品色谱中,在与对照药材及对照品色谱相应的位置上,显相同颜色的斑点。

【质量评价】

1. 以粒大、果皮紫红、肉厚、柔润者为佳。

2. 杂质不得过 1%,水分不得过 16.0%,总灰分不得过 7.0%。

3. 按高效液相色谱法测定,本品含五味子醇甲($C_{24}H_{32}O_7$)不得少于 0.40%。

【功效】性温,味酸、甘。益气敛肺,滋肾涩精,生津止渴,止泻敛汗。

【附】南五味子 Schisandrae Sphenantherae Fructus

为木兰科(Magnoliaceae)植物华中五味子 *Schisandra sphenanthera* Rehd. et Wils. 的干燥成熟果实。药材呈球形或扁球形,直径 4～6 mm;表面棕红色至暗棕色,干瘪,皱缩,果肉紧贴于种子之上;种子 1～2 枚,肾形,表面棕黄色,有光泽,种皮薄而脆;果肉气微,味微酸。主要含五味子甲素(schizandrin A)、五味子酯甲、乙、丙、丁、戊(schisantherin A、B、C、D、E)等成分。功效同五味子。

肉豆蔻　Myristicae Semen

为肉豆蔻科(Myristicaceae)植物肉豆蔻 *Myristica fragrans* Houtt. 的干燥种仁。主产于马来西亚,印度尼西亚、斯里兰卡等国,此外西印度群岛亦产。药材呈卵形或椭圆形,长 2～3 cm,直径 1.5～2.5 cm;表面灰色或灰黄色,或被有白色石灰粉,表面有网状沟纹,一侧有明显的纵沟(种脊的位置),较宽的一端有浅色的圆形隆起(种脐的位置),在狭端有暗色凹陷(合点的位置);质坚实、难破碎,断面不平坦,纵剖面可见外面有一层暗棕色的外胚乳向内伸入,与类白色的内胚乳交错,形成类似大理石花纹;气香浓烈,味辛。主要含挥发油 5%～15%,其中主要含 α-蒎烯(α-pinene)、d-莰烯(d-camphene)、肉豆蔻醚(myristicin)等。性温,味辛。温中行气,涩肠止泻。

荜澄茄　Litseae Fructus

为樟科(Lauraceae)植物山鸡椒 *Litsea cubeba*(Lour.)Pers 的干燥成熟果实。主产于广西、浙江、四川等省区,广东、云南、江西、福建等省亦产。秋季果实成熟时采收,除去杂质,晒干。药材呈类球形,直径 4～6 mm;表面棕褐色至黑褐色,有网状皱纹;基部偶有宿萼及细果梗;除去外皮可见硬脆的果核,种子 1 枚,子叶 2 片,黄棕色,富油性;气芳香,味稍辣而微苦。主要含挥发油。性温,味辛。温中散寒,行气止痛。

葶苈子　Descurainiae Semen/Lepidii Semen

为十字花科(Cruciferae)植物独行菜 *Lepidium apetalum* Willd. 或播娘蒿 *Descurainia sopnia*(L.)Webb ex Prantl 的干燥成熟种子,前者习称"北葶苈子",后者习称"南葶苈子"。独行菜主产于华北、东北地区,播娘蒿主产于华东、中南等地区。夏季果实成熟时,割取地上部分,晒干,打下种子,除去杂质。北葶苈子呈扁卵形,长 1～1.5 mm,宽 0.5～1 mm,一端钝圆,另一端渐尖而微凹,凹处现白色点(种脐);表面棕色或红棕色,具多数细微颗粒状突起,可见 2 条纵列的浅槽;味微辛,遇水黏滑性较强。南葶苈子呈长圆形而略扁,长约 0.8～1.2 mm,宽约 0.5 mm;外表黄棕色,具细密网纹,一端钝圆,一端近截形,两面常不对称;气微,味微辛、苦,略带黏性。北葶苈子主要含芥子苷、糖类、生物碱、挥发油及强心成分;南葶苈子含槲皮素-3-O-β-D-葡萄糖-7-O-β-D-龙胆双糖苷、挥发油、脂肪油、强心成分,如毒毛旋花子苷元(strophanthidine)、卫矛苷(evomonoside)、葶苈苷(helveticoside)。性大寒,味辛、苦。泻肺定喘,利水消肿。

芥子　Sinapis Semen

为十字花科(Cruciferae)植物白芥 *Sinapis alba* L. 及芥 *Brassica juncea*(L.)Czern. et Coss. 的干燥成熟种子,前者称"白芥子",后者称"黄芥子"。白芥子主产于安徽、河南、四川、陕西等省。夏末秋初果实成熟时采割植株,晒干,打下种子,除去杂质。白芥子呈圆球形,直径 1～2.5 mm;表面灰白色至黄白色,可见细微的网纹,一端有暗色小点状种脐;破开,可见内含黄白色折叠的子叶,富油性;气微,味辛、辣。黄芥子种子较小,直径 1～2 mm;表面黄色至棕黄色,少数为暗红棕色;气微,味极辛辣;破碎后加水浸湿,产生辛烈的特异臭气。白芥子主含白芥子苷(sinalbin)、芥子酶(myrosin)、芥子碱(sinapine)等,黄芥子主含芥子苷(sinigrin)、少量芥子酶(myrosase)、芥子酸及芥子碱等。性温,味辛。温肺豁痰利气,散结通络止痛。

覆盆子　Rubi Fructus

为蔷薇科(Rosaceae)植物华东覆盆子 *Rubus chingii* Hu 的干燥果实。主产于浙江、湖北、江西、福建等省。夏初果实由绿变黄时采收,除去梗、叶,置沸水中略烫,取出干燥。药材呈圆锥形或扁圆锥形,聚合果由多数小核果聚成,长 0.6～1.3 cm,直径 0.5～1.2 cm;表面黄绿色或淡棕色,顶端钝圆,基部中心凹入;宿萼棕褐色,下有果梗痕。小果易脱落,每个小核果呈半月形,背面密被灰白色茸毛,两侧有明显的网状,腹部有突起的棱线;体轻,质硬;气微,味微酸涩。主要含椴树苷、山奈酚-3-O-芸香糖苷、枸橼酸、苹果酸等有机酸及糖类等。性微温,味甘、酸。益肾固精缩尿,养肝明目。

木瓜　Chaenomelis Fructus

为蔷薇科(Rosaceae)植物贴梗海棠 *Chaenomeles speciosa* (Sweet) Nakai 的干燥近成熟果实。主产于安徽、湖北、四川、浙江等省,以安徽宣城木瓜为上品,现多为栽培。夏、秋两季果实绿黄时采收,置沸水中烫至外表灰白色,对半纵剖,晒干。药材呈长圆形,多纵剖成两半,长4~9 cm,宽 2~5 cm;外表紫红色或红棕色,有多数不规则的深皱纹,剖面边缘向内卷曲,果肉红棕色,中心部分可见凹陷的棕黄色子房室,种子扁长三角形,表面红棕色,常脱落,脱落处表面平滑而光亮;气微清香,味酸。主要含熊果酸、齐墩果酸,以及皂苷、黄酮类、维生素 C 和苹果酸、酒石酸、枸橼酸等大量有机酸,此外还含过氧化氢酶(catalase)、过氧化物酶(peroxidase)、酚氧化酶(phenol oxidase)、鞣质、果胶等。性温,味酸。平肝舒筋,和胃化湿。

山楂　Crataegi Fructus

为蔷薇科(Rosaceae)植物山里红 *Crataegus pinnatifida* Bge. var. *major* N. E. Br. 或山楂 *C. pinnatifida* Bga. 的干燥成熟果实。主产于山东、河北、河南、辽宁等省。秋季果实成熟时采收,切片,干燥。药材为圆形片,皱缩不平,直径 1~2.5 cm,厚 0.2~0.4 cm;外皮红色,有细皱纹和灰白色的小点,果肉深黄色至浅棕色;横切面具 5 粒浅黄色果核,有的已脱落,有的片上可见细短的果柄或凹陷的花萼残迹;气微清香,味酸、微甜。主要含有机酸类成分,如山楂酸(crataegolic acid)、酒石酸、枸橼酸、熊果酸等。性微温,味酸、甘。消食健胃,行气散瘀。

苦杏仁　Armeniacae Semen Amarum

【基源】为蔷薇科(Rosaceae)植物山杏 *Prunus armeniaca* L. var. *ansu* Maxim. 、西伯利亚杏 *P. sibirica* L. 、东北杏 *P. mandshurica* (Maxim.) Koehne 或杏 *P. armeniaca* L. 的干燥成熟种子。山杏主产于辽宁、河北、内蒙古、山东等省区,多野生,亦有栽培;西伯利亚杏主产于东北、华北地区,系野生;东北杏主产于东北各地,系野生;杏主产于东北、华北及西北等地区,系栽培。夏季果实成熟后采收,除去果肉和核壳,取出种子,晒干。

【性状鉴定】几种杏仁外形相似,呈扁心形,长 1~1.9 cm,宽 0.8~1.5 cm,厚 5~8 mm。顶端略尖,基部钝圆,左右不对称。表面棕色至暗棕色,有不规则的皱纹;尖端稍下侧边缘有一短棱线痕(种脐),基部有一椭圆形点(合点),种脐与合点间有深色的线形痕(种脊)。种皮薄,子叶 2,乳白色,富油性。气微,味苦。(图 12-4)

【显微鉴别】横切面:①种皮表皮为 1 层薄壁细胞,散有近圆形的橙黄色石细胞,内为多层薄壁细胞,有小型维管束通过。②外胚乳为一薄层颓废细胞。③内胚乳为 1 至数层方形细胞,内含糊粉粒及脂肪油。④子叶为多角形薄壁细胞,含糊粉粒及脂肪油。(图 12-5)

粉末:黄白色。①种皮表面观:种皮石细胞单个散在或数个相连,黄棕色至棕色,表面观类多角形、类长圆形或贝壳形,直径 25~150 μm。②种皮外表皮细胞浅橙黄色至棕黄色,常与种皮石细胞相连,类圆形,壁常皱缩。

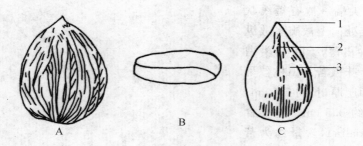

图 12-4　苦杏仁药材图
A. 全形　B. 横断面　C. 纵剖面
1. 胚根　2. 胚芽　3. 子叶

【化学成分】主要含有效成分苦杏仁苷（amygdalin，$C_{20}H_{27}NO_{11}$）约 3%，经水解后产生氢氰酸（约 0.2%）、苯甲醛及葡萄糖；尚含苦杏仁酶，如苦杏仁酶（amygdalase）、樱苷酶（prunase），在热水或醇中煮沸即被破坏；另含脂肪油、蛋白质和 15 种以上的氨基酸等。

【理化鉴定】薄层色谱：取本品粉末三氯甲烷提取液作为供试品溶液。以苦杏仁苷对照品作为对照。用高效硅胶预制薄层板，以三氯甲烷-乙酸乙酯-甲醇-水（15：40：22：10）为展开剂，0.8% 磷钼酸的 15% 硫酸乙醇溶液（临用新配）浸板显色，置可见光下检视。供试品色谱中，在与对照品色谱相应的位置上，显相同颜色的斑点（图 12-6）。

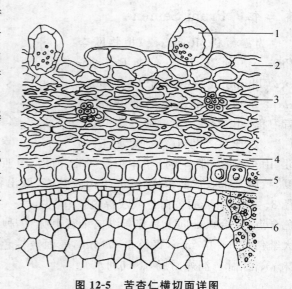

图 12-5　苦杏仁横切面详图
1. 石细胞　2. 表皮　3. 薄壁细胞　4. 外胚乳
5. 内胚乳　6. 子叶细胞

【质量评价】

1. 以颗粒饱满、完整、味苦者为佳。

2. 按酸败检查法测定，本品过氧化值不得过 0.11。

3. 按高效液相色谱法测定，本品含苦杏仁苷（$C_{20}H_{27}NO_{11}$）不得少于 3.0%。

【功效】性温，味苦。降气止咳平喘，润肠通便。

【附注】甜杏仁一般系杏的某些栽培品种子。较苦杏仁稍大，味不苦，多作副食品用。本品含苦杏仁苷约 0.11%、氢氰酸 0.006 7%、脂肪油 40%～60%。

桃仁　Persicae Semen

为蔷薇科（Rosaceae）植物桃 *Prunus persica*（L.）Batsch 或山桃 *P. davidiana*（Carr.）Franch. 的干燥成熟种子。全国大部分地区均产，主产于四川、陕西、河北、山东等省。果实成熟时采收，除去果肉及核壳，取出种子，晒干。桃仁呈扁长卵形，长 1.2～1.8 cm，宽 0.8～1.2 cm，厚 2～4 mm；表面黄棕色或红棕色，密布颗粒状突起，一端尖，中部膨大，另端钝圆稍偏斜,边缘较薄;尖端一侧有短线状种脐,自圆端合点处向上散出多数纵向维管束脉纹;种皮薄,子叶 2,类白色,富油性;气微,味微苦。山桃仁呈类卵圆形,较小而肥厚,长约 0.9 cm,宽约 0.7 cm,厚约 0.5 cm。主要含苦杏仁苷(amygdalin),含量约为苦杏仁的 1/2;并含苦杏仁酶、尿囊素酶(allontoinase)等。性平,味苦、甘。活血祛瘀,润肠通便,止咳平喘。

郁李仁 Pruni Semen

　　为蔷薇科(Rosaceae)植物欧李 *Prunus humilis* Bge.、郁李 *P. japonica* Thunb.或长柄扁桃 *P. pedunculata* Maxim. 干燥成熟种子,前两者习称"小李仁",后一种习称"大李仁"。欧李主产于辽宁、黑龙江、河

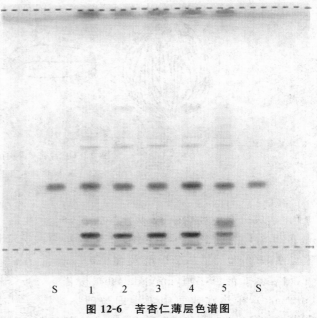

图 12-6　苦杏仁薄层色谱图
S. 苦杏仁苷　1. 苦杏仁(产于河北)　2,3. 苦杏仁(购自河北)
4. 苦杏仁(产于陕西)　5. 苦杏仁(产于湖北)

北、山东等省,郁李主产于华东及河北、河南、山西、广东等省,长柄扁桃主产于内蒙古等省区。夏、秋两季采收成熟果实,除去果肉及核壳,取出种子,晒干。小李仁呈卵形,长 5~8 mm,直径 3~5 mm;表面黄白色或浅棕色,一端尖,另一端钝圆;尖端一侧有线形种脐,圆端中央有深色合点,自合点处向上具多条纵向维管束脉纹,种皮薄,子叶 2,乳白色,富油性;气微,味微苦。大李仁长 6~10 mm,直径 5~7 mm,表面黄棕色。主要含苦杏仁苷、脂肪油、皂苷等。性平,味辛、苦、甘。润燥滑肠,下气利水。

乌梅 Mume Fructus

　　为蔷薇科(Rosaceae)植物梅 *Prunus mume* (Sieb.) Sieb. et Zucc. 的干燥近成熟果实。主产于四川、浙江、福建、广东等省。夏季果实近成熟时采收,低温烘干后闷至色变黑。药材呈类球形或扁球形,直径 1.5~3 cm;表面乌黑色至棕黑色,皱缩不平,基部有圆形果梗痕,果肉略柔软,果核坚硬,椭圆形,棕黄色,表面有凹点;种子扁卵形,淡黄色;气微,味极酸。果实主要含枸橼酸、苹果酸、琥珀酸、齐墩果酸等,种子主要含苦杏仁苷、脂肪油等。性平,味酸、涩。敛肺,涩肠,生津,安蛔。

金樱子 Rosae Laevigatae Fructus

　　为蔷薇科(Rosaceae)植物金樱子 *Rosa laevigata* Michx. 的干燥成熟果实。主产于广东、江西、浙江、广西等省区,华东及西南各省亦产。10~11 月份果实成熟变红时采收,晒干,除去毛刺。药材为花托发育而成的假果,呈倒卵形,略似花瓶,长 2~3.5 cm,直径 1~2 cm;表红黄色或红棕色,略具光泽,有刺毛脱落后形成的棕色小突起;顶端有盘状花萼残基,中央有黄色花柱基,下部渐尖;质硬,切开后,花托壁厚 1~2 mm,内有多数坚硬的小瘦果,内壁及瘦果均有

淡黄色绒毛;气微,味甘、微涩。主要含苹果酸、枸橼酸、乌苏酸及多种苷类、多糖、鞣质等。性平,味微涩。固精涩肠,缩尿止泻。

沙苑子　Astragali Complanati Semen

　　为豆科(Leguminosae)植物扁茎黄芪 *Astragalus complanatus* R. Br. 的干燥成熟种子。主产于陕西(潼关),又名"潼蒺藜",河北、辽宁、山西、内蒙古等省区亦产。秋末冬初,当种子成熟而果实尚未开裂时割取地上部分,晒干脱粒,去净杂质,再晒干。药材略呈肾形而稍扁,长2～2.5 mm,宽1.5～2 mm,厚约1 mm;表面光滑,褐绿色或灰褐色,边缘一侧凹入处具明显的种脐;质坚硬,除去种皮,可见淡黄色子叶2片,胚根弯曲,长约1 mm;气微,味淡,嚼之有豆腥味。主要含脂肪油、维生素 A 类、生物碱、黄酮类、酚类、鞣质等成分。性温,味甘。温补肝肾,固精,缩尿,明目。

决明子　Cassiae Semen

　　为豆科(Leguminosae)植物决明 *Cassia obtusifolia* L. 或小决明 *C. tora* L. 的干燥成熟种子。全国大部分地区均有栽培,主产于安徽、江苏、浙江、广东等省。秋季采收成熟果实,晒干,打下种子,除去杂质。决明子略呈棱形或短圆柱形,两端平行倾斜,形似马蹄,长3～7 mm,宽2～4 mm;表面绿棕色或暗棕色,平滑有光泽,一端平坦,另一端斜尖,背腹面各有一条突起的棱线,棱线两侧各有1条斜向对称而色较浅的线性凹纹;质坚硬,不易破碎,横切面可见种皮薄,中间有 S 形折曲的黄色子叶,2片重叠;气微,味微苦。小决明呈短圆柱形,较小,3～5 mm,宽2～3 mm;表面棱线两侧各有1条宽广的浅黄棕色带。主要含大黄素(emodin)、大黄酚(chrysophanol)、大黄素甲醚(physcion)、决明素(obtusin)、钝叶决明素(obtusifolin)及其苷类。性微寒,味甘、苦、咸。清肝明目,润肠通便。

补骨脂　Psoraleae Fructus

　　【基源】为豆科(Leguminosae)植物补骨脂 *Psoralea corylifolia* L. 的干燥成熟果实。除东北、西北地区外,全国各地均产。秋季果实成熟时,摘取果穗或割取全株,晒干,打下果实。

　　【性状鉴别】呈肾形,略扁,长3～5 mm,宽2～4 mm,厚约1 mm。果皮黑色、黑褐色或灰褐色,具细微网状皱纹。放大镜下观察,果实表面凹凸不平,有时外附绿色膜质宿萼,上有棕色腺点。种子1枚,黄棕色,光滑,种脐位于凹侧的一端,呈突起的点状;另一端有微突起的合点。质坚硬,子叶黄白色,富油质。气香,味辛、微苦。(图12-7)

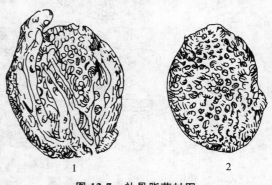

图 12-7　补骨脂药材图
1. 带有宿萼的果实　2. 无宿萼的果实

　　【显微鉴别】果实(中部)横切面:①果皮波状弯曲,表皮细胞1列,凹陷处表皮下有众多扁圆形壁内腺(intramural gland)。②中果皮薄壁组织中有小型外韧维管束,薄壁细胞含有草酸钙小柱晶。③种皮外表皮为1列栅栏细胞,其内为1列哑铃状支持细胞。④种皮薄壁组织中有小型维管束。⑤色素细胞1列,与种皮

内表皮细胞相邻。⑥子叶细胞充满糊粉粒与油滴。(图 12-8)

　　果皮表面制片：①壁内腺类圆形，直径 60～400 μm，表皮细胞多达数十个至百个，中心细胞较小，多角形，周围细胞径向延长，辐射状排列，腺体腔内有众多油滴。②非腺毛长 150～480 μm，直径 15～22 μm，顶端细胞特长，胞壁密布疣点。③腺毛多呈梨形，长 30～50 μm，直径 20～30 μm。腺柄短，多单细胞，腺头多细胞或单细胞。④气孔平轴式，表皮细胞具条状角质纹。⑤果皮细胞含草酸钙小柱晶，两端及中央突出，长 6～15 μm，宽约 1.6 μm；另有草酸钙小方晶。

　　粉末及解离组织：①种皮栅栏细胞众多，长 33～56 μm，宽 6～15 μm，细胞壁呈"V"字形增厚。②支持细胞哑铃状，长 20～45 μm，中部细胞增壁厚。另有子叶细胞与非腺毛碎片。(图 12-9)

【化学成分】主要含挥发油、香豆素、黄酮类、单萜酚、脂类化合物、树脂及豆甾醇等。香豆素类主要有补骨脂素(psoralen)、补骨脂内酯、异补骨脂素(isopsoralen)等，黄酮类主要有补骨脂甲素(coryfolin，bavachin)、补骨脂乙素(corylifolinin，isobavachalcone)、新补骨脂异黄酮、补骨脂色烯素(bavachromene)、补骨脂宁(corylin)等。

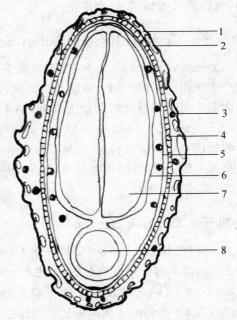

图 12-8　补骨脂横切面简图

1. 果皮　2. 壁内腺　3. 维管束　4. 种皮外表皮
5. 种皮下表皮　6. 种皮内表皮　7. 子叶　8. 胚根

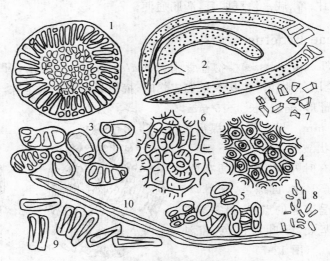

图 12-9　补骨脂表面片及解离组织图

1. 壁内腺表面观　2. 非腺毛　3. 腺毛　4. 支持细胞顶面观　5. 支持细胞侧面观
6. 表皮及气孔　7. 草酸钙方晶　8. 草酸钙小柱晶　9. 种皮栅状细胞
10. 萼片维管束纤维

　　【理化鉴别】薄层色谱：取本品粉末乙酸乙酯提取液作为供试品溶液。以补骨脂素、异补

骨脂素对照品作为对照。用高效硅胶预制薄层板,以正己烷-乙酸乙酯(4∶1)为展开剂,喷以
10％氢氧化钾甲醇溶液,置紫外光灯(365 nm)下检视。供试品色谱中,在与对照品色谱相应
的位置上,显相同颜色的荧光斑点(图 12-10)。

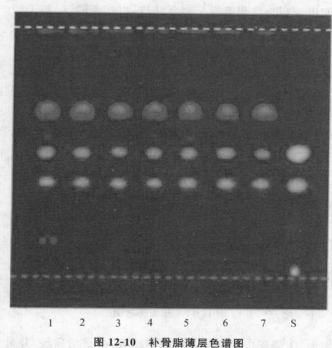

图 12-10　补骨脂薄层色谱图
S. 由上至下分别为异补骨脂素、补骨脂素　1～7. 补骨脂(购自广东)

【质量评价】

1. 以粒大、饱满、色黑者为佳。

2. 杂质不得过 5.0％,水分不得过 9.0％,总灰分不得过 8.0％,酸不溶性灰分不得
过 2.0％。

3. 按高效液相色谱法测定,本品含补骨脂素($C_{11}H_6O_3$)和异补骨脂素($C_{11}H_6O_3$)的总量
不得少于 0.70％。

【功效】性温,味辛、苦。温肾助阳,纳气平喘,温脾止泻;外用消风祛斑。

猪牙皂　Gleditsiae Fructus Abnormalis

为豆科(Leguminosae)植物皂荚 *Gleditsia sinensis* Lam. 的干燥不育果实。主产于四川、
山东、陕西、河南等省。秋季采收,除去杂质,干燥。药材呈圆柱形,略扁而弯曲,长 5～11 cm,
宽 0.7～1.5 cm;表面紫棕色或紫褐色,被灰白色蜡质粉霜,擦去后有光泽,并有细小的疣状突
起及线状或网状的裂纹,顶端有鸟喙状花柱残基,基部具果梗残痕;质硬而脆,易折断,断面棕
黄色,中间疏松,有淡绿色或淡棕黄色的丝状物,偶有发育不全的种子;气微,有刺激性,味先甜
而后辣。主要含三萜皂苷类成分。性温,味辛、咸;有小毒。祛痰开窍,散结消肿。

枳壳　Aurantii Fructus（附：枳实）

【基源】为芸香科（Rutaceae）植物酸橙 *Citrus aurantium* L. 及其栽培变种的干燥未成熟果实。主产于江西、四川、湖北、贵州等省。多系栽培，以江西清江、新干所产最为闻名，商品习称"江枳壳"。7～8 月（大暑）果实尚未成熟，果皮为绿色时采收，不宜过迟，否则果实老熟，皮薄瓤多，影响质量。自中部横切成两半，仰面晒干或低温干燥。

【性状鉴别】呈半球形，翻口似盆状，直径 3～5 cm。外表棕褐色至褐色，有颗粒状突起，突起的顶端有凹点状油室；顶端有明显的花柱基痕，基部有果柄痕。质坚硬，不易折断。横切面略现隆起，果皮黄白色，厚 0.4～1.3 cm，果皮边缘外侧散有 1～2 列点状油点，中央褐色。瓤囊 7～12 瓣，少数至 15 瓣，汁囊干缩呈棕色至棕褐色，内藏种子。气清香，味苦、微酸。（图 12-11）

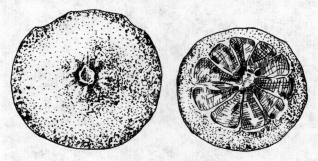

图 12-11　枳壳药材图

【显微鉴别】横切面：①表皮由 1 列极小的细胞组成，外被角质层，并具气孔。②中果皮发达，有大型油室不规则排列成 1～2 列，油室呈卵形或椭圆形，径向径 410～1330 μm，切向径 250～790 μm。③中果皮外侧细胞散有较多草酸钙斜方晶或棱晶；内侧细胞排列极疏松，维管束纵横散布。（图 12-12）

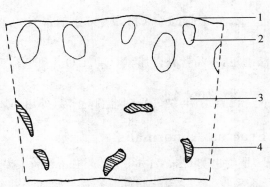

图 12-12　枳壳（酸橙果实）横切面简图
1. 表皮　2. 油室　3. 中果皮　4. 纤维束

粉末：黄白色或棕黄色。①果皮表皮细胞多角形、方形或狭长，直径 13 μm；气孔环式，副卫细胞 5～9 个；表皮下层细胞多含草酸钙方晶。②中果皮薄壁细胞不均匀增厚，壁厚 8～16 μm。③瓤囊表皮细胞狭长，微波状弯曲或皱缩成线形，其下层细胞含方晶。④草酸钙方晶呈多面形、类双锥形或类斜方形，长 3～30 μm。⑤可见油室碎片，含挥发油滴。⑥导管为螺

纹、网状,管胞细小。(图 12-13)

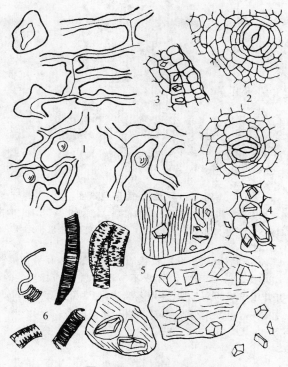

图 12-13　枳壳粉末图
1. 中果皮细胞　2. 表皮细胞及气孔　3. 表皮细胞(示角质层)
4. 草酸钙结晶　5. 瓤囊细胞　6. 导管及管胞

【化学成分】主要含黄酮类、生物碱及挥发油等成分。黄酮类成分主要为橙皮苷(hesperi-din)、新橙皮苷(neohesperidin)、柚皮苷(naringin)、川陈皮素等,挥发油主要为右旋柠檬烯(*d*-limonene,约 90%)、枸橼醛(citral)、右旋芳樟醇(d-linalool)和邻氨基苯甲酸酯等,生物碱主要为辛弗林(synephrine)、N-甲基酪胺(N-methyltyramine)。

【理化鉴别】薄层色谱:取本品粉末甲醇提取液作为供试品溶液。以枳实对照药材及辛弗林对照品作为对照。用硅胶预制薄层板,以正丁醇-冰醋酸-水(4∶1∶5)展开剂,喷以 0.5%茚三酮乙醇溶液加热显色,置可见光下检视。供试品色谱中,在与对照药材及对照品色谱相应位置上,显示相同颜色的斑点(图 12-14)。

【质量评价】

1. 以外皮色棕褐、果肉厚、质坚硬、香气浓者为佳。

2. 水分不得过 12.0%,总灰分不得过 7.0%。

3. 按高效液相色谱法测定,本品含柚皮苷($C_{27}H_{32}O_{14}$)不得少于 4.0%,新橙皮苷($C_{28}H_{34}O_{15}$)不得少于 3.0%。

【功效】性微寒,味苦、辛、酸。理气宽中,行滞消胀。

【附】枳实 Aurantii Fructus Immaturus

为芸香科(Rutaceae)植物酸橙 *Citrus aurantium* L. 及其栽培变种或甜橙 *C. sinensis* Osbeck 的干燥幼果。5~6 月收集脱落的幼小果实,晒干(鹅眼枳实);较大者横切为两瓣后,晒干。药材呈半球形,少数球形,

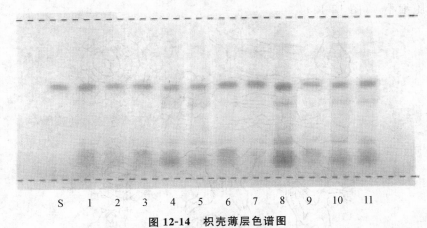

图 12-14　枳壳薄层色谱图

S. 辛弗林　1. 酸橙枳实对照药材　2,3. 枳实(酸橙,购自江西)　4,5. 枳实(酸橙,购自上海)
6. 枳实(甜橙,购自四川)　7~9. 枳实(购自广东)　10. 枳实(购自贵州)　11. 枳实(购自湖南)

直径 0.5~2.5 cm;外表面黑绿色或暗棕绿色,有颗粒状的突起和皱纹,有果柄痕迹;切面略现隆起,光滑,黄白色或黄褐色,厚 3~12 mm,边缘有 1~2 列油室,果皮不易剥离,中央有棕褐色的瓤囊,呈车轮形,质坚硬;气清香,味苦而微酸。主要含有升压作用的辛弗林、N-甲基酪胺,另含橙皮苷(hesperidin)、新橙皮苷(neohesperidin)、柚皮苷(naringin)等。性微寒,味苦、辛、酸。破气消积,化痰散痞。

香橼　Citri Fructus

为芸香科(Rutaceae)植物枸橼 *Cirtrus mediica* L. 或香圆 *C. wilsonii* Tanaka 的干燥成熟果实。枸橼主产于云南、四川、福建等省,香圆主产于江苏、浙江、安徽、江西等省。秋季果实成熟时采收,趁鲜切片,晒干或低温干燥;香圆亦可整个或对剖两半后,晒干或低温干燥。枸橼为圆形或长圆形片,直径 4~10 cm,厚 0.2~0.5 cm;横切片外果皮黄色或黄绿色,边缘呈波状,散有凹入的油点;中果皮厚 1~3 cm,黄白色,有不规则网状突起的维管束;瓤囊 10~17室;纵切片中心柱较粗壮;质柔软;气清香,味微甜而苦辛。香圆为类球形,半球形或圆片,直径 4~7 cm;表面黑绿色或黄绿色,密被凹陷的小油点及网状隆起的粗皱纹,顶端有花柱残基及隆起的环圈,基部有果梗残基;剖面或横切薄片边缘油点明显,中果皮厚约 0.5 cm;瓤囊 9~11室,棕色或淡红棕色,间有黄白色种子;质坚硬;气香,味酸而苦。枸橼果实主要含挥发油约 0.3% 及脂肪油等,种子主要含柠檬苦素、奥巴叩酮(obacunone)等;香圆含挥发油及柚皮苷等黄酮类成分。性温,味苦、辛、酸。疏肝理气,宽中化痰。

陈皮　Citri Reticulatae Pericarpium(附:青皮、橘核)

为芸香科(Rutaceae)植物橘 *Citrus reticulata* Blanco 及其栽培变种的干燥成熟果皮,分为"陈皮"和"广陈皮"。主产于广东、福建、四川、江苏等省,均为栽培品。采摘成熟果实,剥取外层果皮,晒干或低温干燥。多剥成数瓣,基部相连,有的呈不规则的片状,皮厚 1~4 mm;外表面橙红色或红棕色,久贮后颜色变深,有细皱纹及凹下的点状油室,内表面浅黄白色,粗糙,附黄白色或黄棕色筋络状维管束,质稍硬而脆;气香,味辛而苦。广陈皮常 3 瓣相连,形状整齐,厚度均匀,约 1 mm;点状油室较大,对光照视,透明清晰,质较柔软;气香浓郁。主要含挥发油、橙皮苷、维生素 B、维生素 C 等成分。性温,味苦、辛。理气健脾,燥湿化痰。

【附注】橘的栽培品种甚多,其果皮都作陈皮用。主要栽培变种有茶枝柑 *Citrus reticulata* 'Chachi'(广陈皮)、大红袍 *C. reticulata* 'Dahongpao'、温州蜜柑 *C. reticulata* 'Unshui'和福橘 *C. reticulate* 'tangerine'。

【附】青皮 Citri Reticulatae Pericarpium Viride

为橘及其栽培变种的干燥幼果或未成熟果实的果皮。主产于广东、四川、福建、广西等省区。5～6 月收集自落的幼果,习称"个青皮",凡生产柑橘的地方均产;7～8 月采收未成熟的果实,纵剖成四瓣至基部,除尽瓤囊,晒干,习称"四花青皮"。个青皮呈类球形,直径 0.5～2 cm;表面灰绿色或黑绿色,微粗糙,有细密凹下的油室,顶端有稍突起的柱基,基部有圆形果梗痕;质硬,断面果皮黄白色或淡黄棕色,厚 1～2 mm,外缘有油室 1～2 列,瓤 8～10 瓣,淡棕色;气清香,味酸、苦、辛。四花青皮果皮剖成 4 裂片,裂片长椭圆形,长 4～6 cm,厚 1～2 mm;外表面灰绿色或黑绿色,密生多数油室;内表面类白色或黄白色,粗糙,附黄白色或黄棕色小筋络;质稍硬,易折断,断面外缘有油室 1～2 列;气香,味苦、辛。性温,味苦、辛。疏肝破气,消积化滞。

橘核 Citri Reticulatae Semen

为橘及其栽培变种的干燥成熟种子。果实成熟后收集,洗净、晒干。药材略呈卵圆形,长 0.8～1.2 cm,直径 4～6 mm;表面淡黄白色或淡灰白色,光滑,一侧有种脊棱线,一端钝圆,另一端较尖成小柄状;外种皮薄而韧,内种皮菲薄,淡棕色,子叶 2,黄绿色,有油性;气微,味苦。性平,味苦。理气,散结,止痛。

化橘红　Citri Grandis Exocarpium

为芸香科(Rutaceae)植物化州柚 *Citrus grandis* 'Tomentosa'或柚 *C. grandis*(L.)Osbeck 的未成熟或近成熟的干燥外层果皮,前者习称"毛橘红",后者习称"光橘红"。主产于广东化县、广西玉林地区,多为栽培。夏季果实未成熟时采收,置沸水中略烫后,将果皮割成 5 或 7 瓣,除去果瓤和部分中果皮,压制成型,干燥。毛橘红呈对折的七角或展平的五角星状,单片呈柳叶形,完整者展平后直径 15～28 cm,厚 2～5 mm;外表面黄绿色,密布茸毛,有皱纹及小油室;内表面黄白色或淡黄棕色,有脉络纹;质脆,易折断,断面不整齐,外缘有 1 列不整齐的下凹的油室,内侧稍柔而有弹性;气芳香,味苦、微辛。光橘红外表面黄绿色至黄棕色,无毛。主要含挥发油及黄酮苷类成分。性温,味辛、苦。理气宽中,燥湿化痰。

佛手　Citri Sarcodactylis Fructus

为芸香科(Rutaceae)植物佛手 *Citrus medica* L. var. *sarcodactylis* Swingle 的干燥果实。主产于广东高要和广西凌乐、灌阳。秋季果实尚未变黄或变黄时采收,纵切成薄片,晒干或低温干燥。药材呈类椭圆形或卵圆形的薄片,常皱缩或卷曲,长 6～10 cm,宽 3～7 cm,厚 2～4 mm;顶端稍宽,常有 3～5 个手指状的列瓣,基部略宽,有的可见果梗痕;外皮黄绿色或橙黄色,有皱纹及油点;果肉浅黄白色,散有凹凸不平的线状或点状维管束,质硬而脆,受潮后柔韧;气香,味微甜后苦。主要含柠檬油、柠檬苦素、布枯苷、佛手内酯等。性温,味辛、苦、酸。疏肝理气,和胃止痛,燥湿化痰。

吴茱萸　Evodiae Fructus

【基源】为芸香科(Rutaceae)植物吴茱萸 *Evodia rutaecarpa*(Juss.)Benth.、石虎 *E. rutaecarpa*(Juss.)Benth. var. *officinalis*(Dode)Huang 或疏毛吴茱萸 *E. rutaecarpa*(juss.)Benth. var. *bodinieri*(Dode)Huang 的干燥近成熟的果实。主产于贵州、广西、湖南、云南等省区,多系栽培;以贵州、广西产量较大,湖南常德产者质量最好。8～9 月果实呈茶绿色尚未开裂时,剪下果枝,晒干或低温干燥,除去枝、叶、果梗等杂质。

【性状鉴别】呈球形或略呈五角状扁球形,直径 2～5 mm。表面暗黄绿色至褐色,粗糙,有多数点状突起或凹下的油点。顶端有五角星状的裂隙,基部残留被有黄色茸毛的果梗。质硬而脆,破开后内部黑色,用放大镜观察,边缘显黑色油质麻点(油室),横切面可见子房 5 室,每室有淡黄色种子 1 粒。气芳香浓郁,味辛辣而苦。用水浸泡果实,有黏液渗出。(图 12-15)

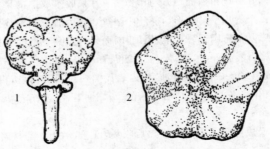

图 12-15　吴茱萸(吴茱萸)药材图
1. 侧面观　2. 顶面观(放大)

【显微鉴别】横切面:①果实类圆形,中央分为 5 室。外果皮表皮细胞 1 列,大多含橙皮苷结晶。②中果皮较厚,散有大型油室,薄壁细胞中含草酸钙簇晶,近内果皮处较密;中果皮内尚散有维管束。③内果皮为 4～5 列切向延长的薄壁细胞。④果实每室有种子 1 粒,种皮石细胞呈梭形,栅状排列,壁较厚,胚乳细胞多角形。

粉末:褐色。①非腺毛 2～6 细胞,长 140～350 μm,壁疣明显,有的胞腔内含棕黄色至棕红色物。②腺毛头部 7～14 细胞,椭圆形,常含棕黄色内含物;柄 2～5 细胞。③草酸钙簇晶较多,直径 10～25 μm,偶有方晶。④石细胞类圆形或长方形,直径 35～70 μm,胞腔大。⑤油室碎片有时可见,淡黄色。(图 12-16)

【化学成分】主要含吴茱萸胺(吴茱萸碱)(evodia-mine)、吴茱萸次碱(rutaecarpine)、羟基吴茱萸碱(hy-droxy-evodiamine)、吴茱萸喹酮碱(evocarpine)等,并含吴茱萸烯(evodene)、柠檬苦素(limonin)等挥发性成分。

【理化鉴别】薄层色谱:取本品粉末乙醇提取液作为供试品溶液。以吴茱萸对照药材及吴茱萸次碱对照品作为对照。用硅胶预制薄层板,以环己烷-乙酸乙酯-甲醇-三乙胺(19:5:1:1)展开剂,置紫外灯(365 nm)下检视。供试品色谱中,在与对照药材及对照品色谱相应的位置上,显相同颜色的荧光斑点(图12-17)。

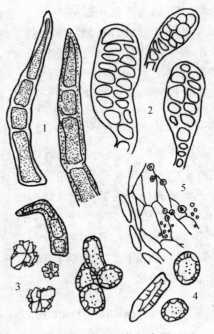

图 12-16　吴茱萸粉末图
1. 非腺毛　2. 腺毛　3. 草酸钙簇晶
4. 石细胞　5. 油室碎片

【质量评价】

1. 以粒小、饱满坚实、色绿、香气浓烈者为佳。

2. 杂质不得过 7%,水分不得过 15.0%,总灰分不得过 10.0%,稀乙醇浸出物(热浸法)不

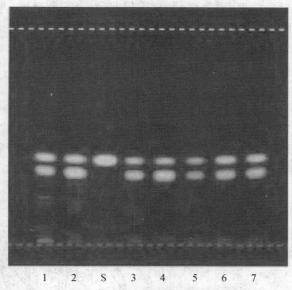

图 12-17　吴茱萸薄层色谱图

S. 吴茱萸次碱　1. 吴茱萸(吴茱萸,产于浙江)　2. 吴茱萸(吴茱萸,
产于贵州)　3,4. 吴茱萸(石虎,产于浙江)　5. 吴茱萸对照药材
6,7. 吴茱萸(疏毛吴茱萸,产于贵州)

得少于 30.0％。

3. 按高效液相色谱法测定,本品含吴茱萸碱($C_{19}H_{17}N_3O$)和吴茱萸次碱($C_{18}H_{13}N_3O$)的总量不得少于 0.15％、柠檬苦素($C_{26}H_{30}O_8$)不得少于 0.20％。

【功效】性热,味辛、苦;有小毒。散寒止痛,降逆止呕,助阳止泻。

鸦胆子　Bruceae Fructus

　　为苦木科(Simarubaceae)植物鸦胆子 *Brucea javanica* (L.) Merr. 的干燥果实。主产于广西、广东等省区,云南、贵州等省亦产。秋季果实成熟时采收,除去杂质,晒干。药材呈卵形而两端略尖,长 6～10 mm,直径 4～7 mm;表面黑色或棕色,有隆起的网状皱纹,网眼呈不规则的多角形,顶端渐尖,两侧有明显的棱线,基部有凹陷的果柄痕;果壳质硬而脆,种子卵形,长5～6 mm,直径 3～5 mm;表面类白色或黄白色,具网纹,较尖的一端呈鸟嘴状;种皮薄,子叶乳白色,富油性;气微,味极苦。主要含生物碱类成分,如鸦胆子碱(brucamarin)、鸦胆宁等;糖苷类成分,如鸦胆灵、鸦胆子苷等;酚性成分,如鸦胆子酚、鸦胆子酸(brucedic acid)等。性寒,味苦;有小毒。清热解毒,截疟,止痢;外用腐蚀赘疣。

川楝子　Toosendan Fructus

　　为楝科(Meliaceae)植物川楝 *Melia toosendan* Sieb. et Zucc. 的干燥成熟果实。主产于四川、甘肃、云南等省,以四川产量大,质量优。冬季果实呈黄色时采收,或收集经霜后落下的黄色果实,晒干或烘干。药材呈类球形,直径 2～3.2 cm;表面金黄色至棕黄色,微有光泽,少数凹陷或皱缩,具深棕色小点;顶端有花柱残痕,基部凹陷,有果梗痕;外果皮革质,与果肉间常有空隙,果肉松软,淡黄色,遇水润湿显黏性;果核球形或卵圆形,质坚硬,两端平截,有 6～8 条纵棱,内分 6～8 室,每室含黑棕色长圆形的种子 1 粒;种仁乳白色,长圆形,富油性;气特异,味酸、苦。主要含驱蛔有效成分川楝素(chuanliansu)、异川楝素(isochuanliansu),另含苦楝子酮(melianone)、脂川楝子醇(lipomelianol)、生物碱、山柰醇树脂及鞣质。性寒,味苦;有小毒。疏肝泄热,行气止痛,杀虫。

巴豆　Crotonis Fructus

【基源】为大戟科(Euphorbiaceae)植物巴豆 *Croton tiglium* L. 的干燥成熟果实。主产于四川、贵州、云南、广西等省区,多系栽培。秋季果实成熟时采收,堆置 2～3 天发汗,摊开,干燥。

【性状鉴别】呈卵圆形,一般具三棱,长 1.8～2.2 cm,直径 1.4～2 cm。表面灰黄色或稍深,粗糙,有纵线 6 条,顶端平截,基部有果柄痕。果壳破开后可见 3 室,每室含种子 1 粒。种子呈略扁的椭圆形,长 1.2～1.5 cm,直径7～9 mm。表面棕色或灰棕色,一端有小点状的种脐及种阜的疤痕,另一端有微凹的合点,其间有隆起的种脊;外种皮薄而脆,内种皮呈白色薄膜;剥去种皮可见种仁外被 1 层银白色薄膜,内胚乳肥厚,淡黄色,油质,子叶 2 片菲薄。无臭,味辛辣。有毒,不宜口尝。(图 12-18)

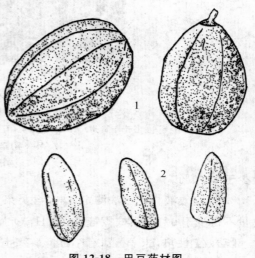

图 12-18　巴豆药材图
1. 果实　2. 种子

【显微鉴别】横切面:①外果皮为 1 列表皮细胞,有气孔及厚壁性多细胞的星状毛。②中果皮外侧有 10 多列薄壁细胞,有单个或成群散在的石细胞;维管束周围细胞中含草酸钙方晶或簇晶;中部有 4～7 列纤维状石细胞,呈带状环列;内侧有 6～8 列径向延长的圆形薄壁细胞,壁孔少。③内果皮为 3～5 层纤维状厚壁细胞交叠排列。④种皮表皮细胞由 1 列径向延长的长方形细胞组成,径向壁作锯齿状弯曲;其下为 1 列壁厚性栅状细胞,胞腔线形,外端略膨大,向内为数层切向延长的不规则形薄壁细胞,期间散有螺纹导管;内表皮细胞呈颓废状。⑤胚乳细胞类圆形,具脂肪油和糊粉粒,另含草酸钙簇晶。子叶细胞类多角形。

粉末:浅黄棕色。①多细胞厚壁性星状毛,直径 129～525 μm,多由 6～15 个细胞呈放射状排列,层纹明显,胞腔线形,近基部略膨大,具孔沟。②石细胞类圆形、类长方形,壁孔、层纹明显。③种皮细胞碎片表面观多角形,其径向壁呈不规则锯齿状弯曲,内含黄棕色物质。④栅状细胞棕红色,长约 225 μm,直径约 21 μm,排列紧密,壁厚,胞腔线形,一端略膨大。⑤纤维状厚壁细胞,直径约 20 μm,壁孔和层纹明显。⑥胚乳细胞类圆形,内含脂肪油滴、糊粉粒及草酸钙簇晶。(图 12-19)

【化学成分】主要含脂肪油(巴豆油)40%～60%,油中含强刺激性(泻下)和致癌成分,为巴豆醇(phorbol)的十多种双酯类化合物;还含蛋白质,其中包括一种毒性球蛋白,称为巴豆毒素(crotin);另含巴豆苷(crotonoside)、β-谷甾醇、氨基酸及酶等。

【理化鉴别】薄层色谱:取本品粉末石油醚(30～60℃)提取液作为供试品溶液。以巴豆对照药材作为对照。用硅胶预制薄层板,以石油醚(60～90℃)-乙酸乙酯-甲酸(10∶1∶0.5)为展开剂,置可见光下检视。供试品色谱中,在与对照药材色谱相应位置上,显示相同颜色的斑点(图 12-20)。

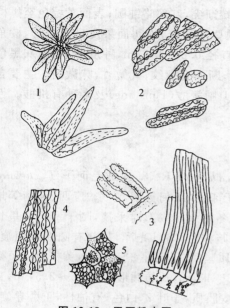

图 12-19　巴豆粉末图
1. 果皮星状毛　2. 石细胞　3. 种皮表皮细胞和
栅状细胞　4. 纤维状后壁细胞　5. 胚乳细胞

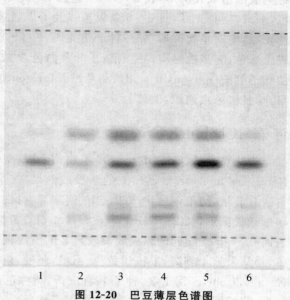

1　　2　　3　　4　　5　　6

图 12-20　巴豆薄层色谱图
1,6. 巴豆对照药材　2～4. 巴豆(产于广西)
5. 巴豆(产于四川成都)

【质量评价】
1. 以种子饱满、种仁色黄白者为佳。
2. 水分不得过 12.0%,总灰分不得过 5.0%。
3. 按重量法测定,本品含脂肪油不得少于 22.0%。
4. 按高效液相色谱法测定,本品含巴豆苷($C_{10}H_{13}N_5O_5$)含量不得少于 0.80%。

【功效】性热,味辛;有大毒。外用蚀疮;制霜用峻下积滞,逐水消肿,豁痰利咽。

酸枣仁　Ziziphi Spinosa Semen

为鼠李科(Rhamnaceae)植物酸枣 *Ziziphus jujuba* Mill. var. *spinosa* (Bunge) Hu ex H. F. Chou 的干燥成熟种子。主产于河南、山西、陕西等省,多为栽培。秋季采收成熟果实晒干后碾破,筛除果肉,去掉核皮即可。药材呈扁圆形或扁椭圆形,长 5～9 mm,宽 4～7 mm,厚约 3 mm;表面红棕色或紫红色,有光泽;一面较平坦,其中央有一条隆起的纵线或纵纹,另一面微隆起;顶端有细小突起的合点,下端有略凹陷的种脐,种脊位于边缘一侧,不甚明显;种皮硬脆,易碎,胚乳灰白色,子叶富油性,2 枚,黄白色,胚根短小;气微,味淡。主要含酸枣仁皂苷 A(jujuboside A)和酸枣仁皂苷 B(jujuboside B),水解后可得酸枣仁皂苷元(jujubogenin);还含黄酮类成分,如当药素(swertisin)等。性平,味甘、酸。养肝,宁心,安神,敛汗。

使君子 Quisqualis Fructus

为使君子科（Combretaceae）植物使君子 *Quisqualis indica* L. 的干燥成熟果实。主产于四川、福建、广东、广西、江西等地，以四川产量最大。采收已经成熟尚未开裂的果实，晒干。药材呈椭圆形或长圆形，长 2～4 cm，直径 2～2.5 cm，先端渐尖，基部略钝圆；表面黄棕色至黑棕色，平滑，略具光泽，具 5～6 条纵棱线及不规则皱纹；质坚实而轻，横切面果皮呈五角形，棱角处较厚，中间呈类圆形空腔；种子纺锤形，长 1～2 cm，直径 0.6～0.9 cm，种皮薄，表面灰黑色或黑褐色，有多数纵沟，易剥落；子叶黄白色，2 枚，油性，断面有裂纹；气微香，味微甜。主要含使君子氨酸（quisqualic acid）、葫芦巴碱（trigonelline）、1-脯氨酸（1-proline）及多种有机酸。性温，味甘。杀虫消积，健脾。

诃子 Chebulae Fructus

为使君子科（Combretaceae）植物诃子 *Terminalia chebula* Retz. 或绒毛诃子 *T. chebula* Retz. var. *tomentella* Krut. 的干燥成熟果实。原产于印度、缅甸等国，广东、广西、云南等地省区有栽培，绒毛诃子主产于云南、西藏等省区。秋末冬初果实成熟时采摘，晒干。药材呈长卵形或长圆形，长 2～4 cm，直径 2～2.5 cm；黄棕色或暗棕色，略具光泽，基部有圆形果梗痕；表面有 5～6 条隆起的纵棱线及较显著的不规则皱纹，质坚实；果肉厚 2～4 mm，黄棕色或黄褐色，易从果核上剥离；果核浅黄色，粗糙，坚硬，核壳厚 3～4 mm，长纺锤形，长 1.5～2.5 cm，直径 1～1.5 cm，子房 1 室，种子 1；种皮薄，黄棕色，内种皮膜质，子叶 2，白色，有油性，重叠卷旋；气微，味酸涩后甜。主要含鞣质，如诃子酸（chebulinic acid）、诃黎勒酸（chebulagic acid）、原诃子酸（Terchebin）等；还含莽草酸（shikimic acid）、奎宁酸（quinic acid）等。性温，味苦、涩。涩肠，敛肺。

胖大海 Sterculiae Lychnopherae Semen

为梧桐科（Sterculiaceae）植物胖大海 *Sterculia lychnophera* Hance 的干燥成熟种子。主产于越南、泰国、印度尼西亚及马来西亚等国，以越南产者品质最佳。蓇葖果成熟后摘取种子晒干即得。药材呈橄榄状，椭圆形，两端稍尖，长 2～3 cm，直径 1～1.5 cm；表面黄棕色或红棕色，有光泽，具不规则的细皱纹；外种皮极薄，质脆，易剥落；中种皮较厚，黑棕色，质松易碎，遇热水即迅速膨胀呈海绵状，能达原体积的 8～10 倍，而致外种皮破裂断面可见散有多数维管束；内层种皮较厚，稍革质，可与中层剥离，胚乳肥厚，淡黄色，子叶 2，菲薄，黄色，具 3 分枝掌状脉，紧贴于胚乳内方；气微，味微甘，嚼之有黏液性。种皮主要含聚戊糖及果胶酸类等黏液质成分，还含有活性成分胖大海素（苹婆素 sterculin），外胚乳含约 1.0% 的挥发油，约 59.04% 为西黄蓍胶黏素（bassorin），约 1.6% 收敛性物质；种仁主要含脂肪类成分。性寒，味甘、淡。清肺热，利咽喉，清肠通便。

小茴香 Foeniculi Fructus

【基源】为伞形科（Umbelliferae）植物茴香 *Foeniculum vulgare* Mill. 的干燥成熟果实。我国各地均有栽培。秋季果实初熟时即采收植株，晒干后打下果实，除去杂质即得。

【性状鉴别】为双悬果，由两个分果合生而成，呈细长圆柱形，有时稍弯曲，长 4～8 mm，直径 1～2 mm。表面黄绿色或淡黄色,两端略尖;顶端具突起的黄褐色花柱残基,基部有时带有小的果柄。分果片长椭圆形,背面有 5 条隆起的棱线,合生面稍平坦;横切面略呈五边形。有特异香气,味微甜、辛。(图 12-21)

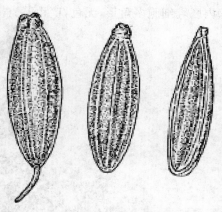

图 12-21　小茴香药材图

【显微鉴别】分果横切面:①外果皮为 1 列切向延长的扁平细胞。②中果皮纵棱处有维管束柱,由 2 个外韧维管束及纤维束联结而成,其周围常分布有大型木化网纹细胞;可见 6 个椭圆形或半圆形油管,内含红棕色油脂,背面各纵棱间 4 个,接合面 2 个。③内果皮细胞 1 列,狭长扁平,长短不一。④种皮为 1 列含棕色物质的颓废细胞,接合面的内果皮与种皮间有 1 个细小种脊维管束。⑤胚乳细胞多角形,内含糊粉粒和少数脂肪油,每一糊粉粒中含细小的草酸钙簇晶 1 个。(图 12-22)

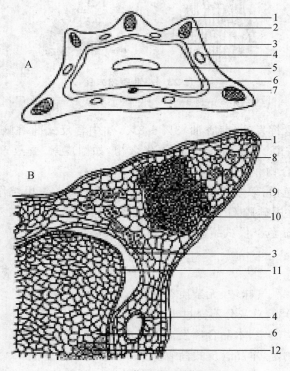

图 12-22　小茴香分果片横切面

A. 简图　B. 详图

1. 外果皮　2. 维管束　3. 内果皮　4. 油管　5. 胚　6. 内胚乳
7. 种脊维管束　8. 网纹细胞　9. 木质部　10. 韧皮部
11. 种皮　12. 糊粉粒

　　粉末:绿黄色或黄棕色。①网纹细胞壁较厚,木化,具大型网状纹孔。②油管碎片黄棕色或红棕色,分泌细胞顶面观呈多角形。③内果皮细胞由 5～8 个细胞为 1 组,相互镶嵌状排列。

④内胚乳细胞多角形,无色,壁稍厚,含糊粉粒。(图12-23)

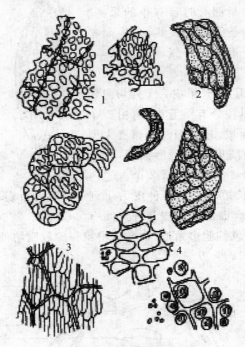

图12-23　小茴香粉末图
1. 网纹细胞　2. 油管碎片　3. 镶嵌状细胞　4. 内胚乳细胞

【化学成分】主要含挥发油(茴香油)3%～8%,油中含反式茴香脑(trans-anethole)、α-茴香酮(α-fenchone)、茴香醛、柠檬烯等;黄酮类化合物,如槲皮素;香豆素类,如7-羟基香豆素。此外,尚含有甾体类化合物。

【理化鉴别】薄层色谱:取本品粉末乙醚液,挥干,残渣加三氯甲烷作为供试品溶液。以茴香醛对照品作为对照。用硅胶G薄层板,以石油醚(60～90℃)-乙酸乙酯(17∶2.5)为展开剂,以二硝基苯肼试液显色。供试品色谱中,在与对照品色谱相应的位置上,显相同的橙红色斑点。

【质量评价】

1. 以粒大饱满、色绿、气味浓、无杂质者为佳。

2. 杂质不得过4.0%,总灰分不得过10.0%。

3. 按挥发油测定法测定,本品含挥发油不得少于1.5%(mL/g)。

4. 按气相色谱法测定,本品含反式茴香脑($C_{10}H_{12}O$)不得少于1.4%。

【功效】性温,味辛。祛寒止痛,理气和胃。

蛇床子　Cnidii Fructus

为伞形科(Umbelliferae)植物蛇床 *Cnidium monnieri*(L.)Cuss. 的干燥成熟果实。主产于河北、浙江、江苏、四川等地。夏、秋两季果实成熟时采收,除杂质,晒干。药材为双悬果,呈椭圆形,长2～4 mm,宽1.5～2 mm,由两个分果片合生而成;表面灰黄色至黄褐色,光滑无毛,有时顶端有2枚向外弯曲的花柱残基,基部偶有细长果柄;分果的背面有薄翅状纵棱5条,接合面平坦,有 2 条棕色略突起的纵棱线;果皮松脆,揉搓后易脱落;种子细小,灰棕色,有油性;气香,味辛凉,口尝有麻舌感。主要含挥发油约 1.3%,其主成分为 1-蒎烯(1-pinene)、1-莰烯(1-camphene)、异缬草酸龙脑酯(bornylisovalerare)及 7-甲氧基欧芹酚 (osthole)等,种子还含香柑内酯、欧山芹素(orosclol)及食用白芷素。性温,味辛、苦;有小毒。祛风燥湿,散寒,杀虫止痒。

山茱萸　Corni Fructus

为山茱萸科(Cornaceae)植物山茱萸 *Cornus officinalis* Sieb. et Zucc. 的干燥成熟果肉。主产于浙江、河南、陕西、安徽等地。秋末冬初果皮变红时采收,文火烘干或置沸水中略烫后,及时除去果核,干燥。药材呈不规则片状或囊状,长 1～1.7 cm,厚约 1 mm;鲜品表面紫红色,久放者紫黑色;表面皱缩而压扁,多破裂,有光泽;顶端具圆形宿萼痕,基部有果柄或果柄痕;质柔软,韧性;气微,味酸、涩、微苦。主要含山茱萸苷(即马鞭草苷 cornin 或 verbenalin)、獐牙菜皂苷(sweroside)、莫罗苷(morroniside)、7-O-甲基莫罗苷(7-O-methyl morroniside)、番木鳖苷(loganin)等。性微温,味酸、涩。涩精,敛汗,补肝肾。

连翘　Forsythiae Fructus

【基源】为木犀科(Oleaceae)植物连翘 *Forsythia suspensa*(Thunb.)Vahl 的干燥果实。主产于山西、河南、陕西、山东等省,多系栽培。秋初采收未成熟的青绿果实,用沸水煮片刻或蒸熟,晒干为"青翘"。果实成熟发黄裂开后采收,晒干为"黄翘"或"老翘"。

【性状鉴别】呈卵圆形,长 1.5～2.5 cm,直径 0.5～1.3 cm。老翘果瓣顶端二叉状略向外反曲,形似鸟嘴;表面黄棕色或红棕色,具多数颗粒状突起;完整的果实上有不规则纵皱纹,可见中央有一纵沟;内表面较平滑,淡黄棕色,种子多已脱落;果皮硬脆,断面平坦。青翘外表面污绿色,多无疣状突起,内面纵隔壁上有多数种子,披针形,微弯曲,一侧有窄翅。气微香,味苦。(图 12-24)

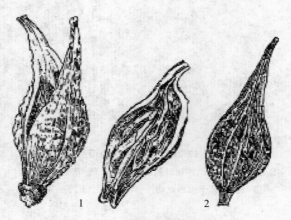

图 12-24　连翘药材图
1. 老翘　2. 青翘

【显微鉴别】果皮横切片:①外果皮为 1 列表皮细胞,外壁及侧壁增厚,被角质层。②中果皮外侧薄壁组织中散有维管束,内侧为多列石细胞,长条形、类圆形或长圆形,壁厚薄不一,多切向排列成镶嵌状,延伸至纵隔壁,并有成束的厚壁纤维存在。③内果皮为1列薄壁细胞。

粉末:淡黄棕色。①纤维短梭状,稍弯曲或不规则状,多成束,上下层纵横排列,壁不均匀增厚,具壁沟。②石细胞甚多,长方形至多角形,直径 $35\sim50\ \mu m$,有的三面壁较厚,一面壁较薄,层纹和孔沟明显。③外果皮细胞表面观呈多角形,有不规则或网状角质纹理,断面观类方形,外壁稍厚,有角质层,厚 $8\sim14\ \mu m$。④中果皮细胞类圆形,壁略念珠状增厚。(图 12-25)

【化学成分】主要含木脂素类化合物,如连翘酚(forsythol)、连翘苷(forsythin,phillyrin)、连翘苷元(phillygenin)等,其中连翘酚为抗菌成分。

【理化鉴别】薄层色谱:取本品粉末石油醚($30\sim60$℃)提取液作为供试品溶液。以连翘对照药材及连翘苷对照品作为对照。用硅胶 G 薄层板,以三氯甲烷-甲醇($8:1$)为展开剂,喷 10%硫酸乙醇溶液显色,置可见光下检视。供试品色谱中,在与对照药材及对照品色谱相应位置上,显示相同颜色的斑点(图 12-26)。

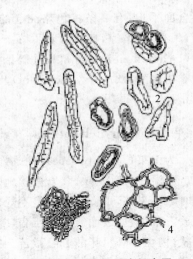

图 12-25 连翘果皮粉末图
1. 纤维 2. 石细胞 3. 外果皮细胞
4. 中果皮细胞

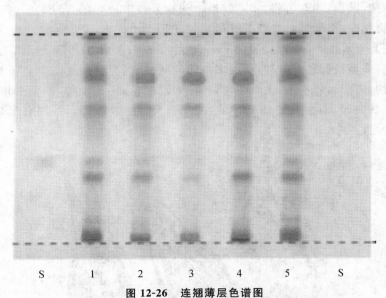

图 12-26 连翘薄层色谱图
S. 连翘苷 1,5. 连翘对照药材 2. 连翘(产于河南卢氏)
3. 连翘(产于山西垣曲) 4. 连翘(产于河南栾川)

【质量评价】

1. 青翘以干燥、色黑绿、不裂口为佳,老翘以色棕黄、壳厚、显光泽者为佳。

2. 青翘杂质不得过 3%,老翘杂质不得过 9%;水分不得过 10.0%;总灰分不得过 4.0%;酸不溶性灰分不得过 1.0%;青翘的 65%乙醇浸出物(冷浸法)不得少于 30.0%,老翘不得少于 16.0%。

3. 按高效液相色谱法测定,本品含连翘苷($C_{27}H_{34}O_{11}$)不得少于 0.15%。

【功效】性微寒,味苦。清热解毒,散结消肿。

女贞子　Ligustri Lucidi Fructus

为木犀科(Oleaceae)植物女贞 *Ligustrum lucidus* Ait. 的干燥成熟果实。主产于浙江、江苏、湖南、福建、广西、江西以及四川等地。冬季摘取成熟果实洗净后晒干或蒸后晒干。药材多呈卵圆形或肾形,长 6~8.5 mm,直径 3.5~5.5 mm;表面灰黑色或紫黑色,皱缩不平,基部有宿萼及果梗痕;外果皮薄,中果皮厚而疏松,易剥离,内果皮木质,黄棕色,具明显的纵棱,种子肾形;气微,味甘而微酸、涩。果肉主要含女贞子苷(nuzhenide)、齐墩果苷(oleuropein)等;果皮含齐墩果酸(oleanolic acid)、乙酰齐墩果酸、熊果酸(ursolic acid);种子含约 14.9%脂肪油。性凉,味甘、苦。滋补肝肾,强腰膝,明耳目。

马钱子　Strychni Semen

【基源】为马钱科(Loganiaceae)植物马钱子 *Strychnos nux-vomica* L. 的干燥成熟种子。主产于印度、越南、缅甸、泰国等国。冬季采收成熟果实,取出种子,洗净附着的果肉,晒干。

【性状鉴别】呈纽扣状扁圆形,常一面下凹,另一面稍凸出,直径 1~3 cm,厚 3~6 mm。表面灰黄色或灰绿色,密被具丝状光泽的银灰色绢状茸毛,由中央向四周辐射状排列。边缘稍隆起,较厚,具一突起的小型珠孔,底面中央有一稍突出的圆点状种脐。质坚硬,沿边缘纵向剖开,可见淡黄白色角质状的肥厚胚乳;心形子叶 2 枚,菲薄,掌状脉 5~7 条。气微,味极苦。(图 12-27)

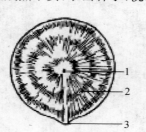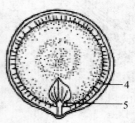

图 12-27　马钱子药材图
1. 种脐　2. 隆起线纹　3. 珠孔　4. 胚乳　5. 胚

【显微鉴别】刮取种子表皮毛茸少许,封藏在间苯三酚及盐酸中,置显微镜下观察。可见被染成红色的表皮细胞所形成的单细胞毛茸,细胞壁厚,强烈木化,具纵条纹,毛茸基部膨大略似石细胞,但多数已折断。

粉末:灰黄色。①非腺毛单细胞,基部膨大似石细胞,壁极厚,多碎断,木化。②胚乳细胞多角形,壁厚,内含脂肪油及糊粉粒。(图 12-28)

【化学成分】主要含生物碱 2%~5%,其中主要为番木鳖碱(又名士的宁 strychnine)及马钱子碱(brucine);还含多种微量生物碱 α-可鲁勃林及 β-可鲁勃林(α-colubrine、β-colubrine)、异番木鳖碱(isostrychnine)、伪番木鳖碱(pseudostrychnine)、番木鳖次碱(vomicine)、马钱子新碱(novacine)及依卡精(icajine);尚含番木鳖苷(loganin)及绿原酸等。

【理化鉴别】

1. 取干燥种子的胚乳部分做横切片,加硫钒酸(钒酸铵 1 g 溶于浓硫酸 100 mL 中)1 滴,胚乳应显蓝紫色(番木鳖碱反应);另取一切片,加浓硝酸 1 滴,胚乳应显橙红色(马钱子碱反应)。

2. 薄层色谱:取本品粉末三氯甲烷-乙醇(10:1)提取液作为供试品溶液。以马钱子对照药材及士的宁、马钱子碱对照品作为对照。用高效硅胶预制薄层板,以甲苯-丙酮-乙醇-浓氨试液(4∶5∶0.6∶0.4)为展开剂,置可见光下检视。供试品色谱中,在与对照药材及对照品色谱相应的位置上,显示相同颜色的斑点。(图12-29)

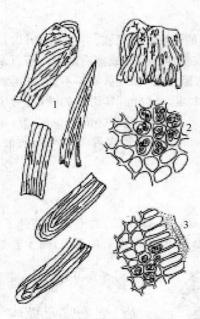

图 12-28　马钱子粉末图
1. 非腺毛　2. 胚乳细胞　3. 色素层

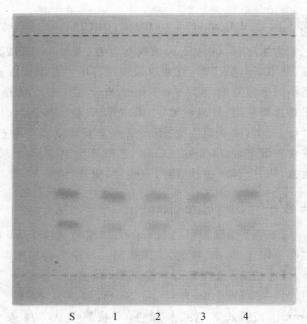

图 12-29　马钱子薄层色谱图
S. 由上至下分别为士的宁、马钱子碱
1. 生马钱子(购自北京)　2. 生马钱子(购自天津)
3. 制马钱子(购自河北)　4. 马钱子对照药材

【质量评价】

1. 水分不得过 13.0%,总灰分不得过 2.0%。

2. 按高效液相色谱法测定,本品含士的宁($C_{21}H_{22}N_2O_2$)应为 1.20%～2.20%,马钱子碱($C_{23}H_{22}N_2O_2$)不得少于 0.80%。

【功效】性寒,味苦;有大毒。通络,止痛,消肿。

菟丝子　Cuscutae Semen

【基源】为旋花科(Convolvulaceae)植物菟丝子 *Cuscuta chinensis* Lam. 的干燥成熟种子。主产于江苏、山东、河北、山西、陕西、辽宁、黑龙江、内蒙古等省区。秋季种子成熟后与寄主一同割下,晒干,打下种子,除杂,洗净,晒干。

【性状鉴别】呈不规则球形,直径 1～2 mm。表面黄棕色或灰棕色,具细密的不规则突起,一端有条形的种脐。质坚实,不易以指甲压碎。开水浸泡后表面有黏性,加热或煮沸至种皮破裂后会露出黄白色细长卷旋状的胚(吐丝现象)。气微,味淡。(图12-30)

【显微鉴别】横切面:①大型表皮细胞 1 列,细胞壁木化,外壁中心下凹,角隅处角状突起,内含棕色物质。②栅状细胞 2 列,狭长,外列短柱状,壁木化;内列较长,壁非木化,内外列交界处有光辉带,下方为颓废的薄壁细胞。③胚乳细胞壁厚,内含糊粉粒。(图12-31 和图12-32)

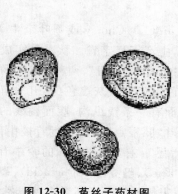

图 12-30　菟丝子药材图

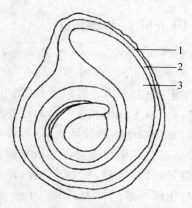

图 12-31　菟丝子纵剖面简图
1. 种皮　2. 胚乳　3. 胚

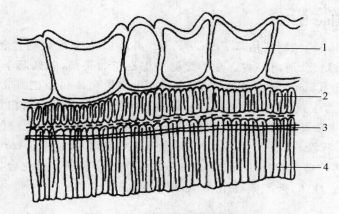

图 12-32　菟丝子横切面外侧详图
1. 表皮细胞　2. 外栅状细胞层　3. 光辉带　4. 内栅状细胞层

粉末:黄褐色或深褐色。①种皮表皮细胞断面观呈类方形或类长方形,侧壁增厚;表面观呈圆多角形,角隅处壁明显增厚。②种皮栅状细胞成片,断面观 2 列,外列细胞较内列细胞短,具光辉带,位于内侧细胞的上部;表面观呈多角形,皱缩。③胚乳细胞呈多角形或类圆形,胞腔内含糊粉粒。④子叶细胞含糊粉粒及脂肪油滴。

【化学成分】主要含对羟基反式桂皮酸十八烷基酯、3-O-β-D-吡喃葡萄糖-5-羟基桂皮酸甲酯、紫云英苷、金丝桃苷、紫云英苷-6″-O-没食子酸酯、槲皮素-3-O-(6″-没食子酰基)-β-D-葡萄糖苷,还含香豆精类、黄酮类和甾萜类等成分。

【质量评价】

1. 以色灰黄、颗粒饱满者为佳。

2. 水分不得过 10.0%,总灰分不得过 10.0%,酸不溶性灰分不得过 4.0%。

3. 按高效液相色谱法测定,本品含金丝桃苷($C_{21}H_{20}O_{12}$)不得少于 0.10%。

【功效】性平,味甘、辛。补益肝肾,明目,益精,安胎。

牵牛子　Pharbitidis Semen

　　为旋花科(Convolvulaceae)植物牵牛 *Pharbitis nil*(L.)Choisy 或圆叶牵牛 *P. purpurea*
(L.)Voigt 的成熟种子。全国各地均有野生或栽培,主产于辽宁省。秋季果实成熟而果壳未
裂时采收,晒干,除去杂质。黑色者称"黑丑";淡黄白色者称"白丑",两种混合者称"二丑"。药
材呈桔瓣状,长 4~8 mm,宽 3~5 mm;表面淡黄白色(白丑)或灰黑色(黑丑),解剖镜下可见
表面不平坦,有极细小的颗粒状突起;弓形突起的背面有一条浅纵沟,腹面棱线的下端可见微
凹的点状种脐;质坚,横切面上可见极皱缩折叠的子叶,胚根点状,位于近背棱中部处,黄绿色
或淡黄色,微显油性;气微,味微辛、苦,稍黏,有麻舌感。主要含约 2% 的牵牛苷(pharbitin)
(泻下成分),用碱水解后可生成牵牛子酸(pharbitic acid)、巴豆酸(tiglic acid)、裂叶牵牛子酸
(nilic acid)等,此外尚含脂肪油 11% 及其他糖类等;未成熟的种子还含多种赤霉素(gibberel-
lin)。性寒,味苦;有小毒。泻水,下气,驱虫。

夏枯草　Prunellae Spica

　　为唇形科(Labiatae)植物夏枯草 *Prunella vulgaris* L. 的干燥果穗。全国各地均产,主产
于江苏、浙江、安徽、湖北、河南等省。夏季果穗呈棕红色时采摘,除杂晒干。药材呈棒状,长
2~8 cm,直径 0.8~1.5 cm;黄棕色至棕褐色,花序由多轮苞片和小花组成,每轮有具长尾尖
的扇形苞片 2,相对着生;苞片淡黄褐色,具显著的深褐色脉纹,外表面有白色粗毛;花萼宿存,
二唇形,褐色,上唇 3 齿裂,两侧内卷,下唇 2 裂;小坚果 4,卵圆形,棕色,有光泽,先端有白色
小突起;体轻,气微,味淡,长嚼微有黏性。主要含三萜皂苷,如夏枯草苷(prunellin),其苷元为
齐墩果酸;还含游离的乌苏酸(ursolic acid)和齐墩果酸及多种三萜类化合物;另含有芦丁、金
丝桃苷及挥发油等。性寒,味苦、辛。清肝火,散郁结。

枸杞子　Lycii Barbarl Fructus

　　【基源】为茄科(Solanaceae)植物宁夏枸杞 *Lycium barbarum* L. 的干燥果实。主产于宁
夏,内蒙古、甘肃、新疆等省区也有栽培。每年 7~9 月清晨或傍晚采收成熟果实,除去果柄,置
于席上放阴凉处摊开晾至果皮起皱,再移至日光下晒到外皮干燥而果皮柔软。晾晒时不要用
手翻动,以免变黑。阴雨天可先晾至表面微干,再用文火烘干。

　　【性状鉴别】呈长卵形或类纺锤形,略扁,长 6~20 mm,
直径 3~10 mm。表面鲜红色或暗红色,具不规则的皱纹,略
带光泽。花柱痕小凸起状,果梗痕白色,下凹。果肉肉质,柔
软滋润。种子 20~50 粒,扁肾形,长 1.5~1.9 cm,宽 1~
1.7 mm,黄色,表面有微细凹点。气微,味甜、微酸,嚼之唾液
呈红黄色。(图 12-33)

　　【显微鉴别】粉末:橘红色。①外果皮细胞多角形或类长
方形,表面有平行纵直的角质层纹理。②中果皮薄壁细胞内
含众多红橙色无定形的色素体,偶见充满草酸钙砂晶的细胞。
③种皮石细胞不规则多角形,壁厚,垂周壁波状弯曲,层纹清
晰,壁沟不明显。(图 12-34)

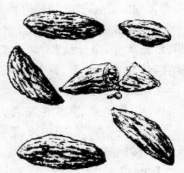

图 12-33　枸杞子药材图

【化学成分】主要含甜菜碱（betane）及玉蜀黍黄质、酸浆红素（Physalein）、隐黄质（cryptosxanthin）、东莨菪素（scopoletin）等。还含 14 种氨基酸及钾、钙、钠等元素，枸杞多糖等。

【理化鉴别】薄层色谱：取本品粉末乙酸乙酯提取液作为供试品溶液。以枸杞子对照药材作为对照。用硅胶预制薄层板，以甲苯-乙酸乙酯-甲酸（15∶8∶1.5）为展开剂，置紫外灯（365 nm）下检视。供试品色谱中，在与对照药材色谱相应的位置上，显示相同颜色的斑点（图 12-35）。

【质量评价】

1. 以粒大、色红、肉厚、质柔润、籽少、味甜者为佳。

2. 杂质不得过 0.5%，水分不得过 13.0%，总灰分不得过 5.0%，水溶性浸出物（热浸法）不得少于 55.0%。

4. 按紫外-可见分光光度法测定，本品含枸杞多糖以葡萄糖（$C_6H_{12}O_6$）计不得少于 1.8%；按薄层色谱扫描法测定，本品含甜菜碱（$C_5H_{11}NO_2$）不得少于 0.30%。

【功效】性平，味甘。滋补肝肾，益精明目。

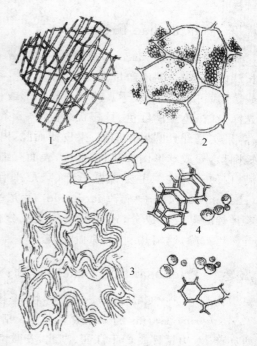

图 12-34 枸杞子粉末图

1. 果皮表皮细胞 2. 中果皮细胞 3. 种皮石细胞 4. 内胚乳细胞

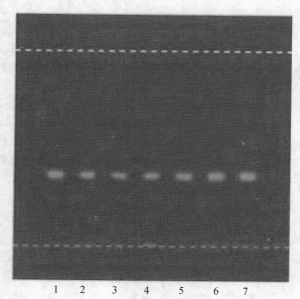

图 12-35 枸杞子薄层色谱图

1~3. 枸杞子（购自宁夏） 4. 枸杞子对照药材

5~7. 枸杞子（购自新疆）

栀子　Gardeniae Fructus

为茜草科（Rubiaceae）植物栀子 *Gardenia jasminoides* Ellis. 的干燥成熟果实。主产于长江以南各省，湖南产量大，浙江品质好。秋季果实成熟饱满呈黄色带红时采收，沸水中略烫或蒸后直接晒干或烘干。药材呈长卵形或长椭圆形，长 1.5～3.5 cm，直径 1～1.5 cm；表面有光泽，红棕色至橘红色，具翅状纵棱 5～8 条，两翅棱间具纵脉 1 条；花萼裂片 5～8 条，残留宿存，果实基部具圆形果柄痕；果皮薄而脆，内表面有光泽，鲜黄色或淡黄色；种子扁椭圆形或扁矩圆形，聚成球形团块状，棕红色，表面有细密的网纹状结构；气微，味微酸、苦。以色红黄、饱满、皮薄者为佳。主要含栀子苷（京尼平苷，geniposide）、羟异栀子苷（gardenoside）、山栀苷（shanzhiside）、栀子新苷（gardoside）、京尼平-1-*β*-D-龙胆双糖苷（genipin-1-*β*-D-gentiobioside）等环烯醚萜苷类成分，还含有黄酮类成分栀子素（gardenin）、藏红花素（crocin）等。性寒，味苦。泻火除烦，清热利湿，凉血散瘀。

瓜蒌　Trichosanthis Fructus（附：瓜蒌皮、瓜蒌子）

为葫芦科（Cucurbitaceae）植物栝楼 *Trichosanthes kirilowii* Maxim. 及双边栝楼 *T. rosthornii* Harms 的干燥成熟果实。栝楼主产于山东肥城、长清、淄博等地，河北、山西、陕西亦产；双边栝楼主产于江西、湖北、安徽南部。秋季采摘成熟果实后去果梗，置于通风处阴干即可。药材呈类球形或宽椭圆形，长 7～15 cm，直径 5～11 cm；表面深橙黄色至橙红色，皱缩或较光滑，顶端有圆形花柱残基，基部略尖，具残存的果梗；体轻重不一，质脆，易剖开，内表面黄白色，具橘黄色丝络，果瓤橙黄色，黏稠，常与多数种子粘结成团；气香甜，味略酸、甜。主要含三萜皂苷、氨基酸、生物碱、有机酸、树脂、糖类和色素等。性寒，味甘、苦。清热涤痰，宽胸散结，润燥滑肠。

【附】瓜蒌皮 Trichosanthis Pericarpium

为栝楼或双边栝楼的干燥成熟果皮。栝楼果皮瓣舟状，长 7～15 cm，边缘内卷；外表面橙红色至橙黄色，皱缩，内表面黄白色；质较脆，易折断；具香甜气，味甘、微酸。双边栝楼果皮较薄，浅棕色，稍皱缩或较光滑；性寒，味甘、苦。清热化痰，利气宽胸。

瓜蒌子 Trichosanthis Semen

为栝楼或双边栝楼的干燥成熟种子。栝楼种子呈扁平椭圆形，长 1～1.5 cm，宽 0.7～1.2 cm，厚约 3.5 mm；表面浅棕色至棕褐色，光滑，沿边缘有一圈不甚明显的沟纹，一端稍窄而有种脐，另一端钝圆；种皮坚硬，子叶黄白色或带绿色，富油性；气微，味淡。双边栝楼种子较大而极扁平，呈矩圆形，长 1.5～1.9 cm，宽 0.8～1 cm，厚约 2.5 mm；表面棕褐色，边缘沟纹显著，环边较宽，顶端平截。性寒，味甘。润肺化痰，滑肠通便。

鹤虱　Carpesi Abrotanoidis Fructus（附：南鹤虱）

为菊科（Compositae）植物天名精 *Carpesium abrotanoides* L. 的果实，习称北鹤虱。主产于河南、山西、甘肃、陕西、贵州等省。秋季果实成熟时采收，晒干。药材呈长圆柱形，长约 3 mm，直径 0.3～0.5 mm；表面具有多条纵棱，黄褐色，果实顶端具线状短喙，先端扩展成软骨质的灰白色圆环；果皮薄，种仁类白色，略有油性；气微，味微苦。主要含挥发油 0.25%～0.65%，油中含天名精酮（carabrone）、天名精内酯（carpesia-lactone）等；还含右旋亚麻酸、缬草酸等。性平，味苦、辛；有小毒。驱虫消积。

【附】南鹤虱 Carotae Fructus

为伞形科(Umbelliferae)植物野胡萝卜 *Daucus carota* L. 的干燥成熟果实。主产于陕西、甘肃、山东等省。双悬果呈椭圆形,分果长 3~4 mm,宽 1.5~2.5 mm;表面淡绿棕色或棕黄色,背面隆起,具 4 条窄翅状次棱,翅上密生 1 列黄白色钩刺,刺长约 1.5 mm,次棱间凹下处有不明显的主棱,其上散生短柔毛;接合面有 3 条脉纹,上被柔毛;种仁类白色,显油性;搓碎时有特异香气,味微辛、苦。主要含挥发油约 4%,油中主要为细辛醚、细辛醛、没药烯等。功效同鹤虱,有小毒。

车前子　Plantaginis Semen(附:车前草)

为车前科(Plantaginaceae)植物车前 *Plantago asiatica* L. 或平车前 *P. depressa* Willd. 的干燥成熟种子。车前产于全国各地,平车前主产于东北、华北及西北等地。夏、秋两季摘取成熟果穗,晒干,搓出种子,除杂。车前呈椭圆形或类三角形,稍扁,边缘较薄,长 1.05~1.80(2.20)mm,宽 0.65~1.20 mm;表面棕色,具细皱纹;放大镜下可见背面微突起,腹面较平坦,种脐点状,胚乳乳白色;气微,味淡,嚼之稍有黏性。平车前扁长椭圆形或类三角形,长 0.90~1.75 mm,宽 0.60~0.98 mm;表面深棕色,背面略隆起,腹面较平坦,中央有明显的白色凹点状种脐。主要含有车前黏液 A(plantasan-muciage A)、车前子酸(plantenolic acid)等。性微寒,味甘。清热利尿,渗湿通淋,明目,祛痰。

【附】车前草 Plantaginis Herba

为车前或平车前的干燥全草。夏季采后除去杂质,洗净,切段,晒干。车前基生叶具长柄,叶片皱缩,展平后呈卵状椭圆形或宽卵形,长 5~13 cm,宽 2.5~7.5 cm;表面绿色,具明显弧形脉 5~7 条;先端钝或具小短尖,基部宽楔形,全缘或有不规则波状浅齿;穗状花序数条,花葶长,花萼宿存,蒴果盖裂;气微香,味微苦。平车前叶片较长而窄,为长椭圆形或椭圆状披针形,长 5.5~14 cm,宽 2~3 cm。主要含有桃叶珊瑚苷及车前苷(plantagin)。性寒,味甘。清热利尿,祛痰,凉血,解毒。

牛蒡子　Arctii Fructus

为菊科(Compositae)植物牛蒡 *Arctium lappa* L. 的干燥成熟果实。主产于吉林、辽宁、黑龙江、浙江等省,东北产量最大,习称"大力子"。秋季果实成熟后采下果序,晒干后打下果实,净制、晒干即可。药材呈圆柱状倒卵形,略扁而微弯,长 5~6 mm,直径 2~3 mm,两端均为短截状,下端较窄;表面灰棕色或灰色,具多数不规则的细小黑斑,纵棱线显著,解剖镜下可见纵横交错的细皱纹;具圆形果柄痕,顶部较宽,具一明显的圆环,环心有花柱残迹。果皮质硬,子叶淡黄白色,富油性;气微,味苦微辛,久嚼有麻舌感。主要含牛蒡苷(arctiin),水解后生成牛蒡苷元(arctigenin);另含 25%~30%脂肪油;种子中含有 7 种木脂素类化合物牛蒡酚(lappaol)A、B、C、D、E、F、H。性寒,味辛、苦。疏散风热,宣肺透疹,解毒利咽。

苍耳子　Xanthii Fructus

为菊科(Compositae)植物苍耳 *Xanthium sibiricum* Patrin. 带总苞的干燥果实,全国均产。秋季果实成熟时采收果实,除杂,晒干即可。药材呈纺锤形,长 1~1.5 cm,直径 4~7 mm;表面绿色至黄绿色,总苞全体有钩刺,顶端有 2 枚分离或相连的粗刺,质硬而韧;瘦果纺锤形,近隔膜一面较平坦,顶端具 1 突起的花柱基,果皮灰黑色,薄,具纵纹;种皮浅灰色,膜质,子叶 2,油性;气微、味微苦。主要含有 1.27%的苍耳苷(xanthos trumarin),还含有树脂、脂肪油、生物碱、维生素 C 和色素等,此外尚含 β-谷甾醇,γ-谷甾醇、ε-谷甾醇、豆甾醇及菜籽甾醇。

性温,味辛、苦;有小毒。散风湿,通鼻窍。

薏苡仁　Coicis Semen

　　为禾本科(Gramineae)植物薏苡 *Coix lachryma-jobi* L. var. *mayuen* (Roman) Stapf 的干燥成熟种仁。主产于福建、江苏、河北、辽宁等省,四川、江西、湖南、湖北、广东、广西、贵州、云南、陕西、浙江等省区也有栽培。秋季果实成熟时采割植株,晒干,打下果实,晒干,除去外壳、种皮等杂质,收集种仁。药材呈宽卵形或长椭圆形,长 4~8 mm,宽 3~6 mm;表面乳白色,平滑,偶附有残留的淡棕色种皮,顶端钝圆,基部略宽而微凹,内有棕黑色半环状痕及淡棕色点状种脐;背面圆凸,腹面有一显著的纵沟,沟内多残留浅黄棕色种皮;质坚硬,断面富粉质,白色;气微,味淡。主要含薏苡仁酯(Coixenolide)、脂肪、蛋白质、碳水化合物,以及钙、磷、铁等。性微寒,味甘、淡。健脾利湿,清热排脓。

槟榔　Arecae Semen(附:大腹皮)

　　【基源】为棕榈科(Palmae)植物槟榔 *Areca catechu* L. 的干燥成熟种子。国内主产于广东、云南、台湾等省,国外主要产于斯里兰卡、印度尼西亚、菲律宾、印度等国。春末至秋初果实成熟后摘下果实,剥去果皮,将种子晒干。

　　【性状鉴别】呈近圆锥形,底部较平,高 1.5~3.5 cm,底部直径 1.5~3 cm。表面淡棕色至棕色,具颜色较浅的网状沟纹,偶见银白色内果皮斑片或中果皮纤维附着,底部中心珠孔圆形凹窝状,旁有新月形或三角形浅色疤痕状种脐。质极坚实,不易破碎。断面可见红棕色种皮向内伸入与乳白色的胚乳交错而成的大理石样花纹(习称槟榔纹);胚细小干瘪。气微,味涩、微苦。(图12-36)

　　【显微鉴别】横切面:①种皮组织分内、外层,外层为数列切向延长的扁平石细胞,内含有红棕色物质;内层为数列薄壁细胞,含棕色物质;并散有少数维管束。②外胚乳较狭窄,种皮内层与外胚乳的折合层常不规则插入胚乳中形成错入组织。③内胚乳为白色多角形细胞,壁厚,壁孔大,含有油滴及糊粉粒。(图 12-37)

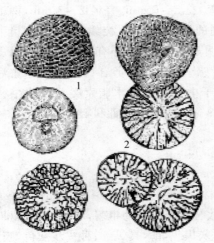

图 12-36　槟榔药材图
1. 药材　2. 饮片

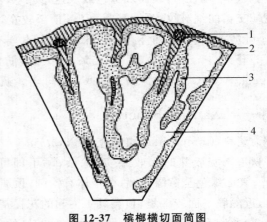

图 12-37　槟榔横切面简图
1. 种皮维管束　2. 种皮　3. 外胚乳　4. 内胚乳

粉末:红棕色至淡棕色。①种皮石细胞长方形、多角形或纺锤形,壁不甚厚。②内胚乳碎片众多,完整的细胞呈不规则多角形或类方形,壁厚 6～11 μm,有类圆形大纹孔。③外胚乳细胞长方形、类多角形,内含红棕色或深棕色物质。(图 12-38)

【化学成分】主要含 6 种与鞣质结合而存在的生物碱,总生物碱量 0.3%～0.7%,而以槟榔碱(arecoline)含量最多,是槟榔的有效成分;其余为槟榔次碱(arecaidine)、去甲基槟榔碱(guvacoline)、去甲基槟榔次碱(guvacine)及异去甲基槟榔次碱(isoguvacine)等。此外尚含有鞣质、脂肪油及一种红色素槟榔红。

【理化鉴别】薄层色谱:取本品粉末乙醚提取液,挥干,残渣加甲醇溶解,上清液作为供试品溶液。以槟榔对照药材及氢溴酸槟榔碱对照品作为对照。用硅胶 G 薄层板,以环己烷-乙酸乙酯-浓氨试液

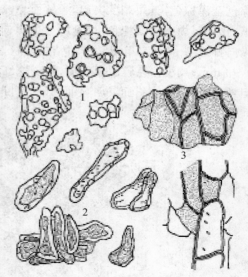

图 12-38　槟榔粉末图
1. 内胚乳细胞　2. 种皮石细胞　3. 外胚乳细胞

(7.5：7.5：0.2)为展开剂,置氨蒸气预饱和的展开缸内展开,晾干,置碘蒸气中熏至斑点清晰。供试品色谱中,在与对照药材及对照品色谱相应的位置上显相同颜色的斑点。

【质量评价】

1. 以个大、体重、质坚、断面颜色鲜艳、无破裂者为佳。

2. 水分不得过 10.0%。

3. 按高效液相色谱法测定,本品含槟榔碱($C_8H_{13}NO_2$)不得少于 0.20%。

【功效】性温,味苦、辛。消积杀虫,行气利水。

【附】大腹皮 Arecae Pericarpium

为槟榔的干燥果皮。冬季至次春采收未成熟的果实,煮后干燥,剥取的果皮习称"大腹皮";春末至秋初采收成熟果实煮后干燥,剥取的果皮打松,晒干,习称"大腹毛"。大腹皮略呈椭圆形或长卵形瓢状,长 4～7 cm,宽 2～3.5 cm,厚 0.2～0.5 cm;外果皮顶端有花柱残痕,基部有果梗及残存萼片,果皮深棕色至近黑色,具不规则的纵皱纹及隆起的横纹;内果皮光滑呈硬壳状,凹陷,褐色或深棕色;体轻,质硬,纵向撕裂后可见中果皮纤维;气微,味微涩。大腹毛略呈椭圆形或瓢状,外果皮多已脱落或残存;中果皮疏松质柔,棕毛状,黄白色或淡棕色;内果皮黄棕色至棕色,内表面光滑,有时纵向破裂,硬壳状;气微,味淡。主要含鞣质。性微温,味辛。下气,宽中,行水。

砂仁　Amomi Fructus

【基源】为姜科(Zingiberaceae)植物阳春砂 *Amomum vilosum* Lour.、绿壳砂 *A. uillosum* Lour. var. *xanthioides* T. L. Wu et Senjen 或海南砂 *A. longiligulare* T. L. Wu 的干燥成熟果实。阳春砂主产于广东,以阳春、阳江产者最著名,广西和云南南部亦产,多栽培;绿壳砂主产于云南南部的临沧、文山、景洪等地;海南砂主产于海南等省。阳春砂、海南砂在 8～9 月果实近成熟时采收,连壳低温干燥。绿壳砂(缩砂)在果实成熟时采收,晒干,即为"壳砂";剥除果皮,将种子团晒干,并上白粉,即为"砂仁"。

【性状鉴别】阳春砂:呈椭圆形,具不明显的钝三棱,长 1～2 cm,直径 1～1.5 cm。表面黄

棕色至深棕色,具短刺状突起,柔软而脆,易断。果实顶端有突起的花被残基,果皮薄而脆,易纵向裂开;内表面淡棕色,可见明显的纵向维管束;3室,中轴胎座。每室内具种子5～26粒,纵向排成2～3行,互相紧密粘结成块状,附于中轴胎座上。种子为不规则的多面体形,直径2～3 mm;被浅棕色膜质假种皮,种皮棕红色或暗褐色,放大镜下可见具不规则皱纹。背面平坦,腹面的侧面或斜面具明显而凹陷的种脐。气芳香而浓烈,味辛。(图12-39)

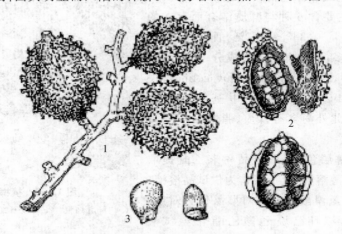

图12-39　阳春砂仁药材图
1. 果实　2. 种子团　3. 种子

绿壳砂:呈卵圆形、椭圆形或长卵形,长1～1.5 cm,直径0.8～1 cm。外表面黄棕色至棕色,密具刺片状突起,种子团(砂仁)形状较圆,表面灰棕色至棕色。余与阳春砂相似。气味较阳春砂稍淡。

海南砂:呈长椭圆形或卵圆形,有明显的三棱,长1.5～2 cm,直径0.8～1.2 cm。表面被片状、分枝状的软刺,基部具果梗痕,果皮厚而硬。种子团较小,每瓣有种子3～24粒,种子直径1.5～2 mm。气味稍淡。

【显微鉴别】阳春砂种子横切面:①假种皮为长形薄壁细胞,部分易脱落。②表皮为1列径向延长的细胞,壁厚,外被有角质层;下皮细胞1列,含棕色或红棕色物质;油细胞层细胞1列,呈切向延长的长方形,内含油滴。色素层由数层棕色细胞组成,细胞多角形,排列不规则。内种皮为1列栅状厚壁细胞,黄棕色,内壁及外壁极厚,胞腔小,偏于上端,内含硅质块。③外胚乳细胞较大,略呈圆柱形,辐射状排列,内含淀粉粒和少数细小草酸钙方晶。④内胚乳细胞含细小糊粉粒和脂肪油滴。(图12-40)

粉末:灰棕色。①种皮表皮细胞淡黄色,表面观长条形,常与下皮细胞上下层垂直排列;下皮细胞含棕色

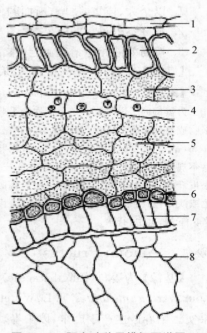

图12-40　阳春砂种子横切面详图
1. 假种皮　2. 表皮细胞　3. 下皮细胞层
4. 油细胞层　5. 色素层　6. 硅质块
7. 内种皮　8. 外胚乳

或红棕色物。②油细胞无色,壁薄,偶见油滴。③内种皮厚壁细胞棕色或黄棕色,表面观多角形,壁厚,非木化,胞腔含类圆形硅质块,断面观为一列栅状细胞,内壁及侧壁极厚,胞腔偏外侧,内含硅质块。④色素层细胞皱缩,界限不清,含红棕色或深棕色物。⑤外胚乳细胞类长方形或不规则形,充满由细小淀粉粒集结成的淀粉团,偶见细小草酸钙方晶。⑥内胚乳细胞含细小糊粉粒及脂肪油滴。⑦假种皮细胞狭长,壁薄,有的含草酸钙方晶或簇晶。(图 12-41)

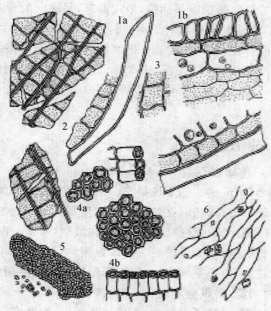

图 12-41　阳春砂粉末图
1. 种皮表皮细胞(a. 表面观　b. 断面观)　2. 下皮细胞
3. 油细胞及色素层细胞　4. 内种皮细胞(a. 表面观
b. 断面观)　5. 外胚乳细胞及淀粉团
6. 假种皮及草酸钙结晶

【化学成分】阳春砂种子含挥发油约 3%,油中主要成分为醋酸龙脑酯(bornyl acetate)等;绿壳砂种子所含挥发油成分与前者相近;海南砂种子中所含挥发油与这两种近似,但含量甚微。

【理化鉴别】薄层色谱:取本品挥发油乙醇液作为供试品溶液,以醋酸龙脑酯对照品作为对照。用硅胶 G 薄层板,以环己烷-乙酸乙酯(22∶1)为展开剂展开,以 5%香草醛硫酸溶液显色。供试品色谱中,在与对照品色谱相应的位置上显相同的紫红色斑点。

【质量评价】

1. 以个大、坚实、饱满、种仁红棕色、香气浓、搓之果皮不易脱落者为佳。

2. 水分不得过 15.0%。

3. 阳春砂、绿壳砂种子团含挥发油不得少于 3.0%(mL/g),海南砂种子团含挥发油不得少于 1.0%(mL/g)。

4. 按气相色谱法测定,本品含乙酸龙脑酯($C_{12}H_{20}O_2$)不得少于 0.90%。

【功效】性温,味辛。化湿开胃,温脾止泻,理气安胎。

草果　Tsaoko Fructus

　　为姜科(Zingiberaceae)植物草果 *Amomum tsaoko* Crevost et Lemaire 的干燥成熟果实。主产于云南、贵州和广西等省区,多为栽培。秋季摘取成熟果实,晒干。药材呈长椭圆形,长2～4 cm,直径 1～2.5 cm,具三钝棱;表面红棕色或棕褐色,显著的纵沟及棱线多数,先端具一圆形而突起的花萼残基,基部有果柄或果柄痕;果皮质坚,易纵向裂开,内面浅黄棕色,有光泽,3 室,中轴胎座;种子多数,集成长椭球状种子团,每室种子 8～11 枚;种子红棕色,圆锥状四至多面体形,被灰白色膜质假种皮,较狭一端具 1 凹窝状种脐;背面中央的合点小凹点状,合点与种脐间具 1 纵沟状的种脊,种皮质硬;气香,味辛辣。主要含挥发油约 3%,如 α-蒎烯和 β-蒎烯、反-S-烯醛(trans-S-undecenal,为本品中的辛香成分)等;还含淀粉和油脂等。性温,味辛。燥湿散寒、祛痰截疟。

豆蔻　Amomi Fructus Rotundus

　　为姜科(Zingiberaceae)植物白豆蔻 *Amomum kravanh* Pierre ex Gagnep. 或爪哇白豆蔻 *A. compactum* Soland ex Maton 的成熟干燥果实。白豆蔻主产于柬埔寨、泰国、越南、缅甸等国,海南和云南南部有少量栽培;爪哇白豆蔻主产于印度尼西亚,海南和云南南部有栽培。果实开始变黄熟但未开裂时采集果穗,除掉残留的花被和果柄,晒干。白豆蔻近球形,直径1.2～1.8 cm;表面黄白色至淡黄棕色,具 3 条较显著的浅纵槽沟,纵槽沟间有 5 条纵向隆起的维管束;果实先端有凸起的花柱基,中心空洞状,基部有圆形的稍下陷果柄痕,两端周围均被淡棕色绒毛。果皮薄,体轻,木质而脆,易纵向开裂,内表面淡棕色,有光泽,维管束网状,解剖镜下可见内表面上有多数气泡状突起。种子多数,粘连成种子团,分为 3 室,每室种子 7～10 粒,纵向排列于中轴胎座上。种子不规则多面体形,外被类白色膜状假种皮;种皮红棕色,表面有细密的皱纹;种脐呈圆形的凹点,位于腹面的一端。气芳香,味辛凉。爪哇白豆蔻近球形,直径0.8～1.2 cm,具三钝棱;浅纵槽沟较白豆蔻更为显著,槽沟间的维管束也较白豆蔻明显。果皮木质,无光泽。每室种子 2～4 枚。主要含挥发油。性温,味辛。理气宽中,开胃消食,化湿止呕。

红豆蔻　Galangae Fructus

　　为姜科(Zingiberaceae)植物大高良姜 *Alpinia galanga* (L.) Willd. 的干燥成熟果实。主产于广东、广西、云南等省区。9～10 月间采摘果实,晒干。药材呈椭球状,长 0.7～1.2 cm,直径 0.5～0.7 cm,中部稍缢缩;表面红棕色或黄棕色,光滑或有皱纹;果实先端常残留淡黄色花被,基部有果柄痕。果皮薄脆,易碎,内面浅黄白色。3 室,中轴胎座,每室种子 2 枚,种子块常脱落。种子呈三角状锥形,背面稍隆起;表面灰棕色或黑棕色,外被灰白色膜状假种皮。气香,味辛辣。主要含挥发油,还含有黄酮、皂苷和脂肪酸等类成分。性温,味辛。散寒燥湿,健脾消食。

草豆蔻　Alpiniae Katsumadai Semen

　　为姜科(Zingiberaceae)植物草豆蔻 *Alpinia katsumadai* Hay. 的干燥近成熟种子。主产于海南、广西南部。夏、秋两季果实将熟时采收,晒至七八成干时去果皮,再将种子晒干。种子团呈类球形,直径 1.5～2.7 cm。表面灰褐色,略光滑,中间有黄白色的隔膜,将种子团分成3 瓣,每瓣种子多数,粘连紧密。种子卵状多角形,被灰白色假种皮,长 3～5 mm,直径约 3 mm;背面微隆起,种脊纵沟状,一端可见凹点状种脐。质硬。气香,味辛、微苦。主要含约 4% 挥发油,如 1, 8-桉油素、α-蛇麻烯(α-humulene)、反式-麝子油醇(trans-farnesol)、莳萝艾菊酮(carvotanacetone)、芳樟醇、樟脑、松油烯-4-醇(terpinen-4-ol)、乙酸龙脑酯(bornyl acetate)、橙花叔醇(nerolidol)等,以及结晶性成分山姜素(alpinetin)和豆蔻素(cardamomin)。性温,味辛。燥湿行气,温中止呕。

益智　Alpiniae Oxyphyllae Fructus

为姜科(Zingiberaceae)植物益智 *Alpinia oxyphylla* Miq. 的干燥果实。主产广东、海南等省。夏、秋果实呈黄绿色时采摘,晒干或微火烘干。药材呈纺锤形或椭圆形,两端狭尖;长 1.2～2 cm,直径 1～1.3 cm;表面黄棕色或黄褐色,密布纵向排列的短棱线状突起。果皮薄而略韧,与种子紧贴。种子团被隔膜分成 3 瓣状,每瓣种子 6～11 粒。种子为不规则扁圆形,略具棱,棕黑色,直径 2～3 mm,被淡棕色膜质假种皮。质硬。香气特异,味辛、微苦。主要含约 2% 挥发油,如桉油素、姜烯和姜醇(zingiberol)等。性温,味辛。温脾止泻,摄唾液,暖肾,固精缩尿。

第 13 章 全草类中药

教学目的和要求：

1. 掌握麻黄、槲寄生、金钱草、薄荷、穿心莲、青蒿、石斛药材的鉴定特征。

2. 熟悉伸筋草、鱼腥草、肿节风、仙鹤草、紫花地丁、广藿香、半枝莲、荆芥、益母草、泽兰、香薷、肉苁蓉、锁阳、白花蛇舌草、佩兰、豨莶草、茵陈、大蓟、蒲公英、淡竹叶的来源和主要性状特征。

13.1 概述

全草(herba)类中药是指药用部位为植物全株或植物地上部分的一类药材，由于大多来自草本植物，故亦称草类药材。如薄荷、荆芥、益母草等为草本植物的地上部分，鱼腥草、紫花地丁、蒲公英等为带有根和根茎的草本植物全株，麻黄等为小灌木的草质茎，槲寄生等为小灌木的带叶茎枝，肉苁蓉等为带鳞叶的肉质茎，淡竹叶为茎叶等。

全草类中药由于涉及植物的根、茎、叶、花、果实、种子等器官，因此对全草类药材进行鉴定时，应按其所具有的器官来综合分析判断和分别处理。进行性状鉴别时，依靠原植物形态与分类的鉴定十分重要，因为这类药材主要是由草本植物的全株或地上的某些器官直接干燥而成的，原植物的形态特征通常能反映该药材的性状特征。

进行显微鉴别时，根据药材所含有的药用部位，通常作根、根茎、茎、叶等的横切面，叶的表面制片，以及全药材或某些药用部位的粉末制片等，进行显微观察。注意药材所含有的药用部位的构造特点，找出鉴别特征。全草类药材的粉末鉴别，通常应注意观察茎、叶的表皮细胞、非腺毛、叶肉组织、草酸钙或碳酸钙晶体、花粉粒等。带有根及根茎的要注意淀粉粒、导管和厚壁组织等情况。

全草类中药的性状鉴别与显微鉴别特征可参见前面相应章节的有关论述。

13.2 全草类中药鉴定

伸筋草 Lycopodii Herba

为石松科(Lycopodiaceae)植物石松 *Lycopodium japonicum* Thunb. 的干燥全草。我国大部分地区均有分布。夏、秋两季茎叶茂盛时采收，除去杂质，晒干。药材匍匐茎呈细圆柱形，略弯曲，长可达 2 m，直径 1～3 mm，其下有黄白色细根，直立茎作二叉状分枝；叶密生茎上，螺旋状排列,皱缩弯曲,线形或针形,长 3～5 mm,黄绿色至淡黄棕色,无毛,先端芒状,全缘,易碎断;质柔软,断面皮部浅黄色,木部类白色;气微,味淡。主要含石松碱、棒石松宁碱等生物碱,石松三醇、石松四醇酮等萜类化合物。性温,味苦、辛,祛风除湿,舒筋活络。

麻黄　Ephedrae Herba

【基源】为麻黄科(Ephedraceae)植物草麻黄 *Ephedra sinica* Stapf、中麻黄 *E. intermedia* Schrenk et C. A. Mey. 或木贼麻黄 *E. equisetina* Bge. 的干燥草质茎。主产于内蒙古、山西、陕西、甘肃、河北等省区,野生或栽培。秋季割取绿色的草质茎,晒干。

【性状鉴别】草麻黄:呈细长圆柱形,少分枝,直径 1～2 mm,有的带少量棕色木质茎。表面淡绿色至黄绿色,有细纵脊线,触之微有粗糙感。节明显,节间长 2～6 cm,节上有膜质鳞叶,长 3～4 mm,裂片2(稀 3),锐三角形,先端灰白色,反曲,基部联合成筒状,红棕色。体轻,质脆,易折断,断面略呈纤维性,周边绿黄色,髓部红棕色,近圆形。气微香,味涩、微苦。(图 13-1A)

中麻黄:多分枝,直径 1.5～3 mm,有粗糙感。节间长 2～6 cm,膜质鳞叶长 2～3 mm,裂片 3(稀 2),先端锐尖。断面髓部呈三角状圆形。(图 13-1B)

木贼麻黄:较多分枝,直径 1～1.5 mm,无粗糙感。节间长 1.5～3 cm,膜质鳞叶长 1～2 mm,裂片2(稀 3),上部为短三角形,灰白色,先端多不反曲,基部棕红色至棕黑色。(图 13-1C)

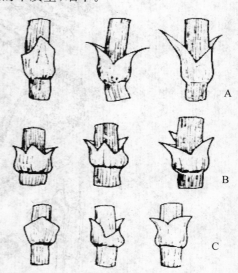

图 13-1　麻黄节上膜质鳞叶分裂情况图
A. 草麻黄　B. 中麻黄　C. 木贼麻黄

【显微鉴别】茎横切面:草麻黄 ①表皮细胞外被厚的角质层,脊线较密,有蜡质疣状突起,两脊线间有下陷气孔。②下皮纤维束位于脊线处,壁厚,非木化。③皮层较宽,纤维成束散在。④中柱鞘纤维束新月形;维管束外韧型,8～10 个。⑤形成层环类圆形。⑥木质部呈三角状。⑦髓部薄壁细胞含棕色块,偶有环髓纤维。⑧表皮细胞外壁、皮层薄壁细胞及纤维均有多数微小草酸钙砂晶或方晶。(图 13-2)

中麻黄:维管束 12～15 个,形成层环类三角形,环髓纤维成束或单个散在。

木贼麻黄:维管束 8～10 个,形成层环类圆形,无环髓纤维。

粉末:草麻黄淡棕色或黄绿色。①表皮组织碎片甚多,细胞呈类长方形,外壁布满颗粒状细小晶体;气孔特异,内陷,保卫细胞侧面观呈哑铃形或电话听筒形;角质层极厚,常破碎,呈

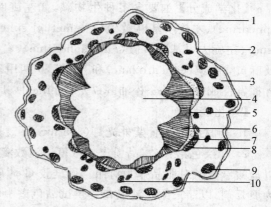

图 13-2　草麻黄茎横切面简图
1. 表皮　2. 气孔　3. 皮层　4. 髓　5. 形成层
6. 木质部　7. 韧皮部　8. 中柱鞘纤维
9. 下皮纤维　10. 皮层纤维

不规则条块状。②皮层纤维细长,壁极厚,木化或非木化,初生壁上附有众多细小的砂晶和方晶,形成嵌晶纤维。③木纤维大多成束,较长,末端尖或平截,壁增厚,木化,斜纹孔明显。④导管分子端壁具多数圆形穿孔,形成麻黄式穿孔板。⑤皮层薄壁细胞类圆形,含多数细小砂晶。⑥髓部薄壁细胞壁增厚,内含红棕色物质,多散出。(图13-3)

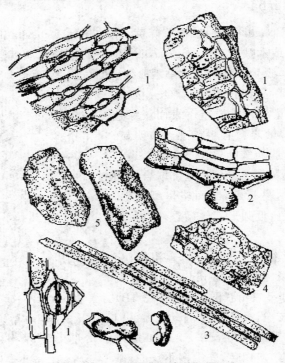

图 13-3　草麻黄粉末特征图
1. 表皮细胞及气孔　2. 角质层突起部分
3. 纤维上附小晶体　4. 皮层薄壁细胞　5. 色素块

【化学成分】主要含多种生物碱,如左旋麻黄碱(l-ephedrine)、右旋伪麻黄碱(d-pseudo-ephedrine)、左旋甲基麻黄碱(l-n-methyl-ephedrine)、右旋甲基伪麻黄碱(d-n-methyl-ephed-rine)、左旋去甲基麻黄碱(l-norephedrine)、右旋去甲基伪麻黄碱(d-norpseudoephedrine)以及麻黄噁唑酮(ephedroxane)和2,3,5,6-四甲基吡嗪等,主要存在于麻黄的草质茎的髓部;还含挥发性成分,如l-α-松油醇(l-α-terpineol)、1,4-桉叶草素(1,4-cineole)等;尚含鞣质等。

【理化鉴别】

1. 药材纵剖面置紫外光灯(365 nm)下观察,边缘显亮白色荧光,中心显亮棕色荧光。

2. 薄层色谱:取本品粉末加浓氨试液数滴,三氯甲烷提取,蒸干,加甲醇作为供试品溶液。以盐酸麻黄碱对照品作为对照。用硅胶 G 薄层板,以三氯甲烷-甲醇-浓氨试液(20∶5∶0.5)为展开剂,以茚三酮试液显色。供试品色谱中,在与对照品色谱相应的位置上,显相同的红色斑点。

【质量评价】

1. 以色淡绿或黄绿、内心充实、手拉不脱节、味苦涩者为佳。

2. 杂质不得过 5%,水分不得过 9.0%,总灰分不得过 10.0%。

3. 按高效液相色谱法测定,本品含盐酸麻黄碱($C_{10}H_{15}NO \cdot HCl$)和盐酸伪麻黄碱($C_{10}H_{15}NO \cdot HCl$)的总量不得少于 0.80%。

【功效】性温,味辛、微苦。发汗散寒,宣肺平喘,利水消肿。

槲寄生　Visci Herba(附:桑寄生)

【基源】为桑寄生科(Loranthaceae)植物槲寄生 *Viscum coloratum*(Komar.)Nakai 的干燥带叶茎枝。主产于河北、辽宁、吉林、内蒙古等省区。冬季至次年春季采割,除去粗茎,切段,干燥,或蒸后干燥。

【性状鉴别】茎枝呈圆柱形,2~5 叉状分枝,长约 30 cm,直径 0.3~1 cm。表面黄绿色、金黄色或黄棕色,有纵皱纹;节膨大,节上有分枝或枝痕。体轻,质脆。易折断,断面不平坦,皮部黄色,木部色较浅,射线放射状,髓部常偏向一边。叶对生于枝梢,易脱落,无柄;叶片呈长椭圆状披针形,长2~7 cm,宽 0.5~1.5 cm;先端钝圆,基部楔形,全缘;表面黄绿色,有细皱纹,主脉 5 出,中间 3 条明显;革质。浆果球形,皱缩。气微,味微苦,嚼之有黏性。(图 13-4)

【显微鉴别】茎横切面:①表皮细胞长方形,外被黄绿色角质层,厚 19~80 μm。②皮层较宽广,纤维数十个成束,微木化;老茎石细胞甚多,单个散在或数个成群。③韧皮部较窄,老茎散有石细胞;形成层不明显。④木质部射线散有纤维束;导管周围纤维甚多,并有少数异形细胞。髓明显。⑤薄壁细胞含草酸钙簇晶及少数方晶。(图 13-5)

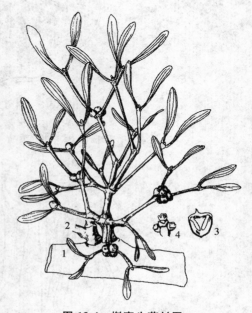

图 13-4　槲寄生药材图
1. 寄主　2. 着果的植株　3. 种子纵剖　4. 雌花

粉末:淡黄色。①表皮碎片黄绿色,细胞类方形,可见气孔。②纤维成束,直径 10~34 μm,壁较厚,略成波状,微木化。③异形细胞形状不规则,壁较厚,微木化,胞腔大。草酸钙簇晶较多,直径 17~45 μm;方晶较少,直径 8~30 μm。④石细胞类方形、类多角形或形状不规则,直径 42~102 μm。(图 13-6)

【化学成分】主要含齐墩果酸(oleanolic acid)、β-香树脂醇(β-amyrin)、β-乙酰香树脂醇(β-acetyamyrin)、羽扇豆醇(lupeol)、白桦脂酸(betulinic acid)等三萜类成分;还含槲寄生新苷Ⅰ、Ⅱ、Ⅲ、Ⅳ、Ⅴ、Ⅵ、Ⅶ(viscumneoside Ⅰ、Ⅱ、Ⅲ、Ⅳ、Ⅴ、Ⅵ、Ⅶ)、鼠李秦素(rhamnazin)等黄酮类成分;尚含生物碱、多糖及甾醇等。

【理化鉴别】薄层色谱:取本品粉末乙醇液作为供试品溶液。以槲寄生对照药材、齐墩果酸对照品作为对照。用硅胶 G 薄层板,以甲苯-乙酸乙酯-冰醋酸(8:2:0.1)为展开剂,以10%硫酸乙醇溶液显色。供试品色谱中,在与对照药材色谱及对照品色谱相应的位置上,显相同颜色的斑点;再置紫外光灯(365 nm)下检视,显相同颜色的荧光斑点。

【质量评价】

1. 以枝细嫩、金黄色、叶多者为佳。

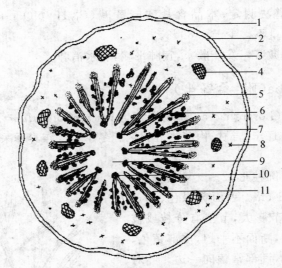

图 13-5 槲寄生茎横切面组织特征图

1. 角质层 2. 表皮 3. 皮层 4. 中柱鞘纤维 5. 韧皮部 6. 木质部

7. 木纤维 8. 草酸钙簇晶 9. 髓部 10. 环髓纤维 11. 髓射线

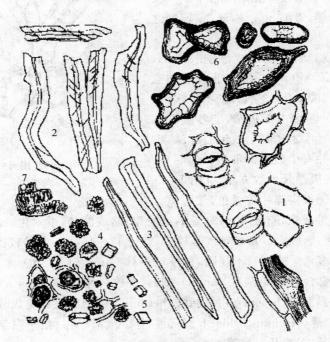

图 13-6 槲寄生(茎)粉末图

1. 表皮碎片 2. 纤维 3. 异型细胞 4. 草酸钙簇晶 5. 草酸钙方晶 6. 石细胞 7. 导管

2. 杂质不得过 2%,水分不得过 12.0%,总灰分不得过 9.0%,酸不溶性灰分不得过 2.5%,乙醇浸出物(热浸法)不得少于 20.0%。

3. 按高效液相色谱法测定,本品含紫丁香苷($C_{17}H_{24}O_9$)不得少于 0.040%。

【功效】性平,味苦。祛风湿,补肝肾,强筋骨,安胎。

【附】桑寄生 Taxilli Herba

为桑寄生科(Loranthaceae)植物桑寄生 *Taxillus chinensis*(DC)Danser 的干燥带叶茎枝。主产于广东、广西、福建等地。冬季至次春采割,除去粗茎,切段,干燥或蒸后干燥。茎枝呈圆柱形,长 3～4 cm,直径 0.2～1 cm;表面红褐色或灰褐色,有多数细小突起的棕色皮孔,嫩枝有的可见棕褐色茸毛;质坚硬,断面皮部红棕色,木部色较浅;叶多卷曲,具短柄,叶片展平后呈卵形或椭圆形,长 3～8 cm,宽 2～5 cm,表面黄褐色,幼叶被细茸毛,先端钝圆,基部圆形或宽楔形,全缘,革质;气微,味涩。主要含萹蓄苷、槲皮素、金丝桃苷等化学成分。性平,味苦、甘。补肝肾,强筋骨,祛风湿,安胎。

鱼腥草　Houttuyniae Herba

为三白草科(Saururaceae)植物蕺菜 *Houttuynia cordata* Thunb. 的新鲜全草或干燥地上部分。广泛分布于长江流域以南各省,野生或栽培。鲜品全年均可采割;干品夏季茎叶茂盛花穗多时采割,除去杂质,晒干。鲜鱼腥草茎呈圆柱形,长 20～45 cm,直径 0.25～0.45 cm;上部绿色或紫红色,下部白色,节明显,下部节上生有须根,无毛或被疏毛;叶互生,叶片心形,长3～10 cm,宽 3～11 cm;先端渐尖,全缘;上表面绿色,密生腺点,下表面常紫红色;叶柄细长,基部与托叶合生成鞘状,穗状花序顶生;具鱼腥气,味涩。干鱼腥草的茎呈扁圆柱形,扭曲;表面黄棕色,具纵棱数条;质脆,易折断;叶片卷折皱缩,展平后呈心形,上表面暗黄绿色至暗棕色,下表面灰绿色或灰棕色,穗状花序黄棕色。主要含挥发油,其中主为癸酰乙醛(Decanoyl acetaldehyde)、月桂醛(Lauraldehyde)、2-十一烷酮(2-Undecanone)、丁香烯(Caryophyllene)、芳樟醇(Linalool)、乙酸龙脑酯(Bornyl acetate)、α-蒎烯(α-Pinene)、莰烯(Camphene)、月桂烯(Myrcene)和 *d*-柠檬烯(*d*-Limonene)、甲基正壬基酮(Methyl-n-nonylketone)、癸醛(Capric aldehyde)、癸酸(Capric acid)等。性微寒,味辛。清热解毒,消痈排脓,利尿通淋。

肿节风　Sarcandrae Herba

为金粟兰科(Chloranthaceae)植物草珊瑚 *Sarcandra glabra*(Thunb.)Nakai 的干燥全草。主产于江西、浙江、广西等省区。夏、秋两季采收,除去杂质,晒干。药材长 50～120 cm,根茎较粗大,密生细根。茎圆柱形,多分枝,直径 0.3～1.3 cm;表面暗绿色至暗褐色,有明显细纵纹,散有纵向皮孔,节膨大;质脆,易折断,断面有髓或中空。叶对生,叶片卵状披针形至卵状椭圆形,长 5～15 cm,宽 3～6 cm;表面绿色、绿褐色至棕褐色或棕红色,光滑;边缘有粗锯齿,齿尖腺体黑褐色;叶柄长约 1 cm,近革质。穗状花序顶生,常分枝。气微香,味微辛。主要含挥发油、内酯、黄酮、香豆素、鞣质等。性平,味苦、辛。清热凉血,活血消斑,祛风通络。

仙鹤草　Agrimoniae Herba

为蔷薇科(Rosaceae)植物龙芽草 *Agrimonia pilosa* Ledeb. 的干燥地上部分。全国各地均产,主产于浙江、江苏、湖北。夏、秋两季茎叶生长茂盛时采收,割取全草,除去杂质,晒干。药材长 50～100 cm,全体被白色柔毛。茎下部圆柱形,直径 4～6 mm,红棕色,上部方柱形,四面略凹陷,绿褐色,有纵沟及棱线,有节;体轻,质硬,易折断,断面中空。单数羽状复叶互生,暗绿色,皱缩卷曲;质脆,易碎;叶片有大小 2 种,相间生于叶轴上,顶端小叶较大,完整小叶片展平后呈卵形或长椭圆形,先端尖,基部楔形,边缘有锯齿;托叶 2,抱茎,斜卵形。总状花序细长,花萼下部呈筒状,萼筒上部有钩刺,先端 5 裂,花瓣黄色。气微,味微苦。主含酚性成分,如间苯三酚缩合衍生物仙鹤草酚 A、B、C、D、E、F、G(agrimol A、B、C、D、E、F、G)、鹤草酚(agri-mophol)及酚性成分仙鹤草甲素、乙素、丙素(agrimonine A、B、C)等;还含黄酮类化合物,如木犀草素-7-β-D-葡萄糖苷(luteolin-7-β-D-glucoside)、大波斯菊苷(cosmosiin)、芹菜素-7-β-D-葡萄糖苷(apigenu-7-β-D-glucoside)、金丝桃苷(hyperoside)、槲皮素(quercetin)等。性平,味苦、涩。收敛止血,截疟,止痢,解毒。

紫花地丁　Violae Herba(附:甜地丁、苦地丁)

为堇菜科(Violaceae)植物紫花地丁 *Viola yedoensis* Makino 的干燥全草。主产于江苏、安徽、浙江、福建及东北等地。春、秋两季挖取带花或果的全草,除去杂质,晒干。药材多皱缩成团,主根长圆锥形,直径 1~3 mm;淡黄棕色,有细纵皱纹;质硬易折,断面平坦,白色带粉性。单叶,基生,灰绿色;展平后叶片呈披针形或卵状披针形,长 1.5~6 cm,宽 1~2 cm;先端钝,基部截形或稍心形,边缘具钝锯齿,两面有毛;叶柄细,长 2~6 cm,上部具明显狭翅。花茎纤细;花瓣 5,花紫色或淡棕色,距细管状。蒴果椭圆形,常 3 裂;内有多数淡棕色种子。气微,味微苦而带黏性。主要含苷类成分,如山柰酚-3-O-鼠李吡喃糖苷(kaempferol-3-O-rham-nopyranoside)等;还含地丁酰胺(violayedoenamide)、黄酮类等。性寒,味苦、辛。清热解毒,凉血消肿。

【附】甜地丁 Gueldenstaedtiae Herba

为豆科(Leguminosae)植物米口袋 *Gueldenstaedtia verna* (Georgi) A. Bor. 的干燥带根全草。主产于东北、内蒙古、山西、河南、山东、湖北及华北等地。秋季采挖,洗净晒干。药材根呈长圆锥形,向一边扭转,长约 20 cm;茎短,单数羽状复叶成丛,小叶多数脱落,完整者呈椭圆形,长 0.6~2.2 cm;花紫色,荚果棕色,圆筒形,长 1.5 cm。性寒,味甘、微苦。清热解毒,消肿止痛。

苦地丁 Corydalis Bungeanae Herba

为罂粟科(Papaveraceae)植物紫堇 *Corydalis bungeana* Turcz. 的干燥带根全草。主产于山东、河北、山西、辽宁等省。夏季花果期采收,除去杂质,晒干。药材常皱缩成团,长 10~30 cm;主根圆锥形,表面棕黄色;茎细,多分枝,表面灰绿色或黄绿色,具 5 纵棱,质软,断面中空;叶多皱缩破碎,暗绿色或灰绿色,完整叶片二至三回羽状全裂;花少见,花冠唇形,有距,淡紫色;蒴果扁长椭圆形,呈荚果状;种子扁心形,黑色,有光泽;气微,味苦。主要含多种生物碱,如消旋和右旋紫堇灵、乙酰紫堇碱、四氢黄连碱和普罗托品等。性寒,味苦。清热毒,消痈肿。

金钱草　Lysimachiae Herba(附:广金钱草)

【基源】为报春花科(Primulaceae)植物过路黄 *Lysimachia christinae* Hance 的干燥全草。主产于四川,长江流域及山西、陕西、云南、贵州等省亦产。野生或栽培。夏、秋季采收,除去杂质,晒干。

【性状鉴别】常缠结成团,无毛或被疏柔毛。茎棕色或暗棕红色,表面具皱纹,扭曲,断面实心。叶对生,多皱缩,展平后呈宽卵形或心形,长 1~4 cm,宽 1~5 cm,基部微凹,全缘;上表面灰绿色或棕褐色,下表面色较浅,主脉一条背面突起,叶片用水浸后,对光透视可见黑色或褐色条纹,叶柄长 1~4 cm。有的带花,花黄色,单生叶腋,具长梗。蒴果球形。质脆易碎。气微,味淡。

【显微鉴别】茎横切面:①表皮细胞外被角质层,有时可见腺毛,头部单细胞,柄 1~2 个细胞。②皮层宽广,细胞中有的含红棕色分泌物;分泌道散在,周围分泌细胞 5~10 个,内含红棕色块状分泌物;内皮层明显。③中柱鞘纤维断续排列成环,壁微木化。④韧皮部狭窄。木质部连接成环。⑤髓常成空腔,薄壁细胞含淀粉粒。(图 13-7)

【化学成分】主要含黄酮类成分,如槲皮素(quercetin)、异槲皮苷(isoquercetin)、山奈素(kaempferid)、山奈素-3-O-半乳糖苷等;还含有挥发油、酚性成分、甾醇、氨基酸、鞣质、胆碱等。

【理化鉴别】薄层色谱:取本品粉末甲醇提取液作为供试品溶液。以槲皮素、山奈素对照品作为对照。用高效硅胶预制薄层板,以甲苯-甲酸乙酯-甲酸(10∶8∶1)为展开剂,喷以 3% 三氯化铝乙醇溶液显色,置于紫外灯(365 nm)下检视。供试品色谱中,在与对照品色谱相应的位置上,显示相同颜色的荧光斑点(图 13-8)。

【质量评价】

1. 以色绿、叶完整、气清香者为佳。

2. 杂质不得过 8%,水分不得过 13.0%,总灰分不得过 13.0%,酸不溶性灰分不得过 5.0%,75%乙醇浸出物(热浸法)不得少于 8.0%。

3. 按高效液相色谱法测定,本品含槲皮素($C_{15}H_{10}O_7$)和山奈素($C_{15}H_{10}O_6$)的总量不得少于 0.10%。

【功效】性微寒,味甘、咸。清利湿热,通淋,消肿。

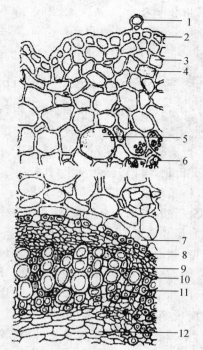

图 13-7　金钱草茎横切面详图

1. 腺毛　2. 表皮细胞　3. 皮层　4. 棕色块
5. 分泌道　6. 薄壁细胞含淀粉粒　7. 内皮层
8. 中柱鞘纤维　9. 韧皮部　10. 形成层
11. 木质部　12. 髓部

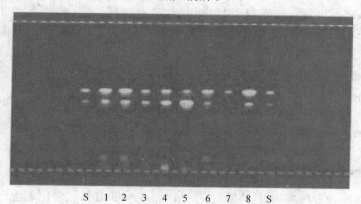

S　1　2　3　4　5　6　7　8　S

图 13-8　金钱草薄层色谱图

S. 由上至下分别为山奈素、槲皮素　1,2. 金钱草(产于四川)　3. 金钱草(产于广东)

4. 金钱草(产于河北安国)　5. 金钱草(产于广东广州)　6. 金钱草(产于河南)

7. 金钱草(产于贵州贵阳)　8. 金钱草(产于云南)

【附】广金钱草 Desmodii Styracifolii Herba

为豆科(Leguminosae)植物广金钱草 *Desmodium styracifolium*(Osb.)Merr. 的干燥地上部分。主产于广东,广西、福建、湖南、四川、云南等省亦产。夏、秋两季采割,除去杂质,晒干。药材茎呈圆柱形,长可达 1 m,直径 2~5 mm;表面浅棕黄色,密被黄色伸展的短柔毛;质稍脆,断面中部有髓;叶互生,小叶 1 或 3,圆形或矩圆形,直径 2~4 cm;先端微凹,基部心形或钝圆,全缘;上表面黄绿色或灰绿色,无毛,下表面具灰白色紧贴的绒毛;侧脉羽状;叶柄长 1~2 cm,托叶 1 对,披针形,长约 0.8 cm;气微香,味微甘。主要含生物碱、黄酮苷、酚类、鞣质等。性凉,味甘、淡。清热除湿,利尿通淋。

广藿香　Pogostemonis Herba

为唇形科(Labiatae)植物广藿香 *Pogostemon cablin* (Blanco) Benth. 的干燥地上部分。按产地不同分为石牌广藿香(广东广藿香)及海南广藿香。主产于广东湛江、肇庆及海南万宁等地,台湾、广西、云南亦有栽培。夏、秋两季枝叶繁茂时采割,晒 2~3 天,堆起,用草席覆盖,闷两天再晒,再闷,反复至干,扎把,或半干时扎把,再晒至全干。广藿香全长 30~60 cm,茎多分枝,枝条稍曲折,直径 0.2~1.2 cm。嫩茎略呈钝方柱形,密被柔毛,表面灰黄色或灰绿色,质脆易折断,断面中部有髓;老茎近圆柱形,被灰褐色栓皮。叶对生,皱缩成团,完整叶片展平后呈卵形或椭圆形,长 4~9 cm,宽 3~7 cm;先端短尖或钝圆,基部楔形或钝圆,边缘具不整齐钝锯齿,两面均被灰白色茸毛;叶柄细,长 2~5 cm。气香特异,味微苦。石牌广藿香枝条比较瘦小,表面较皱缩,灰黄色或灰褐色,节间长 3~7 cm,叶痕较大而突出,中部以下被栓皮,纵皱较深,断面渐呈类圆形,髓部较小;叶片较小而厚,暗绿褐色或灰棕色。海南广藿香枝条较粗壮,表面较平坦,灰棕色至浅紫棕色,节间长 5~13 cm,叶痕较小,不明显凸出,枝条近下部始有栓皮,纵皱较浅,断面呈钝方形;叶片较大而薄,浅棕褐色或浅黄棕色。主要含挥发油,油中主要为百秋李醇(patchouli alcohol)占 52%~57% 及广藿香酮(pogostone)、苯甲醛、丁香酚、桂皮醛等。性微温,味辛。芳香化湿,开胃止呕,发表解暑。

半枝莲　Scutellariae Barbatae Herba

为唇形科(Labiatae)植物半枝莲 *Scutellaria barbata* D. Don 的干燥全草。主产于河北、河南、山西、安徽、江苏、广西、广东、四川、贵州、云南等省区。夏、秋两季茎叶茂盛时采挖,洗净,晒干。药材长 15~35 cm,无毛或花轴上疏被毛。根纤细。茎丛生,较细,方柱形,表面暗紫色或棕绿色。叶对生,有短柄;叶片多皱缩,展平后呈三角状卵形或披针形,长 1.5~3 cm,宽 0.5~1 cm;先端钝,基部宽楔形,全缘或有少数不明显的钝齿;上表面暗绿色,下表面灰绿色。花单生于茎枝上部叶腋,花萼裂片钝或较圆;花冠二唇形,棕黄色或浅蓝紫色,长约 1.2 cm,被毛。果实扁球形,浅棕色;气微,味微苦。主要含黄酮类成分,黄芩素、野黄芩苷(scutellarin)、红花素、异红花素等。性寒,味辛、苦。清热解毒,化瘀利尿。

荆芥　Schizonepetae Herba

为唇形科(Labiatae)植物荆芥 *Schizonepeta tenuifolia* Briq. 的干燥地上部分。主产于江苏、浙江、河南、河北、山东等省。多为栽培。夏、秋两季花开到顶,穗绿时采割地上部分,除去杂质,晒干为荆芥。北方将穗与梗分开,称为荆芥穗与荆芥梗。药材茎呈方柱形,上部有分枝,长 50~80 cm,直径 2~4 mm;表面淡黄绿色或淡紫红色,被短柔毛;体轻,质脆,断面类白色;叶对生,多已脱落;叶片 3~5 羽状分裂,裂片细长;穗状轮伞花序顶生,长 2~9 cm,直径约 0.7 cm;花冠多脱落,宿萼钟形,顶端 5 齿裂,淡棕色或黄绿色,被短柔毛,内藏棕黑色小坚果;气芳香,味微涩而辛凉。主要含挥发油,油中主要成分为胡薄荷酮(pulegone,约 33.9%)、薄荷酮(menthone,约 42.9%)、异薄荷酮(isomenthone)、异胡薄荷酮(isopulegone)、聚伞花素

(cymene)、薄荷醇(menthol)、新薄荷醇(neomenthol)及柠檬烯等;还含单萜类成分等。性微温,味辛。解表散风,透疹。

益母草　Leonuri Herba(附:茺蔚子)

为唇形科(Labiatae)植物益母草 *Leonurus japonicus* Houtt. 的新鲜或干燥地上部分。全国各地均有野生或栽培。鲜品春季幼苗期至初夏花前期采割;干品夏季茎叶茂盛、花未开或初开时采割,晒干,或切段晒干。鲜益母草幼苗期无茎,基生叶圆心形,边缘 5～9 浅裂,每裂片有 2～3 钝齿;花前期茎呈方柱形,上部多分枝,四面凹下成纵沟,长 30～60 cm,直径 0.2～0.5 cm;表面青绿色;质鲜嫩,断面中部有髓;叶交互对生,有柄;叶片青绿色,质鲜嫩,揉之有汁;下部茎生叶掌状 3 裂,上部叶羽状深裂或浅裂成 3 片,裂片全缘或具少数锯齿;气微,味微苦。干益母草茎表面灰绿色或黄绿色,体轻,质韧,断面中部有髓;叶片灰绿色,多皱缩、破碎,易脱落;轮伞花序腋生,花淡紫色,花萼筒状,花冠二唇形,切段者长约 2 cm。主要含生物碱,如益母草碱 (leonurine)、水苏碱(stachydrine)及益母草定(leonuridine)等;还含挥发油,如 1-辛烯-3-醇(1-octen-3-alcohol)、3-辛醇(3-octenol)芳樟醇(linalool)、β-罗勒烯(β-ocimene)等。性微寒,味苦、辛。活血调经,利尿消肿。

【附】茺蔚子 Leonuri Fructus

为益母草的干燥成熟果实。药材呈三棱形,长 2～3 mm,宽约 1.5 mm;一端稍宽,平截状,另一端渐窄而钝尖,表面灰棕色,至灰褐色,有深色斑点;果皮薄,子叶类白色,富油性。主要含生物碱,益母草次碱,以及脂肪油。性微寒,味辛、苦。活血调经,清肝明目。

薄荷　Menthae Haplocalycis Herba

【基源】为唇形科(Labiatae)植物薄荷 *Mentha haplocalyx* Briq. 的干燥地上部分。全国各地多有栽培,主产于江苏的太仓、南通、海门及浙江、安徽、江西、湖南等省,四川、河南、云南亦产。夏、秋季茎叶茂盛或花开至三轮时,选晴天,分次收割,晒干或阴干。

【性状鉴别】茎呈方柱形,有对生分枝,长 15～40 cm,直径 0.2～0.4 cm。表面紫棕色或淡绿色,有节和棱,棱角处具茸毛,节间长 2～5 cm。质脆,易折断,断面白色,髓部中空。叶对生,多卷缩或破碎,完整者展平后呈宽披针形、长椭圆形或卵形,长 2～7 cm,宽 1～3 cm;上表面深绿色,下表面灰绿色,稀被茸毛,有凹点状腺鳞;具短柄。轮伞花序腋生,花萼钟状,先端 5 齿裂,花冠淡紫色。揉搓后有特殊清凉香气,味辛凉。

【显微鉴别】　茎横切面:四方形。①表皮为 1 列长方形细胞,外被角质层,有扁球形腺鳞、单细胞头的腺毛和 1～8 细胞的非腺毛。②皮层为数列薄壁细胞,排列疏松,四棱脊处有厚角细胞,内皮层明显。③韧皮部细胞较小,呈狭环状,形成层成环。④木质部在四棱处发达,导管圆形,木纤维多角形,射线宽狭不一。⑤髓部由大型薄壁细胞组成,中心常有空隙。薄壁细胞中含橙皮苷结晶。(图 13-9)

叶横切面:①上表皮细胞长方形,下表皮细胞较小,均扁平、具气孔;表皮有腺鳞,头为多细胞,柄为单细胞,并有多细胞非腺毛。②叶肉栅栏组织为 1 列薄壁细胞,少有 2 列的,海绵组织为 4～5 列不规则的薄壁细胞组成。③主脉维管束外韧型,木质部导管常 2～6 个排列成行,韧皮部较小,细胞多角形,主脉上下表皮内侧有若干列厚角细胞。④薄壁细胞和少数导管内有簇针状橙皮苷结晶。

叶的表面制片或粉末：①腺鳞的腺头呈扁圆球形，由 8 个分泌细胞排列成辐射状，腺头外围有角质层，腺柄单细胞，极短，四周表皮细胞作辐射状排列。②表皮细胞壁薄，呈波状，下表皮有众多直轴式气孔。③小腺毛为单细胞头，单细胞柄。④非腺毛由 1～8 个细胞组成，常弯曲，壁厚，微具疣状突起。(图 13-10)

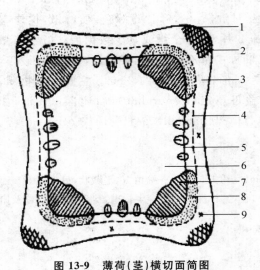

图 13-9　薄荷(茎)横切面简图

1. 表皮　2. 厚角组织　3. 皮层　4. 内皮层
5. 形成层　6. 髓部　7. 木质部
8. 韧皮部　9. 橙皮苷结晶

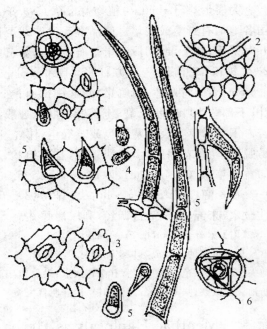

图 13-10　薄荷叶粉末特征图

1. 腺鳞顶面观　2. 腺鳞侧面观　3. 气孔
4. 小腺毛　5. 非腺毛　6. 腺鳞

【化学成分】主要含挥发油，又称薄荷油。油中主含 l-薄荷脑(l-menthol)，其次为 l-薄荷酮(l-menthone)、异薄荷酮(isomenthone)及胡薄荷酮(pulegone)等。

【理化鉴别】

1. 粉末少许，经微量升华得油状物，加硫酸 2 滴及香草醛结晶少量，初显黄色至橙黄色，再加水 1 滴，即变紫红色。

2. 薄层色谱：取本品粉末石油醚(60～90℃)提取液作为供试品溶液。以薄荷脑对照品作为对照。用硅胶 G 薄层板，以苯-乙酸乙酯(19：1)为展开剂，以香草醛硫酸试液-乙醇(1：4)显色。供试品色谱中，在与对照品色谱相应的位置上，显相同颜色的斑点。

【质量评价】

1. 以叶多、色深绿、气味浓者为佳。

2. 药材含叶量不得少于 30%，水分不得过 15.0%，酸不溶性灰分不得过 3.0%。

3. 按挥发油测定法测定，本品含挥发油不得少于 0.80%(mL/g)。

【功效】性凉，味辛。宣散风热，清利头目，利咽，透疹。

泽兰　Lycopi Herba

为唇形科(Labiatae)植物毛叶地瓜儿苗 *Lycopus lucidus* Turcz. var. *hirtus* Regel 的干燥地上部分。全国大部分地区均产。夏、秋两季茎叶茂盛时采割,晒干。药材茎方柱形,四面均有浅纵沟,少分枝,长 50～100 cm,直径 0.2～0.6 cm;表面黄绿色或微带紫色,节处紫色明显,有白色毛茸;质脆,易折断,折断面黄白色,中央髓部大多呈空洞状。叶对生,具短柄,叶片多皱缩,暗绿色或微带黄色,展平后呈披针形或长圆状,长 5～10 cm;上表面黑绿色,下表面灰黑绿色,密具腺点;两面均有短毛,先端尖,边缘有锯齿。花簇生于叶腋,成轮状,质脆,大多脱落或仅有苞片与花萼宿存,黄褐色。气微,味淡。主要含挥发油、三萜、黄酮苷、酚类、树脂、鞣质等。性微温,味苦、辛。活血化瘀,行水消肿。

香薷　Moslae Herba

为唇形科(Labiatae)植物石香薷 *Mosla chinensis* Maxim. 或江香薷 *M. chinensis* 'Jiangxiangru'的干燥地上部分,前者习称"青香薷",后者习称"江香薷"。江香薷主产于江西,青香薷产于广西、广东、湖南、湖北等省区。夏季茎叶茂盛、花盛时择晴天采割,除去杂质,阴干。青香薷长 30～50 cm,基部紫红色,上部黄绿色或淡黄色,全体密被白色茸毛;茎方柱形,基部类圆形,直径 1～2 mm,节明显,节间长 4～7 cm,质脆。叶对生,叶片展平后呈长卵形或披针形,暗绿色或黄绿色,边缘有 3～5 疏浅锯齿;穗状花序顶生及腋生,苞片脱落或残存;花萼宿存,钟状,淡紫红色或灰绿色,先端 5 裂,密被茸毛;小坚果 4,直径 0.7～1.1 mm,近圆球形,具网纹;气清香而浓,味微辛而凉。江香薷长 55～66 cm,表面黄绿色;质较柔软,叶片边缘有 5～9 疏浅锯齿;果实直径 0.9～1.4 mm,表面具疏网纹。主要含挥发油,如香荆芥酚、对聚伞花素、α-反式香柑油烯、β-甜没药烯、百里香酚、麝香草酚、葎草稀、香芹酚等。性微温,味辛。发汗解表,和中利湿。

肉苁蓉　Cistanches Herba

为列当科(Orobanchaceae)植物肉苁蓉 *Cistanche deserticola* Y. C. Ma 或管花肉苁蓉 *C. tubulosa* (Schenk)Wight 的干燥带鳞叶的肉质茎。主产于内蒙古、新疆、陕西、青海、甘肃等省区。多于春季苗未出土或刚出土时采挖,除去花序,切段,晒干。通常将鲜品置沙土中半埋半露,较全部曝晒干得快,干后即为"甜大芸"或"淡大芸",质量好;秋季采收者因水分大,不易干燥,故将肥大者投入盐湖中腌 1～3 年后,取出晒干,称为"盐大芸",质量较次,药用时须洗去盐分。肉苁蓉呈扁圆柱形,稍弯曲,长 3～15 cm,直径 2～8 cm;表面棕褐色或灰棕色,密被覆瓦状排列的肉质鳞叶,通常鳞叶先端已断,各叶基间有纵槽纹;体重,质硬,微有柔性,不易折断,断面棕褐色,有淡棕色点状维管束,排列成放射状或波状环纹,有时中空;气微,味甜、微苦。管花肉苁蓉呈类纺锤形、扁纺锤形或扁柱形,稍弯曲,长 5～25 cm,直径 2.0～9 cm;表面棕褐色至黑褐色,断面颗粒状,灰棕色至灰褐色,散生点状维管束。主要含苯乙基苷类,如肉苁蓉苷A、B、C、D(cistanoside A、B、C、D)、松果菊苷(echinacoside)、类叶升麻苷(acteoside)和新疆肉苁蓉苷(tubuloside)等;还含毛蕊花糖苷、胡萝卜苷(daucostero)等。性温,味甘、咸。补肾阳,益精血,润肠通便。

锁阳　Cynomorii Herba

为锁阳科（Cynomoriaceae）植物锁阳 *Cynomorium songaricum* Rupr. 的干燥肉质茎。主产于甘肃,内蒙古、新疆等省区。春季采挖,除去花序,切段,晒干。药材呈扁圆柱形,微弯曲,长 5～15 cm,直径 1.5～5 cm;表面棕色或棕褐色,粗糙,具明显纵沟及不规则凹陷,有的残存三角形的黑棕色鳞片;体重,质硬,难折断,断面浅棕色或棕褐色,有黄色三角状维管束;气微,味甘而涩。主要含锁阳萜、乙酰熊果酸、熊果酸等。性温,味甘。补肾阳,益精血,润肠通便。

穿心莲　Andrographis Herba

【基源】为爵床科（Acanthaceae）植物穿心莲 *Andrographis paniculata* (Burm. f.) Nees 的干燥地上部分。主产于广东、广西、福建等省区,现云南、四川、江西、江苏等省也有栽培。秋初茎叶茂盛时采割,晒干。

【性状鉴别】茎呈方柱形,多分枝,长 50～70 cm,节稍膨大;质脆,易折断。单叶对生,叶柄短或近无柄;叶片皱缩、易碎,完整者展平后呈披针形或卵状披针形,长 3～12 cm,宽 2～5 cm;先端渐尖,基部楔形下延,全缘或波状;上表面绿色,下表面灰绿色,两面光滑。气微,味极苦。

【显微鉴别】叶横切面:①上表皮细胞类方形或长方形,下表皮细胞较小,上、下表皮均有含圆形、长椭圆形或棒状钟乳体的晶细胞;并有腺鳞,有时可见非腺毛。②栅栏组织为 1～2 列细胞,贯穿于主脉上方。③海绵组织排列疏松。④主脉维管束外韧型,呈凹槽状。⑤木质部上方亦有晶细胞。(图 13-11)

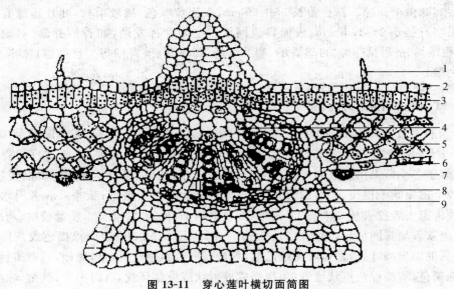

图 13-11　穿心莲叶横切面简图
1. 非腺毛　2. 上表皮细胞　3. 栅栏组织　4,6. 钟乳体
5. 海绵组织　7. 腺鳞　8. 木质部导管　9. 韧皮部

叶表面制片或粉末:①含钟乳体细胞甚多,常多数散在,卵形、椭圆形或长圆形,长 48～210 μm,直径 32～67 μm,内含圆形、长椭圆形或棒状钟乳体,直径约至 36 μm,长约至 180 μm,层纹波状。②气孔直轴式,副卫细胞大小悬殊,少数为不定式,下表皮气孔密布。③腺鳞头部

扁球形,4、6 或 8 细胞,直径 27～33 μm,柄极短,仅 3 μm。
④非腺毛圆锥形 1～4 细胞,长约至 160 μm,先端钝圆,基部直径至 40 μm,表面具角质线纹。(图 13-12)

【化学成分】主要含二萜内酯类成分,如穿心莲内酯(andrographolide)、新穿心莲内酯(neo-andrographolide)、去氧穿心莲内酯(deoxyandrographolide)、高穿心莲内酯(homoandrographolide)、穿心莲酮(andrographone)、穿心莲烷(andrographan)及 19-葡萄糖基脱氧穿心莲内酯(19- glucosyl-deoxyandrographolide)等。

【理化鉴别】薄层色谱:取本品粉末乙醇提取液作为供试品溶液。以穿心莲对照药材及脱水穿心莲内酯、穿心莲内酯对照品作为对照。用硅胶预制薄层板,以三氯甲烷-乙酸乙酯-甲醇(4∶3∶0.4)为展开剂,喷以 10％硫酸乙醇溶液显色,置于紫外灯(365 nm)下检视。供试品色谱中,在与对照药材及对照品色谱相应的位置上,显示相同颜色的荧光斑点(图 13-13)。

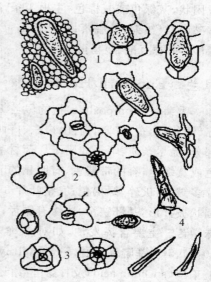

图 13-12　穿心莲叶粉末图
1. 含钟乳体细胞　2. 下表面气孔
3. 腺鳞　4. 非腺毛

【质量评价】

1. 以色绿、叶多、味极苦者为佳。

2. 药材含叶量不得少于 30％,醇溶性浸出物(热浸法)不得少于 8.0％。

3. 按高效液相色谱法测定,本品含脱水穿心莲内酯($C_{20}H_{28}O_4$)和穿心莲内酯($C_{20}H_{30}O_5$)的总量不得少于 0.80％。

【功效】性寒,味苦。清热解毒,凉血,消肿。

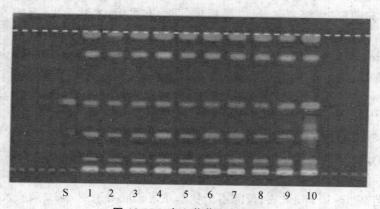

图 13-13　穿心莲薄层色谱图
S. 由上至下分别为脱水穿心莲内酯、穿心莲内酯
1. 穿心莲对照药材　2～10. 穿心莲(购自广东)

白花蛇舌草　Hedyotidis Diffusae Herba

为茜草科(Rubiaceae)植物白花蛇舌草 *Hedyotis diffusa* Willd. 的干燥或新鲜全草。主产于广东、广西、福建,长江以南各省亦产。夏、秋两季采挖,除去杂质,洗净,晒干。药材扭缠

成团状,灰绿色或灰棕色;主根 1 条,须根纤细;茎细而卷曲,质脆易折断,中央有白色髓部;叶多破碎,极皱缩,易脱落;托叶长 1~2 mm。花腋生,多具梗;气微,味淡。主要含齐墩果酸、熊果酸、对-香豆酸、豆甾醇及多糖等。性凉,味甘、淡。清热解毒,利尿消肿,活血止痛。

佩兰　Eupatorii Herba

　　为菊科(Compositae)植物佩兰 *Eupatorium fortunei* Turcz. 的干燥地上部分。主产于江苏、河北、山东、安徽,浙江、广东、广西、四川、湖南、湖北等省区亦产。夏季开花之前割取地上部分,除尽杂质,晒干或阴干。药材茎呈圆柱形,长 30~100 cm,直径 0.2~0.5 cm;表面黄棕色或黄绿色,有的带紫色,有明显的节及纵棱线;质脆,断面髓部白色或中空;叶对生,有柄,叶片多皱缩、破碎,绿褐色;完整叶片 3 裂或不分裂,分裂者中间裂片较大,展平后呈披针形或长圆状披针形,基部狭窄,边缘有锯齿;不分裂者展平后呈卵圆形、卵状披针形或椭圆形;气芳香,味微苦。主要含挥发油,如对-聚伞花烃(*p*-cymene,约 20%)、橙花醇乙酯(neryl acetate,约 10%)、5-甲基麝香草醚(5-methylthymolether,约 5%)、延胡索酸(反丁烯二酸 fumaric acid)、琥珀酸(succinic acid)及甘露醇等;还含三萜类、生物碱、香豆素等。性平,味辛。芳香化湿,醒脾开胃,发表解暑。

豨莶草　Siegesbeckiae Herba

　　为菊科(Compositae)植物豨莶 *Siegesbeckia orientalis* L. 、腺梗豨莶 *S. pubescens* Makino 或毛梗豨莶 *S. glabrescens* Makino 的干燥地上部分。全国各地区均有,主产于湖南、福建、湖北、江苏等地。夏秋季花前期及花期均可采收,割取地上部分,除去杂质,干燥。药材茎略呈方柱形,多分枝,长 30~110 cm,直径 0.3~1 cm;表面灰绿色或紫棕色,有纵沟及细纵纹,被灰色柔毛;节明显,略膨大;质脆,易折断,断面黄白色或略带绿色,髓部类白色,中空;叶片多皱缩,卷曲,展平后呈椭圆形,灰绿色,边缘有钝锯齿,两面有柔毛,主脉三出;有的可见黄色头状花序,总苞片匙形,被柔毛和有柄的腺毛;气微,味微苦。主要含多种二萜及二萜苷类成分,如豨莶苦味苷(darutoside)、腺梗豨莶苷(siegesbeckioside)、豨莶新苷(neodarutoside)等;还含内酯类、挥发油、咖啡酸、琥珀酸、阿魏酸以及奇壬醇等。性寒,味辛、苦。祛风湿,利关节,解毒。

茵陈　Artemisiae Scopariae Herba

　　为菊科（Compositae）植物滨蒿 *Artemisia scoparia* Waldst. et Kit. 或茵陈蒿 *A. capillaris* Thunb. 的干燥地上部分。茵陈蒿主产于陕西、河北、山西、安徽等省,滨蒿主产于东北地区及河北、山东等省。春季采收幼苗的习称"绵茵陈",秋季采割的习称"茵陈蒿"。绵茵陈于春季幼苗高 6~10 cm 采收;茵陈蒿于秋季花蕾长成时采割,除去杂质及老茎,晒干。绵茵陈多收缩卷曲成团状,灰白色或灰绿色,全株密被灰白茸毛,绵软如绒;茎细小,长 1.5~2.5 cm,直径 1~2 mm;质脆,易折断;叶具柄,展平后叶片呈一至三回羽状分裂,叶片长 1~3 cm,宽约 1 cm;小裂片卵形或稍呈倒披针形、条形,先端锐尖;气清香,味微苦。茵陈蒿茎呈圆柱形,多分枝,长 30~100 cm,直径 2~8 mm;表面淡紫色或紫色,有纵条纹,被短柔毛;体轻,质脆,断面类白色;叶密集,或多脱落;下部叶二至三回羽状深裂,裂片条形或细条形,两面密被白色柔毛;茎生叶一至二回羽状全裂,基部抱茎,裂片细丝状;头状花序卵形,多数集成圆锥状,长 1.2~1.5 mm,直径 1~1.2 mm,有短梗;总苞片 3~4 层,卵形,苞片 3 裂;外层雌花

6～10个,可多达15个,内层两性花2～10个;瘦果长圆形,黄棕色;气芳香,味微苦。主要含蒿属香豆素,如7-O-甲基香橙素、鼠李柠檬素、泽兰黄酮、蓟黄素、茵陈黄酮、异茵陈黄酮等。性微寒,味苦、辛。清湿热,退黄疸。

青蒿　Artemisiae Annuae Herba

【基源】为菊科(Compositae)植物黄花蒿 *Artemisia annua* L. 的干燥地上部分。全国大部分地区均产。野生或栽培。秋季花盛开时采割地上部分,除去老茎,阴干。

【性状鉴别】茎呈圆柱形,上部多分枝,长30～80 cm,直径0.2～0.6 cm。表面黄绿色或棕黄色,具纵棱线。质略硬,折断面黄白色,中部有髓,白色。叶互生,暗绿色或棕绿色,多皱缩或破碎,完整者展平后为三回羽状深裂,裂片及小裂片矩圆形或长椭圆形,两面被短毛。头状花序极多,球形,直径2 mm以下,小花黄色。香气特异,味微苦。

【显微鉴别】叶表面:①表皮细胞形状不规则,垂周壁波状弯曲,脉脊上的表皮细胞为窄长方形。②气孔不定式。③表皮密布丁字毛及腺毛;丁字毛柄细胞3～8个,单列,臂细胞长240～486(816) μm;腺毛呈椭圆形,两个半圆形分泌细胞相对排列。(图13-14)

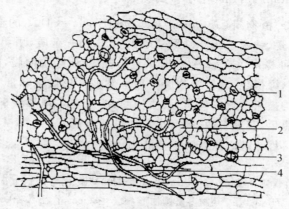

图 13-14　青蒿叶表面详图
1. 气孔　2. 丁字毛　3. 腺毛　4. 表皮细胞

【化学成分】主要含萜类成分,如青蒿素(artemisinin)、青蒿素Ⅰ、Ⅱ、Ⅲ、Ⅳ、Ⅴ、Ⅵ(artemisininⅠ、Ⅱ、Ⅲ、Ⅳ、Ⅴ、Ⅵ)、青蒿酸(artemisic acid)、青蒿内酯(artemisilactone),青蒿醇(artemisinol)、黄花蒿内酯(annulide)等;还含挥发油、黄酮类、香豆素类、双环氧化物等。

【理化鉴别】薄层色谱:取本品粉末石油醚(60～90℃)提取液作为供试品溶液。以青蒿素对照品作为对照。用硅胶预制薄层板,以石油醚(60～90℃)-乙醚(4∶5)为展开剂,喷以2%香草醛的10%硫酸乙醇溶液显色,置于可见光下检视。供试品色谱中,在与对照品色谱相应的位置上,显示相同颜色的斑点(图13-15)。

【质量评价】

1. 以色绿、叶多、香气浓者为佳。

2. 水分不得过14.0%,总灰分不得过8.0%,无水乙醇浸出物(冷浸法)不得少于1.9%。

【功效】性寒,味苦、辛。清热解暑,除蒸,截疟。

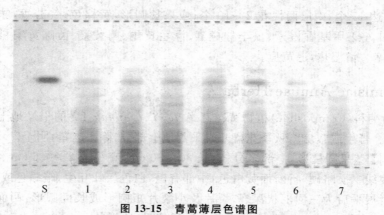

图 13-15　青蒿薄层色谱图

S. 青蒿素　1. 青蒿(购自河北)　2. 青蒿(购自河南)　3,4. 青蒿(购自陕西)

5. 青蒿(购自贵州)　6,7. 青蒿(购自安徽)

大蓟　Cirsii Japonici Herba(附:小蓟)

　　为菊科(Compositae)植物蓟 Cirsium japonicum Fisch. ex DC. 的干燥地上部分。主产于安徽、山东、江苏等省。夏、秋两季花开时采割地上部分,除去杂质,晒干。药材茎呈圆柱形,基部直径可达 1.2 cm,表面棕褐色或绿褐色,有纵直的棱线;质略硬而脆,断面灰白色,髓部疏松或中空;叶皱缩,多破碎,绿褐色,完整叶片展平后呈倒披针形或倒卵形、椭圆形,羽状深裂,边缘具不等长针刺,茎叶均被灰白色蛛丝状毛,质松脆;头状花序球形或椭圆形,总苞黄褐色,苞片披针形,先端微带紫黑色,花冠常脱落,露出灰白色羽状冠毛;气微,味淡。主要含柳穿鱼苷、蒙花苷、大蓟黄酮苷等。性凉,味甘、苦。凉血止血,祛瘀消肿。

　　【附】小蓟 Cirsii Herba

　　为菊科(Compositae)植物刺儿菜 Cirsium setosum(Willd.)MB. 的干燥地上部分。我国南北各地均产。春秋两季花开时采割,除去杂质,晒干。药材茎呈圆柱形,长 5～30 cm,直径 0.2～0.5 cm;表面灰绿色或带紫色,具纵棱及白色柔毛;质脆,易折断,断面中空。叶互生,无柄或有短柄;完整的叶片呈长椭圆形或长圆状披针形,长 3～12 cm,宽 0.5～3 cm;全缘或微齿裂至羽状深裂,齿尖具针刺;上表面绿褐色,下表面灰绿色,两面均具白色柔毛。头状花序单个或数个顶生;总苞钟状,苞片 5～8 层,黄绿色;花紫红色。气微,味微苦。性凉,味甘、苦。凉血止血,祛瘀消肿。

蒲公英　Taraxaci Herba

　　为菊科(Compositae)植物蒲公英 Taraxacum mongolicum Hand.-Mazz. 、碱地蒲公英 T. sinicum Kitag. 及同属多种植物的干燥全草。全国大部分地区均产,主产于山西、河北、山东及东北等地。春至秋季花初开时采挖,除去杂质,洗净,晒干。药材呈皱缩卷曲的团块,根呈圆锥形,多弯曲,长 3～7 cm;表面棕褐色,抽皱;根头部有棕褐色或黄白色的茸毛,有的已脱落。叶基生,多皱缩破碎,完整叶片呈倒披针形,绿褐色或暗灰色,先端尖或钝,边缘浅裂或羽状分裂,基部下延呈柄状,下表面主脉明显。花茎 1 至数条,每条顶生头状花序;总苞片多层,内面一层较长,花冠黄褐色或淡黄白色。有的可见多数具白色冠毛的长椭圆形瘦果。气微,味微苦。主要含黄酮类、挥发油、蒲公英苦素、蒲公英甾醇、咖啡酸及绿原酸等。性寒,味苦、甘。清热解毒,消肿散结,利尿通淋。

淡竹叶　Lophatheri Herba

为禾本科(Gramineae)植物淡竹叶 *Lophatherum gracile* Brongn. 的干燥茎叶。主产于浙江、江苏、湖南、湖北、广东、广西、安徽、福建等省区。夏季在抽花穗前,割取地上部分,晒干或置通风处阴干。茎圆柱形,长 25～75 cm,有节,淡黄绿色;断面中空,叶鞘开裂;叶片披针形,有的皱缩卷曲,长 5～20 cm,宽 1～3.5 cm,浅绿色或黄绿色;叶脉平行,具横行小脉,形成长方形小网络脉,叶背尤为明显;质轻而柔韧;气微,味淡。主要含三萜类和甾类成分,如芦竹素、白茅素、无羁萜、蒲公英萜醇、β-谷甾醇及菜油甾醇等。性寒,味甘、淡。清热,除烦,利尿。

石斛　Dendrobii Caulis(附:铁皮石斛)

【基源】为兰科(Orchidaceae)植物金钗石斛 *Dendrobium nobile* Lindl.、鼓槌石斛 *D. chrysotoxum* Lindl. 或流苏石斛 *D. fimbriatum* Hook. 的栽培品及其同属植物近似种的新鲜或干燥茎。主产于广西、贵州、广东、云南、四川等省区。野生或栽培。全年均可采收,以春末夏初和秋季采集者为好。鲜用者采收后以湿沙贮存,用时除去根及泥沙;干用者采收后,去净根、叶杂质,用开水略烫或烘软,再边搓边烘晒,至叶鞘搓净,干燥。

【性状鉴别】鲜石斛:茎呈圆柱形或扁圆柱形,长约 30 cm,直径 0.4～1.2 cm。表面黄绿色,光滑或有纵皱纹,节明显,色较深,节上有膜质叶鞘。肉质,多汁,易折断,断面绿色,平坦。气微,味微苦而回甜,嚼之有黏性。

金钗石斛:呈扁圆柱形,长 20～40 cm,直径 0.4～0.6 cm,节间长 2.5～3 cm。表面金黄色或黄中带绿色,有深纵沟。质硬而脆,断面较平坦。味苦。

鼓槌石斛:呈粗纺锤形,中部直径 1～3 cm,具 3～7 节。表面光滑,金黄色,有明显凸起的棱。质轻而松脆,断面海绵状。气微,味淡,嚼之有黏性。

流苏石斛:呈长圆柱形,长 20～150 cm,直径 0.4～1.2 cm,节明显,节间长 2～6 cm。表面黄色至暗黄色,有深纵槽。质疏松,断面平坦或呈纤维性。味淡或微苦,嚼之有黏性。

【显微鉴别】横切面:金钗石斛 ①表皮细胞 1 列,扁平,外被鲜黄色角质层。②基本组织细胞大小较悬殊,有壁孔,散在多数外韧型维管束,排成 7～8 圈。③维管束外侧纤维束新月形或半圆形,其外侧薄壁细胞有的含类圆形硅质块,木质部有 1～3 个导管直径较大。④含草酸钙针晶细胞多见于维管束旁。(图 13-16)

鼓槌石斛:①表皮细胞扁平,外壁及侧壁稍增厚,胞腔狭长形;角质层淡黄色。②基本组织细胞大小差异较显著。③多数外韧型维管束略排成 10～12 圈。④木质部导管大小近似,有的可见草酸钙针晶束细胞。

流苏石斛:①表皮细胞扁圆形或类方形,壁增厚或不增厚。②基本组织细胞大小相近或有差异,散列多数外韧型维管束,略排成数圈。③维管束外侧纤维束新月形或呈帽状,其外缘小细胞有的含硅质块;内侧纤维束无或有,有的内外侧纤维束连接成鞘。④有的薄壁细胞中含草酸钙针晶束和淀粉粒。

【化学成分】主要含有倍半萜类生物碱,如石斛碱(dendrobine)、石斛酮碱(nobilonine)、6-羟基石斛碱(6-hydroxydendrobine)、石斛醚碱(dendroxine)、6-羟基石斛醚碱石斛酯碱(6-hydroxy dendroxine)、石斛酯碱(dendrine)、N-甲基石斛季铵碱(N-methyl dendrobine)、N-异戊烯基石斛季铵醚碱(N-isopentenyldendrobine)等。

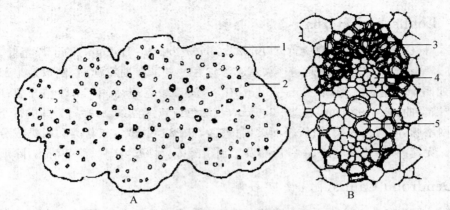

图 13-16　金钗石斛茎横切面简图及维管束详图

A. 金钗石斛茎横切面简图　B. 金钗石斛茎维管束构造
1. 表皮　2. 维管束　3. 纤维束　4. 韧皮部　5. 木质部

【质量评价】

1. 鲜石斛以肉质、多汁、嚼之黏性强者为佳；干石斛以色金黄、有光泽、质柔韧者为佳。

2. 干石斛的水分不得过 12.0%，总灰分不得过 5.0%。

3. 按气相色谱法测定，金钗石斛含石斛碱（$C_{16}H_{25}NO_2$）不得少于 0.40%；按高效液相色谱法测定，鼓槌石斛含毛兰素（$C_{18}H_{22}O_5$）不得少于 0.030%。

【功效】性微寒，味甘。益胃生津，滋阴清热。

【附】铁皮石斛 Dendrobii Officinalis Caulis

为兰科（Orchidaceae）植物铁皮石斛 *Dendrobium officinale* Kimura et Migo 的干燥茎。11 月至翌年 3 月采收，剪去部分须根，边加热边扭成螺旋形或弹簧状，烘干；或切成段，干燥或低温烘干；前者习称"铁皮枫斗"（耳环石斛），后者习称"铁皮石斛"。铁皮石斛呈螺旋形或弹簧状，一般为 2～6 个旋纹，茎拉直后长 3.5～8 cm，直径 0.2～0.4 cm。表面黄绿色或略带金黄色，有细纵皱纹，节明显，节上有时可见残留的灰白色叶鞘；一端可见茎基部留下的短须根。质坚实，易折断，断面平坦，灰白色至灰绿色，略角质状。气微，味淡，嚼之有黏性。性微寒，味甘。益胃生津，滋阴清热。

第 14 章　藻、菌、地衣类中药

教学目的和要求：

1. 掌握冬虫夏草、茯苓、猪苓的鉴定特征。
2. 熟悉海藻、灵芝、雷丸、马勃、松萝的来源和主要性状特征。

14.1　概述

藻类(algae)、菌类(fungi)和地衣类(lichenes)均为低等植物。它们的共同特征是：在形态上无根、茎、叶的分化，是单细胞或多细胞的叶状体或菌丝体，可以分支或不分支；在构造上一般无组织分化，无中柱和胚胎。

14.1.1　藻类

藻类植物是植物界中最原始的低等类群，藻类植物的细胞内具有叶绿素、胡萝卜素、叶黄素及藻蓝素、藻红素、藻褐素等色素，不同藻类含不同的色素。因此，不同种类的藻体显不同的颜色。由于藻类含有各种不同的光合色素，能进行光合作用，是能独立生活的一类自养原植体植物，各种藻类的光合作用产物及储藏养分不同。藻类常含多聚糖、糖醇及糖醛酸、氨基酸及其衍生物、胆碱、蛋白质、甾醇、叶绿素、胡萝卜素，以及碘、钾、钙、铁等无机元素。

藻类植物约有 3 万种，在自然界均有分布，主要生长在水中(海水或淡水)。植物体在形态上千差万别，小的直径只有几微米，在显微镜下才能见到；大的体长可达 60 m 以上，如太平洋的巨藻。根据藻类细胞内所含不同的色素、不同的储藏物、植物体的形态构造、繁殖方式、鞭毛的数目及着生位置、细胞壁成分等的差异，一般将藻类分为 8 个门，药用藻类主要分布在褐藻门和红藻门。

红藻绝大多数生长在海水中，多数种类呈红色至紫色。贮存的养分通常为红藻淀粉，为肝糖类多糖，以小颗粒状存在于细胞质中，遇碘试液成葡萄红色至紫色。有的贮存养分是可溶性的红藻糖。植物体少数为简单的丝状体，多数为拟薄壁组织体。药用的红藻有鹧鸪菜 *Caloglossa leprieurii* (Mont.)J. Ag.、海人草 *Digenea simplex* (Wulf.)C. Ag. 等。

褐藻是藻类中比较高级的一大类群，绝大多数生活在海水中。植物体常呈褐色。贮存的养分主要是可溶性的褐藻淀粉和甘露醇，还有油类和还原糖，细胞中常含碘，如海带中含碘量高达 0.34%，而海水中含碘仅有 0.000 2%。药用的褐藻有海带 *Laminaria japonica* Aresch、海蒿子 *Sargassum pallidum* (Turn.)C. Ag.、羊栖菜 *S. fusiforme* (Harv.)Setch. 等。

14.1.2　菌类

菌类一般不含叶绿素，不能进行光合作用，多数无法独立存活，是一类典型异养型生物。药用菌类主要分布在细菌门和真菌门。

细菌（bacteria）：为单细胞微生物，无真正的细胞核，多数不含叶绿素，不具备纤维素壁，主要由蛋白质、类脂质和多糖复合物组成，一般不具纤维素壁。其中放线菌是抗生素的主要来源，迄今已知的抗生素中有 2/3 是由放线菌产生的，如氯霉素、链霉素等。

真菌（fungi）：为有细胞核和细胞壁的异养型生物。细胞壁主要成分为几丁质，有的为纤维素，少数真菌的营养体是不具细胞壁的原质团。大多数真菌的营养体为菌丝（hypha），组成一个真菌菌体的菌丝总称菌丝体（mycelium）。主要含肝糖、油脂和菌蛋白等成分，不含淀粉。

真菌的菌丝体一般是分散的，低等真菌或无隔菌丝真菌一般不形成菌组织，高等真菌的菌丝可以形成菌组织。菌组织内层菌丝体纠结比较疏松，组成菌丝体的菌丝为长形细胞，且菌丝细胞或多或少相互平行排列，这种菌丝组织称为疏丝组织（prosenchyma）。外层菌丝纠结十分紧密，组织中的菌丝细胞接近圆形、椭圆形或多角形，与高等植物的薄壁细胞相似，称拟薄壁组织（pseudoparenchyma）。

常见的菌组织有菌核、子实体和子座等。菌核（sclerotium）是菌丝密结成的颜色深、质地坚硬的核状体，是菌丝抵抗外界不良环境的休眠体，当条件良好时能萌发产生子实体，如猪苓、茯苓、雷丸等。子实体是高等真菌经过有性过程，形成能产生孢子的结构，如灵芝子实体等。常见的子囊果就是子囊菌的子实体，子囊果中形成子囊，子囊中形成子囊孢子，如冬虫夏草子座上形成的子囊壳。而担子菌不形成子囊，依靠担子形成担孢子来繁殖，如灵芝、马勃等以子实体入药。子座（stroma）也是由拟薄壁组织和疏丝组织形成的，形状不规则，多为垫状。子座有渡过不良环境的作用，但更主要的是形成产生孢子的结构，如冬虫夏草的子座。

14.1.3　地衣类

地衣是藻类和真菌的共生复合体，具有独特的形态、结构、生理和遗传等生物学特性。地衣中共生的真菌绝大多数为子囊菌，少数为担子菌，藻类主要是蓝藻及绿藻。

地衣类按形态可分为壳状地衣、叶状地衣和枝状地衣三种类型：壳状地衣，地衣体是壳状物，菌丝与基质紧密相连；叶状地衣，地衣体呈叶片状，叶片下有假根或脐附着于基质上，易与基质分离；枝状地衣，地衣体呈分枝状，其基部附着于基质上。药用的地衣有松萝 *Usnea diffracta* Vain. 和长松萝 *U. longissima* Ach. 等。

14.2　藻、菌、地衣类中药鉴定

海藻　Sargassum

为马尾藻科（Sargassaceae）植物海蒿子 *Sargassum pallidum*（Turn.）C. Ag. 或羊栖菜 *S. fusiforme*（Harv.）Setch. 的干燥藻体，分别习称"大叶海藻"和"小叶海藻"。前者主产于山东、辽宁等沿海各省，后者主产于浙江、福建、广东、海南沿海各省。夏、秋两季从海水中采捞，用淡水洗漂，去净盐砂，晒干。大叶海藻皱缩卷曲，黑褐色，长 30～60 cm；主干呈圆柱状，具圆锥形突起,主枝自主干两侧生出,侧枝自主枝叶腋生出,具短小的刺状突起;初生叶披针形或倒卵形,长 5～7 cm,宽约 1 cm,全缘或具粗锯齿;次生叶条形或披针形,叶腋间有着生条状叶的小枝;气囊黑褐色,球形或卵球形,有的有柄,顶端钝圆,有的具细短尖。小叶海藻较小,长 15～40 cm;主干粗糙,分枝互生,无刺状突起;叶条形或细匙形,先端稍膨大,中空;气囊腋生,纺锤形或球形,囊柄较长。主要含藻胶酸、粗蛋白、甘露醇、钾、碘、马尾藻多糖等,藻胶酸钠盐有压迫止血作用;甘露醇经硝化成六硝酸甘露醇后内服有舒张血管及支气管平滑肌作用。性寒,味苦、咸。消痰软坚散结,利水消肿。

冬虫夏草　Cordyceps

【基源】为麦角菌科(Clavicipitaceae)真菌冬虫夏草 *Cordyceps sinensis*(Berk.)Sacc. 寄生在蝙蝠蛾科昆虫幼虫上的子座及幼虫尸体的干燥复合体。夏季,子囊孢子从子囊内射出后,产生芽管(或从分生孢子产生芽管)穿入寄主幼虫体内生长,染病幼虫钻入土中,冬季形成菌核,菌核破坏了幼虫的内部器官,但虫体的角皮仍完整无损。第二年夏季,从幼虫尸体的前端长出子座。主产于四川、青海、西藏、云南等省区,分布于海拔 3 000～4 500 m 的高山草甸区。夏初子座出土、孢子未发散时挖取,晒至 6～7 成干,除去似纤维状的附着物及杂质,晒干或低温干燥。

【性状鉴别】本品由虫体与从虫头部长出的真菌子座相连而成。虫体似蚕,长 3～5 cm,直径 0.3～0.8 cm。头部红棕色,身体表面深黄色至黄棕色。环纹明显,20～30 条环纹,近头部环纹较细。足 8 对,近头部 3 对,中部 4 对,近尾部 1 对,以中部 4 对最为明显。质脆,易折断,断面略平坦,淡黄白色。子座深棕色至棕褐色,细长圆柱形,长 4～7 cm,直径约 0.3 cm,表面有

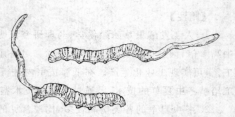

图 14-1　冬虫夏草药材图

细纵向皱纹,顶部稍膨大,尖端有一段光滑的不孕顶端。质柔韧,断面类白色。气微腥,味微苦。(图 14-1)

【显微特征】虫体横切面:①不规则形,四周为虫体的躯壳。②其上着生长短不一的锐利毛和长茸毛,有的似分枝状。③躯壳内为大量菌丝,其间有裂隙。

子座横切面:①周围为 1 列卵形至椭圆形子囊壳,子囊壳下半部埋生于凹陷的子座内。②子囊壳内有多数线形子囊,每个子囊内有 2～8 个线形有横隔的子囊孢子。③中央充满菌丝,其间有裂隙。④不孕部分无子囊壳。(图 14-2)

【化学成分】主要含粗蛋白(25%～30%),氨基酸,脂肪(约 8.45%),虫草酸(cordycepic acid),D-甘露醇(D-mannitol),腺苷(adenosine),虫草素(cordycepin),3'-脱氧腺苷(3'-deoxy-adenosine),麦角甾醇,虫草多糖,生物碱,多种微量元素,维生素 B_{12} 等。腺苷、虫草酸和虫草菌素是冬虫夏草的主要活性物质。

【质量评价】
1. 一般以完整、虫体丰满肥大、外色黄亮、内部色白、子座短者为佳。
2. 按高效液相色谱法测定,本品含腺苷($C_{10}H_{13}N_5O_4$)不得少于 0.010%。

【功效】性平,味甘。补肺益肾,止血化痰。

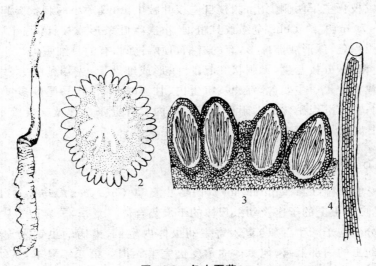

图 14-2　冬虫夏草
1. 全形　2. 子座横切面(示子囊壳)
3. 子囊壳放大(示子囊)　4. 子囊放大(示子囊孢子)

【附注】

1. 人工发酵虫草菌经化学、药理研究证明,它与天然虫草一致,水解后的氨基酸含量,菌丝体中比天然品中高 1 倍,菌丝体总氮量为 5%～7%。对高血脂、气管炎、性功能低下等治疗效果较好。通过采用深层发酵工艺,可实现工业化生产。在低海拔室内进行了寄主昆虫的引种驯化,完成了世代繁衍。这项低海拔室内人工培植冬虫夏草的技术,已通过了部级技术鉴定。

2. 冬虫夏草的各类伪品较多,比较常见的主要有:蛹草 *Cordyceps militaris*(L.)Link. 的干燥子座及虫体,药材习称"北虫草",发现在吉林、河北、陕西、安徽、广西、云南等省区混充冬虫夏草。其主要区别为子座头部椭圆形,顶端钝圆,橙黄色或橙红色,柄细长,圆柱形。寄主为夜蛾科幼虫,常能发育成蛹后才死,所以虫体呈椭圆形的蛹。其主要化学成分与冬虫夏草基本相同。亚香棒虫草 *C. hawkesii* Gray 的干燥子座及虫体,发现于湖南、安徽、福建、广西等省区。虫体蚕状,表面有类白色的菌膜,除去菌膜显褐色,可见黑点状气门。子座单生或有分枝,黑色,有纵皱或棱。凉山虫草 *C. liangshanensis* Zang,Hu et Liu 的干燥子座及虫体,发现于四川。虫体似蚕,较粗,直径 0.6～1 cm,表面被棕褐色菌膜,菌膜脱落处暗红棕色,断面类白色,周边红棕色。子座呈线形,纤细而长,长 10～30 cm,表面黄棕色或黄褐色。唇形科植物地蚕 *Stachys geobombycis* C. Y. Wu 及草石蚕 *S. sieboldi* Miq. 的块茎伪充冬虫夏草。块茎呈梭形,略弯曲,有 3～15 环节;外表淡黄色。此外,还发现用面粉、玉米粉、石膏等加工伪充虫草。其外表显黄白色,虫体光滑,环纹明显,断面整齐,淡白色,体重,久嚼粘牙。遇碘液显蓝色。

灵芝　Ganoderma

　　为多孔菌科(Polyporaceae)真菌赤芝 *Ganoderma lucidum* (Leyss. ex Fr.)Karst. 或紫芝 *G. sinense* Zhao,Xu et Zhang 的干燥子实体。赤芝主产于华东、西南及河北、山西、江西、广西等省区,紫芝主产于浙江、江西、湖南、广西等省区。两者现有人工繁殖,但野生及栽培紫芝均较赤芝数量少。全年采收,除去泥沙及杂质,剪除附有朽木或培养基质的下端菌柄、阴干或在40～50℃烘干。赤芝药材外形呈伞状,菌盖肾形、半圆形或近圆形,宽 10～18 cm,厚 1～2 cm;皮壳坚硬,黄褐色至红褐色,有光泽,具环状棱纹和辐射状皱纹,边缘薄而平截,常稍内卷;菌肉白色至浅棕色，菌柄侧生，少偏生，长 7~15 cm，直径 1~3.5 cm，红褐色至紫褐色，光亮；孢子细小，黄褐色；气微香，味苦涩。紫芝药材皮壳紫黑色，有漆样光泽。菌肉锈褐色，菌柄长 17~23 cm。栽培灵芝子实体较粗壮、肥厚，直径 12~22 cm，厚 1.5~4 cm；皮壳外常被有大量粉尘样黄褐色孢子。主要含灵芝多糖和三萜类化合物及蛋白质、氨基酸等成分，其中灵芝多糖（BN_3C_4、BN_3C_2、BN_3C_3 及 BN_3C_4）和灵芝多肽（GPC_1、GPC_2）具有明显的抗衰老作用。性平，味甘。补气安神，止咳平喘。

茯苓　Poria（附：茯苓皮）

【基源】为多孔菌科（Polyporaceae）真菌茯苓 *Poria cocos*（Schw.）Wolf 的干燥菌核。主产于安徽、云南、湖北和贵州等省。栽培或野生，栽培者安徽产量大，称"安苓"，野生者以云南产者质优，称"云苓"。野生茯苓常在 7 月至次年 3 月到松林中采挖。人工栽培茯苓于接种后第二年 7~8 月间采挖。将鲜茯苓堆放在不通风处，用稻草围盖，进行"发汗"，使水分析出，取出放阴凉处，待表面干燥后，再行"发汗"。反复发汗数次至外现皱纹，内部水分大部散失后，阴干，称为"茯苓个"；鲜茯苓去皮后切片，为"茯苓片"；切成方形或长方形块者为"茯苓块"；皮为"茯苓皮"；去茯苓皮后，内部显淡红色者为"赤茯苓"；切去赤茯苓后的白色部分为"白茯苓"；中有松根者为"茯神"。

【性状鉴别】茯苓个：呈类球形、椭圆形或不规则的团块，大小不一。外皮薄而粗糙，棕褐色至黑褐色，有明显的皱缩纹理。体重，质坚实，断面不平坦，显颗粒性，有的具裂隙，外层淡棕色，内部白色，少数淡红色，有的中间抱有松根。气微，味淡，嚼之粘牙。

茯苓片：为去皮后切制的茯苓，呈不规则厚片，薄厚不一。白色、淡红色或淡棕色。

茯苓块：为去皮后切制的茯苓，呈立方块状或方块状厚片，大小不一。白色、淡红色或淡棕色。（图 14-3）

茯神：呈方块状，附有切断的一块茯神木，质坚实，色白。（图 14-3）

【显微特征】粉末：灰白色。① 用水或稀甘油装片，可见无色不规则颗粒状团块或末端钝圆的分枝状团块。②用水合氯醛液或 5%氢氧化钾液装片，则团块溶化露出菌丝。菌丝无色或淡棕色（外层菌丝），细长，稍弯曲，有分枝，直径 3~8 μm，稀至 16 μm，横壁偶可察见。（图 14-4）

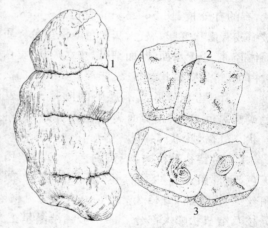

图 14-3　茯苓药材图
1. 茯苓个　2. 茯苓块　3. 茯神

【化学成分】主要含多糖类成分，如 β-茯苓聚糖（β-pachyman）含量高达 75%；但无抗肿瘤活性，若切断其支链，成为单纯的 β-(1→3)葡萄糖聚糖，称为茯苓次聚糖（pachymaran），则具抗肿瘤活性；多种四环三萜酸类化合物，如茯苓酸（pachymic acid）、齿孔酸（ebricoic acid）、块苓酸（tumulosic acid）、松苓酸（pinicolic acid）等。

【理化鉴别】取本品粉末少量，加碘化钾-碘试液 1 滴，显深红色（检查多糖）。

【质量评价】

1. 以体重、质坚实、外皮色棕褐、纹细、无裂隙、断面白色细腻、粘牙力强者为佳。

2. 水分不得过 18.0%，总灰分不得过 2.0%，稀乙醇浸出物（热浸法）不得少于 2.5%。

【功效】性平，味甘、淡。利水渗湿，健脾、宁心。

【附注】据报道，有用茯苓粉末加黏合剂包埋松木块而充"茯神"出售。在调查中还发现用淀粉加工伪制的茯苓片，其切面白色、细腻、无颗粒感，遇稀碘液变蓝色。应注意鉴别。

【附】茯苓皮 Poriae Cutis

为茯苓菌核的干燥外皮。药材呈长条形或不规则块片，大小不一，外表面棕褐色至黑棕色，有疣状突起，内表面淡棕色并常带有白色或淡红色的皮下部分。质较松软，略具弹性。气微、味淡，嚼之粘牙。性平，味甘、淡。利水消肿。

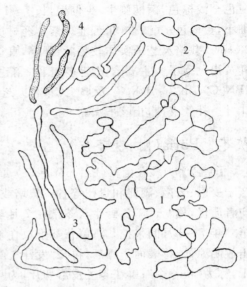

图 14-4 茯苓粉末图
1. 分枝状团块　2. 颗粒状团块
3. 无色菌丝　4. 有色菌丝

猪苓 Polyporus

【基源】为多孔菌科（Polyporaceae）真菌猪苓 *Polyporus umbellatus* (Pers.) Fries 的干燥菌核。主产于陕西、云南、河南、山西等省。多为野生品，人工栽培已获成功。春、秋两季采挖，除去泥沙，干燥。

【性状鉴别】呈不规则的条块状、类圆形或扁块状，有的有分枝，长 5~25 cm，直径 2~6 cm。表面皱缩或有瘤状突起，黑色、灰黑色或棕黑色。质致密而体轻，能浮于水面，断面细腻，按之较软，类白色或黄白色，略呈颗粒状。气微，味淡。（图 14-5）

饮片：呈类圆形或不规则的厚片。外表皮黑色或棕黑色，皱缩。切面类白色或黄白色，略呈颗粒状。气微，味淡。

【显微特征】粉末：灰黄白色。①菌丝团大多无色（内部菌丝），少数棕色（外层菌丝）。散在的菌丝细长、弯曲，直径 2~10 μm，有的可见横隔，有分枝及结节状膨大部分。②草酸钙结晶呈正方八面体形、规则的双锥八面体形或不规则多面体，直径 3~32(60) μm，长至 68 μm，有时数个结晶集合。（图 14-6）

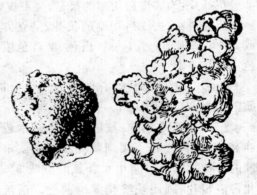

图 14-5 猪苓药材图

【化学成分】主要含水溶性多聚糖化合物猪苓聚糖 I（0.12%~0.61%），粗蛋白（约 7.8%），麦角甾醇（ergosterol），α-羟基二十四碳酸，生物素（维生素 H），猪苓酮（polyporusterone A~G）等。猪苓多糖有抗肿瘤作用，对细胞免疫功能的恢复有明显的促进作用。

【理化鉴别】取本品粉末 1 g，加稀盐酸 10 mL，水浴煮沸 15 min，搅拌，呈黏胶状。另取粉末少量，加氢氧化钠溶液（1→5）适量，搅拌，呈悬浮状，不溶成黏胶状（与茯苓区别）。

【质量评价】

1. 一般以个大、皮黑、肉白、体较重者为佳。

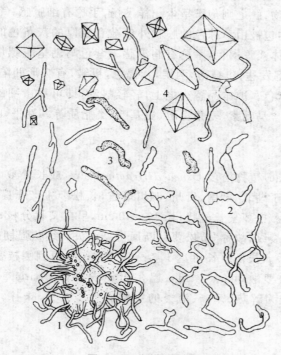

图 14-6 猪苓粉末图
1. 菌丝黏结成团 2. 无色菌丝 3. 棕色菌丝 4. 草酸钙晶体

2. 水分不得过 14.0%,总灰分不得过 12.0%,酸不溶性灰分不得过 5.0%。

3. 按高效液相色谱法测定,本品含麦角甾醇($C_{28}H_{24}O$)不得少于 0.07%。

【功效】性平,味甘、淡。利水渗湿。

雷丸 Omphalia

为白蘑科(Tricholomataceae)真菌雷丸 *Omphalia lapidescens* Schroet. 的干燥菌核。主产于四川、云南、广西、陕西等省区。秋季采挖,洗净,晒干。药材呈类球形或不规则团块,直径 1~3 cm;表面黑褐色或棕褐色,有略隆起的不规则网状细纹;质坚实,不易破裂,断面不平坦,白色或浅灰黄色,常有黄白色大理石样纹理;气微,味微苦,嚼之有颗粒感,微带黏性,久嚼无渣。以个大、断面色白、粉状者为佳。断面色褐呈角质样者,不可供药用。主要含雷丸素(一种蛋白酶),为驱绦虫的有效成分,在 pH 8 的溶液中作用最强。性寒,味微苦。杀虫消积。

马勃 Lasiosphaera/Calvatia

为灰包科(Lycoperdaceae)真菌脱皮马勃 *Lasiosphaera fenzlii* Reich. 、大马勃 *Calvatia gigantea* (Batsch ex Pers.)Lloyd 或紫色马勃 *C. lilacina* (Mont. et Berk.)Lloyd 的干燥子实体。脱皮马勃主产于辽宁、甘肃、江苏、安徽等省,大马勃主产于内蒙古、青海、河北、甘肃等省区,紫色马勃主产于广东、广西、江苏、湖北等省区。夏、秋两季子实体成熟时及时采收,除去泥沙,干燥。脱皮马勃呈扁球形或类球形,无不孕基部,直径 15~20 cm;包被呈灰棕色至黄褐色,纸质,常破碎成块片状,或已全部脱落;孢体呈灰褐色或浅褐色,紧密,有弹性,用手撕之,内有灰褐色棉絮状的丝状物;触之则孢子呈尘土样飞扬,手捻有细腻感;气似尘土,无味。大马勃不孕基部小或无,残留的包被由黄棕色的膜状外包被和较厚的灰黄色的内包被所组成,光滑,质硬而脆,成块脱落;孢体浅青褐色,手捻有润滑感。紫色马勃呈陀螺形,或已压扁呈扁圆形,直径5～12 cm,不孕基部发达;包被薄,两层,紫褐色,粗皱,有圆形凹陷,外翻,上部常裂成小块或已部分脱落;孢体紫色。取本品置火焰上,轻轻抖动,即可见微细的火星飞扬,熄灭后,发生大量白色浓烟。主要含马勃素、麦角甾醇、氨基酸、类脂质等。性平,味辛。清肺利咽,止血。

松萝　Usnea

为松萝科(Usneaceae)植物松萝 *Usnea diffracta* Vain. 或长松萝 *U. longissima* Ach. 的干燥地衣体。松萝主产于湖北、湖南、贵州、四川等省,长松萝主产于广西、四川、云南等省区。全年可采,去杂质,晒干。松萝呈长丝状,长10～40 cm,呈二叉状分枝;表面灰绿色或黄绿色,粗枝表面有明显的环状裂纹,故称"节松萝";断面可见中央有线状强韧的中轴,质柔韧,略有弹性,不易折断;气微,味酸。长松萝长可达1.3 m,主轴单一,两侧侧枝密生,似蜈蚣足状,故名"蜈蚣松萝"。主要含松萝酸(usnic acid)、巴尔巴地衣酸(barbatic acid)、地衣酸(diffractic acid)等,松萝酸、地衣酸为解热、镇痛、消炎的主要成分。性平,味甘、苦。止咳平喘,活血通络,清热解毒。

第 15 章　树脂类中药

教学目的和要求：
1. 掌握乳香、没药和血竭的鉴定特征。
2. 熟悉苏合香、阿魏、安息香的来源和主要性状特征。

15.1　概述

树脂（resina）类中药是指以树脂为主要组成的植物分泌物入药的一类中药，常具有芳香开窍、活血祛瘀、抗菌消炎、消肿止痛、防腐、生肌等功效，常用于冠心病、心绞痛、中风、跌打损伤等。中成药中应用树脂类中药较多，如苏合香丸等。

15.1.1　树脂的形成、分布和采收

树脂一般认为是植物体内的挥发油成分如萜类，经过复杂的化学变化如氧化、聚合、缩合等反应而形成。因此，树脂常和挥发油并存于植物的树脂道、分泌细胞、导管或细胞间隙等中。树脂能被苏丹Ⅲ试液或紫草试液染成红色。

药用树脂大多采自种子植物，如松科植物的松油脂、松香、加拿大油树脂，豆科的吐鲁香、秘鲁香，金缕梅科的苏合香、枫香脂，橄榄科的乳香、没药，漆树科的洋乳香，伞形科的阿魏，安息香科的安息香，藤黄科的藤黄，棕榈科的血竭等。根据树脂产生的方式不同，分为正常代谢物和非正常代谢物。正常代谢物是植物体在生长发育过程中，其组织和细胞所产生的代谢产物或分泌物，如血竭等。非正常代谢物是植物体受到损伤后产生的分泌物，如安息香、苏合香等。有的植物受到机械损伤后，分泌物逐渐增加，如松树中的松油脂。有些植物原来组织中没有分泌组织，只有损伤后才产生新的木质部或新的韧皮部，并形成分泌组织或树脂道而渗出树脂，如苏合香树、安息香树等。

树脂的采收，除一部分为收集自然渗出的树脂外，大多是将植物体某些部位经机械损伤，如用刀切割树皮，使树脂从刀切割口处流出，收集从伤口流出的树脂经加工而成，或用植物含树脂的部位经提取、精制而得到。

15.1.2　树脂的化学组成、分类和通性

15.1.2.1　化学组成

树脂由多种化学成分组成，但多数是二萜烯和三萜烯的衍生物（除真菌、致病霉菌及海绵动物中的二倍半萜类衍生物以外）。树脂类中药不是以单一类型的化学成分来研究，而是从其

来源和组成上认识和分类鉴别的。其主要化学成分有以下 4 类。

(1)树脂酸类(resin acids)　主要是二萜酸类、三萜酸类及其衍生物类成分。分子量大,常具有 1 个或几个羟基及羧基,能溶于碱性水溶液形成肥皂样的乳液,大多游离存在。如松香中含有 90％以上松香酸,属于二萜烯酸类;乳香中含有大量的乳香酸,为三萜烯酸类。

(2)树脂醇类(resin alcohols)　可分为树脂醇和树脂鞣醇两类。树脂醇是无色物质,含醇性羟基,遇三氯化铁试液不显颜色反应。树脂鞣醇含酚性羟基,分子量较大,遇三氯化铁试液显鞣质样蓝色反应。它们在树脂中呈游离状态或与芳香酸结合成酯存在。

(3)树脂酯类(resin eskers)　由树脂醇或树脂鞣醇与树脂酸或芳香酸如桂皮酸、苯甲酸等化合而成的酯。芳香酸在树脂中亦有游离存在,这些存在于树脂中的芳香酸通称为香脂酸。它们多数是香树脂中的主要成分,有的具有能与氢氧化钾的醇溶液共煮则皂化的性质,常是代表树脂生理活性的成分。

(4)树脂烃类(resenes)　其化学组成为倍半萜烯及多萜烯的衍生物。是一类化学性质较稳定、不溶于碱,不被水解和氧化及不导电的物质。它是与光线、空气、水或一般化学试剂等长久接触均不起变化的一类更高分子环状化合物。含有较多树脂烃的树脂可用作丸剂或硬膏原料。工业上因其能形成坚固的薄膜多用作油漆和涂料等。

15.1.2.2　树脂的分类

树脂由树脂酸、树脂醇、树脂酯、树脂烃等多种成分组成,常混有挥发油、树胶及游离芳香酸等成分。药用树脂通常根据其中所含的主要化学成分分为以下 5 类。

(1)单树脂类(resina)　一般不含或很少含挥发油及树胶。通常又分为:①酸树脂:主要成分为树脂酸,如松香。②酯树脂:主成分为树脂酯,如枫香脂、血竭等。③混合树脂:无明显主要成分,如洋乳香。

(2)胶树脂类(gummi-resina)　主要组成为树脂及树胶,如藤黄。

(3)油胶树脂类(oleo-gummi resina)　为胶树脂中含有较多挥发油者,如乳香、没药、阿魏等。

(4)油树脂类(oleo-resina)　主要组成为树脂及挥发油,如松油脂、加拿大油树脂等。

(5)香树脂类(balsamun)　为油树脂中含有多量游离芳香酸者,如苏合香、安息香等。

15.1.2.3　通性

树脂是由树脂烃、树脂酸、高级醇及酯等多种成分组成的混合物。大多为无定形的固体或半固体,极少数为液体。表面微有光泽,质硬而脆。不溶于水,也不吸水膨胀,易溶于醇、乙醚、三氯甲烷等多数有机溶剂,在碱性溶液中能部分溶解或完全溶解,在酸性溶液中不溶解。加热后则软化,最后熔融。燃烧时有浓烟,并有特殊气味。将树脂的乙醇溶液蒸干,则形成薄膜状物质。树脂的商品名称常易与树胶混称,如"加拿大油树脂",进口商品名称为"Canada balsam"(加拿大香脂),但国内商品却误称为"加拿大树胶"。实际树脂和树胶是化学组分完全不同的两类物质。树胶为多糖类,能溶于水或吸水膨胀,或能在水中成为混悬液,不溶于有机溶剂。加热焦炭化分解,发出焦糖样臭气,无一定的熔点。

15.1.3　树脂类中药的鉴定

树脂类中药的鉴定主要采用性状鉴定和理化鉴定的方法。树脂类中药的外形各异、大小不等,但每种药材均有较为固定的形态。因此,树脂类中药的性状特征具有一定的鉴别意义。性状鉴定主要应注意其形状、大小、颜色、表面特征、质地、破碎面、光泽、透明度、气味等特征。每种树脂类中药均有相对固定的化学成分及组成,通常采用理化鉴定的方法对其主成分或特征性成分进行定性或定量分析。由于商品树脂中常混有沙石、泥土等杂质,需注意对其品质的优良度进行控制。根据树脂的种类不同理化鉴别主要测定其溶解度、水分、灰分、浸出物、酸值、皂化值、碘值、香脂酸含量和醇不溶物等。

15.2　树脂类中药鉴定

苏合香　Styrax

为金缕梅科(Hamamelidaceae)植物苏合香树 *Liquidambar orientalis* Mill. 的树干渗出的香树脂经加工精制而成。原产于土耳其、叙利亚、埃及和索马里等国,我国广西、云南现有引种。初夏将有 3～4 年树龄树的树皮击伤或割破至木部,使其分泌树脂并渗入树皮内,秋季割下树皮及木部外层边材,加水煮后用布袋压榨过滤,滤液除去水分,即得粗品苏合香,再将粗品溶解于 95% 乙醇中,滤过,滤液除去乙醇,则得精制苏合香。通常贮藏于铁桶中,并灌以清水浸之,以防香气挥失,置于阴凉处。药材为半流动性的浓稠液体,棕黄色或暗棕色,半透明;质黏稠,挑起时呈胶样,连绵不断,较水重;气芳香,味苦、辣,嚼之黏牙。本品在 90% 乙醇、二硫化碳、三氯甲烷或冰乙酸中溶解,在乙醚中微溶。粗制品主要含树脂约 36%,其余为油样液体。树脂中含苏合香树脂醇(storesinol)、齐墩果酮酸(oleanonic acid)等,油状液体中含有苯乙烯(styrene)、乙酸桂皮酯、肉桂酸(cinnamic acid)、桂皮醛(cinnamaldehyde)等。性温,味辛。开窍,辟秽,止痛。

乳香　Olibanum

【基源】为橄榄科(Buseraceae)植物乳香树 *Boswellia carterii* Birdw. 及同属植物鲍达乳香树 *B. bhaw-dajiana* Birdw. 树皮渗出的树脂。分为索马里乳香和埃塞俄比亚乳香,每种乳香又分乳香珠和原乳香。主产于索马里、埃塞俄比亚及阿拉伯半岛南部,以索马里所产者质量最优,销世界各地。乳香树干的皮部有离生树脂道,通常以春季为盛产期。采收时,于树干的皮部由下向上顺序切伤,开一狭沟,使树脂从伤口渗出,流入沟中,数天后凝成硬块,即可采收。若落于地面,常粘附沙土杂质,品质较次。密闭防尘,遇热易软化变色,宜贮于阴凉处。

【性状鉴别】长卵形滴乳状、类圆形颗粒或粘合成大小不等的不规则块状物。大者长达 2 cm(乳香珠)或 5 cm(原乳香)。表面黄白色,半透明,被有黄白色粉末,久存则颜色加深。质脆,遇热易软化,破碎面有玻璃样光泽。具特异香气,味微苦。嚼时开始碎成小块,迅即软化成胶块样,粘附牙齿,唾液成乳白色,并微有香辣感。

【化学成分】主要含树脂 60%～70%,树胶 27%～35%,挥发油 3%～8%。

【理化鉴别】

1. 本品遇热变软,烧之微有香气(不应有松香气),显油性,冒黑烟。与少量水共研,能形成白色或黄白色乳状液。

2. 索马里乳香:取挥发油适量,加无水乙醇制成每 1 mL 含 2.5 mg 的供试品溶液。另取 α-蒎烯对照品作为对照。以聚乙二醇(PEG-20M)毛细管柱,程序升温。分别取供试品溶液与对照溶液 1 μL,注入气相色谱仪。供试品溶液色谱中,应呈现与对照品溶液色谱保留时间相同的色谱峰。

3. 埃塞俄比亚乳香:取乙酸辛酯对照品适量,加无水乙醇制成每 1 mL 含 0.8 mg 的对照品溶液。同索马里乳香鉴别方法试验,供试品溶液色谱中,应呈现与对照品溶液色谱保留时间相同的色谱峰。

【质量评价】

1. 以色淡黄颗粒状、半透明、无杂质、气芳香为佳。

2. 乳香珠杂质不得过 2%,原乳香杂质不得过 10%。

3. 按挥发油测定法测定,索马里乳香含挥发油不得少于 6.0%(mL/g),埃塞俄比亚乳香含挥发油不得少于 2.0%(mL/g)。

【功效】性温,味苦、辛。活血定痛,消肿生肌。

【附注】洋乳香(mastix)为漆树科(Anacardiaceae)植物黏胶乳香树 *Pistacla lentiscus* L. 的树干或树枝切伤后流出并干燥的树脂。主产于希腊。药材与乳香相似,但颗粒较小而圆,直径 3~8 mm。新鲜品表面有光泽,半透明。质脆,断面透明,玻璃样。气微芳香,味苦。咀嚼时先碎成砂样粉末,后软化成可塑性团,不粘牙齿。与水共研,不形成乳状液体。主要含树脂酸约 43%,树脂烃约 50%,挥发油约 2%。从中曾分离出薰陆香二烯酮酸(masticadienonic acid)和异薰陆香二烯酮酸(isomasticadienonic acid)。可用作硬膏原料和填齿料。

没药 Myrrha

【基源】为橄榄科(Burseraceae)植物地丁树 *Commiphora myrrha* Engl. 或哈地丁树 *C. molmol* Engl. 的干燥树脂。分为天然没药和胶质没药。主产于非洲东北部的索马里、埃塞俄比亚、阿拉伯半岛南部及印度等地。以索马里所产者最佳,销世界各地。每年 11 月至次年 2 月间将树刺伤,树脂由伤口或裂缝口自然渗出。初为淡黄白色液体,在空气中渐变为红棕色硬块。采后拣去杂质。

【性状鉴别】天然没药:不规则颗粒性团块状,大小不等,大者直径长达 6 cm 以上。表面黄棕色或红棕色,近半透明部分呈棕黑色,被有黄色粉尘。质坚脆破碎面不整齐,无光泽。有特异香气,味苦而微辛。

胶质没药:不规则块状及颗粒,多粘结成大小不等的团块,大者直径长达 6 cm 以上。表面棕黄色至棕褐色,不透明。质坚实或疏松。有特异香气,味苦而有黏性。

【化学成分】一般商品含树脂 25%~35%、树胶 57%~61%、挥发油 7%~17%,尚含少量苦味质、甾体、没药酸(myrrholic acid)、甲酸、乙酸及氧化酶等。

【理化鉴别】

1. 取本品与水共研形成黄棕色乳状液,粉末遇硝酸呈紫色。

2. 取粉末 0.1 g,加乙醚 3 mL,振摇,滤过,滤液置蒸发皿中,挥尽乙醚,残留的黄色液体滴加硝酸,显褐紫色。

3. 取粉末少量,加香草醛试液数滴,天然没药立即显红色,继而变为红紫色,胶质没药立即显紫红色,继而变为蓝紫色。

4. 薄层色谱:取本品挥发油环己烷液作为供试品溶液,以天然没药或胶质没药对照药材作为对照。用硅胶 G 薄层板,以环己烷-乙醚(4∶1)展开,以 10%硫酸乙醇溶液显色。供试品色谱中,在与对照药材相应的位置上,显相同颜色的斑点。

【质量评价】

1. 以块大、色红棕、半透明、微粘手、香气浓而持久、杂质少者为佳。

2. 天然没药杂质不得过 10%,胶质没药不得过 15%,总灰分不得过 15.0%,酸不溶性灰分不得过 10.0%。

3. 按挥发油测定法测定,天然没药含挥发油不得少于 4.0%(mL/g),胶质没药不得少于 2.0%(mL/g)。

【功效】性平,味辛、苦。散瘀定痛,消肿生肌。

阿魏 Ferulae Resina

为伞形科(Umbelliferae)植物新疆阿魏 *Ferula sinkiangensis* K. M. Shen 或阜康阿魏 *F. fukanensis* K. M. Shen 的树脂。主产于新疆,皆为野生品。春末夏初盛花期至初果期,分次由茎上部往下斜割,收集渗出的树脂,阴干。药材呈不规则块状和脂膏状,颜色深浅不一,表面蜡黄色至棕黄色;块状者体轻,质地似蜡,断面稍有孔隙,新鲜切面颜色较浅,放置后色渐深;脂膏状者黏稠,灰白色;具强烈而持久的蒜样特异臭气,味辛辣,嚼之有灼烧感。主要含挥发油 10%～19.5%,萜烯及多种二硫化物,硫化物含量约 16.4%,其中仲丁基丙烯基二硫化物(sec-tutyl propenyl disulfide)是本品具特殊蒜臭的原因;另含树脂约 24.4%,含树胶约 25%,以及游离阿魏酸(ferulic acid)约 1.3%等。性温,味苦、辛。消积,化癥,散痞,杀虫。

安息香 Benzoinum

为安息香科(Styracaceae)植物白花树 *Styrax tonkinensis* (Pierre) Craib ex Hart. 的干燥香树脂。主产于云南、广西及广东等省区,现已有广泛栽培。树干经自然损伤或于夏、秋两季割裂树干,收集流出的树脂,阴干。药材呈不规则的小块,稍扁平,常黏结成团块,表面橙黄色,具蜡样光泽(自然出脂者),或呈不规则的圆柱状、扁平块状,表面灰白色至淡黄白色(人工割脂者);质脆,易碎,断面平坦,白色,放置后逐渐变为淡黄棕色至红棕色,加热则软化熔融;气芳香,味微辛,嚼之有沙粒感。主要含树脂 70%～80%,其中总香脂酸 28%,游离香脂酸约 15.8%。主要含泰国树脂酸(siaresinolic acid)、苯甲酸松柏醇酯(coniferyl benzoate),并含苯甲酸、苯甲酸桂皮脂、香草醛。性平,味辛、苦。开窍醒神,行气活血,止痛。

血竭 Draconis Sanguis

【基源】为棕榈科(Palmae)植物麒麟竭 *Daemonorops draco* Bl. 果实中渗出的树脂经加工制成。主产于印度尼西亚的加里曼丹和苏门答腊及印度、马来西亚等国。采集成熟果实,其外密被硬质小鳞片,由鳞片间分泌的红色树脂,几将鳞片全部遮蔽,充分晒干,加贝壳同入笼中强力振摇,松脆的树脂块即脱落,筛去果实鳞片杂质,用布包起,入热水中使软化成团,取出放冷，即为原装血竭；加入辅料如达玛树脂、原白树脂等，称加工血竭。

【性状鉴别】原装血竭：四方形或不定形块状，大小不等，表面铁黑色或红色，常附有因摩擦而成的红粉。断面有光泽或粗糙而无光泽，黑红色，研成粉末血红色。气微，味淡。

加工血竭：略呈类圆四方形，直径 6～8 cm，厚约 4 cm，重 250～280 g。表面暗红色或黑红色，有光泽，底部平圆，顶端有包扎成型时所成的纵折纹。质硬而脆，破碎面红色而粉末呈砖红色。

本品不溶于水，在热水中软化，易溶于乙醇、二硫化碳、三氯甲烷及碱液中。

【化学成分】麒麟竭中主要含红色树脂酯约 57%，从中分离出结晶型红色素：血竭红素（dracorubin）和血竭素（dracorhodin）、去甲基血竭红素（nordracorubin）、去甲基血竭素（nor-dracorhodin）等。红色树脂为血竭树脂鞣醇（dracoresino tannol）与苯甲酸及苯甲酰乙酸的化合物。

【理化鉴别】

1. 取粉末置白纸上，用火隔纸烘烤即熔化，应无扩散的油迹，对光照视呈鲜艳的血红色。以火燃烧则产生呛鼻烟气。

2. 薄层色谱：取本品粉末乙醚提取液作为供试品溶液。以血竭对照药材及血竭素高氯酸盐对照品作为对照。用高效硅胶预制薄层板，以三氯甲烷-甲醇（19∶1）为展开剂，喷以 10% 硫酸乙醇溶液显色。供试品色谱中，在与对照药材及对照品色谱相应的位置上，显示相同颜色的斑点（图 15-1）。

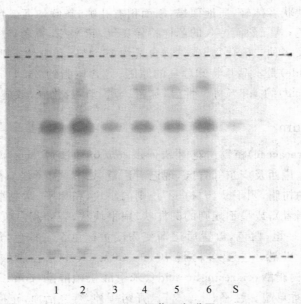

1　2　3　4　5　6　S

图 15-1　血竭薄层色谱图

S. 血竭素高氯酸盐对照品　1,2. 血竭（原装血竭）　3. 血竭（皇冠牌）
4. 血竭（AA 牌）　5. 血竭（加工血竭）　6. 血竭对照药材

【质量评价】

1. 以外色黑似铁、研粉红似血、火燃呛鼻、有苯甲酸样香气者为佳。

2. 总灰分不得过 6.0%，醇不溶物不得过 25.0%。

3. 按高效液相色谱法测定,本品含血竭素($C_{17}H_{14}O_3$)不得少于 1.0%。

【功效】性平,味甘、咸。活血定痛,化瘀止血,生肌敛疮。

【附注】

1. 进口的杂牌血竭有 AA 牌、三 A 牌、鸡牌、金鱼牌、手牌等,因质量低劣均不准订购。太阳牌及金星牌质量较优。

2. 国产血竭为百合科(Liliaceae)植物海南龙血树 *Dracaena cambodiana* Pierre ex Gagnep. 含脂木质部提取的树脂。

第16章　其他类中药

教学目的和要求：
1. 掌握海金沙、青黛、儿茶和五倍子的鉴定特征。
2. 熟悉冰片、芦荟和天竺黄的来源与主要性状特征。

16.1　概述

其他类中药是指本教材上述各章中未能收载的中药。主要包括：以植物体的某一部分或间接使用植物的某些制品为原料，经过不同的加工处理所得到的产品，如樟脑、冰片、芦荟、青黛等；蕨类植物的成熟孢子，如海金沙；植物器官因昆虫的寄生而形成的虫瘿，如五倍子；植物体分泌或渗出的非树脂类混合物，如天竺黄。

其他类中药一般多采用性状鉴别法，少数中药可采用显微鉴别法，如海金沙、五倍子等。理化鉴别法较为常用，尤其对一些加工品，如青黛、芦荟、冰片等，可依据其化学成分的性质进行定性鉴别和质量评价。

16.2　其他类中药鉴定

海金沙　Lygodii Spora

【基源】为海金沙科（Lygodiaceae）植物海金沙 *Lygodium japonicum*（Thunb.）Sw. 的干燥成熟孢子。主产于广东、浙江、江苏、湖北、湖南等省，现也有栽培。秋季孢子未脱落时采割藤叶，晒干，搓揉或打下孢子，除去藤叶。

【性状鉴别】呈粉末状，棕黄色或浅棕黄色。体轻，手捻有光滑感，置手中易由指缝滑落。气微，味淡。撒在水中则浮于水面，加热逐渐下沉。撒于火上易燃烧发生爆鸣声，且有闪光，无残留灰渣。

【显微特征】粉末：棕黄色或浅棕黄色。孢子为四面体形、三角状圆锥形，顶面观呈三面锥形，可见三叉状裂隙，侧面观类三角形，底面观类圆形，直径 60～85 μm，外壁有颗粒状雕纹，有时可见多细胞非腺毛。（图16-1）

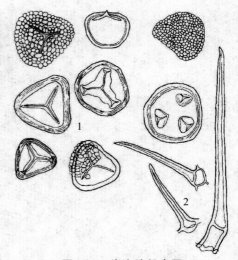

图16-1　海金沙粉末图
1. 孢子　2. 非腺毛

【化学成分】主要含水溶性成分海金沙素（lygodin），又含脂肪油，其主要脂肪酸为油酸、亚油酸、棕榈酸和肉豆蔻酸等。还含反式-对-香豆酸（trans-p-coumaric acid）和咖啡酸（caffeic acid）等利胆成分。

【质量评价】

1. 以质轻、色棕黄、有光滑感、无杂质者为佳。

2. 总灰分不得过 16.0%。

【功效】性寒，味甘、咸。清利湿热，通淋止痛。

青黛　Indigo Naturalis

【基源】为爵床科（Acanthaceae）植物马蓝 *Baphicacanthus cusia*（Nees）Bremek.、蓼科（Polygonaceae）植物蓼蓝 *Polygonum tinctorium* Ait. 或十字花科（Cruciferae）植物菘蓝 *Isatis indigotica* Fort. 的叶或茎叶经加工制得的干燥粉末、团块或颗粒。主产于福建、河北、江苏、云南、安徽等省。以福建仙游产品质量最佳，称"建青黛"，属道地药材。菘蓝主要为栽培品。夏、秋两季采收茎叶，置大缸或木桶内，加水浸泡 2～3 昼夜，至叶腐烂、茎脱皮时，捞去枝叶残渣，每 5 kg 茎叶加石灰 0.5 kg，充分搅拌，待浸液由乌绿色变为紫红色时，捞取液面产生的蓝色泡沫状物，晒干。

【性状鉴别】呈深蓝色粉末，体轻，易飞扬；或呈不规则多孔性团块、颗粒，手搓捻即成细末。微有草腥气，味淡。

【化学成分】马蓝制成的青黛主要含靛玉红（indirubin），靛蓝（indigo）、异靛蓝（isoindigo），靛黄（indo-yellow），靛棕（indo-brown）等。蓼蓝制成的青黛主要含靛苷（indican）、菘蓝苷（isatan B）、色氨酮（tryptatrin）、青黛酮（qingdainone）等。松蓝制成青黛尚含靛红（isatin）。

【理化鉴别】

1. 取本品少量，用微火灼烧，有紫红色烟雾产生。

2. 取本品少量，滴加硝酸，产生气泡，并显棕红色或黄棕色。

3. 薄层色谱：取本品粉末三氯甲烷液作为供试品溶液，以靛蓝和靛玉红对照品作为对照。用硅胶 G 薄层板，以甲苯-三氯甲烷-丙酮（5∶4∶1）展开。供试品色谱中，在与对照品色谱相应的位置上，显相同的蓝色和浅紫红色斑点。

【质量评价】

1. 以颜色均匀、体轻能浮于水面、火烧产生紫红色烟雾时间长者为佳。

2. 水溶性色素检查：取本品 0.5 g，加水 10 mL，振摇后放置片刻，水层不得显深蓝色。

3. 按高效液相色谱法测定，本品含靛蓝（$C_{16}H_{10}N_2O_2$）不得少于 2.0%，含靛玉红（$C_{16}H_{10}N_2O_2$）不得少于 0.13%。

【功效】性寒，味咸。清热解毒，凉血消斑，泻火定惊。

【附注】生产青黛的原植物在部分地区尚有豆科（Leguminosae）植物木蓝 *Indigofera tinctoria* L. 和野青树 *I. suffruticosa* Mill.，应注意鉴别。

儿茶　Catechu

【基源】为豆科（Leguminosae）植物儿茶 *Acacia catechu*（L. f.）Willd. 去皮枝、干的干燥煎膏，商品习称"儿茶膏"或"黑儿茶"。主产于云南西双版纳傣族自治州一带，广东、广西、福建、海南等省区亦产,海南有栽培。冬季采收枝、干,除去外皮,砍成大块,加水煎煮,浓缩,干燥。

【性状鉴别】呈方块形或不规则块状,大小不一。表面棕褐色或黑褐色,光滑而稍有光泽。质硬,易碎,断面不整齐,具光泽,有细孔,遇潮有黏性。气微,味涩、苦,略回甜。

【显微特征】粉末棕褐色。水装片可见针状结晶及黄棕色块状物。

【化学成分】主要含儿茶鞣质20%～50%、儿茶素(d-catechin)2%～20%,此外还含表儿茶素(epicatechin)、儿茶鞣红(catechu red)、脂肪油、树胶等。不含儿茶荧光素(gambit fluorescein)。

【理化鉴别】

1. 将火柴杆浸于本品水浸液中,使其轻微着色,待干燥后,再浸入盐酸中立即取出,置火焰附近烘烤,杆上即显深红色。

2. 薄层色谱:取本品粉末乙醚液,蒸干,加甲醇溶解作为供试品溶液。以儿茶素、表儿茶素对照品作为对照。用纤维素预制板,以正丁醇-醋酸-水(3:2:1)展开,以10%硫酸乙醇溶液显色。供试品色谱中,在与对照品色谱相应的位置上,显相同的红色斑点。

【质量评价】

1. 以黑色略带棕、不糊不碎、尝之收涩性强者为佳。

2. 水分不得过17.0%。

3. 按高效液相色谱法测定,本品含儿茶素($C_{15}H_{14}O_6$)和表儿茶素($C_{15}H_{14}O_6$)的总量不得少于21.0%。

【功效】性微寒,味苦、涩。活血止痛,止血生肌,收湿敛疮,清肺化痰。

【附注】茜草科(Rubiaceae)植物儿茶钩藤 Uncaria gambier Roxb. 带叶嫩枝的干燥煎膏,商品习称"方儿茶"或"棕儿茶"。主产于缅甸、印度、马来西亚等国。药材呈方块形,边长约2cm,每边均凹缩,棱角多偏斜或破碎,表面棕色至黑褐色,多平坦、无光泽,有时可见裂纹。质坚实或较松脆。断面浅棕红色。气微,味苦、涩。化学成分与儿茶相似,但还含儿茶荧光素。儿茶荧光素检查:取样品粉末少许,溶于乙醇,滤过,于滤液中加少许氢氧化钠溶液,振摇后加石油醚适量,则石油醚层显亮绿色荧光。

冰片 Borneolum Syntheticum

为樟脑、松节油等经化学方法合成的结晶状物(合成龙脑),习称"机制冰片"。主产于上海、天津、广东等地。药材呈无色透明或白色半透明的片状结晶,直径5～15mm,厚2～3mm;表面有裂冰样纹理,质松脆,可剥离成薄片,手捻易粉碎;气清香,味辛、凉。具挥发性,点燃发生浓烟,并有带光的火焰。在乙醇、三氯甲烷或乙醚中易溶,在水中几乎不溶。熔点应为205～210℃。主要含消旋龙脑(dl-borneol)及异龙脑(isoborneol)等。性微寒,味辛、苦。开窍醒神,清热止痛。

【附注】中药冰片尚有:①艾片,为菊科植物艾纳香 Blumea balsamifera (L.) DC. 的叶提取的结晶。主产于广东、广西、云南等省区。呈白色半透明状、块状或颗粒状结晶;质稍硬而脆,手捻不易碎;气清香,味辛、凉;具挥发性,烧之有浓黑烟。主含左旋龙脑(l-borneol)等。②龙脑冰片,为龙脑香科植物龙脑香 Dryobalanops aromatica Gaertn. f. 的树干提取的结晶,习称"龙脑片"或"梅片"。主产于印度尼西亚。呈类白色至淡灰棕色半透明块状或颗粒状结晶,直径1～7mm,厚约1mm;质松脆,手捻易粉碎;气清香,味清凉,嚼之慢慢溶化,燃烧时几无黑烟。主含右旋龙脑(d-borneol)等。③天然冰片,为樟科植物樟 Cinnamomum camphora (L.) Presl 的新鲜枝、叶经提取加工制成的结晶,习称"右旋龙脑"。呈白色结晶性粉末或片状结晶,气清香,味辛、凉;具挥发性;点燃时有浓烟,火焰呈黄色;熔点为 204~209℃。含右旋龙脑($C_{10}H_{18}O$)不得少于 95.0%。

五倍子 Galla Chinensis

【基源】为漆树科(Anacardiaceae)植物盐肤木 *Rhus chinensis* Mill.、青麸杨 *R. potaninii* Maxim. 或红麸杨 *R. punjabensis* Stew. var. *sinica* (Diels) Rehd. et Wils. 叶上的虫瘿,主要由五倍子蚜 *Melaphis chinensis* (Bell)Baker 寄生而形成。按外形不同分为"肚倍"和"角倍"。主产于四川、贵州、云南、陕西等省,现已有人工培育。秋季采摘,置沸水中略煮或蒸至表面呈灰色,杀死蚜虫,取出,晒干。

【性状鉴别】肚倍:呈长圆形或纺锤形囊状,长 2.5~9 cm,直径 1.5~4 cm。表面灰褐色或灰棕色,微有柔毛。质硬脆,易破碎,断面角质样,有光泽,壁厚 2~3 mm,内壁平滑,有黑褐色死蚜虫及灰色粉末状排泄物。气特异,味涩。(图 16-2)

角倍:呈菱形,具不规则的角状分枝,柔毛较明显,壁较薄。(图 16-2)

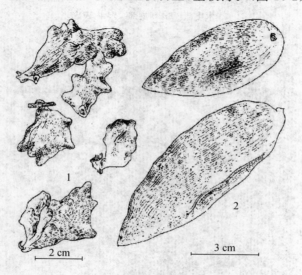

图 16-2 五倍子图
1. 角倍 2. 肚倍

【显微特征】横切面:①表皮细胞 1 列,往往分化成 1~3(6)细胞的非腺毛,长 70~140(350)μm。②内侧薄壁组织中散有多数外韧型维管束,维管束外侧有大型的树脂道,直径达 270 μm。③薄壁细胞含糊化淀粉粒及少数草酸钙结晶。(图 16-3)

【化学成分】主要含五倍子鞣质(gallotannin),习称五倍子鞣酸(gallotannic acid),含量 50%~70%,有的达 78%,另含没食子酸 2%~4%、脂肪、树脂及蜡质等。

【理化鉴别】薄层色谱:取本品粉末甲醇提取液作为供试品溶液。以五倍子对照药材及没食子酸对照品作为对照。用硅胶 GF_{254} 薄层板,以三氯甲烷-甲酸乙酯-甲酸(5:5:1)为展开剂,置紫外光灯(254 nm)下观察。供试品色谱中,在与对照药材及对照品色谱相应的位置上,显相同颜色的斑点(图 16-4)。

【质量评价】
1. 均以个大、完整、色灰褐、壁厚者为佳。

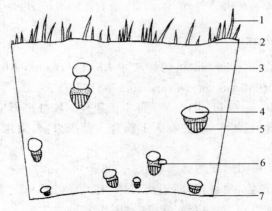

图 16-3　五倍子横切面简图

1. 表皮毛　2. 外表皮　3. 基本组织　4. 树脂道
5. 木质部　6. 韧皮部　7. 内表皮

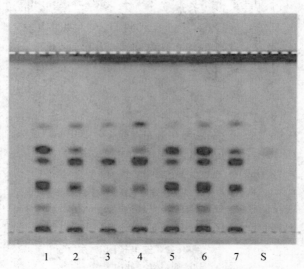

图 16-4　五倍子薄层色谱图

S. 没食子酸　1. 肚倍（产于江西）　2. 肚倍（购自江西）　3. 肚倍（购自四川）
4. 角倍（购自湖北）　5. 角倍（产于四川）　6. 角倍（购自广西）　7. 五倍子对照药材（肚倍）

2. 总灰分不得过 3.5%，水分不得过 12.0%。

3. 按鞣质含量测定法对鞣质进行测定，本品含鞣质不得少于 50.0%。

4. 按高效液相色谱法测定，本品含鞣质以没食子酸（$C_7H_6O_5$）计，不得少于 50.0%。

【功效】性寒，味酸、涩。敛肺降火，涩肠止泻，敛汗，止血，收湿敛疮。

【附注】五倍子蚜 *Melaphis chinensis*（Bell）Baker 生活史与五倍子的形成：五倍子蚜的有翅胎生雌虫（秋季迁移蚜）于 9 月中旬至 10 月中旬自虫瘿穿孔飞出，寄生于中间寄主提灯藓科（Mniaceae）提灯藓属（*Mnium*）多种植物上，进行孤雌生殖产生幼蚜，并吸取藓类营养，作白色蜡质茧越冬，至次年春季再羽化成有翅胎生雌虫（春季迁移蚜），飞散至盐肤木等植物上，产生雌、雄无翅幼虫，经交尾后产生无翅雌虫（干母）。无翅雌虫在吸取盐肤木等嫩叶汁时，叶部组织受到刺激，逐渐膨大，开始形成虫瘿（即五倍子）。在形成虫瘿期间，雌虫旺盛地营孤雌生殖，至 9 月下旬，每个虫瘿内平均有蚜虫约 4 000 只，并生成有翅胎生雌虫，于 9 月中旬后破虫瘿飞出。因此,产生五倍子必须具备三要素,即寄主盐肤木类植物、五倍子蚜虫和过冬寄主提灯藓类植物。由于五倍子蚜虫种类的不同及其营瘿部位习性的不同,形成的五倍子外形各异。

芦荟　Aloe

为百合科(Liliaceae)植物库拉索芦荟 *Aloe barbadensis* Miller、好望角芦荟 *Aloe ferox* Miller 或其他同属近缘植物药叶的汁液浓缩干燥物,前者习称"老芦荟",后者习称"新芦荟"。主产于南美洲的库拉索、阿津巴、博内尔等小岛及西印度群岛,我国南方部分地区有引种。全年可采收。自基部割取叶片,切口向下直放入容器中,取其流出的汁,蒸发浓缩至适当的浓度,任其逐渐冷却凝固即得。库拉索芦荟呈不规则块状,常破裂为多角形,大小不一;表面暗红褐色或深褐色,无光泽,体轻,质硬,不易破碎,断面粗糙或显麻纹,富吸湿性;有特殊臭气,味极苦。好望角芦表面呈暗褐色,略显绿色,有光泽;体轻,质松,易碎,断面玻璃样而有层纹。粉末用乳酸酚装片,呈团块状,表面有细小针状结晶聚成团。主要含芦荟总苷约 25%,以芦荟苷(barbaloin)为主;还含异芦荟苷(isobarbaloin)和芦荟大黄素(aloe emodin)。尚含树脂约 12%,另含多糖混合物及芦荟多糖(aloeferan)等。性寒,味苦。泻下通便,清肝泻火,杀虫疗疮。

天竺黄　Bambusae Concretio Silicea

为禾本科(Gramineae)植物青皮竹 *Bambusa textilis* McClure 或华思劳竹 *Schizostachyum chinense* Rendle 等秆内的分泌液干燥后的块状物。主产于云南省,广东、广西等省区亦产。青皮竹和华思劳竹均有栽培,但用于培育天竺黄者不多。药材呈不规则片块或颗粒,大小不一;表面灰蓝色、灰黄色或灰白色,有的洁白,半透明,略带光泽;体轻,质硬脆,易破碎,吸湿性强;气微,味淡。置于水中产生气泡,洁白色的药材逐渐变为淡绿色或天蓝色。主要含二氧化硅约 90%,另含微量胆碱、甜菜碱、氰苷、核酸酶、尿囊酶、解朊酶、糖朊酶、乳化酶以及氧化铅、氢氧化钾、氧化铁、氧化钙等。性寒,味甘。清热豁痰,凉心定惊。

【附注】人工合成天竺黄为结晶状颗粒,表面玉石样,无尘粉,色泽一致。质坚而重,易碎,断面洁亮有光泽,手搓有响声,吸水性稍差,水浸液加酚酞试液显红色。

第17章 动物类中药

教学目的和要求：

1. 熟悉动物类中药应用历史、研究进展及药用动物的分类方法。

2. 掌握地龙、水蛭、石决明、珍珠、全蝎、斑蝥、蜂蜜、蟾酥、蛤蚧、金钱白花蛇、蕲蛇、熊胆粉、麝香、鹿茸、牛黄、羚羊角的鉴定特征。

3. 熟悉牡蛎、海螵蛸、蜈蚣、土鳖虫、桑螵蛸、蝉蜕、白虫蜡、僵蚕、海马、海龙、蛤蟆油、龟甲、鳖甲、乌梢蛇、鸡内金、穿山甲、阿胶、马宝的来源和主要性状特征。

17.1 概述

动物类中药是指用动物的整体或动物体的某一部分、动物体的生理或病理产物、动物体的加工品等供药用的一类中药。

17.1.1 动物类中药的应用与研究

动物类中药的应用在我国有着悠久的历史，早在 4 000 年前甲骨文就记载了麝、犀、牛、蛇等 40 余种药用动物。在 3 000 多年前，我国就开始了对蜜蜂的利用；最早开始珍珠、牡蛎的养殖以及鹿茸、麝香、阿胶、蕲蛇等动物药在我国的应用也有两三千年之久；利用动物肝脏治疗夜盲症也远早于西欧国家。从本草的记载来看，《神农本草经》载有动物药 65 种，占 17.8%；《新修本草》载有 128 种，占 15.2%；《本草纲目》载有 461 种，《本草纲目拾遗》又补充动物药 160种。据统计，历代本草共记载有动物药 600 余种。新中国成立以来，1977 年版《中药大辞典》收载动物药 740 种，《中国药用动物志》一册、二册（1977—1982）收载药用动物共 832 种，1996年版《中国动物药志》收载动物药 975 种，药用动物 1 546 种，《中华本草》收载动物药 1 047 种。1983—1987 年全国第三次资源普查结果显示，我国药用动物 1 581 种，占全国资源总数的12%。《中国药典》2015 年版一部收载动物药 95 种，其中正文 50 种，附录Ⅱ45 种。此外，陆续出版的一些地方性动物药专著有《浙江药用动物》、《广西药用动物》、《东北动物药》、《内蒙古药用动物》等。近有文献报道，我国有药用动物约 1 850 种。

动物药，尤其是某些来源于高等动物的中药，所含化学成分与人体中的某些物质成分相似，因而可用于改善和调节人体的生理功能，具有显著的生理活性。常用动物药，如牛黄、全蝎、麝香、斑蝥、鹿茸等均有独特的疗效。近年来，从药用动物中发现了一些疗效显著的化合物。如从斑蝥中分离的斑蝥素（cantharidin）通过抑制癌细胞蛋白质的合成，从而发挥治疗原发性肝癌和病毒性肝炎的作用；从水蛭中分离的水蛭素（hirudin）是特效凝血酶抑制剂；从僵蚕中分离的过氧麦角甾醇及 7β-羟基胆甾醇体外有明显的抗癌活性；从刺参中分离的刺参素

A、B、C(holotoxin A、B、C)能抑制癌细胞生长,并有抗菌、增强白细胞吞噬功能等作用;从蝮蛇毒中获得的抗栓酶,从蚯蚓中分离的溶纤酶,人尿中提制的尿激酶(urokinnase)等具有抗凝血作用,用于治疗脑血管疾病和静脉血栓、弥漫性血管内凝血;蟾酥中的脂蟾毒配基(resibufogenin)有升压、强心、兴奋呼吸作用,已用于呼吸、循环衰竭和失血性休克等;鹿茸中的多胺类化合物是刺激核酸和蛋白质合成的有效成分;从昆虫中提制的促蜕皮激素(ecdysone)、蜕皮甾酮(ecdysterone)有促进蛋白质合成、降血脂和抑制血糖升高等作用;麝香中的多肽类成分有明显的抗凝血、抗肿瘤、抗炎、抗氧化、抗真菌、强心等生理活性;河豚毒素(tetrodotoxin)有剧毒,但有镇静与局部麻醉作用,局部麻醉作用是可卡因的 16 000 倍;蟾毒灵的麻醉力为可卡因的30~60 倍;甲壳纲动物及昆虫中含有丰富的甲壳质,可作为药物的良好载体,并有降低胆固醇、降血脂的作用。有的动物药还含有抗衰老、增强免疫力或增强智力作用的物质。动物类中药的进一步研究与开发已成为世人关注的热点。

近年来,随着核磁共振技术、质谱技术的高速发展,海洋动物药是研究的一个新的焦点,发现了一些构效新颖的活性化合物,如小分子多肽类、黏多糖类及生物碱类化合物在恶性肿瘤、心脑血管系统显示了广阔的治疗前景。主要有从刺参中分离得到的刺参多糖(SJAMP)有抗凝血、抗肿瘤、抗氧化作用;从鳞灯心柳珊瑚中提取分离的丙三酮胺对心血管系统有明显的作用,可降血压、抗心律失常。由于不少珍稀动物药具有十分显著而独特的临床疗效,长期以来使用十分广泛,如麝香,在《全国中成药处方集》所收载的 2 621 首处方中就有 295 首有麝香。由于长期过度捕猎,使麝香的资源锐减,原动物成为濒危动物。因此,对濒危珍稀动物类中药的野生资源加强保护,变野生为家养,积极寻找代用品以利于可持续利用,已成为亟待解决的重大课题。随着科技的发展,新技术、新方法的应用,在珍稀药用动物和濒危药用动物的野生变家养和人工繁殖以及寻找和扩大新药源方面均取得了可喜成果。现在人工养殖的动物药材已有数十种。如人工养麝,活体取香,养熊人工引流胆汁,鹿的驯化及鹿茸的生产,人工育珠,蛤蚧、金钱白花蛇、蕲蛇、全蝎、蜈蚣等的养殖都已成为商品药材的重要来源。麝香的代用品,大小灵猫香、麝鼠香的研究,人工麝香的合成;虎骨的代用品,塞隆骨的开发与应用;犀角的代用品,水牛角粉和水牛角浸膏的使用等,既保护了野生动物资源,使之可持续利用,又获得了贵重的商品药材。成功地进行人工培植牛黄,体外培育牛黄及人工牛黄的生产,为稀有贵重药材的生产拓展了新的方法。利用现代生物技术,如细胞工程、基因工程技术生产有效成分,近年来已有不少新进展,如水蛭素基因工程、羚羊角蛋白质基因工程等,为减轻对自然资源的依赖和破坏,获得有效成分高含量的中药开辟了新途径。

总之,我国动物资源丰富,利用新技术从动物药中寻找新的活性物质,有广阔的前景,动物药的研究空白点还很多,还需要做大量的工作。

17.1.2　药用动物的分类

地球上生存的动物达 150 万种以上,已经灭绝的种类更多,据估计约有 700 万种。动物分类学的任务,就是对种类繁杂的动物进行鉴定、命名,研究它们之间的相互关系,并按系统排列起来,反映动物在进化过程中的亲缘关系,以便对动物进行认识、研究与利用。

动物学的自然分类系统通常是以动物形态上或解剖上的相似程度为基础的,并结合其生态习性和地理分布来进行,基本上能反映各种动物在动物界的地位,各类群之间的亲缘关系及动物进化的途径。和植物界一样,动物界也划分为若干个等级,如门、纲、目、科、属、种,而以种为分类的基本单位。动物的分类主要是根据动物细胞的分化、胚层的形成、体腔的有无、对称的形式、体节的分化、骨骼的性质、附肢的特点及器官系统的发生、发展等基本特征而划分为若干动物类群。在动物分类系统中与药用动物有关的有 10 门，它们是(由低等到高等)：

原生动物门(Protozoa)；

多孔动物门(Porifera)，又称海绵动物门(Spongia)，药用动物如脆针海绵；

腔肠动物门(Coelenterata)，药用动物如海蜇、珊瑚等；

扁形动物门(Platyhelminthes)；

线形动物门(Nemathelminthes)；

环节动物门(Annelida)，药用动物如蚯蚓、水蛭等；

软体动物门(Mollusca)，药用动物如石决明、牡蛎、乌贼等；

节肢动物门(Arthropoda)，药用动物如东亚钳蝎、蜈蚣、地鳖、南方大斑蝥等；

棘皮动物门(Echinodermata)，药用动物如海参、海胆；

脊索动物门(Chordata)，药用动物如海马、蟾蜍、乌梢蛇、黑熊、梅花鹿、林麝、牛等。

中药药用种类较多的有脊索动物门、节肢动物门和软体动物门，其次是环节动物门和棘皮动物门。现将以上 10 个动物门的主要特征简介如下。

(1)原生动物门(Protozoa)　是最原始、最古老、构造最简单的类型。为单细胞动物，体形微小，大 $30\sim300\ \mu m$。营养方式为自养性(植物性)、非自养性(动物性)、腐生性三种。具无性生殖或有性生殖。生活于水中或湿土内，一部分营寄生生活，如草履虫可供药用。

(2)多孔动物门(Porifera)　又称海绵动物门(Spongia)，是最原始、最低等的多细胞动物。体形多数不对称，或辐射对称，体表多孔，故名多孔动物。体壁可由两层细胞构成，但不分化为内外两个胚层，体壁由钙质或硅质的骨针或类蛋白质海绵丝所支持，无器官系统和明确的组织分化，具特有的水沟系。全为水生，营固着生活，主要生活在海水中。如淡水海绵科动物脆针海绵就是中药的紫梢花。

(3)腔肠动物门(Coelenterata)　为低等后生动物，所有的后生动物都经过这个阶段进化发展而成。体形辐射对称，具内外两胚层，有原始的消化腔，有口无肛门，行细胞外及细胞内消化。有组织分化，具原始的肌肉结构和原始的神经系统(神经网)，有刺细胞。有骨骼时，为钙质或角质。全为水生，营固着或漂浮生活。药用动物有海蜇、珊瑚等。

(4)扁形动物门(Platyhelminthes)　身体为两侧对称，分化为外、中、内三个胚层，身体柔软，无体腔，背腹扁平，有口无肛门，大都雌雄同体，营自由生活或寄生生活。本门目前暂无药用动物。

(5)线形动物门(Nemathelminthes)　又称假体腔动物或原腔动物。身体一般为两侧对称，呈长线形或圆筒状，三胚层，有圆体腔(又称假体腔)，消化管末端有肛门，不分节，体表被半透明的弹性角质膜，大都为雌雄异体。生活于海水、淡水和土壤中。有些种类是人体寄生虫，如蛔虫、蛲虫、钩虫、血丝虫等。

(6)环节动物门(Annelida)　是真体腔动物，为高等无脊椎动物开端。体圆柱形或扁平形，两侧对称，身体分节(由相似的体节组成)，具三胚层。除蛭纲有真体腔及闭管式循环系统外，多数具有运动器官刚毛或疣足，消化道发达，有口和肛门，具有排泄器官后肾管，有链状神经系统。多为自由生活。药用动物有参环毛蚓(地龙)、水蛭等。

(7)软体动物门(Mollusca)　为动物界第二大门。身体柔软，不分节，除腹足纲外为左右对称,由头、足及内脏团三部分组成,具次生体腔。外套膜和贝壳的形成是软体动物的显著特征。外套膜由躯干背侧皮肤褶壁向下延伸而成,并由它分泌出 1、2 或多个覆盖柔软体部的贝壳。外套膜由内、外表皮,结缔组织及少数肌肉纤维组成。贝壳主要由碳酸钙(95%)和少量壳质素组成,一般分 3 层,最外一般为角质层,由壳质素构成,薄而透明,有色泽,由外套膜边缘分泌而成;中间的一层为棱柱层(壳层),占壳的大部分,由石灰质小角柱并列而成;最下面一层为珍珠层,一般由叶片状的霰石构成,表面光滑,具珍珠色彩,它由整个外套膜分泌而成,其厚度随动物的生长而增加。身体具次生体腔,消化道完全,有心脏及血管,除头足纲外为开放式循环,有栉状鳃或类似肺的构造。多为水生,少数陆生。药用动物有杂色鲍、牡蛎、乌贼等。

(8)节肢动物门(Arthropoda) 为动物界种类最多的一门,现存种类已达 100 余万种,占已知动物种类的 85%,它们分布极广,具有高度的适应性。身体多由头部、胸部、腹部组成,附肢常分节。体外被几丁质外骨骼,生长发育过程需蜕皮。外骨骼的最外一层是很薄的蜡质,水不能渗透;其下是较厚的几丁质层,几丁质是复杂的含氮多糖类,其分子式为$(C_{32}H_{54}N_4O_{21})_n$,是外骨骼的主要组成部分,几丁质又分为外层和内层,外层致密,常由蛋白质或钙质沉积而成,因而成为坚硬的骨片,内层富有弹性;再其下是分泌外骨骼的表皮细胞。肌肉为横纹肌,常成束,消化系统完整,口器适于咀嚼或吸吮,形式多样。体腔为混合腔,内部充满血液,又称血腔,循环系统为开管式。用鳃、气管或书肺呼吸。水生或陆生。

节肢动物门分为 3 个亚门 7 个纲。现将其药用价值较大的 4 个纲的形态特征区别比较见表 17-1。

表 17-1 节肢动物门 4 个纲的特征比较

项目	甲壳纲	蛛形纲	多足纲	昆虫纲
躯体	分头、胸及腹部,常头、胸部愈合或胸、腹部愈合	分头胸部及腹部两部分,或头、胸、腹部愈合	分头部及躯干部两部分	分头、胸、腹三部分
触角	2 对	无	1 对	1 对
口器	大颚 1 对,小颚 2 对	螯肢 1 对,脚须 1 对	大颚 1 对,小颚 2 对或 1 对	大颚 1 对,小颚 1 对,下唇 1 片
足	一般每体节 1 对	共 4 对,在头胸部	每体节 1 对	共 3 对,在胸部
呼吸器	鳃和体壁	书肺或气管	气管	气管
生殖孔	2 个,在胸部后端	1 个,在腹部前端	1 个,在腹部末端	1 个,在腹部末端
发生	一般有幼虫期	一般直接发生	直接发生	大多有幼虫期
主要习性	海产或淡水产,少数陆生	多为陆生	全部陆生	多为陆生
药用动物	虾、蟹、鼠妇	蜘蛛、蝎	蜈蚣	地鳖虫、家蚕

以上 4 纲中,又以昆虫纲种类最多,有近 100 万种,药用种类也最多。本纲根据它们翅的有无及其特征、变态的类型、口器的形式、触角及附肢等构造,可分为 30 余目,其中与药用动物关系密切的有 8 个目,现列表 17-2 简介(图 17-1 至图 17-3)。

表 17-2　昆虫纲 8 个目的比较

目类	变态类型	口器式	翅 及 其 他	药用动物举例
螳螂目	不完全变态	咀嚼式	前翅革质,后翅膜质,前胸发达,长于中胸和后胸之和。前足适于捕捉,卵产于鞘中。	大刀螂
直翅目	不完全变态	咀嚼式	前翅革质,后翅膜质而宽大,折叠在前翅下。后足适于跳跃。或前足为开掘足。具发音器及听器。	蟋蟀、蝼蛄
半翅目	不完全变态	刺吸式	多数具翅,少数无翅。若有翅前翅前半部坚硬为革质,末端膜质;后翅膜质。腹面有臭腺开口。	九香虫
同翅目	不完全变态	刺吸式	多数具翅 2 对,少数无翅,前翅革质或为均匀的膜质,静止时呈屋脊状覆盖于体表。体部常有分泌腺。	黑蚱、白蜡虫
鞘翅目	完全变态	咀嚼式	前翅革质,厚而坚硬,后翅膜质,脉纹稀少,折叠在前翅下。	南方大斑蝥
鳞翅目	完全变态	虹吸式	膜质翅及体表均被有鳞片及毛。	家蚕
双翅目	完全变态	刺吸式 舐吸式	前翅发达,膜质;后翅退化为平衡棒。复眼很大,几乎占头的大部分。	牛虻
膜翅目	完全变态	咀嚼式 嚼吸式	前翅大,后翅小,均为膜质。雌虫腹部末端有刺。	中华蜜蜂、蚂蚁

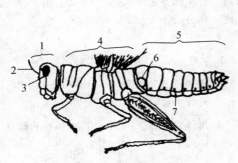

图 17-1　昆虫外形图
1. 头部　2. 触角　3. 复眼　4. 胸部
5. 腹部　6. 听器　7. 气门

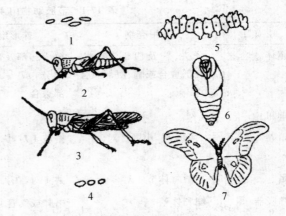

图 17-2　昆虫变态图
1～3. 不完全变态　4～7. 完全变态

（9）棘皮动物门（Echinodermata）　成体为辐射对称,幼体则两侧对称。体表有许多棘状突起,故称棘皮动物。体腔发达,体腔的一部分形成独有的水管系统,另一部分形成围血系统。在发育过程中有原口（肛门）及后口（口）,故属无脊索动物中后口动物类群。如海参、海胆等。

（10）脊索动物门（Chordata）　脊索动物门在动物进化系统中是最高等的类群,主要特征为有脊索,它是位于背部的一条支持身体纵轴的棒状结构。低等脊索动物终生存在,高等脊索动物只在胚胎期间有脊索,成长时即由分节的脊柱取代。中枢神经系统呈管状,位于脊索的背

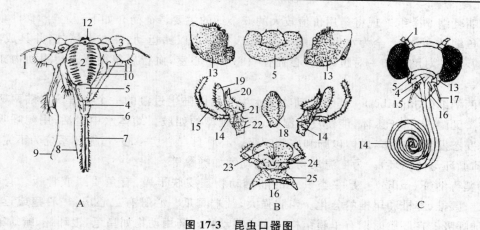

图 17-3　昆虫口器图

A. 刺吸式口器(蝉)　B. 咀嚼式口器(蝗虫)　C. 虹吸式口器(蝶)

1. 触角　2. 唇肌　3. 复眼　4. 内唇　5~7. 下唇及第2、3节　8. 上颚刺

9. 下颚刺　10~11. 下唇基部骨片　12. 单眼　13. 大颚　14. 小颚

15. 小颚的触须　16. 下唇　17. 下唇的触须　18. 舌

19~20. 小颚触须的外叶及内叶　21. 基节　22. 底节

23. 下唇内叶　24. 颏节　25. 颏下节

面,在高等种类中神经管分化为脑和脊髓两部分。消化管前端咽部的两侧有咽鳃裂,在低等水生种类中终生存在,在高等种类中只见于某些幼体和胚胎时期,随后完全消失。本门动物亦属后口动物类群。脊索动物与无脊索动物构造模式比较见图17-4。

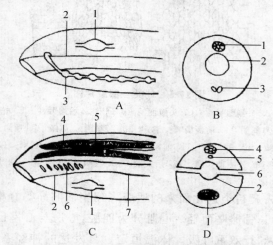

图 17-4　脊索动物与无脊索动物构造模式比较图

A. 无脊索动物体的纵断面　B. 无脊索动物的横断面

C. 脊索动物的纵断面　D. 脊索动物的横断面

1. 心　2. 咽　3. 神经索　4. 神经管　5. 脊索　6. 鳃裂　7. 消化管

脊索动物门可分为 3 个亚门:尾索动物亚门(Subphylum Urochordata)、头索动物亚门(Subphylum Cephalochordata)和脊椎动物亚门(Subphylum Vertebrata)。其中与药用关系密切的是脊椎动物亚门,本亚门是动物界中最高级的类群,分为圆口纲、鱼纲、两栖纲、爬行纲、

鸟纲及哺乳纲 6 个纲。现将药用价值较大的 5 个纲的主要特征简介如下：

①鱼纲（Pisces） 全为水生，以鳃呼吸，体表被鳞。以鳍运动，除有奇鳍外，并具成对的附肢（偶鳍，即一对胸鳍和一对腹鳍）。心脏有一心房一心室，血行属单循环。药用动物如海马、海龙等。

②两栖纲（Amphibia） 是脊椎动物从水生开始向陆生过渡的一个类群。水陆两栖，体表皮肤裸露无鳞，但富于腺体，能使皮肤湿润，具五趾型的四肢。幼体水中生活，用鳃呼吸；由幼体经过变态发育成成体，成体以肺和皮肤呼吸。心脏具二心房一心室，循环系统为不完全的双循环（肺循环与体循环）。为变温动物。药用动物如蟾蜍等。

③爬行纲（Reptilia） 是一类真正的陆栖动物。皮肤干燥，有角质鳞或骨板。脊柱有颈椎、胸椎、腰椎、荐椎和尾椎的分化。四肢强大，趾端具爪。心脏有二心房、一心室或近于二心室，以肺呼吸。在胚胎时期有羊膜结构。为变温动物。药用动物如乌龟、银环蛇、蛤蚧等。（图17-5 和图 17-6）

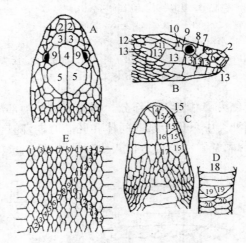

图 17-5 蛇类各部鳞片图

A. 头背面鳞片 B. 头侧面鳞片 C. 头腹面鳞片 D. 蛇体后端鳞片 E. 蛇背鳞的计数方法

1. 吻鳞 2. 鼻间鳞 3. 前额鳞 4. 额鳞 5. 顶鳞 6. 鼻鳞 7. 颊鳞 8. 眶前鳞
9. 眶上鳞 10. 眶后鳞 11. 前额鳞 12. 后额鳞 13. 上唇鳞 14. 颊鳞
15. 下唇鳞 16. 前颊鳞 17. 后颊鳞 18. 腹鳞 19. 肛鳞 20. 尾下鳞

④鸟纲（Aves） 由古爬行类进化而来的适应飞翔生活的高等脊椎动物。体被羽毛，前肢特化为翼，适于飞翔生活。骨骼坚而轻。心脏分为四腔，心房与心室已完全分隔，为完全的双循环。有肺与发达的气囊，行双重呼吸。体温恒定。具发达的神经系统和感官。卵生。药用动物如鸡等。

⑤哺乳纲（Mammalia） 哺乳动物是动物发展史上最高级的阶段。体外被毛，皮肤腺发达。心脏四腔，具完全的双循环，恒温，肺具肺泡。有横膈膜将体腔分为胸腔和腹腔。双平行椎骨，头骨具次生腭。具两个枕骨。大脑皮层发达，小脑结构复杂，嗅觉及听觉敏锐。具肉质唇，异型齿，唾液腺发达。后肾，无泄殖腔，具外生殖器。胎生，哺乳。如熊、梅花鹿、牛等。

本纲可分为 3 个亚纲：原兽亚纲（Prototheria）、后兽亚纲（Metatheria）和真兽亚纲（Eutheria）。其中与药用有关的是真兽亚纲。

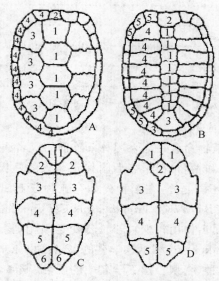

图 17-6　龟背甲、腹甲的盾片和骨板

A. 背甲的盾片　1. 椎盾　2. 颈盾　3. 肋盾　4. 缘盾
B. 背甲的骨板　1. 椎板　2. 颈板　3. 臀板　4. 肋板　5. 缘板
C. 腹甲的盾片　1. 喉盾　2. 肱盾　3. 胸盾　4. 腹盾　5. 股盾　6. 肛盾
D. 腹甲的骨板　1. 上板　2. 内板　3. 舌板　4. 下板　5. 剑板

真兽亚纲是高等哺乳动物类群，具有真正的胎盘，胎儿发育完善后再产出，体温一般恒定在 37℃ 左右，著名的药用动物有麝类、鹿类等。本亚纲的现存种类可分为 117 个目，其中 13 个目在我国有分布，这 13 个目的特征列检索表如下：

真兽亚纲目的检索表

1(2)身体表面被有鳞片 ………………………………… 鳞甲目(Pholidota)(如穿山甲)

2(1)身体表面无鳞片 ………………………………………………………………… 3

3(4)仅具前肢，后肢退化 …………………………………………………………… 5

4(3)具前肢及后肢 …………………………………………………………………… 7

5(6)体呈鱼形，尾扁平，有缺刻，两眼在头侧面 ………… 鲸目(Cetacea)(如抹香鲸)

6(5)体纺锤形，尾圆形，无缺刻，两眼在头的颜面部 ………… 海牛目(Sirenia)(如海牛)

7(8)前肢变为翼状，指骨延长，有翼膜 ………… 翼手目(Chiroptera)(如蝙蝠)

8(7)前肢正常，不变为翼状 ………………………………………………………… 9

9(10)指趾具甲或变形的爪，拇指多与其他各指相对 ………… 灵长目(Primates)(如猴)

10(9)指趾具爪或蹄，拇指不与其他各指相对 ……………………………………… 11

11(12)趾端有蹄 ………………………………………………………………………… 13

12(11)趾端有爪 ………………………………………………………………………… 17

13(14)蹄成偶数 …………………………………………………… 偶蹄目(Artiodactyla)(如梅花鹿)

14(13)蹄成奇数 ………………………………………………………………………… 15

15(16)仅具一趾(第三趾)，鼻唇不变形 ………… 奇蹄目(Perissodactyla)(如印度犀)

16(15)一般具五趾，鼻和上唇延长成象鼻 ………… 长鼻目(Proboscidea)(如亚洲象)

17(20)无犬齿 ·· 18

18(19)上颌有四个门齿 ··· 兔形目（Lagomorpha）（如兔）

19(18)上颌只有两个门齿 ····················· 啮齿目（Rodentia）（如复齿鼯鼠）

20(23)具犬齿，犬齿发达，躯干大 ··· 21

21(22)四肢正常，一般栖居于陆上 ······················· 食肉目（Carnivora）（如豹）

22(21)四肢成鳍状，除生殖季节外，生活在水边或水中······ 鳍足目（Pinnipedia）（如海豹）

23(20)具犬齿，犬齿正常或不发达，躯干小 ·············· 食虫目（Inaeceivora）（如刺猬）

　　动物的命名大多数也和植物命名一样采用林奈首创的双名法。两个拉丁字或拉丁化的文字，分别表示动物学名的属名和种名，在学名后附加定名人的姓氏，如意大利蜂 *Apis mellifera* Linn.。动物与植物命名不同之处，在于种内如有亚种或亚属时则采用三名法，亚种紧接在种名的后面，如中华大蟾蜍 *Bufo bufo gargarizans* Cantor；如有亚属，则亚属名在属名和种名之间，并外加括号（现在亚属名使用较少）；若属名改变，则在原定名人姓氏外加括号，如马氏珍珠贝 *Pteria martensii* (Dunker)，这表示该学名的属名已由原来的属名改为现在的属名，但仍保留了原种名；一般不用变种、变型。拉丁学名中的属名、亚属名及命名人的第一个拉丁字母必须大写，其余均小写。

17.1.3　动物类中药的分类

　　在古代，动物类中药的分类是根据动物的不同类别或药用部位，动物的习性或药材特征来进行分类的，如《唐本草》把动物药分为人、兽、禽、虫、鱼五部；在《本草纲目》中李时珍将动物药由低等动物到高等动物，从无脊椎动物到脊椎动物，由虫到兽到人分为虫、鳞、介、禽、兽、人六部，每部之中又再进一步细分，这种分类方法和排列次序，已具有初步的进化论思想。

　　现代动物类中药的分类有多种方法。有的根据药用动物在自然界的分类地位，按动物类中药在各门中的分布情况，由低等动物到高等动物进行分类；有的按药用部位进行分类；有的按动物药所含不同的化学成分分类；有的按药理作用进行分类或按不同的功效进行分类等。

　　按药用部位分类的常用动物类中药如下：

　　(1)动物的干燥全体，如水蛭、全蝎、蜈蚣、斑蝥、土鳖虫、虻虫、九香虫等。

　　(2)除去内脏的动物体，如蚯蚓、蛤蚧、乌梢蛇、蕲蛇、金钱白花蛇等。

　　(3)动物体的某一部分，如角类：鹿茸、鹿角、羚羊角、水牛角等；鳞、甲类：穿山甲、龟甲、鳖甲等；骨类：豹骨、狗骨、猴骨等；贝壳类：石决明、牡蛎、珍珠母、海螵蛸、蛤壳、瓦楞子等；脏器类：蛤蟆油、鸡内金、紫河车、鹿鞭、海狗肾、桑螵蛸、水獭肝、刺猬皮等。

　　(4)动物的生理产物，如分泌物：麝香、蟾酥、熊胆粉、虫白蜡、蜂蜡等；动物的排泄物：五灵脂、蚕沙、夜明砂等；以及其他生理产物：如蝉蜕、蛇蜕、蜂蜜、蜂房等。

　　(5)动物的病理产物，如珍珠、僵蚕、牛黄、马宝、猴枣、狗宝等。

　　(6)动物体某一部分的加工品，如阿胶、鹿角胶、鹿角霜、龟甲胶、血余炭、水牛角浓缩粉等。

17.2　动物类中药鉴定

17.2.1　概述

　　动物类中药的鉴定方法一般与植物药一样。以完整的动物体入药的,可根据其形态特征,进行动物分类学鉴定,确定其品种。对以动物体的某一部分或某些部分入药的,常采用性状鉴定,配合显微鉴定和理化鉴定。对以动物分泌物、生理产物或病理产物入药的,除使用性状鉴定外,理化鉴别和显微鉴别尤为重要。近年来,应用动物骨骼磨片、蛇类鳞片切片显微鉴别,扫描电镜法,聚丙烯酰胺凝胶蛋白电泳法,毛细管电泳法,聚合酶链反应(PCR)与随机扩增多态DNA(RAPD)技术及 DAN 序列分析法等均已成功地进行了动物类中药的鉴定。

17.2.2　动物类中药鉴定

地龙　Pheretima

　　【基源】为环节动物门钜蚓科(Megascolecidae)动物参环毛蚓 *Pheretima aspergillum* (E. Perrier)、通俗环毛蚓 *P. vulgaris* Chen、威廉环毛蚓 *P. guillelmi* (Michaelscn)或栉盲环毛蚓 *P. pectinifera* Michaelsen 的干燥体,前一种习称"广地龙",后三种习称"沪地龙"。广地龙主产于广东佛山、南海、广宁,广西梧州、钦州、南宁亦产。沪地龙主产于上海奉贤、南汇,浙江、江苏亦产。目前商品主要来自人工养殖。广地龙春季至秋季捕捉,沪地龙夏季捕捉,及时剖开腹部,除去内脏及泥沙,洗净,晒干或低温干燥。

　　【性状鉴别】广地龙:呈长条状薄片,弯曲,边缘略卷,长 15～20 cm,宽 1～2 cm。全体具环节,背部棕褐色至紫灰色,腹部浅黄棕色;第 14～16 环节为生殖带,习称"白颈",较光亮。体前端稍尖,尾端钝圆,刚毛圈粗糙而硬,色稍浅。雄生殖孔在第 18 环节腹侧刚毛圈一小孔突上,雄交配腔不翻出,外缘有数个环绕的浅皮褶,内侧刚毛圈隆起,前面两边有横排(一排或二排)小乳突,每边 10～20 个不等。受精囊孔 2 对,位于 7/8～8/9 环节间一椭圆形突起上,约占节周 5/11。体轻,略呈革质,不易折断。气腥,味微咸。(图 17-7)

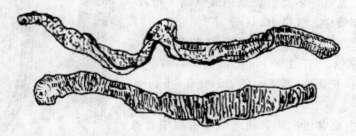

图 17-7　地龙(广地龙)药材图

　　沪地龙:长 8～15 cm,宽 0.5～1.5 cm。全体具环节,背部棕褐色至黄褐色,腹部浅黄棕色;第 14～16 环节为生殖带,较光亮。第 18 环节有一对雄生殖孔。通俗环毛蚓的雄交配腔能全部翻出,呈花菜状或阴茎状;威廉环毛蚓的雄交配腔孔呈纵向裂缝状;栉盲环毛蚓的雄生殖孔内侧有 1 个或多个小乳突。受精囊孔 3 对，在 6/7～8/9 环节间。

【显微鉴别】参环毛蚓粉末：淡灰色或灰黄色。①表皮黄棕色。细胞界限不明显，暗棕色色素颗粒散在或聚集成条状、网状。②斜纹肌纤维，无色或淡棕色。散离或相互绞结，弯曲或稍平直，直径 4～26 μm，边缘常不平整。③刚毛少见，常破碎散在，淡棕色或黄棕色。直径 24～32 μm，先端多钝圆，有的表面可见纵裂纹。

【化学成分】主要含蛋白质，脂肪酸和 20 多种氨基酸，如赖氨酸、亮氨酸、缬氨酸等。另含次黄嘌呤（hypoxanthine），具平喘、降压作用；蚯蚓退热碱（lumbrofebrin），有解热作用；琥珀酸，有平喘和利尿作用；蚯蚓素（lumbritin），有溶血作用；蚯蚓毒素，为有毒成分。近年来，又从地龙中提取分离出具有溶解血栓作用的蚓激酶、地龙链激酶、纤溶酶。

【理化鉴别】薄层色谱：取本品粉末沸水提取液作为供试品溶液。以赖氨酸、亮氨酸、缬氨酸对照品作为对照。用硅胶 G 薄层板，以正丁醇-冰醋酸-水（4∶1∶1）为展开剂，喷以 0.5% 茚三酮丙酮溶液显色，加热至斑点清晰。供试品色谱中，在与对照品色谱相应的位置上，显相同颜色的斑点。

【质量评价】

1. 以干燥、条大、肥壮、不碎、无泥者为佳。

2. 杂质不得过 6%，水分不得过 12.0%，总灰分不得过 10.0%，酸不溶性灰分不得过 5.0%，水溶性浸出物（热浸法）不得少于 16.0%，重金属不得过 30 mg/kg。

【功效】性寒，味咸。清热定惊，通络，平喘，利尿。

水蛭　Hirudo

【基源】为环节动物门水蛭科（Hirudinidae）动物水蛭 *Hirudo nipponica* Whitman、蚂蟥 *Whitmania pigra* Whitman 或柳叶蚂蟥 *W. acranulata* Whitman 的干燥全体。蚂蟥及水蛭产于全国各地；柳叶蚂蟥主产于河北、安徽、江苏、福建等省。夏、秋两季捕捉，洗净，沸水烫死或用石灰、草木灰闷死，晒干或低温干燥。

【性状鉴别】蚂蟥：为扁平纺锤形，体长 4～10 cm，宽 0.5～2 cm。背部稍隆起，腹面平坦；前端稍尖，后端钝圆，两端各具一吸盘。全体由许多环节构成，前吸盘不显著，后吸盘较大。背部黑褐色或黑棕色，用水浸后，可见有许多黑色斑点排成纵线 5 条，质脆，易折断，断面胶质样。气微腥。（图 17-8）

水蛭：呈扁长圆柱形，体多弯曲扭转，体长 2～5 cm，宽 2～3 mm。黑棕色。（图 17-8）

柳叶蚂蟥：体狭长而扁，长 5～12 cm，宽 1～5 mm。（图 17-8）

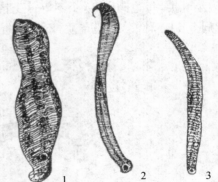

图 17-8　水蛭药材图
1. 蚂蟥　2. 柳叶蚂蟥　3. 水蛭

【化学成分】主要含蛋白质。活水蛭唾液腺中含有一种抗凝血的物质水蛭素（hirudin），系 65 个氨基酸组成的多肽，相对分子质量为 7 000 左右，含 3 个二硫键，在 70℃ 以下可保持活性，在干燥药材中水蛭素已被破坏。此外，尚含肝素（heparin），抗凝血酶（antithrombin）等抗凝血物质。

【理化鉴别】薄层色谱：取本品粉末乙醇超声提取液，作为供试品溶液。以水蛭对照药材作为对照。用硅胶 G 薄层板,以环己烷-乙酸乙酯(4∶1)为展开剂,喷以 10％硫酸乙醇溶液加热显色。供试品色谱中,在与对照药材色谱相应的位置上,显相同的紫红色斑点,紫外光灯(365 nm)下显相同的橙红色荧光斑点。

【质量评价】

1. 以体小、条整齐、黑褐色、无杂质者为佳。

2. 水分不得过 18.0％,总灰分不得过 8.0％,酸不溶性灰分不得过 2.0％,稀乙醇浸出物(热浸法)不得少于 15.0％。

3. 按《中国药典》方法测定,本品每 1 g 含抗凝血酶活性,水蛭应不低于 16.0U,蚂蟥、柳叶蚂蟥应不低于 3.0U。

【功效】性平,味咸、苦;有小毒。破血,逐瘀,通经。

石决明　Haliotidis Concha

【基源】为软体动物门鲍科(Haliotidae)动物杂色鲍(九孔鲍)*Haliotis diversicolor* Reeve、皱纹盘鲍 *H. discus hannai* Ino、羊鲍 *H. ovina* Gmelin、澳洲鲍 *H. ruber* (Leach)、耳鲍 *H. asinine* Linnaeus 或白鲍 *H. laevigata* (Donovan)的贝壳。杂色鲍主产于我国福建以南沿海;越南、印度尼西亚、菲律宾等国均有分布。皱纹盘鲍主产于我国辽宁、山东、江苏等沿海;朝鲜、日本均有分布。羊鲍、耳鲍主产于我国台湾、海南、西沙群岛;澳大利亚、印度尼西亚、菲律宾等国均有分布。澳洲鲍主产于澳洲、新西兰。白鲍多混在澳洲鲍中,具体产地不详。夏、秋两季捕捉,去肉,除去壳外附着的杂质,洗净,干燥。

【性状鉴别】杂色鲍:呈长卵圆形,内面观略呈耳形,长 7～9 cm,宽 5～6 cm,高约 2 cm。表面暗红色,有多数不规则的螺肋和细密生长线,螺旋部小,体螺部大,从螺旋部顶处开始向右排列有 20 余个疣状突起,末端 6～9 个开孔,孔口与壳面平。内面光滑,具珍珠样彩色光泽。壳较厚,质坚硬,不易破碎。气微,味微咸。(图 17-9)

皱纹盘鲍:呈长椭圆形,长 8～12 cm,宽 6～8 cm,高 2～3 cm。表面灰棕色,有多数粗糙而不规则的皱纹,生长线明显,常有苔藓类或石灰虫等附着物,末端具 4～5 个开孔,孔口突出壳面,壳较薄。

羊鲍:近圆形,长 4～8 cm,宽 2.5～6 cm,高 0.8～2 cm。壳顶位于近中部而高于壳面,螺旋部与体螺部各占 1/2,在螺旋部边缘有 2 行整齐的突起,尤以上部较为明显,末端 4～5 个开孔,呈管状。

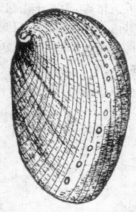

图 17-9　石决明(杂色鲍)药材图

澳洲鲍:呈扁平卵圆形,长 13～17 cm,宽 11～14 cm,高 3.5～6 cm。表面砖红色,螺旋部约为壳面的 1/2,螺肋和生长线呈波状隆起,疣状突起 30 余个,末端 7～9 个开孔,孔口突出壳面。

耳鲍:狭长,略扭曲,呈耳状,长 5～8 cm,宽 2.5～3.5 cm,高约 1 cm。表面光滑,具翠绿色、紫色及褐色等多种颜色形成的斑纹,螺旋部小,体螺部大,末端有 5～7 个孔,孔口与壳平,多为椭圆形。壳薄,质较脆。

白鲍:呈卵圆形,长 11～14 cm,宽 8.5～11 cm,高 3～6.5 cm。表面砖红色,光滑,壳顶高于壳面,生长线颇为明显,螺旋部约为壳面的 1/3,疣状突起 30 余个,末端 9 个开孔,孔口与壳面平。

【显微鉴别】将皱纹盘鲍贝壳按与生长线相垂直的方向锯开磨制成纵断面,与生长线相平行的方向锯开磨制成横断面。从纵、横断面可看到断面厚 0.5～5 mm,分为三层:①外层为角质层,极薄,呈黑褐色,粗糙并呈角质状。此层在锯、磨过程中极易损失掉。②中层为棱柱层,厚,白色,长条的棱柱垂直排列于内、外层间。③内层为珍珠层,较厚,银白色,并具紫、粉红、绿等五彩光泽。

【化学成分】主含碳酸钙,内层珍珠层的角壳蛋白,经盐酸水解得多种氨基酸,如甘氨酸、门冬氨酸、丙氨酸、丝氨酸等。尚含磷、钛、钠、锰、铁、镁、铬等微量元素。

【质量评价】

1. 一般以壳厚、内面光彩鲜艳者为佳。

2. 按《中国药典》采用滴定法测定,本品含碳酸钙($CaCO_3$)不得少于 93.0 %。

【功效】性寒,味咸。平肝潜阳,清肝明目。

珍珠　Margarita(附:珍珠母)

【基源】为软体动物门珍珠贝科(Pteriidae)动物马氏珍珠贝 *Pteria martensii*(Dunker)、蚌科(Uniondae)动物三角帆蚌 *Hyriopsis cumingii*(Lea)或褶纹冠蚌 *Gristaria plicata*(Lcach)等双壳类动物受刺激形成的珍珠。马氏珍珠贝所产的珍珠称海珠,天然和人工培养均有,主产于广东廉江,广西合浦、北海、海南及台湾;三角帆蚌和褶纹冠蚌所产的珍珠称淡水珠,多为人工培养,主产于浙江、江苏、江西、湖南等省。养殖珍珠根据珍珠形成的原理,通常将外套膜做成小切片,插入贝体外套膜内外表皮之间的结缔组织中,然后将贝体放入水域中养殖,促使形成珍珠。自动物体内取出珍珠,洗净,干燥。

【性状鉴别】呈类球形、长圆形、卵圆形或棒形,直径 1.5～8 mm。表面白色、浅粉红色、浅黄绿色或浅蓝色,半透明,平滑或微有凹凸,具特有的彩色光泽。质地坚硬,破碎面可见层纹。气微,无味。以纯净、质坚,有彩光者为佳。(图 17-10)

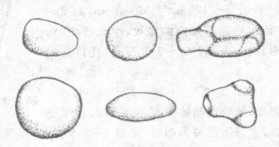

图 17-10　珍珠药材图

【显微鉴别】磨片:呈类圆形,可见同心性环状层纹,称为"珍珠结构环",粗层纹较明显,连续成环或断续成环,层纹间距不等,在 60～500 μm 间;粗层纹间有细层纹,细层纹在有些部位较明显,多数不甚明显,少数不明显,间距小于 32 μm。中心部有的有类圆形腔,内有黄色物或细小砂粒,有的实心,无特异结构。多数磨片在暗视野中可见珍珠特有彩光,一圈圈的具有红、橙、黄、绿、青、蓝、紫色虹彩般的光泽,将其定名为"珍珠虹光环"。"珍珠结构环"和"珍珠虹光

环"为珍珠独具的特征,可与任何伪品相区别。(图 17-11)

　　粉末(马氏珍珠贝):类白色。为不规则碎块,半透明,具彩虹样光泽。表面显颗粒性,由数层至十数薄层重叠,片层结构排列紧密,可见致密的成层线条或极细密的微波状纹理。(图 17-12)

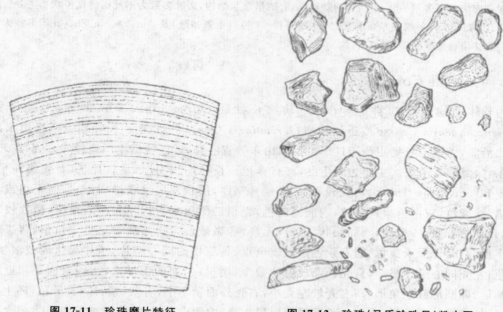

　　　　图 17-11　珍珠磨片特征　　　　　　　　图 17-12　珍珠(马氏珍珠贝)粉末图

　　【化学成分】主要含碳酸钙(海水珍珠 95.66％,淡水珍珠 94.45％)、壳角蛋白(海水珍珠 4％,淡水珍珠 3.83％)、少量的卟啉、色素以及无机元素 Mg、Mn、Sr、Cu、Al、Na、Zn 等。

　　【理化鉴别】

　　1. 珍珠置紫外光灯(365 nm)下观察,有浅蓝紫色或亮黄绿色荧光,通常环周部分较明亮。

　　2. 取本品数粒,置石棉网上,用烧杯罩住,用火烧之,有爆裂声,呈层片状破碎,碎片内外均呈银灰色,略具光泽,质较松脆。

　　3. 将珍珠放在 60 cm 高处,使之自由下落到平放的玻璃板上,海产天然珍珠弹跳的高度为 15～25 cm,淡水珍珠弹跳 5～10 cm 高,珍珠层越厚弹跳越高。

　　【质量评价】

　　1. 以纯净、质坚、有彩光者为佳。

　　2. 酸不溶性灰分不得过 4.0％。

　　3. 重金属及有害元素测定,铅不得过 5 mg/kg,镉不得过 0.3 mg/kg,砷不得过 2 mg/kg,汞不得过 0.2 mg/kg,铜不得过 20 mg/kg。

　　【功效】性寒,味甘、咸。安神定惊,明目消翳,解毒生肌。

　　【附】珍珠母 Margartifera Concha

　　为蚌科(Uniondae)动物三角帆蚌 *Hyriopsis cumingii* (Lea)、褶纹冠蚌 *Cristaria plicara* (Leach)或珍珠贝科(Pteriidae)动物马氏珍珠贝 *Pteria matensii* (Dllnker)的贝壳。去肉,洗净,干燥。三角帆蚌略呈不等边四角形。壳面生长轮呈同心性环状排列,后背缘向上突起,形成大的三角形帆状后翼;壳内面外套痕明显;前闭壳肌痕呈卵圆形,后闭壳肌痕略呈三角形;左右壳均具两枚拟主齿,左壳具两枚长条形侧齿,右壳具一枚长条形侧齿;具光泽,质坚硬。气微腥,味淡。褶纹冠蚌呈不等边三角形,后背缘向上伸展成大型的冠;壳内面外套痕明显,前闭壳肌痕呈楔形,后闭壳肌痕呈不规则卵圆形,在后侧齿下方有与壳面相应的纵肋和凹沟;左、右壳均具一枚短而略粗后侧齿及一枚细弱的前侧齿,均无拟主齿。马氏珍珠贝呈斜四方形,后耳大,前耳小,背缘平直,腹缘圆,生长线极细密,成片状;闭壳肌痕大,长圆形,具一凸起的长形主齿。马氏珍珠贝粉末类白色,不规则碎块表面多不平整,呈明显的颗粒性,有的呈层状结构,边缘多数为不规则的锯齿状。主要含碳酸钙(马氏珍珠贝达 92%以上),壳角蛋白(水解可得 17 种以上氨基酸)及 Mn、Fe、Mg、Zn、Cu 等多种无机元素。性寒,味咸。平肝潜阳,定惊明目。

牡蛎 Ostreae Concha

为软体动物门牡蛎科(Ostredae)动物长牡蛎 *Ostrea gigas* Thunberg、大连湾牡蛎 *O. talienwhanensis* Crosse 或近江牡蛎 *O. rivularis* Gould 的贝壳。长牡蛎主产于山东以北至东北沿海,大连湾牡蛎主产于辽宁、河北、山东等省沿海,近江牡蛎主产地较广,北起东北,南至广东省、海南省沿海。主要为野生品,亦有养殖。长牡蛎长而厚,呈长片状,背腹缘几平行,长 10~50 cm,高 4~15 cm;右壳较平如盖,鳞片坚厚,层状或层纹状排列;壳外面平坦或具数个凹陷,淡紫色,灰白色或黄褐色;内面瓷白色,壳顶二侧无小齿。左壳凹陷很深,鳞片较右壳粗大,壳顶附着面小;质硬,断面层状,洁白;无臭,味微咸。大连湾牡蛎呈类三角形,背腹缘呈"八"字形,右壳外面淡黄色,间有紫色条纹或斑点,具疏松的同心鳞片,鳞片起伏成波浪状,内面白色;左壳同心鳞片坚厚,自壳顶部放射肋数个,明显;内面凹下呈盒状,铰合面小。近江牡蛎呈圆形、卵圆形或三角形等;右壳较左壳小,右壳外面稍不平,有灰、紫、棕、黄等色,环生同心鳞片,幼体者鳞片薄而脆,多年生长后鳞片层层相叠,内面白色,边缘有时淡紫色。主要含碳酸钙,并含磷酸钙、硫酸钙、氧化铁、铝、镁、硅等。另含硬蛋白质等。性微寒,味咸。重镇安神,潜阳补阴,软坚散结。

海螵蛸 Endoconcha Sepiae

为软体动物门乌贼科(Sepiidae)动物无针乌贼 *Sepiella maindroni* Rochebrune 或金乌贼 *Sepia esculenta* Hoyle 的干燥内壳。无针乌贼产于浙江、江苏和广东等省,金乌贼主产于辽宁、山东等省。无针乌贼内壳长椭圆形而扁平,边缘薄,中间厚,长 9~14 cm,宽 2.5~3.5 cm,厚 1.2~1.5 cm;背面有瓷白色脊状隆起,两侧略显微红色,隐约可见细小疣点状突起,形成近平行半环状纹理;腹面白色,尾端到中部有细密波状横层纹;角质缘半透明,尾部较宽平,无骨针;体轻,质松,易折断,断面粉质,显疏松层纹;气微腥,味微咸。金乌贼内壳较前者大,长13~23 cm,宽约至 6.5 cm,最厚部分位于前半部,厚 0.8~1.2 cm;背面疣点明显,略作层状排列;腹面波状横层纹占全体大部分,中间有纵向浅槽;尾部角质缘渐宽,向腹面翘起,末端有一骨针,多已断落。无针乌贼主要含碳酸钙。金乌贼内壳主要含碳酸钙 80%~85%、甲壳质6%~7%,并含少量磷酸钙、氯化钠和镁盐等。性微温,味咸。收敛,制酸,止血。

全蝎 Scorpio

【基源】为节肢动物门蛛形纲钳蝎科(Buthidae)动物东亚钳蝎 *Buthus martensii* Karsch 的干燥体。主产于河南南阳、禹县、鹿邑,山东益都等地,河北、辽宁、安徽、湖北等省亦产。以河南禹县、鹿邑，山东益都产品佳，以山东产量最大。野生或饲养。春末秋初捕捉，除去泥沙，置沸水或沸盐水中煮至蝎全身僵硬，捞出，置通风处，阴干。

【性状鉴别】头胸部与前腹部呈扁平长椭圆形，后腹部呈尾状，皱缩弯曲，完整者体长约6 cm。头胸部成绿褐色，前面有 1 对短小的螯肢及 1 对较长大的钳肢（钳状脚须），形似蟹螯，背面覆有梯形背甲，腹面有步足 4 对，均为 7 节，末端各具 2 爪钩；前腹部由 7 节组成，第 7 节色深，背甲上有 5 条隆脊线，背面绿褐色；后腹部棕黄色，6 节，节上均有纵沟，末节有锐钩状毒刺，毒刺下方无距。气微腥，味咸。（图 17-13 和图 17-14）

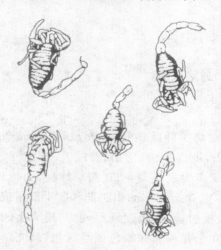

图 17-13　全蝎药材图

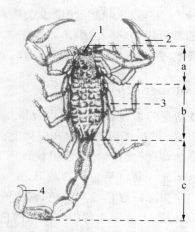

图 17-14　东亚钳蝎 *Buthus martensii* Karsch
a. 头胸部　b. 前腹部　c. 后腹部
1. 螯肢　2. 钳肢（钳状脚须）　3. 步足　4. 毒刺

【显微鉴别】粉末：黄棕色或淡棕色。①体壁（几丁质外骨骼）外表皮表面观呈多角形网格样纹理，表面密布细小颗粒，可见凸起的圆形毛窝、细小圆孔和淡棕色近无色的瘤状突起，内表皮无色，有横向条纹，断面观内、外表皮纵贯较多长短不一的微细孔道。刚毛红棕色，常于基部断离。②横纹肌纤维侧面观明带较宽，中有一暗线，暗带有致密的短纵纹理。③刚毛体部中段直径 8～40 μm，具纵直纹理，髓腔细窄。此外，具脂肪油滴。（图 17-15）

【化学成分】主要含蝎毒素（buthoxin），为一类毒性蛋白，对神经系统有广泛生物活性。从中分得数十种蝎毒素类单体，如马氏钳蝎神经毒素（neurotoxin）

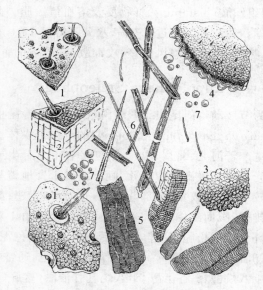

图 17-15　全蝎粉末图
1. 体壁碎片表面观　2. 体壁碎片断面观　3. 体壁碎片未骨化表皮
4. 体壁碎片环节部分　5. 横纹肌纤维　6. 刚毛　7. 脂肪油滴

Ⅰ和Ⅱ；镇痛活性多肽，如蝎毒素-Ⅲ（tityustoxin-Ⅲ）、蝎毒素Ⅳ；抗癫痫肽（antiepilepsy peptide）等。另含多种有机酸，如蝎酸、牛磺酸等。尚含三甲胺、甜菜碱、卵磷脂及铵盐和多种无机元素。

【理化鉴别】薄层色谱：取本品粉末甲醇超声提取液作为供试品溶液。以赖氨酸对照品作为对照。用硅胶 G 薄层板，以正丁醇-乙醇-冰乙酯-水（4∶1∶1∶2）为展开剂，以 0.5％茚三酮丙酮溶液显色，加热至斑点清晰。供试品色谱中，在与对照品色谱相应的位置上，显相同颜色的斑点。

【质量评价】

1. 以身干、完整、色绿褐、腹中少杂质者为佳。

2. 稀乙醇浸出物（热浸法）不得少于 20.0％。

【功效】性平，味辛；有毒。熄风镇痉，攻毒散结，通络止痛。

蜈蚣　Scolopendra

为节肢动物门多足纲蜈蚣科（Scolopendridae）动物少棘巨蜈蚣 *Scolopendra subspinipes mutilans* L. Koch 的干燥体。主产于湖北随州、应山，浙江京山、岱山、普陀，江苏浦江、宜兴，安徽滁县等地，以湖北产量大、质量优。原为野生，现多为家养。春、夏两季捕捉，用竹片插入头尾，绷直，干燥。药材呈扁平长条形，长 9～15 cm，宽 0.5～1 cm；由头部和躯干部组成，全体共 22 个环节；头部暗红色或红褐色，略有光泽，有头板覆盖，头板近圆形，前端稍突出，有触角及颚肢各 1 对；躯干部第 1 背板与头板同色，其余 20 个背板为棕绿色或墨绿色，具光泽，自第 4 背板至第 20 背板上常有两条纵沟线；腹部淡黄色或棕黄色，皱缩；自第 2 节起，每节两侧有步足 1 对；步足黄色或红褐色，偶有黄白色，呈弯钩形，最末一对步足尾状，故又称尾足，易脱落；质脆，断面有裂隙；气微腥，有特殊刺鼻的臭气，味辛、微咸。主要含两种类似蜂毒的有毒成分，即组织胺（histamine）样物质及溶血蛋白质。此外，尚含酪氨酸、亮氨酸、蚁酸、脂肪油、胆甾酸等。总灰分不得过 5.0％，水分不得过 15.0％，稀乙醇浸出物（热浸法）不得少于 20.0％。性温，味辛；有毒。熄风镇痉，攻毒散结，通络止痛。

土鳖虫　Eupolyphaga Steleophaga

为节肢动物门昆虫纲鳖蠊科（Corydiidae）昆虫地鳖 *Eupolyphaga sinensis* Walker 或冀地鳖 *Steleophaga plancyi*（Boleny）的雌虫干燥体。地鳖主产于江苏、安徽、河南、湖北等省，冀地鳖主产于河北、北京、山东、浙江等省市。野生或饲养。夏、秋两季捕捉，一般用食饵或夜间用灯光诱捕。置沸水中烫死，晒干或烘干。地鳖呈扁平卵形，长 1.3～3 cm，宽 1.2～2.4 cm；前端较窄，后端较宽，背部紫褐色，具光泽，无翅；前胸背板较发达，盖住头部；腹背板 9 节，呈覆瓦状排列；腹面红棕色，头部较小，有丝状触角 1 对，常脱落，胸部有足 3 对，具细毛和刺；腹部有横环节。质松脆，易碎，破开后腹内有灰黑色泥土；气腥臭，味微咸。冀地鳖呈长椭圆形，长 2.2～3.7 cm，宽 1.4～2.5 cm；背部黑棕色，通常在边缘带有淡黄褐色斑块及黑色小点。主要含二十八烷醇、β-谷甾醇、十八烷基甘油醚（鲨肝醇）、尿嘧啶和尿囊素。另含谷氨酸等 17 种氨基酸。性寒，味咸；有小毒。破瘀逐血，续筋接骨。

桑螵蛸 Mantidis Ootheca

为节肢动物门昆虫纲螳螂科(Mantidae)昆虫大刀螂 *Tenodera sinensis* Saussure、小刀螂 *Statilia maculata*(Thunberg)或巨斧螳螂 *Hierodula patellifera* (Serville)的干燥卵鞘,以上三种分别习称为"团螵蛸"、"长螵蛸"及"黑螵蛸",全国大部分地区均产。深秋至次春采收,除去杂质,蒸至虫卵死后,干燥。团螵蛸(又称软螵蛸)略呈圆柱形或半球形,由多数膜状薄层叠成,长 2.5~4 cm,宽 2~3 cm。表面浅黄褐色,上面带状隆起不明显,底面平坦或有凹沟;体轻,质松而韧,横断面可见外层为海绵状,内层为许多放射状排列的小室,室内各有一细小椭圆形、深棕色、有光泽的卵;气微腥,味淡或微咸。长螵蛸(又称硬螵蛸)略呈长条形,一端较细,长 2.5~5 cm,宽 1~1.5 cm;表面灰黄色,上面有一明显的带状隆起,带的两侧各有一条暗棕色浅沟及斜向纹理;质较硬而脆。黑螵蛸略呈平行四边形,长 2~4 cm,宽 1.5~2 cm;表面灰褐色,上面带状隆起明显,两侧有斜向纹理,近尾端微向上翘;质硬而韧。主要含蛋白质、脂肪及无机元素。3 种桑螵蛸中均含有较多的磷脂类物质,如溶血磷脂酰胆碱(LPC)、磷脂酰胆碱(PC)、磷脂酰乙醇胺(PE)等 7 种,以后二者为主,约占总磷脂的 78%;总磷脂含量团螵蛸＞长螵蛸＞黑螵蛸。游离氨基酸 18 种,其中含量最高的是酪氨酸(67.98%)、脯氨酸和色氨酸。性平,味甘、咸。固精缩尿,补肾助阳。

蝉蜕 Cicadae Periostracum

为节肢动物门昆虫纲蝉科(Cicadidae)昆虫黑蚱 *Cryptotympana pustulata* Fabricius 的若虫羽化时脱落的皮壳,商品习称"土蝉衣"。主产于浙江、山东、江苏、河北等省。夏、秋两季采收,除去泥沙,晒干。药材略呈椭圆形而弯曲,长约 3.5 cm,宽约 2 cm;表面黄棕色,半透明,有光泽;头部有丝状触角 1 对,多已断落,复眼突出;额部先端突出,口吻发达,上唇宽短,下唇伸长成管状;胸部背面呈十字形裂开,裂口向内卷曲,脊背两旁具小翅 2 对;腹面有足 3 对,被黄棕色细毛。腹部钝圆,共 9 节,环节双线,黑色与棕褐色相间;体轻,中空,易碎;无臭,味淡。主要含大量甲壳质,多种氨基酸。性寒,味甘。疏散风热,利咽,透疹,明目退翳,解痉。

虫白蜡 Cera Chinensis

为节肢动物门昆虫纲介壳虫科(Coccidae)昆虫白蜡虫 *Ericerus pela* (Chavannes) Guerin 的雄虫群栖于木犀科(Oleaceae)植物白蜡树 *Fraxinus chinensis* Roxb.、女贞 *Ligustrum lucidum* Ait 或女贞属他种植物枝干上分泌的蜡,经精制而成。主产于云南昭通,四川西昌地区、凉山彝族自治州、南江、广元,山西宁强、镇巴和贵州湄潭、思南等地。处暑、白露节前后从树上采摘下蜡花,加水熬煮,冷却后取水面上的蜡脂。药材呈块状,白色或类白色;表面平滑,或稍有皱纹,具光泽;体轻,质硬而稍脆,搓捻则粉碎,断面呈条状;气微,味淡。主要含酯类。酸值应不大于 1,皂化值应为 70~92,碘值应不大于 9。性温,味甘。止血,生肌,定痛。

斑蝥 Mylabris

【基源】为节肢动物门昆虫纲芫青科(Meloidae)昆虫南方大斑蝥 *Mylabris phalerata* Pallas 或黄黑小斑蝥 *M. cichorii* Linnaeus 的干燥体。全国大部分地区皆产,以河南、广西、安徽、云南为多。群集于大豆、花生、茄子、棉花及瓜类植物的叶、花、芽上。夏、秋季清晨露水未干时捕捉，可戴手套，放入容器内闷死、烫死或蒸死后晒干。

【性状鉴别】南方大斑蝥：呈长圆形，长 1.5～2.5 cm，宽 0.5～1 cm。头及口器向下垂，有较大的复眼及触角各 1 对，触角多已脱落。背部具革质鞘翅 1 对，黑色，有 3 条黄色或棕黄色的横纹；鞘翅下面有棕褐色薄膜状透明的内翅 2 片。胸腹部乌黑色，胸部有足 3 对。气特异而臭，刺激性强，不宜口尝。(图 17-16)

黄黑小斑蝥：体型较小，长 1～1.5 cm。(图 17-16)

【显微鉴别】粉末：南方大斑蝥，棕褐色。①刚毛极多，黑褐色，分两类，一类细而长，较直，长 50～450 μm，毛基直径 8～15 μm，有时可见淡黄色毛腔，多碎断；另一类呈短刺状，长 5～10 μm，多存在于体表，排列较密。②体壁碎块片状，棕色，表面平或具小瘤突，有时可见短小密集的刺和刚毛脱落后的小凹窝。③板状肌纤维易见，板块状、条状或数条成束，黄白色，微透明，可见顺直纹理及横向环纹。④外翅碎块可见黄白色或黑色斑纹，其上有较大的纽扣状圆环，有的具刚毛。⑤内翅碎块淡黄色，透明，靠近脉纹处可见较密的乳头状短刺。⑥气管壁碎片不规则形，平直或弯曲成管状，具整齐条状增厚。⑦未消化的植物组织随处可见。(图 17-17)

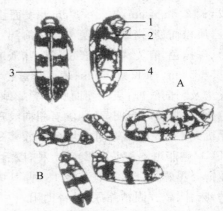

图 17-16　斑蝥药材图
A. 南方大斑蝥　B. 黄黑小斑蝥
1. 头　2. 足　3. 背　4. 内翅

黄黑小斑蝥，肌纤维大小不等，边缘不整齐，半透明，表面具细密的网状小方格，或仅见密集的整齐的顺纹。体表刚毛较少见。

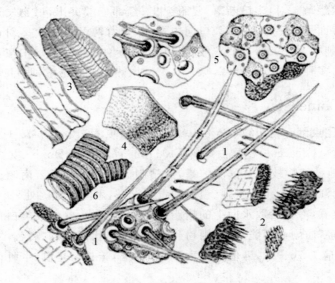

图 17-17　南方大斑蝥粉末图
1. 刚毛　2. 体壁碎片　3. 肌纤维　4. 外翅碎块　5. 内翅碎片　6. 气管壁碎片

【化学成分】南方大斑蝥主要含斑蝥素(斑蝥酸酐 canthardin)0.472%～1.452%。此外，尚含羟基斑蝥素、脂肪油 12%、树脂、蚁酸、色素等。黄黑小斑蝥含斑蝥素 0.564%～2.163%。

两种斑蝥均含无机元素 K、Mg、Ca、Fe、Zn、Cu、Mn、Sr 等,以 K 含量最高。

【理化鉴别】

1. 取粉末约 0.15 g,用微量升华法,所得白色升华物,放置片刻,在显微镜下观察,为柱形、棱形结晶(斑蝥素)。

2. 薄层色谱:取本品粉末三氯甲烷提取液作为供试品溶液,以斑蝥素对照品作为对照。用硅胶 G 薄层板,以三氯甲烷-丙酮(49∶1)为展开剂,以 0.1%溴甲酚绿乙醇溶液显色。供试品色谱中,在与对照品色谱相应的位置上,显相同颜色的斑点。

【质量评价】

1. 以身干、个大、完整、颜色鲜明、无败油气味者为佳。

2. 按高效液相色谱法测定,本品含斑蝥素($C_{10}H_{12}O_4$)不得少于 0.35%。

【功效】性热,味辛;有大毒。破血逐瘀,散结消癥,攻毒蚀疮。

僵蚕　Bombyx Batryticatus

为节肢动物门昆虫纲蚕蛾科(Bombycidae)昆虫家蚕 *Bombyx mori* Linnaeus 的 4~5 龄幼虫因感染(或人工接种)白僵菌 *Beauveria bassiana* (Bals.)Vuillant 而致死的干燥体。主产于我国太湖流域沿长江三角洲的养蚕区,如浙江长兴、德清,江苏苏州、无锡,安徽宣城、青阳,四川宜宾、内江,以及广东等地。过去均为饲养的家蚕感染白僵菌自然死亡者。近年来,为了避免家蚕广泛传染病菌,而采用人工接种培养。多于春、秋季生产,将感染白僵菌致死的蚕晒干或微火烘干。药材呈类圆柱形,多弯曲皱缩,长 2~5 cm,直径 0.5~0.7 cm;表面灰黄色,被有白色粉霜状的气生菌丝和分生孢子;头部较圆,黄棕色;体腹面有足 8 对,呈突起状,体节明显,尾部略呈二叉分枝状;质硬而脆,易折断,断面平坦,外层白色,中间有亮棕色或亮黑色的丝腺环 4 个;气微腥,味微咸。主要含蛋白质 67.44%,脂肪 4.38%,此蛋白质有刺激肾上腺皮质的作用。蚕体中含羟基促蜕皮甾酮(crustedysone)及色素 3-羟基犬尿素(3-hydroxykynure-nine)。性平,味咸、辛。息风止痉,祛风止痛,化痰散结。

蜂蜜　Mel(附:蜂蜡、蜂房、蜂胶)

【基源】为节肢动物门昆虫纲蜜蜂科(Apidae)昆虫中华蜜蜂 *Apis cerana* Fabricius 或意大利蜂 *A. mellifera* Linnaeus 所酿的蜜。各地均产,以广东、云南、福建、江苏等省产量较大。均为人工养殖生产。春季至秋季采收,滤过。

【性状鉴别】为半透明、带光泽、浓稠液体,白色至淡黄色(白蜜),或橘黄色、琥珀色至黄褐色(黄蜜)。用木棒挑起时蜜汁下流如丝状不断,且盘曲如折叠状。新鲜时半透明,带光泽,贮放稍久或遇冷即变成不透明,并有白色颗粒状结晶(葡萄糖)析出。气芳香,味极甜。因产地、气候、潮湿度及蜜源植物的不同,蜂蜜的黏稠度(油性)、色泽和气味也随之有差异。一般以春蜜中的洋槐花蜜、紫云英蜜、枣花蜜、油菜花蜜等色浅,黏度大,气芳香,味甜,质量较佳。秋蜜如荞麦花蜜、棉花蜜等色深,气微臭,味稍酸,质量较次。

【化学成分】主要含葡萄糖及果糖约 70%,两者含量相近,"油性大"、质量好的蜂蜜果糖含量较高。另含少量蔗糖、有机酸、挥发油、维生素、酶类、乙酰胆碱、无机元素及花粉、蜡质等。

【理化鉴别】

1. 取本品 2 g,加水 10 mL,煮沸后放冷,加碘试液 1 滴,不得显蓝色、绿色或红褐色(检查淀粉和糊精）。

2. 按韦氏比重秤法测定,本品相对密度应在 1.349 以上。

3. 取本品 10 g,加新沸过的冷水 50 mL,混匀,加酚酞指示液 2 滴与 0.1 mol/L 氢氧化钠液 4 mL,应显粉红色,10 s 内不褪色(检查酸度)。

【质量评价】

1. 以稠如凝脂、气芳香、味甜而纯正、无异臭杂质者为佳。

2. 折光率测定法测定,水分不得过 24.0%。

3. 按照高效液相色谱法测定,本品含果糖($C_6H_{12}O_6$)和葡萄糖($C_6H_{12}O_6$)的总量不得少于 60.0%,果糖与葡萄糖含量比值不得小于 1.0。

【功效】性平,味甘。补中,润燥,止痛,解毒。

【附】蜂蜡 Cera Flava

为中华蜜蜂或意大利蜜蜂分泌的蜡。将蜂巢置水中加热,使蜡质浮于水面,放冷,取上层蜡块于容器内再加热熔化,并保温放置,使其中杂质沉淀,滤取上层蜡液,冷凝即得黄蜂蜡。如经漂白,则为白蜂蜡。本品为不规则团块,黄蜂蜡为黄色或淡棕色、白蜂蜡淡黄白色;表面光滑,不透明或微透明;体轻,蜡质,能浮于水面;断面砂粒状,用手搓捏能软化;有蜂蜜样香气,味微甘。含软脂酸蜂花酯(myricyl palmitate)约 80%,是蜂蜡的主要成分,游离的蜡酸约 15%,少量的游离醇类,另含一种芳香性有机物质虫蜡素(cerolein)约 4%。性微温,味甘。收涩,敛疮,生肌,止痛。

蜂房 Vespae Nidus

为胡蜂科(Vespidae)昆虫果马蜂 *Polistes olivaceous*(DeGeer)、日本长脚胡蜂 *P. japonicus* Saussure 或异腹胡蜂 *Parapolybia varia* Fabricius 的巢。秋、冬两季采收,晒干,或略蒸,除去死蜂死蛹,晒干。本品呈圆盘状或不规则的扁块状,有的似莲房状,大小不一;表面灰白色或灰褐色,腹面有多数整齐的六角形房孔,孔径 3~4 mm,或 6~8 mm;背面有 1 个或数个黑色短柄;体轻,质韧,略有弹性;气微,味辛淡;质酥脆或坚硬者不可供药用。性平,味甘。攻毒杀虫,祛风止痛。

蜂胶 Propolis

为意大利蜂的干燥分泌物。多于夏季从蜂箱中收集,除去杂质。药材为团块状或不规则碎块,多数呈棕黄色、棕褐色或灰褐色,具光泽;20℃以下质脆,30℃以上逐渐变软,发黏性;气芳香,味苦,有辛辣感。含树脂 50%~55%、蜂蜡 30%、挥发油 8%~10%,以及少量的维生素、黄酮类和多种微量元素。有促进及溶解角质、促进伤口愈合及杀菌、止痛作用。

海马　Hippocampus

为脊索动物门鱼纲海龙科(Syngnathidae)动物线纹海马 *Hippocampus kelloggi* Jordan et Snyder、刺海马 *H. histrix* Kaup、大海马 *H. kuda* Bleeker、三斑海马 *H. trimaculatus* Leach 或小海马(海蛆)*H. japonicus* Kaup 的干燥体。主产于广东、辽宁、山东、福建及台湾等省。马来半岛、菲律宾、印度尼西亚及澳洲、非洲等地均产。有养殖。夏、秋两季捕捞,洗净,晒干;或除去皮膜及内脏,晒干。线纹海马呈扁长形而弯曲,体长约 30 cm;表面黄白色,头略似马头,有冠状突起,具管状长吻,口小,无牙,两眼深陷;躯干部七棱形,尾部四棱形,渐细卷曲,体上有瓦楞形的节纹并具短棘,习称"马头、蛇尾、瓦楞身";体轻,骨质,坚硬;气微腥,味微咸。刺海马体长 15~20 cm,黄白色,头部及体上环节间的棘细而尖。大海马体长 20~30 cm,黑褐色。三斑海马体侧背部第 1、4、7 节的短棘基部各有 1 黑斑。小海马(海蛆)体型小,长 7~10 cm,黑褐色,节纹及短棘均较细小。刺海马含蛋白质、脂肪、多种氨基酸,另含皮肤黄色素

（为 γ-胡萝卜素）、红色素（为虾青素）、蝲蛄素（astacene）、黑色素（melanin），并含乙酰胆碱酯酶、胆碱酯酶、蛋白酶。性温，味甘。温肾壮阳，散结消肿。

海龙　Syngnathus

为脊索动物门鱼纲海龙科（Syngnathidae）动物刁海龙 *Solenognathus hardwickii*（Gray）、拟海龙 *Syngnathoides biaculeatus*（Bloch）或尖海龙 *Syngnathus acus* Linnaeus 的干燥体。刁海龙、拟海龙主产于广东、福建沿海；尖海龙产于我国各沿海省区。刁海龙体狭长侧扁，全长 30～50 cm；表面黄白色或灰褐色，头部具管状长吻，口小，无牙，两眼圆而深陷，头部与体轴略呈钝角；躯干部宽 3 cm，五棱形，尾部前方六棱形，后方渐细，四棱形，尾端卷曲，背棱两侧各有 1 列灰黑色斑点状色带；全体被以具花纹的骨环及细横纹，各骨环内有突起粒状棘；骨质，坚硬；气微腥，味微咸。拟海龙体长平扁，躯干部略呈四棱形，全长 20～22 cm；表面灰黄色，头部常与体轴成一直线。尖海龙体细长，呈鞭状，全长 10～30 cm；未去皮膜，表面黄褐色，有的腹面可见育儿囊；质较脆弱，易撕裂。3 种海龙均含钙、镁、钠、钾、磷、硅、铝、锰、铜、锡、铅等无机元素，还含 16 种氨基酸，其中含量最高的是甘氨酸和谷氨酸；拟海龙和尖海龙还含有重金属元素钡。性温，味甘。温肾壮阳，散结消肿。

蟾酥　Bufonis Venenum

【基源】为脊索动物门两栖纲蟾蜍科（Bufonidae）动物中华大蟾蜍 *Bufo gargarizans* Cantor 或黑眶蟾蜍 *B. melanostictus* Schneider 的干燥分泌物。主产于江苏、辽宁、山东、安徽、河北、广东等省，江苏启东产者最为著名。多于夏、秋两季捕捉蟾蜍，洗净，挤取耳后腺及皮肤腺的白色浆液，收集白色浆液（忌用铁器，以免变黑），滤去杂质，放入圆模型中晒干或低温干燥，即为团蟾酥；如涂于竹箬叶或玻璃板上晒干或低温干燥，即为片蟾酥。

【性状鉴别】团蟾酥：形状、大小常因产地而异，通常呈扁圆形团块或饼状。棕褐色、红棕色或紫黑色，表面平滑。质坚硬，不易折断，断面棕褐色，角质状，微有光泽。气微腥，味初甜而后有持久的麻辣感，粉末嗅之作嚏。（图 17-18）

片蟾酥：呈不规则片状。质脆，易折断，断面红棕色，半透明。（图 17-18）

棋子酥：呈扁圆形，似象棋子或围棋子形状。

药材断面沾水，即呈乳白色隆起；粉末少许，于锡箔纸上加热即熔成油状。

【显微鉴别】粉末：淡棕色。①甘油水装片观察，呈半透明或淡黄色不规则形碎块，并附有沙粒

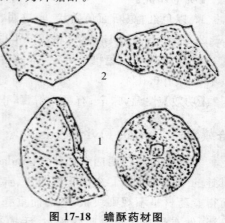

图 17-18　蟾酥药材图
1. 团蟾酥　2. 片蟾酥

状固体。②浓硫酸装片观察，显橙黄色或橙红色，碎块四周逐渐缩小而呈透明的类圆形小块，表面显龟裂状纹理，放置稍久渐溶解消失。③水装片加碘试液观察，不应含有淀粉粒。

【化学成分】含强心甾类化合物：蟾毒配基类（bufogenins）化合物，已知有 10 余种，大多为干燥加工过程中的分解产物，如华蟾酥毒基（cinobufagin）、脂蟾毒配基（resibufogenin）、蟾毒灵（bufalin）、羟基华蟾毒基、蟾毒配基等，另含洋地黄毒苷元等；蟾毒类（bufotoxins），为上述

蟾毒配基类的酯类,统称为蟾毒类,多存在于加工前新鲜的蟾酥分泌物中。吲哚类生物碱主要有蟾酥碱(bufotenine)、蟾酥甲碱(bufotenidine)、去氢蟾酥碱等。此外尚含甾醇类,如胆甾醇、麦角甾醇等、肾上腺素及多种氨基酸。

【理化鉴别】薄层色谱:取本品粉末乙醇提取液作为供试品溶液。以华蟾酥毒基、脂蟾毒配基对照品作为对照。用硅胶预制薄层板,以环己烷-三氯甲烷-丙酮(4:3:3)为展开剂,喷以10%硫酸乙醇溶液加热显色,置于紫外灯(365 nm)下检视。供试品色谱中,在与对照品色谱相应位置上,显示相同颜色的荧光斑点(图17-19)。

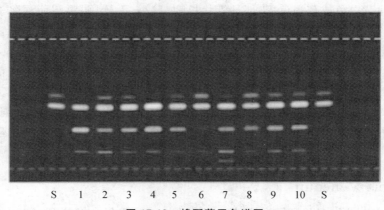

图 17-19　蟾酥薄层色谱图

S. 由上至下分别为脂蟾毒配基、华蟾酥毒基　1. 蟾酥(购自陕西)
2. 蟾酥(购自北京)　3~5. 蟾酥(购自河北)　6. 蟾酥(购自江苏)
7. 蟾酥(购自福建)　8. 蟾酥(购自黑龙江)　9,10. 蟾酥(购自日本)

【质量评价】

1. 以色红棕、断面角质状、半透明、有光泽者为佳。

2. 水分不得过 13.0%,总灰分不得过 5.0%,酸不溶性灰分不得过 2.0%。

3. 按高效液相色谱法测定,本品含华蟾酥毒基($C_{26}H_{34}O_6$)和脂蟾毒配基($C_{24}H_{32}O_4$)的总量不得少于 6.0%。

【功效】性温,味辛;有毒。解毒,止痛,开窍醒神。

蛤蟆油　Ranae Oviductus

为脊索动物门两栖纲蛙科(Ranidae)动物中国林蛙 *Rana temporaria chensinensis* David 雌蛙的干燥输卵管。主产于黑龙江、吉林、辽宁等省。每年 10~11 月霜降期捕捉,经采制干燥而得。药材呈不规则块状,弯曲而重叠,长 1.5~2 cm,厚 1.5~5 mm;表面黄白色,呈脂肪样光泽,偶有带灰白色薄膜状干皮,手摸有滑腻感;在温水中浸泡体积可膨胀 10~15 倍;气腥,味微甘,嚼之有黏滑感。主要含蛋白质、脂肪,另含甾类成分,如雌酮(estrone)、17β-雌二醇(17β-estradiol)、17β-羟甾醇脱氢酶(17β-hydroxy steroid dehydrogenase)、固醇类,此外尚含钾、钙、钠、镁、铁、锰、硒、磷等无机元素。性平,味甘、咸。补肾益精,养阴润肺。

龟甲　Testudinis Carapax et Plastrum(附:龟甲胶)

为脊索动物门爬行纲龟科(Testudinidae)动物乌龟 *Chinemys reevesii*(Gray)的背甲及腹

甲。主产于浙江、安徽、湖北、湖南等省,以长江中下游产量较多,野生和家养均有。全年均可捕捉,以秋、冬两季为多,捕捉后杀死,或用沸水烫死,剥取背甲及腹甲,除去残肉,晒干。两种加工品分别称为"血板"和"烫(汤)板",习惯认为"血板"质量较佳。药材背甲及腹甲由甲桥相连,背甲稍长于腹甲,与腹甲常分离;背甲呈长椭圆形拱状,长 7.5~22 cm,宽 6~18 cm;外表面棕褐色或黑褐色,脊棱 3 条;颈盾 1 块,前窄后宽;椎盾 5 块,第 1 椎盾长大于宽或近相等,第 2~4 椎盾宽大于长;肋盾两侧对称,各 4 块;缘盾每侧 11 块;臀盾 2 块;腹甲呈板片状,近长方椭圆形,长 6.4~21 cm,宽 5.5~17 cm;外表面淡黄棕色至棕黑色,盾片 12 块,每块常具紫褐色放射状纹理,腹盾、胸盾和股盾中缝均长,喉盾、肛盾次之,肱盾中缝最短;内表面黄白色至灰白色,"血板"不脱皮,有的略带血迹或残肉,"烫板"色稍深,有脱皮的痕迹,除净后可见骨板 9 块,呈锯齿状嵌接;前端钝圆或平截,后端具三角形缺刻,两侧残存呈翼状向斜上方弯曲的甲桥,质坚硬;气微腥,味微咸。主要含蛋白质 32.16%,总氮 5.70%,碳酸钙 44.28%~55.85%,18 种氨基酸的总量达 25.9%~30.3%(干品)。性微寒,味咸、甘。滋阴潜阳,益肾强骨,养血补心,固精止崩。

【附】龟甲胶 Testudinis Carapacis et Plastri Colla

为龟甲经煎煮、浓缩制成的固体胶。将龟甲浸泡洗净,分次水煎,合并滤液(或加入白矾细粉少许),静止,滤去胶液,浓缩(可加适量的黄酒、冰糖及豆油)至稠膏状,冷凝,切块,晾干,即得。药材呈长方形或方形的扁块,长约 26 cm,宽 2~2.5 cm,厚 0.8~1 cm,深褐色;质硬而脆,断面光亮,对光照视呈半透明状。气微腥,味淡。滋阴,养血,止血。

鳖甲 Carapax Trionycis

为脊索动物门爬行纲鳖科(Trionychidae)动物鳖 *Trionyx sinensis* Wiegmann 的背甲。主产于湖北、安徽、江苏、河南等省。现多人工饲养。全年均可捕捉,以秋、冬两季为多,捕捉后杀死,置沸水中烫至背甲上的硬皮能剥落时,取出,剥取背甲,除去残肉,晒干。药材呈椭圆形或卵圆形,背面隆起,长 10~15 cm,宽 9~14 cm;外表面黑褐色或墨绿色,略有光泽,具细网状皱纹及灰黄色或灰白色斑点,中间有一条纵棱,两侧各有左右对称的横凹纹 8 条,外皮脱落后,可见锯齿状嵌接缝;内表面类白色,中部有突起的脊椎骨,颈骨向内卷曲,两侧各有肋骨 8 条,伸出边缘,质坚硬;气微腥,味淡。主要含骨胶原、碳酸钙、磷酸钙、碘等。性微寒,味咸。滋阴潜阳,软坚散结,退热除蒸。

蛤蚧 Gecko

【基源】为脊索动物门爬行纲壁虎科(Gekkonidae)动物蛤蚧 *Gekko gecko* Linnaeus 的干燥体。国内主产于广西龙州、崇左、大新,广东怀集、云浮以及云南、贵州等省,广西、广东产量较大,广西、江苏等省区已人工养殖。进口蛤蚧产于越南、泰国等地。全年均可捕捉,通常 5~8 月为主要捕捉时间,破开腹部,取出内脏,拭净血液(不可水洗),再以竹片撑开使身体扁平顺直,低温干燥,将两只合成 1 对,扎好。

【性状鉴别】全体呈扁片状,头颈部及躯干部长 9~18 cm,头颈部约占 1/3,腹背部宽 6~11 cm,尾长 6~12 cm。头稍扁,略呈三角形,两眼多凹陷成窟窿,无眼睑,口内角质细齿密生于颚的边缘,无异形大齿。吻部半圆形,吻鳞不切鼻孔,与鼻鳞相连,上鼻鳞左右各一片,上唇鳞 12~14 对,下唇鳞(包括颏鳞)21 片。腹背部呈椭圆形,腹薄。背部灰黑色或银灰色,有黄白色或灰绿色斑点（进口蛤蚧多为砖红色斑点）散在，或密集成不显著的斑纹。脊椎骨及两侧肋骨突起。四足均有 5 趾，趾间仅具蹼迹，足趾底面具吸盘。尾细长而坚实，微现骨节，与背部颜色相同，有 6～7 个明显的银灰色环带。有的再生尾较原生尾短，且银灰色环带不明显，全身密被类圆形或多角形微有光泽的细鳞。气腥，味微咸。（图 17-20）

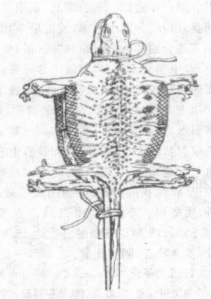

图 17-20　蛤蚧药材图

【显微鉴定】粉末：淡黄色或淡灰黄色。①鳞片近无色或淡灰绿色，表面可见半圆形、类圆形隆起，略作覆瓦状排列，布有极细小的粒状物，有的可见圆形孔洞。②皮肤碎片淡黄色或黄色，表面观细胞界限不清楚，布有棕色或棕黑色色素颗粒，常聚集成星芒状。③横纹肌纤维较多，多碎裂。侧面观有细密横纹明暗相间，横纹呈平行的波峰状，有的纹理不清晰；横断面常呈三角形、类圆形、类方形。④骨碎片呈不规则碎块，表面有细小裂缝状或针孔状孔隙；骨陷窝呈裂缝状、长条形，多为同方向排列，边缘骨小管隐约可见。（图 17-21）

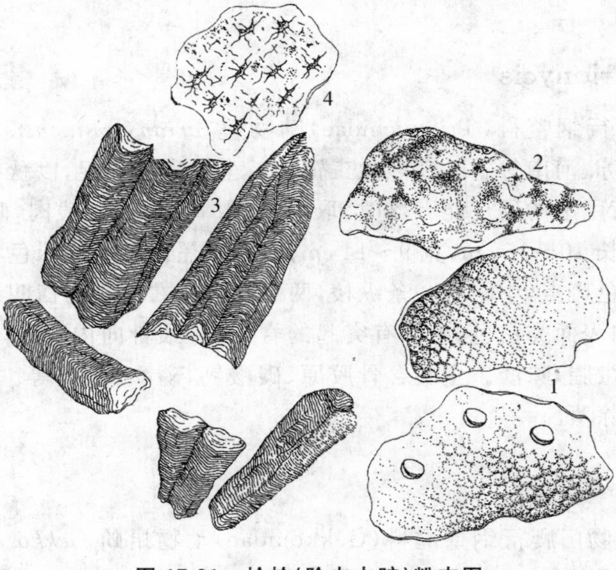

图 17-21　蛤蚧（除去内脏）粉末图
1. 鳞片　2. 皮肤碎片　3. 横纹肌纤维　4. 骨碎片

【化学成分】主要含肌肽、胆碱、肉毒碱、鸟嘌呤等成分，以及磷脂酰乙醇胺、磷脂酸、溶血磷脂酰胆碱、神经鞘磷脂和磷脂酰胆碱，此外还含蛋白质、脂肪酸、18 种氨基酸及钙、磷、镁、锌等 18 种无机元素。

【理化鉴别】薄层色谱：取本品粉末乙醇提取液作为供试品溶液，以蛤蚧对照药材作为对照。用硅胶 G 薄层板，以正丁醇-冰乙酸-水（3∶1∶1）为展开剂，以茚三酮溶液显色。供试品色谱中，在与对照药材色谱相应的位置上，显相同颜色的斑点。

【质量评价】

1. 以体大、肥壮、尾粗而长、无虫蛀者为佳。

2. 稀乙醇浸出物（冷浸法）不得少于 8.0%。

【功效】性平，味咸。补肺益肾，纳气定喘，助阳益精。

金钱白花蛇　Bungarus Parvus

【基源】为脊索动物门爬行纲眼镜蛇科（Elapidae）动物银环蛇 *Bungarus multicinctus* Blyth 的幼蛇干燥体。主产于广东、广西、江西、湖北、安徽等省区。广东、江西等省有养殖。夏、秋两季捕捉幼蛇，人工饲养则取孵出 1 周的小蛇，剖开蛇腹，除去内脏，擦净血迹，用乙醇浸泡处理后，盘成圆形，用竹签固定，干燥。

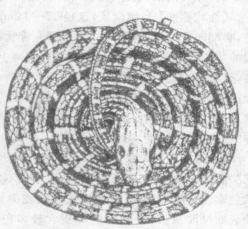

图 17-22　金钱白花蛇药材图

【性状鉴别】呈圆盘状，盘径 3～6 cm，蛇体直径 0.2～0.4 cm；头盘在中间，尾细，常纳口内，口腔内上颌骨前端有毒沟牙 1 对，鼻间鳞 2 片，无颊鳞，上下唇鳞通常各为 7 片；背部黑色或灰黑色，有白色环纹45～58 个，黑白相间，白环纹在背部宽 1～2 行鳞片，向腹面渐增宽，黑环纹宽 3～5 行鳞片，背正中明显突起一条脊棱，脊鳞扩大呈六角形，背鳞细密，通身 15 行，尾下鳞单行；气微腥，味微咸。（图 17-22）

【显微鉴别】背鳞外表面：鳞片呈黄白色，具众多细密纵直条纹，间距 1.1～1.7 μm，沿鳞片基部至先端方向径向排列。背鳞横切面：内、外表皮均较平直，真皮不向外方突出，真皮中色素较少。（图 17-23）

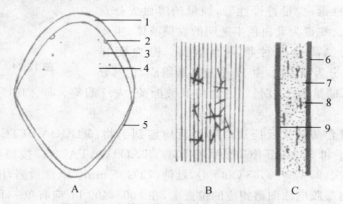

图 17-23　金钱白花蛇背鳞外表面和横切面

A. 背鳞外表面　B. 背鳞外表面条纹放大　C. 背鳞横切面

1. 游离端　2. 端窝　3. 色素斑　4. 条纹　5. 基部

6. 外表皮　7. 真皮　8. 色素　9. 内表皮

【化学成分】蛇体含蛋白质、脂肪及鸟嘌呤核苷。头部蛇毒中含多种酶，如三磷酸腺苷酶、磷脂酶等，另含 α-环蛇毒（α-bungarotoxin）、β-环蛇毒、γ-环蛇毒（为强烈的神经性毒）及神经生长因子(nerve growth factor)。

【质量评价】

1. 以头尾齐全、色泽明亮、盘径小者为佳。

2. 稀乙醇浸出物(热浸法)不得少于 15.0%。

【功效】性温,味甘、咸;有毒。祛风,通络,止痉。

蕲蛇　Agkistrodon

【基源】为脊索动物门爬行纲蝰科(Viperidae)动物五步蛇 *Agkistrodon acutus* (Guenther) 的干燥体。主产于浙江温州、丽水,江西,浙江,福建,湖南、广东等省。多于夏、秋两季捕捉,剖开蛇腹,除去内脏,洗净,用竹片撑开腹部,盘成圆盘状,干燥后拆除竹片。

【性状鉴别】呈圆盘状,盘径 17～34 cm,体长可达 2 m。头在中间稍向上,呈三角形而扁平,吻端向上,习称"翘鼻头"。上腭有管状毒牙,中空尖锐。背部两侧各有黑褐色与浅棕色组成的"V"形斑纹 17～25 个,其"V"形的两上端在背中线上相接,习称"方胜纹",有的左右不相接,呈交错排列。腹部撑开或不撑开,灰白色,鳞片较大,有黑色类圆形的斑点,习称"连珠斑";腹内壁黄白色,脊椎骨分离后可见棘突较高,呈刀片状上突,前后椎体下突基本同形,多为弯刀状,向后倾斜,尖端明显超过椎体后隆面。尾部骤细,末端有三角形深灰色的角质鳞片 1 枚,习称"佛指甲"。气腥,味微咸。(图 17-24)

【显微鉴别】背鳞外表面:鳞片呈深棕色或黄棕色,密布乳头状突起,乳突呈类三角形、类卵形或不规则形,内含颗粒状色素。背鳞横切面:部分真皮和表皮向外乳头状突出,使外表面呈波浪形,突起部的真皮含较多色素。内表面较平直,无乳头状突起。(图 17-25 和图 17-26)

【化学成分】蛇体主要含蛋白质、脂肪、氨基酸等。头部毒腺中含多量出血性毒,少量神经性毒,微量的溶血成分及促进血液凝固成分。蛇毒为乳白色半透明的黏稠液体,主要含凝血酶样物质、酯酶及三种抗凝血活酶。凝血酶样 (thrombine-like)成分为糖蛋白,由 17 个氨基酸组成,相对分

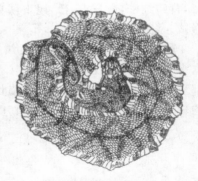

图 17-24　蕲蛇药材图

子质量为 33 500,总糖量为 13.2%。另含精氨酸酯酶、去纤酶等。尚含鸟嘌呤核苷及无机元素等。

【理化鉴别】聚合酶链式反应法。PCR 反应鉴别引物:5′GGCAATTCACTACACAGC-CAACATCAACT3′和 5′CCATAGTCAGGTGGTTAGTGATAC3′。按照药典法 PCR 反应体系,循环反应 30 次(95℃ 30 s,63℃ 45 s),延伸(72℃)5 min。电泳检测,供试品凝胶电泳图谱中,在与对照药材凝胶电泳图谱相应的位置上,在 300～400 bp 应有单一 DNA 条带。

【质量评价】

1. 以头尾齐全、条大、花纹明显、内壁洁净者为佳。

2. 稀乙醇浸出物(热浸法)不得少于 10.0%。

【功效】性温,味甘、咸;有毒。祛风,通络,止痉。

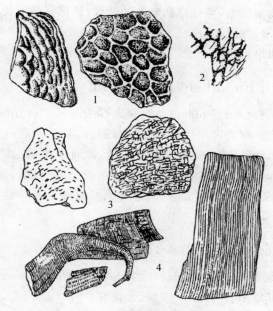

图 17-25   蕲蛇显微特征图
1. 角质鳞片   2. 表皮   3. 骨碎片   4. 横纹肌纤维

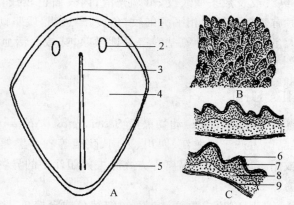

图 17-26   蕲蛇背鳞外表面和横切面
A. 外表面   B. 外表面乳突   C. 背鳞横切面
1. 游离端   2. 端窝   3. 脊纹   4. 乳突   5. 基部
6. 外表皮   7. 色素   8. 真皮   9. 内表皮

乌梢蛇   Zaocys

为脊索动物门爬行纲游蛇科（Colubridae）动物乌梢蛇 *Zaocys dhumnades*（Cantor）的干燥体。主产于浙江、江苏、安徽、江西等省，尤以长江流域较为常见。多于夏、秋两季捕捉，剖开蛇腹或先剥去蛇皮留头尾，除去内脏，盘成圆盘状，干燥。药材呈圆盘状，盘径约 16 cm；表面黑褐色或绿黑色，密被菱形鳞片；背鳞行数成双，背中央 2～4 行鳞片强烈起棱，形成两条纵贯全体的黑线；头盘在中间，扁圆形，眼大而下凹陷，有光泽；上唇鳞 8 枚，第 4、5 枚入眶，颊鳞 1 枚，眼前下鳞 1 枚，较小，眼后鳞 2 枚；脊部高耸成屋脊状，俗称"剑脊"；腹部剖开，边缘向内卷曲,脊肌肉厚,黄白色或淡棕色,可见排列整齐的肋骨;尾部渐细而长,尾下鳞双行;剥皮者仅留头尾之皮鳞,中段较光滑;气腥,味淡。主要含蛋白质 20.1%、脂肪 1.7%,还含大量无机元素。性平,味甘。祛风,通络,止痉。

鸡内金 Galli Gigerii Endothelium Corneum

为脊索动物门鸟纲雉科(Phasianidae)动物家鸡 *Gallus gallus domesticus* Brisson 的干燥沙囊内壁。全国各地均产。将鸡杀死后,取出鸡肫,剖开,趁热剥取内壁,洗净,干燥。药材呈不规则卷片,厚约 2 mm;表面黄色、黄绿色或黄褐色,薄而半透明,具明显的条状皱纹;质脆,易碎,断面角质样,有光泽;气微腥,味微苦。主要含角蛋白、淀粉酶、蛋白酶、游离及水解氨基酸、维生素 B_1、维生素 B、维生素 C、尼克酸、微量无机元素等。本品性平,味甘。健胃消食,涩精止遗,通淋化石。

穿山甲 Manis Squama

为脊索动物门哺乳纲鲮鲤科(Manidae)动物穿山甲 *Manis pentadactyla* Linnaeus 的鳞甲。主产于长江流域及其以南各省地,以广西、云南和贵州产量较大,广西产品质量为好。进口商品多来自越南。收集鳞甲,洗净,晒干。药材呈扇面形、三角形、菱形或盾形的扁平状或半折状,中间较厚,边缘较薄,大小不一,长宽各为 0.7~5 cm;外表面黑褐色或黄褐色,有光泽,宽端有数十条排列整齐纵线纹及数条横线纹,窄端光滑;内表面色较浅,中部有一条明显突起的弓形横向棱线,其下方有数条与棱线相平的细纹,角质,半透明,质坚韧而有弹性,不易折断;气微腥,味淡。主要含大量角蛋白、多种氨基酸等。性微寒,味咸。活血消癥,通经下乳、消肿排脓、搜风通络。

熊胆粉 Pulvis Fellis Ursi

【基源】为脊索动物门熊科(Ursidae)动物黑熊 *Selenarctos thibetanus* Cuvier 经胆囊手术引流胆汁而得到的干燥品。主产于黑龙江、四川、云南、陕西等省。黑熊经胆囊手术后引流所得胆汁,经过二次过滤或用减压过滤、低温离心方式除去熊胆汁中的异物,自然干燥、低温干燥或冻干干燥,得到熊胆粉。

【性状鉴别】药材呈不规则碎片或颗粒,棕黄色、绿黄色或深棕色,半透明,有玻璃样光泽。质脆,易吸潮。气清香微腥,味极苦微回甜,有清凉感,且有持久的钻舌感。口嚼黏舌而不黏牙;溶化快,渗透力强,苦味可扩展至喉咙。

【化学成分】主要含胆汁酸类成分,其中主要为牛磺熊去氧胆酸(tauro-ursodeoxycholic acid)16.3%~39.3%、牛磺鹅去氧胆酸(tauro-chenodeoxycholic acid)13.7%~39.8%。尚含少量的牛磺去氧胆酸(tauro-deoxycholic acid)、牛磺胆酸(tauro-cholic acid)等。此外,还含有多种氨基酸、胆甾醇、胆汁色素及多种无机元素。

【理化鉴别】薄层色谱:取本品粉末经水解处理后的乙酸乙酯提取液,蒸干,乙醇溶解液作为供试品溶液。以胆酸、熊去氧胆酸、鹅去氧胆酸和猪去氧胆酸对照品作为对照。用硅胶 G 薄层板,以异辛烷-乙醚-冰乙酸-正丁醇-水(10:5:5:3:1)的上层液为展开剂,以 10% 硫酸乙醇溶液显色,在 105℃ 加热至斑点显色清晰,置紫外光灯(365 nm)下检视。供试品色谱中,在与熊去氧胆酸、鹅去氧胆酸对照品色谱相应位置上,显相同颜色的荧光斑点;在与猪去氧胆酸对照品色谱相应位置上,无荧光斑点。

【质量要求】

1. 以质松脆、色棕黄、透明、味苦回甜、无腥气味者为佳。
2. 按减压干燥法测定,本品减失重量不得过 9.0%。
3. 按高效液相色谱法测定,本品含牛磺熊去氧胆酸($C_{26}H_{45}NO_8$)不得少于 23.0%。

【功效】性寒,味苦。清热解毒,平肝明目。

阿胶　Asini Corii Colla

为脊索动物门马科(Equidae)动物驴 *Equus asinus* L. 的干燥皮或鲜皮经煎煮、浓缩制成的固体胶。主产于山东,浙江、河北、天津、北京等地也有生产,以山东省东阿县生产者质佳。将驴皮漂泡去毛,切成小块,再漂泡洗净,分次水煎,滤过,合并滤液,用文火浓缩(或加适量黄酒、冰糖、豆油)至稠膏状,冷凝,切块,晾干,即得。药材呈长方形、方块形或丁状;棕色至黑褐色,有光泽;质硬而脆,断面光亮,碎片对光照视呈棕色半透明状;气微,味微甘。主要成分由胶原及其部分水解产物所组成,其中主要为明胶蛋白,含量可达 98.84%,水解可产生多种氨基酸,如甘氨酸、脯氨酸、谷氨酸、精氨酸、丙氨酸等。此外,尚含约 20 种无机元素,以铁含量最高。性平,味甘。补血滋阴、润燥、止血。

马宝　Calculus Equi

为脊索动物门哺乳纲马科(Equidae)动物马 *Equus caballus* L. 的胃肠道或膀胱中的结石。主产东北、华北、西北、西南养马区。全年均可收集,将病马宰杀后摸其胃肠中有结石者,取出用清水洗净,晾干。药材呈圆球形、卵圆形或扁圆形,大小不一,一般直径为 6～20 cm;表面粉白色、灰白色或青白色,有光泽、光滑或凸凹不平;质坚硬,重如石;剖面呈灰白色,有同心层纹,俗称"涡纹",偶有灰黑色致密纹理,中心常见有金属或树枝等异物;剖开后气臭、味淡且微咸。主要含磷酸镁、碳酸镁、碳酸钙等。性凉,味甘、咸。镇惊化痰,清热解毒。

麝香　Moschus

【基源】为脊索动物门哺乳纲鹿科(Cervidae)动物林麝 *Moschus berezovskii* Flerov、马麝 *M. sifanicus* Przewalski 或原麝 *M. moschiferus* Linnaeus 成熟雄体香囊中的干燥分泌物。主产于四川、西藏及云南等省区;青海、陕西、甘肃、新疆、内蒙古及东北等地亦产。目前,四川省马尔康和都江堰市、陕西省镇平、安徽省佛子岭等地养麝场均已进行人工饲养繁殖。野麝于冬季至次春猎取,猎捕后割取香囊,阴干,习称"毛壳麝香";从香囊中取出分泌物,称"麝香仁"。家麝于冬季或春季从 3 岁以上的雄麝香囊中取香 1 次,或春季和秋季两次取香,阴干或放干燥器内密闭干燥。

【性状鉴别】毛壳麝香:呈扁球形或类球形囊状体,直径 3～7 cm,厚 2～4 cm。开口面的皮革质,棕褐色,密生白色或灰棕色短毛,从两侧围绕中心排列,中间有一小囊孔;另一面为棕褐色略带紫色的皮膜,微皱缩,偶显肌肉纤维,略有弹性。剖开后可见中层皮膜呈棕褐色或灰褐色,半透明;内层皮膜棕色,内含颗粒状、粉末状的麝香仁、少量细毛及脱落的内层皮膜(习称"银皮")。图 17-27

麝香仁:野生者质柔,油润,疏松,其中不规则圆球形或颗粒状者习称"当门子",表面多呈紫黑色,油润光亮,微有麻纹,断面深棕色或黄棕色;粉末状者多呈棕褐色或黄棕色,并有少量脱落的内层皮膜和细毛。饲养品呈颗粒状、短条形或不规则团块,表面不平,紫黑色或深棕色,显油性,微有光泽,并有少量毛和脱落的内层皮膜。气香浓烈而特异,味微辣、微苦带咸。(图 17-27)

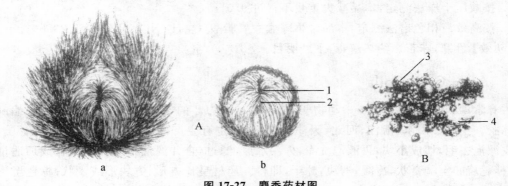

图 17-27　麝香药材图
A. 毛壳麝香　a. 未修边剪毛　b. 已修边剪毛　B. 麝香仁
1. 囊孔　2. 尿道口　3. 当门子　4. 内层皮膜(残留)

【显微鉴别】粉末:麝香仁粉末棕褐色或黄棕色。取本品粉末用水合氯醛制片观察,淡黄色或淡棕色团块众多,由不定形颗粒物组成,半透明或透明。团块中包埋或散在方形、柱形、八面体或不规则的晶体。直径 $10 \sim 62 \ \mu m$,柱晶长可至 $92 \ \mu m$,并可见油滴,偶见毛和内层皮膜组织,无色或淡黄色,半透明,有纵皱纹,有时附油滴及结晶。(图 17-28)

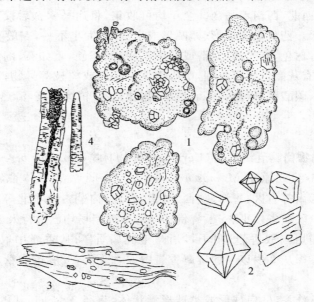

图 17-28　麝香仁粉末图
1. 分泌团块　2. 晶体　3. 表皮组织碎片　4. 麝毛

电镜观察:麝香仁的基本结构为无数均一致密的颗粒。直径 $3 \sim 3.5 \ nm$,表面粗糙。$3 \sim 5$(9)个颗粒结成短链,非直线排列,交叉或不交叉。普遍存在于板层结构中与板层结构外(板层结构是麝香特有的组成部分,它由一些具膜的亚单位组成;条宽 $120 \sim 210 \ nm$,条间距离在

13 nm 以上,有的分离很远;紧邻的两条,其膜在互相融合的部位彼此连通;此种条状亚单位有时亦以松散或曲折的状态存在,但在条内和条外的基本结构完全相同)。未见光镜下的结晶。

【化学成分】主要含大环酮类化合物,如麝香酮,含量 0.93%~4.12%。另含少量降麝香酮,环十四酮等。尚含有甾体化合物,总雄性激素 0.24%~0.94%。还含有蛋白质、多肽以及生物碱类化合物、脂肪酸、无机物等。

【质量评价】

1. 毛壳麝香以饱满、皮薄、仁多、捏之有弹性、香气浓烈者为佳。麝香仁以当门子多、颗粒色紫黑,粉末色棕褐,质柔润,香气浓烈者为佳。

2. 本品不得检出动、植物组织、矿物和其他掺伪物。不得有霉变。

3. 干燥失重不得过 35.0%,总灰分不得过 6.5%。

4. 按照气相色谱法测定,本品含麝香酮($C_{16}H_{30}O$)不得少于 2.0%。

【功效】性温,味辛。开窍醒神,活血通经,消肿止痛。

【附注】麝香常用的经验鉴别方法很多,主要有:①取毛壳麝香用特制的槽针从囊孔插入,转动槽针,摄取麝香仁,立即检视,槽内的麝香仁应有逐渐膨胀高出槽面的现象,习称"冒槽"。麝香仁油润,颗粒疏松,无锐角,香气浓烈。有特异香气。不应有纤维等异物或异常气味。②口尝时刺激性很强,辛辣味较重,味苦凉,有浓郁香气,凉直达舌根(即有钻舌感),其味纯,无异味。③取麝香仁粉末少量,置手掌中,加水润湿,用手搓之能成团,再用手指轻揉即散,不应沾手、染手、顶指或结块。④将麝香仁少量,撒于炽热的坩埚中灼烧,初则迸裂,随即融化膨胀起泡似珠,香气浓烈四溢,应无毛、肉焦臭,无火焰或火星出现。灰化后,残渣呈白色或灰白色。如掺有动物性伪品,火烧即起油泡,冒焰,最后有火星出现;如掺有血块,虽也迸裂,但有焦臭味,灰烬紫红色至黑色;掺有矿物和土,烧时无油点,灰烬呈赭红色。

人工麝香以合成麝香酮(dl-muscone)为主要原料,根据天然麝香的分析研究结果,按规定比例与其他物质配制而成。目前已经有产品上市。经药理实验、理化分析、临床试用证明,人工麝香与天然麝香的性质和作用具有一定相似性。人工麝香为油状液体,消旋性,沸点 90℃。可用于小儿百日咳及声门痉挛,并对心绞痛有显著缓解作用。

鹿茸 Cervi Cornu Pantotrichum(附:鹿角、鹿角霜、鹿角胶)

【基源】为脊索动物门哺乳纲鹿科(Cervidae)动物梅花鹿 *Cervus nippon* Temminck 或马鹿 *C. elaphus* Linnaeus 的雄鹿未骨化密生茸毛的幼角,前者习称"花鹿茸"或"黄毛茸",后者习称"马鹿茸"或"青毛茸"。花鹿茸主产于吉林双阳、东丰、辉南,辽宁西丰、清原,四川都江堰,河北承德等地,品质优。马鹿茸主产于黑龙江、吉林、内蒙古、新疆、青海、四川等地。东北产者习称"东马鹿茸",品质较优;西北产者习称"西马鹿茸",品种较次。现均有人工饲养。药材分锯茸和砍茸两种。梅花鹿 3~4 岁进入正常产茸期,以采收"二杠茸"为主。育成公鹿第一次长出的圆柱形茸,在清明后锯下称"初生茸"。采后 50~60 d 第二次采收的茸称"二茬茸"。5 岁以上可大量采收"三岔茸","三岔茸"只收一次,约在 6 月下旬至 7 月上旬。马鹿一般采收"三岔茸"和"四岔茸"。以上均为锯茸。锯下的花鹿茸用钉扎口,进行排血、洗茸、煮烫和干燥等加工。马鹿茸加工方法不同处是煮烫时不要求排血,煮烫和干燥时间比花鹿茸要长。

【性状鉴别】花鹿茸(图 17-29):锯茸,呈圆柱状分枝,具一个分枝者习称"二杠"茸,主枝习称"大挺",长 17~20 cm,锯口直径 4~5 cm,离锯口约 1 cm 处分出侧枝,习称"门庄",长 9~15 cm,枝顶钝圆,直径较大挺略细。外皮红棕色或棕色,多光润,表面密生红黄色或棕黄色细茸毛,上端较密,下端较疏;分岔间具 1 条灰黑色筋脉,皮茸紧贴。锯口黄白色,外围无骨质,中部密布细孔。体轻。气微腥,味微咸。具两个分枝者,习称"三岔茸",大挺长 23~33 cm,直径较二杠茸细,略呈弓形,微扁,枝端略尖,下部多有纵棱筋及突起疙瘩,习称"起筋"或"骨钉",皮红黄色,茸毛较稀而粗。锯口外围略显骨化。体较重。

二茬茸(再生茸)与头茬茸相似,但主枝长而不圆或下粗上细,下部有纵棱筋,皮灰黄色,茸毛较粗糙,锯口外围多已骨化,体较重。无腥气。

砍茸,为带脑骨的茸,茸形与锯茸同,亦分二杠或三岔等规格。二茸相距约 7 cm,脑骨前端平齐,后端有 1 对弧形骨分列两旁,习称"虎牙"。脑骨白色,外附脑皮,皮上密生毛。气微腥,味微咸。

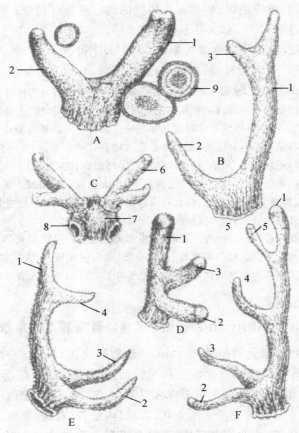

图 17-29　鹿茸药材图

A. 花鹿茸(二杠)和鹿茸片　B. 花鹿茸(三岔)　C. 梅花鹿砍茸

D. 马鹿茸(莲花)　E. 马鹿茸(三岔)　F. 马鹿茸(四岔)

1. 主枝(大挺)　2. 第一侧枝(门庄)　3. 第二侧枝　4. 第三侧枝

5. 第四侧枝　6. 鹿茸　7. 头盖骨　8. 眉棱骨　9. 鹿茸片

马鹿茸(图 17-29):较花鹿茸粗大,分枝较多,具有 1 个分枝者习称"单门",2 个者习称"莲花",3 个者习称"三岔",4 个者习称"四岔"或更多。其中以莲花、三岔为主。按产地不同分为东马鹿茸和西马鹿茸。

东马鹿茸,"单门"的大挺长 25~27 cm,直径约 3 cm。外皮灰黑色,茸毛灰褐色或灰黄色,锯口面外皮较厚,灰黑色,中部密布蜂窝状细孔,质嫩;"莲花"的大挺长可达 33 cm,下部有棱筋,锯口面蜂窝状小孔稍大;"三岔"皮色深,质较老;"四岔"茸毛粗而稀,大挺下部具棱筋及疙瘩,分枝顶端多无毛,习称"捻头"。

西马鹿茸,锯茸大挺多不圆,顶端圆扁不一,长 30~100 cm。表面有棱,多抽缩干瘪,分枝较长且弯曲,茸毛粗长,灰色或黑灰色。锯口色较深,常见骨质。气腥臭,味咸。

【显微鉴别】花鹿茸粉末:淡黄色。表皮角质层表面颗粒状,茸毛脱落后的毛窝呈圆洞状。未骨化骨组织表面具多数不规则的块状突起物。骨碎片表面有纵纹及点状孔隙,骨陷窝呈类圆形或类棱形,边缘骨小管呈放射状沟纹。横断面可见大的圆形孔洞,边缘凹凸不平。角化棱形细胞多散在。毛茸的毛干中部直径 13~50 μm,表面由扁平细胞(鳞片)呈覆瓦状排列的毛小皮包围,细胞的游离端指向毛尖,皮质有棕色色素,髓质断续或无。毛根常与毛囊相连,基部膨大作撕裂状。(图 17-30)

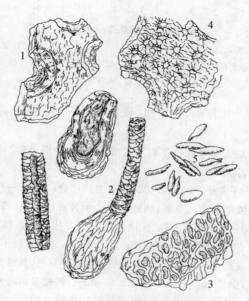

图 17-30 鹿茸粉末图
1. 表皮角质层 2. 毛茸 3. 未骨化骨组织碎片 4. 骨碎片 5. 角化棱形细胞

【化学成分】主要含溶血磷脂酰胆碱、次黄嘌呤、尿嘧啶、磷脂类物质、多胺类物质(精脒、精胺及腐胺)、脑素、少量雌酮和多种微量元素。

【理化鉴别】

1. 取本品饮片置紫外光灯(365 nm)下观察,梅花鹿茸片最外层约 1 mm 处显黄色荧光,外围显深紫色荧光,中央为紫黄色荧光。马鹿茸片边缘显亮黄色,外围显紫色,中央显亮黄紫色荧光。

2. 薄层色谱:取本品粉末乙醇提取液作为供试品溶液。以鹿茸对照药材及甘氨酸对照品作为对照。用硅胶 G 薄层板,以正丁醇-冰醋酸-水(3∶1∶1)为展开剂,喷以 2%茚三酮丙酮溶液加热显色,于可见光下检视。供试品色谱中,在与对照药材及对照品色谱相应的位置上,显示相同颜色的斑点(图 17-31)。

【质量评价】花鹿茸一般以茸粗壮、主枝圆、顶端丰满、质嫩、毛细、皮色红棕、有油润光泽者为佳。马鹿茸以饱满、体轻、毛色灰褐、下部无棱线者为佳。

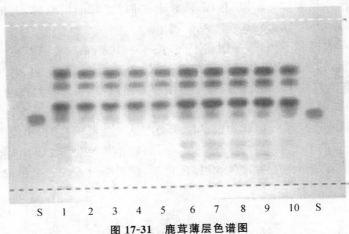

图 17-31　鹿茸薄层色谱图

S. 甘氨酸　1,10. 鹿茸对照药材　2,3. 鹿茸(梅花鹿,购自黑龙江)
4,5. 鹿茸(梅花鹿,购自黑龙江)　6,7. 鹿茸(马鹿,购自黑龙江)
8,9. 鹿茸(马鹿,购自黑龙江)

【功效】性温,味甘、咸。壮肾阳,益精血,强筋骨,调冲任,托疮毒。

【附】鹿角 Cervi Cornu

为马鹿或梅花鹿已骨化的角或锯茸后翌年春季脱落的角基,分别习称"马鹿角"、"梅花鹿角"、"鹿角脱盘"。多于春季拾取,除去泥沙,风干。

马鹿角:呈分支状,常分成 4~6 枝,全长 50~120 cm;主枝弯曲,直径 3~6 cm;基部盘状,具不规则瘤状突起,习称"珍珠盘",周边常有稀疏细小的空洞,侧枝多向一面伸展,第一枝与珍珠盘相距较近,与主干几成直角或钝角伸出,第二枝靠近第一枝伸出,习称"坐地分枝";第二枝与第三枝相距较远;表面灰褐色或灰黄色,无毛,有光泽,角尖平滑,中、下部常具有疣状突起,习称"骨钉",并具长短不等的断续纵棱,习称"苦瓜棱";质坚硬,断面外围骨质,灰白色或微带淡褐色,中部多呈灰褐色或青灰色,具蜂窝状孔;气微,味微咸。

梅花鹿角:常分成 3~4 枝,全长 30~60 cm,直径 2.5~5 cm;侧枝多向两旁伸展,第一枝与珍珠盘相距较近,第二枝与第一枝相距较远,主枝末端分成两小枝,表面黄棕色或灰棕色,枝端灰白色;枝端以下具明显骨钉,纵向排列成"苦瓜棱",顶部灰白色或灰黄色,有光泽。

鹿角脱盘:呈盔状或扁盔状,直径 3~6 cm(珍珠盘直径 4.5~6.5 cm),高 1.5~4 cm;表面灰褐色或灰黄色,有光泽,底面平,具蜂窝状孔,珍珠盘周边常有稀疏小孔洞,上面略平或呈不规则的半球形;质坚硬,断面外圈骨质,灰白色或类白色;无臭,味微咸。主要含胶质约 25%、磷酸钙 50%~60%、碳酸钙、磷酸镁及氮化物等。另含氨基酸 14 种,其中含量较多的有甘氨酸、脯氨酸和谷氨酸。水溶性浸出物(热浸法)不得少于17.0%。性温,味咸。温肾阳,强筋骨,行血消肿。

鹿角霜 Cervi Cornu Degelatinatum

为鹿角去胶质的角块。春、秋两季生产,将骨化角熬去胶质,取出角块,干燥。药材略呈长圆柱形或不规则块状,大小不一;表面灰白色,显粉性,常具纵棱,偶见灰色或灰棕色斑点;质轻而酥,断面外层较致密,白色或灰白色,内层有蜂窝状小孔,灰黄色或灰褐色,有吸湿性;气微,味淡,嚼之有粘牙感。含多量钙质。水分不得过 8.0%。性温,味咸、涩。温肾助阳,收敛止血。

鹿角胶 Cervi Cornus Colla

为鹿角经水煎煮、浓缩制成的固体胶。将鹿角锯段,浸泡洗净,分次水煎,滤过,合并滤液(或加入白矾细粉少量),静置,滤取胶液,浓缩(可加适量黄酒、冰糖和豆油)至稠膏状,冷凝,切块,晾干,即得。药材呈扁方形块,黄棕色或红棕色,半透明,有的上部有黄白色泡沫层;质脆,易碎,断面光亮。性温,味甘、咸,温补肝肾,益精养血。

牛黄　Bovis Calculus(附：人工牛黄、体外培育牛黄、培植牛黄)

【基源】为脊索动物门牛科(Bovidae)动物牛 *Bos taurus domesticus* Gmelin 的干燥胆结石，习称"天然牛黄"。全国各地屠宰场均有生产。主产于北京，内蒙古包头、呼和浩特(称"京牛黄")，产于东北地区者称"东牛黄"，产于西北者称"西牛黄"。全年有产。在宰牛时注意牛的胆囊、胆管及肝管中有无结石，发现有牛黄应立即取出，除去外部薄膜，包好，阴干，切忌风吹、日晒，以防碎裂或变色，影响质量。取自胆囊的习称"胆黄"或"蛋黄"；取自胆管及肝管的习称"管黄"或"肝黄"。

【性状鉴别】胆黄：呈卵形、类球形、三角形或四方形，大小不一，直径 0.6～3(4.5)cm，少数呈管状或碎片。表面黄红色至棕黄色，有的表面挂有一层黑色光亮的薄膜，习称"乌金衣"，有的粗糙，具疣状突起，有的具龟裂纹。体轻，质酥脆，易分层剥落，断面金黄色，可见细密的同心层纹，有的夹有白心。气清香，味苦而后微甘，有清凉感，嚼之易碎，不粘牙。(图 17-32)

管黄：呈管状，表面不平或有横曲纹，或为破碎小片，长约 3 cm，直径 1～1.5 cm。表面红棕色或棕褐色，有裂纹及小突起，断面有较少的层纹，有时中空，色较深。(图 17-32)

【显微鉴别】粉末：黄色或金黄色。取牛黄粉末少许，水合氯醛试液装片，不加热，置显微镜下观察，为不规则团块，由多数黄棕色或棕红色小颗粒集成，稍放置，色素迅速溶解，并显鲜明金黄色，久置后变绿色。

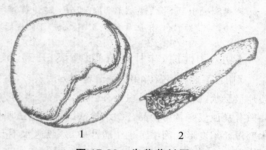

图 17-32　牛黄药材图
1. 蛋黄　2. 管黄

【化学成分】主要含胆色素 72%～76%，其中主要为胆红素(bilirubin)及其钙盐，含量为 25%～70%，还有少量胆绿素。胆汁酸类 7%～10%，包括胆酸、去氧胆酸 0.45%、鹅去氧胆酸、胆石酸等及牛磺胆汁酸盐、甘氨酸胆汁酸盐类。胆固醇类 1%～5%。尚含脂肪酸 1.0%～2.1%，卵磷脂 0.17%～0.2%，多种氨基酸和无机元素。

【理化鉴别】

1. 取本品少量，加水调和，涂于指甲上，能将指甲染成黄色，习称"挂甲"。

2. 薄层色谱：取本品粉末三氯甲烷提取液作为供试品溶液。以胆酸、去氧胆酸对照品作为对照。用高效硅胶预制薄层板，以异辛烷-乙酸乙酯-冰醋酸(15：7：5)为展开剂，喷以 10%硫酸乙醇溶液加热显色，置于紫外灯(365 nm)下检视。供试品色谱中，在与对照品色谱相应的位置上，显示相同颜色的斑点(图 17-33)。

【质量评价】

1. 一般以完整、表面金黄色或棕黄色、有光泽、质松脆、断面棕黄色或金黄色、有自然形成的层纹、气清香、味微苦后甘者为佳。

2. 水分不得过 9.0%，总灰分不得过 10.0%。

3. 按薄层色谱法测定，本品含胆酸($C_{24}H_{40}O_5$)不得少于 4.0%；按高效液相色谱法测定，本品含胆红素($C_{33}H_{36}N_4O_6$)不得少于 25.0%。

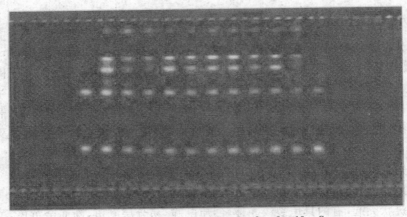

图 17-33　牛黄薄层色谱图

S. 由上至下分别为去氧胆酸、胆酸　1. 牛黄(产于四川)　2. 牛黄(产于广东)　3,4. 牛黄(产于河北)
5. 牛黄(产于加拿大)　6. 牛黄(产于阿根廷)　7,9. 牛黄(产于巴西)　8,10. 牛黄(产于美国)

【功效】性凉,味甘。清心,豁痰,开窍,凉肝,熄风,解毒。

【附注】天然牛黄常用的经验鉴别方法很多,主要有:①针刺法。取小针烧红,刺入片黄中,若牛黄分裂,裂片呈层状,质细密酥脆,内心有白点,气清香者则为真。若刺入后不分裂,剖开内部不起层纹,内心无白点,并微有臭浊气味者为伪品。②水检法。用无色透明的杯子,装清水半杯,然后取牛黄少许投入水中,可见吸水变湿而不变形。因牛黄生于胆汁中,一般遇水不会溶解,若入水迅速膨胀而崩解者则为伪品。③染甲法。把指甲用水抹湿,将少许牛黄涂抹指甲上,指甲立即被染成黄色(又称"挂甲"),并有显著的清凉感觉透进指头,擦抹后指甲上具有明亮的黄色,经久不退为真品,反之为伪品。④口尝法。用舌尖舔之,味先苦而后转甜,有清凉感直达舌根及喉部,同时无杂味及臭味者为真品。若入口纯苦而不转甜,无清凉感,且有臭味或腥气者则为伪品。⑤水煮法。取牛黄少许,加水,入玻璃皿中煮沸,静置,真者全部溶化,水不混浊,色黄棕,无沉淀和漂浮物。

【附】人工牛黄 Bovis Calculus Artifactus

为由牛胆粉、胆酸、猪去氧胆酸、牛磺酸、胆红素、胆固醇、微量元素等成分,参照天然牛黄的已知成分配制而成。多数为黄色疏松粉末,也有呈不规则球块,质轻松,气微清香而略腥,味微甜而苦,入口无清凉感,水溶液亦能"挂甲"。性凉,味甘。清热解毒,化痰定惊。

体外培育牛黄 Bovis Calculus Sativus

为以牛的新鲜胆汁作母液,加入复合胆红素钙、胆酸、去氧胆酸等,用人工物理化学方法,在体外培育所得的牛胆红素钙结石。呈球形或类球形,直径 0.5～3 cm;表面光滑,呈黄红色至棕黄色;体轻,质松脆,断面有同心层纹;气香,味苦而后甘,有清凉感,嚼之易碎,不粘牙。功能主治与天然牛黄接近。

培植牛黄 Bovis Cultural Calculus

在牛的活体胆囊内培植的胆结石。药材呈不规则的块片或粉末,棕黄色或黄褐色;质较疏松,间有灰白色疏松状物和乌黑硬块;气微腥,味微苦而后甘,有清凉感。培植牛黄与天然牛黄碎片相似,但断面不具同心层纹。其主要成分、药理作用和功能主治与天然牛黄接近。

羚羊角　Saigae Tataricae Cornu

【基源】为脊索动物门哺乳纲牛科(Bovidae)动物赛加羚羊 *Saiga tatarica* Linnaeus 雄兽的角。主产于西伯利亚及小亚细亚一带。新疆北部边境地区亦产。全年可捕,猎取后将角从基部锯下,洗净,晒干。以 8～9 月捕捉锯下的角色泽最好,角色莹白;春季猎得者因受霜雪侵袭,角质变粗糙,表面有裂纹,质较次。

【性状鉴别】呈长圆锥形,略呈弓形弯曲,长 15～33 cm。类白色或黄白色,基部稍呈青灰色,嫩枝对光透视有"血丝"或紫黑色斑纹,光润如玉,无裂纹;老枝则有细纵裂纹。表面有规则的纵向排列的细丝纹。羚羊角的外表除尖端部分外,有 10～16 个隆起环脊,中部以上多呈半环,间距约 2 cm,光滑自然,用手握之,四指正好嵌入凹处,环节凹凸顺序环生,环状脊由下向上是螺旋状盘绕上去的,习称"握之合把"。角的基部横截面圆形,直径 3～4 cm,内有坚硬质重的角柱,习称"骨塞"或"羚羊塞";骨塞长约占全角的 1/2 或 1/3,表面有突起的纵棱与其外面角鞘内的凹沟紧密嵌合,从基部横切面观,其结合部呈锯齿状,可见一波浪状的环纹。从羚羊角的基部横截面处取出坚硬质重的角柱("骨塞")后,角的下半段成空洞,全角呈半透明,对光透视,上半段中央有一条隐约可辨的细孔道直通角尖,习称"通天眼"。质坚硬。气微,味淡。(图 17-34)

羚羊角镑片为类白色或黄白色,半透明,纵片,多折曲;表面光滑,纹丝直而微呈波状,有光泽;质坚韧,不易拉断;无臭,味淡。羚羊角粉为乳白色细粉,无臭,味淡。

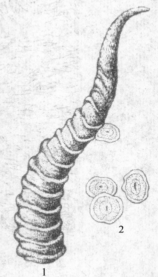

图 17-34　羚羊角药材图
1. 药材　2. 饮片

【显微鉴别】横切面:可见组织构造多呈波浪状起伏。角顶部组织波浪状起伏明显,在峰部往往有束存在,束多呈三角形;角中部稍呈波浪状,束呈双凸透镜形;角基部波浪形不明显,束呈椭圆形至类圆形。髓腔的大小不一,长径 10～50(80)μm,以角基部的髓腔最大。束的皮层细胞扁棱形,3～5 层。束间距离较宽广,充满着近等径性多边形、长棱形或狭长形的基本角质细胞。皮层细胞或基本角质细胞均显无色透明,其中不含或仅含少量细小浅灰色色素颗粒,细胞中央往往可见一个折光性强的圆粒或线状物。(图 17-35)

纵切面:取角中部纵切片加 10％氢氧化钾溶液处理,用清水洗去碱液,加甘油封片观察:切片几无色透明。髓呈长管型,内有疏松排列或阶梯状排列的类圆球形髓细胞。髓管间主要为长棱形基本角质细胞。(图 17-36A)

粉末:灰白色。呈不规则形,碎块近无色、淡黄白色或淡灰色,微透明,稍有光泽。①横断面碎片髓腔呈双凸透镜形、椭圆形、类圆形或类三角形,长径 10～50(80)μm,周围有 3～5 层窄棱形同心性排列的皮层细胞,外侧为基本角质细胞,呈菱形、长方形或多角形,这两种细胞均不含或仅含少数灰色色素颗粒,细胞中央常有一个折光性强的圆粒或线状物。②纵断面碎片,髓呈长管形,基本角质细胞为长菱形。(图 17-36B)

【化学成分】主要含角蛋白、磷酸钙及不溶性无机盐等。羚羊角经水解后测定,含异白氨酸、白氨酸、苯丙氨酸、酪氨酸、丙氨酸等多种氨基酸。此外,尚含磷脂类成分约 12.0％,为卵磷脂、脑磷脂、神经鞘磷脂、磷脂酰丝氨酸及磷脂酰肌醇等。

【质量评价】羚羊角以质嫩、色白、光润、内含红色斑纹、无裂纹者为佳。镑片以多折曲、白色半透明、纹丝直而微呈波状、质坚韧、不易拉断者为佳。

【功效】性寒,味咸。平肝熄风,清肝明目,散血解毒。

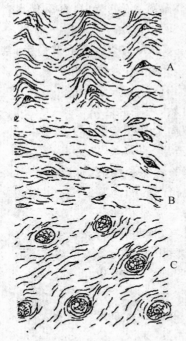

图 17-35　羚羊角横切面图

A. 角上部　B. 角中部　C. 角基部

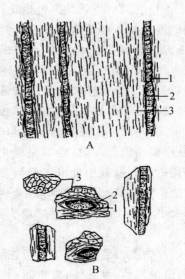

图 17-36　羚羊角纵切面及粉末图

A. 纵切面图　B. 粉末图

1. 髓　2. 皮层组织　3. 角质组织

第18章 矿物类中药

教学目的和要求：

1. 掌握朱砂、雄黄、赭石、石膏、芒硝的鉴定特征。

2. 熟悉自然铜、磁石、红粉、信石、轻粉、炉甘石、寒水石、赤石脂、青礞石、滑石、胆矾、硫黄、龙骨的来源和主要性状特征。

18.1 概述

矿物是由地质作用而形成的天然单质或化合物。矿物类中药是可供药用的原矿物（朱砂、炉甘石、自然铜等）、矿物原料的加工品（轻粉、芒硝等）、动物或动物骨骼的化石（龙骨、龙齿等）。

18.1.1 矿物类中药的应用与研究

中医学利用矿物作为药物，有着悠久的历史，公元前2世纪已能从丹砂中制炼出水银；北宋年间（11世纪），我国已能从人尿中提取制造"秋石"，在生产过程中采用了皂苷沉淀甾体等特异的化学反应，以及过滤、升华等一系列近代还在使用的方法。《五十二病方》记载矿物药21种。春秋战国时期《山海经》记载矿物药64种，《神农本草经》中载有玉石类药物41种。《名医别录》增矿物药32种，并将"玉石"类药单独立卷，放在首位。《新修本草》增矿物药14种。《本草拾遗》增矿物药17种，即在唐代矿物药种类已达104种之多。宋代《证类本草》等书中的矿物药已达139种。《本草纲目》把矿物药分别记述在土部、金石部，特别在金石部，记述比较完整，分为金、玉、石、卤四类，共161种。《本草纲目拾遗》又增矿物药38种。矿物药的数量虽较植物、动物类药要少，但从医疗价值来说，同样十分重要。如石膏为清解气分实热之要，适用于外感热病，高热烦渴等症；眼科用于明目退翳，外科收湿止痒的炉甘石；外用解毒杀虫的硫黄和雄黄；泻热通便、润燥软坚的芒硝；具有散瘀止痛、续筋接骨之功，历代为中医伤科要药的自然铜；清心镇惊、安神解毒的朱砂等。

矿物药的鉴定和研究已从宏观的研究发展到微观的研究以及其作用原理的探讨。随着现代科学的发展，边缘科学的相互渗透，近期对矿物药的研究有了新的发展。近些年来，应用偏光显微镜、热分析法、X射线分析法、光谱分析法、化学分析方法等现代科学技术鉴别和研究矿物药较多，如偏光显微镜用来研究矿物晶体薄片的光学性，依据矿物药在偏光显微镜下所呈现的形态、光学性质和物理常数，即可鉴别矿物药的真伪及炮制前后的变化。利用X射线衍射法，可对矿物药进行定性定量分析。热分析法可通过已知的矿物热分析曲线图，对比判断矿物药中矿物组分的种类和量比。发射光谱分析可对矿物药中所含元素进行定性和半定量分析等等。矿物药的研究与应用在不断地深入和发展。

18.1.2　矿物类中药的基本性质

矿物除少数是自然元素以外,绝大多数是自然化合物,大部分是固态,少数是液态如水银(Hg),或气态如硫化氢(H_2S)。每一种固体矿物具有一定的物理和化学性质,这些性质取决于它们内部结构尤其是结晶物质和化学成分。人们常常利用这些性质的不同,来鉴别不同种类的矿物。

(1)结晶形状　由结晶质(晶体)组成的矿物都具有固定的结晶形状。晶体(结晶质)和非晶体(非晶质)本质上的区别,在于组成物质的质点是否作有规律的排列,凡是质点呈规律排列者为晶体,反之为非晶体。经 X 射线研究证明,晶体外表的几何形态和绝大部分物理化学性质都和它内部质点的规律排列有关。这种排列规律表现为组成结晶物质的质点。在三维空间内以固定距离作有规律格子状排列,这种构造称为空间格子。它好似无数个相等而微小的平行六面体在三维空间内毫无间隙地堆砌而成,组成空间格子的最小单位——平行六面体,称为晶胞。晶胞的形状和大小,在各个晶体中可以不同,由其单位晶胞的棱长 a、b、c 和棱间夹角 α、β、γ 所决定。一般把 a、b、c 及 α、β、γ 称为晶体常数。根据晶体常数,可将晶体归为七大晶系(表 18-1)。

表 18-1　晶体晶系及晶体常数

晶系	晶体常数	晶型举例	晶系	晶体常数	晶型举例
等轴晶系	$a=b=c$ $\alpha=\beta=\gamma=90°$	自然铜、磁石	斜方晶系	$a\neq b\neq c$ $\alpha=\beta=\gamma=90°$	硫黄
四方晶系	$a=b\neq c$ $\alpha=\beta=\gamma=90°$	轻粉	单斜晶系	$a\neq b\neq c$ $\alpha=\beta=90°$ $\gamma\neq90°$	天然芒硝、石膏、滑石、雄黄、青礞石
三方晶系	$a=b\neq c$ $\alpha=\beta=90°$ $\gamma=120°$	朱砂、赭石	三斜晶系	$a\neq b\neq c$ $\alpha\neq\beta\neq\gamma\neq90°$	胆矾、炉甘石
六方晶系		绿柱石			

(2)结晶习性　一般是指晶体的外观形态。含水矿物有一系列特征,如比重小、硬度低,大多为外生成因等。水在矿物中存在的形式,直接影响到矿物的性质。按其存在形式,矿中的水,可分为两大类:一是不加入晶格的吸附水或自由水;一是加入晶格组成的,包括以水分子(H_2O)形式存在的结晶水,如胆矾 $CuSO_4 \cdot 5H_2O$,和以 H^+、OH^- 等离子形式存在的结晶水,如滑石 $Mg_3[Si_4O_{10}](OH)_2$。

(3)透明度　矿物透光能力的大小称为透明度。矿物磨至 0.03 mm 标准厚度时比较其透明度,分为三类:①透明矿物,能容许绝大部分光线通过,隔着它可以清晰地透视另一物体,如无色水晶、云母等;②半透明矿物,能通过一部分光线,隔着它不能看清另一物体,如辰砂、雄黄等;③不透明矿物,光线几乎完全不能通过,即使是在边缘部分或薄片,也不透光,如代赭石、滑石等。透明度是鉴定矿物的特征之一。在显微镜下鉴定时,通常透明矿物利用透射偏光显微镜鉴定;不透明矿物利用反射偏光显微镜鉴定。

（4）颜色　矿物的颜色，主要是矿物对光线中不同波长的光波均匀吸收或选择吸收所表现的性质。一般分三类：

①本色　矿物的成分和内部构造所决定的颜色（矿物中含有色离子），如朱红色辰砂。

②外色　由混入的有色物质污染等原因形成的颜色，与矿物本身的成分和构造无关。色的深浅，除与带色杂质的量有关外，还与分散的程度有关，如紫石英、大青盐等。

③假色　某些矿物中，有时可见变彩现象，这是由于投射光受晶体内部裂缝、解离面表面的氧化膜的反射所引起光波的干涉作用而产生的颜色，如云母。

矿物在白色毛瓷板上划过后所留下的粉末痕迹称条痕，粉末的颜色称为条痕色。条痕色比矿物表面的颜色更为固定，因而具有鉴定意义。有的粉末颜色与矿物本身颜色相同，例如朱砂；也有不同色的，如中药自然铜本身为铜黄色而其粉末则为黑色。大多数透明或浅色半透明矿物，条痕色都很浅，甚至为白色；而不透明矿物的条痕色具有鉴定意义。如中药磁石（磁铁石）和赭石（赤铁矿），有时两种表面均为灰黑色，不易区分；但磁石条痕色是黑色，赭石条痕色为樱桃红色，故可区分。

（5）光泽　矿物表面对于投射光线的反射能力称为光泽。反射能力的强弱，也就是光泽的强度。矿物的光泽由强至弱分为：金属光泽，如自然铜等；半金属光泽，如磁石等；金刚光泽，如朱砂等；玻璃光泽，如硼砂等。如果矿物的断口或集合体表面不平滑，并有细微的裂缝、小孔等，使一部分反射光发生散射或相互干扰，则可形成一些特殊的光泽。主要有油脂光泽，如硫黄等；绢丝光泽，如石膏等；珍珠光泽，如云母等；土状光泽，如软滑石（即高岭石）等。

（6）比重　为在温度 4℃时矿物与同体积水的重量比。各种矿物的比重在一定条件下为一常数。如石膏为 2.3，朱砂为 8.09～8.20 等。

（7）硬度　矿物抵抗某种外来机械作用的能力称为硬度。一般鉴别矿物硬度常用摩氏硬度计。摩氏硬度计由 10 种不同的矿物组成，按其硬度由小到大分为 10 级，前面的矿物可以被后面的矿物刻划，但它们之间的等级是极不均衡的，不是成倍数和成比例的关系。这 10 种矿物的硬度级数和以压入法测得这 10 种矿物的绝对硬度见表 18-2。

表 18-2　矿物硬度表　　　　　　　　　　　　　　　　　　kg/mm²

矿物	滑石	石膏	方解石	萤石	磷灰石	正长石	石英	黄玉石	钢玉石	金刚石
硬度	1	2	3	4	5	6	7	8	9	10
绝对硬度	2.4	36	109	189	536	759	1 120	1 427	2 060	10 060

鉴定硬度时，可取样品矿物和上述标准矿物互相刻划，粗略求得矿物的硬度。精密测定矿物的硬度，可用测硬仪和显微硬度计等。

（8）解理、断口　矿物受力后沿一定结晶方向裂开成光滑平面的性能称为解理，所裂成的平面称为解理面。解理是结晶物质特有的性质，其形成和晶体构造的类型有关，所以是矿物的主要鉴定特征。如云母可极完全解理；方解石可完全解理；而石英实际上没有解理。矿物受力后不是沿一定结晶方向断裂，断裂面是不规则和不平整的，这种断裂面称为断口。非晶质矿物也可产生断口。断口面的形态有下列几种：平坦状断口，断口无粗糙起伏，如软滑石（高岭石）；贝壳状断口，呈椭圆形曲面的形态，曲面常现有不规则的同心条纹，囊膏形状颇似贝壳，如胆矾；参差状断口，断口粗糙不平，如青礞石等；锯齿状断口，断口状似锯齿，如铜等。

解理的发育程度与断口的发育程度互为消长关系,具完全解理的矿物在解理方向常不出现断口,具不完全解理或无解理的矿物碎块上常见到断口。利用断口的发生程度可以帮助划分解理等级。

(9)矿物的力学性质　矿物受压轧、锤击、弯曲或拉引等力作用时所呈现的力学性质有下列几种:

①脆性　指矿物容易被击破或压碎的性质。如自然铜、方解石等。

②延展性　指矿物能被压成薄片或抽成细丝的性质。如金、铜等。

③挠性　指矿物在外力作用下趋于弯曲而不发生折断,除去外力后不能恢复原状的性质。如滑石等。

④弹性　指矿物在外力作用下变形,外力取消后,在弹性限度内,能恢复原状的性质。如云母等。

⑤柔性　指矿物易受外力切割并不发生碎裂的性质。如石膏等。

(10)磁性　指矿物可以被磁铁或电磁吸引或其本身能够吸引物体的性质。有极少数矿物具有显著的磁性,如磁铁矿等。矿物的磁性与其化学成分中含有磁性元素 Fe、Co、Ni、Mn、Cr 等有关。

(11)气味　有些矿物具有特殊的气味,尤其是矿物受锤击、加热或湿润时较为明显。如雄黄灼烧有砷的蒜臭;胆矾具涩味;石盐具咸味等。

(12)发光性　有些矿物受外界能量的激发,呈现发光现象,称发光性。如方解石产生鲜红色荧光,硅酸矿产生微带黄色的鲜绿色磷光等。

少数矿物药材具有吸水分的能力,可以吸粘舌头或润湿双唇,有助于鉴别。如龙骨、龙齿、软滑石(高岭石)等。

18.1.3　矿物类中药的分类

(1)按阳离子的种类进行分类　因为阳离子通常对药效起着较重要的作用。一般分汞化合物类:如朱砂、轻粉等;铁化合物类:如自然铜、赭石等;铅化合物类:如密陀僧、话丹等;铜化合物类:如胆矾、铜绿等;铝化合物类:如白矾、赤石脂等;砷化合物类:如雄黄、信石等;矽化合物类:如白石英、玛瑙等;镁化合物类:如滑石等;钙化合物类:如石膏、寒水石等;钠化合物类:如硼砂等;其他类:如炉甘石、硫黄等。

(2)按阴离子的种类进行分类　矿物在矿物学上的分类,通常是以阴离子为依据而进行分类的。《中国药典》就采用了此法,把朱砂、雄黄、自然铜等归为硫化合物类;石膏、芒硝、白矾归为硫酸盐类;磁石、赭石、信石归为氧化物类;炉甘石、鹅管石归为碳酸盐类;轻粉归为卤化物类。本教材就是以阴离子进行分类编排矿物药的。

18.4　矿物类中药鉴定

朱砂　Cinnabaris

【基源】为硫化物类矿物辰砂族辰砂。主产于湖南、贵州、四川、广西、云南等省区。其中以湖南辰州(今新晃、沅陵)产的质量为佳,故有"辰砂"之名。挖出辰砂矿石后,选取纯净者,用磁铁吸尽含铁的杂质,再用水淘去杂石和泥沙。

【性状鉴别】为粒状或块状集合体,呈大小不一的块片状、颗粒状或粉末状。鲜红色或暗红色,条痕红色至褐红色,具光泽。体重,质脆,片状者易破碎,粉末状者有闪烁的光泽,触之不染手。无臭,无味。其中呈细小块片状或颗粒状,色红明亮,有闪烁的光泽者,习称"朱宝砂";呈斜方形或长条形板片状,大小、厚薄不一,边缘不齐,色红鲜艳,光亮如镜,质较脆,易破碎者,习称"镜面砂";呈块状、方圆形或多角形,暗红色或灰褐色,质坚,不易碎者,习称"豆瓣砂"。

【化学成分】主要含硫化汞(HgS)。

【理化鉴别】

1. 取本品粉末,用盐酸湿润后,在光洁的铜片上摩擦,铜片表面显银白色光泽,加热烘烤,银白色即消失。

2. 取本品粉末 2 g,加盐酸-硝酸(3：1)的混合溶液 2 mL 使溶解,蒸干,加水 2 mL 使溶解,滤过,滤液显汞盐与硫酸盐的鉴别反应。

【质量评价】

1. 以色鲜红、有光泽、质脆、体重者为佳。

2. 按滴定法测定,本品含硫化汞(HgS)不得少于 96.0%。

【功效】性微寒,味甘;有毒。清心镇惊,安神,明目,解毒。

雄黄 Realgar

【基源】为硫化物类矿物雄黄族雄黄。主产于湖南、湖北、贵州、云南及四川等地。全年可采挖,除去杂质、泥土、沙石。

【性状鉴别】为块状或粒状集合体,呈不规则块状,大小不一。深红色或橙红色,条痕淡橘红色,晶面有金刚石样光泽。质脆,易碎,断面具树脂光泽。微有特异臭气,味淡。

【化学成分】主要含二硫化二砷(As_2S_2)。

【理化鉴别】

1. 取本品粉末 10 mg,加水润湿后,加氯酸钾饱和的硝酸溶液 2 mL,溶解后,加氯化钡试液,生成大量白色沉淀。放置后,倾出上层酸液,再加水 2 mL,振摇,沉淀不溶解。

2. 取本品粉末 0.2 g,置坩埚中,加热熔融,产生白色或黄白色火焰,伴有白色浓烟,取玻片覆盖后,有白色冷凝物,刮取少量,置试管内加水煮沸使溶解,必要时滤过,溶液加硫化氢试液数滴,即显黄色,加稀盐酸后生成黄色絮状沉淀,再加碳酸铵试液,沉淀复溶解。

【质量评价】

1. 以色红、块大、质松脆、有光泽者为佳。

2. 按碘量法测定,本品含砷量(以二硫化二砷(As_2S_2)计)不得少于 90.0%。

【功效】性温,味辛;有毒。解毒杀虫,燥湿祛痰,截疟。

自然铜 Pyritum

为硫化物类矿物黄铁矿族黄铁矿。主产于四川、山东、湖南、湖北、云南、广东及东北等地。全年可采,拣取矿石,去净杂石、沙土及黑锈后,敲成小块。药材晶形多为立方体,集合体呈致密块状,直径 0.2～2.5 cm;表面亮淡黄色,有金属光泽;有的黄棕色或棕褐色,无金属光泽;相邻晶面上具纵直条纹,条痕绿黑色或棕红色;体重,质坚硬或稍脆,易砸碎;断面黄白色,有金属光泽,不平坦,锯齿状;或断面棕褐色,可见银白色亮星;燃之有硫黄气。煅自然铜为不规则的碎粒,灰黑色或黑褐色,质酥脆,无金属光泽,带醋气。主要含二硫化铁(FeS_2),常含镍、砷、锑、铜、钴等杂质。性平,味辛。散瘀止痛,续筋接骨。

磁石　Magnetitum

　　为氧化物类矿物尖晶石族磁铁矿。主产于河北、山东、辽宁等省。药材为块状集合体,呈不规则块状或略带方形,多具棱角,大小不一;表面灰黑色或棕褐色,条痕为黑色,具金属光泽,或覆有少许棕色粉末而无光泽;体重,质坚硬,难破碎,断面不整齐,具磁性,日久磁性渐弱;有土腥气,味淡。主要含四氧化三铁(Fe_3O_4),少数尚含 MgO 和 Al_2O_3。性寒,味咸。镇静安神,平肝潜阳,聪耳明目,纳气平喘。

赭石　Haematitum

　　【基源】为氧化物类矿物刚玉族赤铁矿。主产于山西、河北、山东、湖南、四川等省。全年可采,选取表面有钉头状突起部分的,习称"钉头代赭石",除去泥土、杂石。

　　【性状鉴别】为扁平状、豆状、肾状集合体,多呈不规则的扁平状,大小不一。全体暗红色或灰黑色,条痕樱红色或红棕色,表面附有少量棕红色粉末,有的有金属光泽。一面有圆形乳头状突起,习称"钉头",另一面与突起相对应处有同样大小的凹窝。体重,质坚硬,不易砸碎。砸碎面显层叠状,每层均依"钉头"而呈波浪状弯曲,用手抚摩,则有红棕色粉末粘手。气微,味淡。(图 18-1)

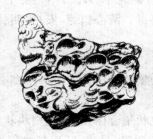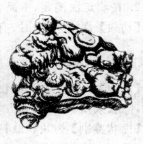

图 18-1　赭石药材图

　　【化学成分】主要含三氧化二铁(Fe_2O_3),其次为中等量的硅酸、铝化合物及少量的镁、锰、碳酸钙、黏土等。

　　【理化鉴别】取本品粉末 0.1 g,加盐酸 2 mL,振摇,滤过,取滤液 2 滴,加硫氰酸铵试液 2 滴,溶液即显血红色;另取滤液 2 滴,加亚铁氰化钾试液 1～2 滴,即生成蓝色沉淀;再加 25% 氢氧化钠溶液 5～6 滴,沉淀变成棕色。

　　【质量评价】

　　1. 以表面色棕红、钉断面层次明显、松脆易剥下、有钉头、无杂石者为佳。

　　2. 按滴定法测定,本品含铁(Fe)不得少于 45.0%。

　　【功效】性寒,味苦。平肝潜阳,重镇降逆,凉血止血。

红粉　Hydrargyri Oxydum Rubrum

　　为红氧化汞。各地均可制造,以天津、湖北、湖南、江苏等地产量较大。药材呈橙红色片状或粉状结晶,片状的一面光滑略具光泽,另一面较粗糙,粉末橙色;体重,质硬;有特异臭气,不能入口,遇光颜色逐渐加深。主要含氧化汞(HgO),不得少于 99.0%,另含少量硝酸汞等。性热,味辛;有大毒。拔毒,除脓,去腐,生肌。

信石　Arsenicum Sublimatum

为天然的砷化矿石或由毒砂、雄黄加工制造而成。主产于江西、湖南、广东等省。本品少数为天然砷华的矿石,多数为加工制成品。商品分红信石及白信石两种,但白信石极为少见,药用以红信石为主。红信石(红砒)呈不规则的块状,大小不一;粉红色,具黄色与红色彩晕,略透明或不透明,具玻璃样光泽或无光泽;质脆,易砸碎,断面凹凸不平或呈层状纤维样的结构;无臭,本品极毒,不能口尝。白信石(白砒)为无色或白色,其余特征同红信石,质较纯,毒性比红砒剧烈。主要含三氧化二砷(As_2O_3),常含 S、Fe 等杂质,故呈红色。性热,味辛;有大毒。蚀疮去腐,平喘化痰,截疟。

轻粉　Calomelas

为用升华法制成的氯化亚汞结晶。主产于湖北、天津、湖南等省区。药材呈白色有光泽的鳞片状或雪花状结晶,或结晶性粉末;质轻,无臭,无味;遇光颜色缓缓变暗。主要成分为氯化亚汞(Hg_2Cl_2),不得少于 99.0%。性寒,味辛;有毒。外用杀虫,攻毒,敛疮;内服祛痰消积、逐水通便。

炉甘石　Calamina

为碳酸盐类矿物方解石族菱锌矿。主产于湖南、广西、四川等省区。采挖后,洗净,晒干,除去杂石,即可。药材为块状集合体,呈不规则的块状;灰白色或淡红色,表面粉性,无光泽,凹凸不平,多孔,似蜂窝状,体轻易碎;气微,味微涩。主要含碳酸锌($ZnCO_3$),另含少量氧化钙、氧化铁、氧化镁及铁、钴、锰、镉、钼等无机元素。性平,味甘。解毒明目退翳,收湿敛疮止痒。

寒水石　Gypsum Rubrum

为碳酸盐类矿物方解石族方解石或硫酸钙矿石红石膏。主产于辽宁、吉林、内蒙古、甘肃、河北、陕西、山东等地。采挖后,去净泥沙杂质。药材呈不规则扁平块状,粉红色,半透明;表面凸凹不平,常粘附灰色泥土,质软,用指甲可刻划,敲击时易纵向断裂,断面有纤维状纹理;略带泥土气,味淡,稍咸,嚼之显粉性。主要含碳酸钙($CaCO_3$)。性寒,味辛、咸。凉血降火,除伏热,固齿明目。

赤石脂　Halloysitum Rubrum

为硅酸盐类矿物多水高岭石族多水高岭石。主产于福建、河南、江苏等省。采挖后,除去杂石。药材为块状集合体,呈不规则块状;粉红色、红色至紫红色,或有红白相间的花纹。质软,滑腻如脂,易碎,断面有的具蜡样光泽,吸水性强;具黏土气,味淡,嚼之无沙粒感。主要含四水硅酸铝$[Al_4(Si_4O_{10})(OH)_8 \cdot 4H_2O]$。性温,味甘、酸、涩。涩肠,止血,生肌敛疮。

青礞石　Chloriti lapis(附:金礞石)

为变质岩类黑云母片岩或绿泥石化云母碳酸盐片岩。主产于浙江、江苏、湖北、河北等地。采挖后,除去杂石和泥沙,即得。黑云母片岩为鳞片状或片状集合体,呈不规则扁块状或长斜块状,无明显棱角;褐黑色或绿黑色,具玻璃样光泽;质软,易碎,断面呈较明显的层片状。碎粉主要为绿黑色鳞片（黑云母），有似星点样的闪光；气微，味淡。绿泥石化云母碳酸盐片岩为鳞片状或颗粒状集合体；灰色或绿灰色，夹有银色或淡黄色鳞片，具光泽；质松，易碎，粉末为灰绿色鳞片（绿泥石化云母片）和颗粒（主要为碳酸盐），片状者具星点样闪光；遇稀盐酸产生气泡，加热后泡沸激烈；气微，味淡。主要含铁、镁、铝的硅酸盐，绿泥石化云母碳酸盐片岩还含钙、镁的碳酸盐。性平，味甘、咸。坠痰下气，平肝镇惊。

【附】金礞石 Micae Lapis Aureus

为变质岩类蛭石片或云母片岩。采挖后，除去杂石和泥沙即可。药材呈鳞片状集合体，不规则块状或碎片，碎片直径 $0.1\sim0.8$ cm，块状者直径 $2\sim10$ cm，厚 $0.6\sim1.5$ cm，无明显棱角；棕黄色或黄褐色，带有金黄色或银白色光泽；质脆，用手捻之易碎成金黄色闪光小片，具滑腻感；无臭，味淡。主要含 $(Mg,Fe)_2[(Si,Al)_4O_{10}](OH)_2 \cdot 4H_2O$。性平，味甘、咸。坠痰下气，平肝镇惊。

滑石　Talcum

为硅酸盐类矿物滑石族滑石，习称"硬滑石"。主产于辽宁、山东、江西、四川、广东、河北等地。挖出矿石后，去净泥沙和杂石即得。药材为块状集合体，呈不规则的块状，略显纤维性，有的呈明显的薄层状；白色、黄白色、淡蓝灰色或略带红色调，色泽较均匀；表面不平坦，具蜡样光泽，手摸之有光滑和微凉的感觉；无吸湿性，置水中不崩散；质软，易砸碎，粉末染指；气微，味淡。主要含水合硅酸镁 $[Mg_3(Si_4O_{10})(OH)_2]$，另含铝、铁、锰、镍和少量钾、钠、钙等元素。性寒，味甘、淡。利尿通淋、清热解暑。

石膏　Gypsum Fibrosum

【基源】为硫酸盐类矿物硬石膏族石膏。主产于湖北应城，安徽、河南、西藏、山东、山西、甘肃、云南等省区亦产。全年可采，挖出后去净泥土和杂石。

【性状鉴别】为纤维状的集合体，呈长块状或不规则块状，大小不一。全体白色、灰白色或浅黄色，有的半透明。常有夹层，内藏有青灰色或灰黄色片状杂质。体重，质软，易纵向分开。纵断面具纤维状纹理，并显丝绢光泽。气微，味淡。（图 18-2）

【化学成分】主要含含水硫酸钙（$CaSO_4 \cdot 2H_2O$）。

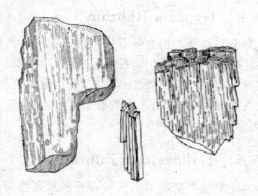

图 18-2　石膏药材图

【理化鉴别】

1. 取本品一小块约 2 g，置具有小孔软木塞的试管内，灼烧，管壁有水生成，小块变为透明体。

2. 取本品粉末约 0.2 g，加稀盐酸 10 mL，加热使溶解，溶液显钙盐与硫酸盐的鉴别反应。

【质量评价】

1. 以色白、块大、质酥松、纵断面如丝、无夹层、无杂石者为佳。

2. 重金属不得过 10 mg/kg，含砷量不得过 2 mg/kg。

3. 按配位滴定法测定，本品含含水硫酸钙（$CaSO_4 \cdot 2H_2O$）不得少于 95.0%。

【功效】性大寒，味甘、辛。清热泻火、除烦止渴。

芒硝　Natrii Sulfas(附：玄明粉)

【基源】为硫酸盐类矿物芒硝族芒硝经加工精制而成的结晶体。全国大部分地区均有生产。多产于海边碱土地区，矿泉、盐场附近及潮湿的山洞中。冬季取天然的芒硝(俗称"土硝")，加水溶解，放置，滤过，滤液浓缩，放冷析出结晶，习称"朴硝"或"皮硝"，结晶可重复处理，得较洁净的芒硝结晶。

【性状鉴别】呈棱柱状、长方体或不规则的块状及粒状，两端不整齐，大小不一。无色透明或类白色，暴露空气中则表面渐风化覆盖一层白色粉末(无水硫酸钠)。条痕白色。质脆，易碎。断面具玻璃样光泽。气微，味咸。

【化学成分】主要含含水硫酸钠($Na_2SO_4 \cdot 10H_2O$)，尚含少量镁、氯等元素。

【理化鉴别】

1. 取铂丝用盐酸湿润后，蘸取本品粉末，在无色火焰中燃烧，火焰即显鲜黄色。

2. 本品的水溶液显钠盐与硫酸盐的鉴别反应。

【质量评价】

1. 以无色、透明、呈长条棱柱结晶者为佳。

2. 重金属不得过百万分之十，含砷量不得过百万分之十。

3. 按重量法测定，本品含硫酸钠(Na_2SO_4)不得少于 99.0%。

【功效】性寒，味咸、苦。泻热通便，润燥软坚，清火消肿。

【附注】朴硝(皮硝)不纯的硫酸钠结晶，一般不作内服用，只供制备芒硝。朴硝与硝石(火硝)不同，硝石主要含硝酸钾(KNO_3)，应用注意鉴别。

【附】玄明粉 Natrii Sulfas Exsiccatus

为芒硝再精制并令其经风化而成的无水硫酸钠。呈白色颗粒状结晶性粉末，气微，味咸。功效与芒硝同。

胆矾　Chalcanthitum

为天然的胆矾矿石或为人工制成的含水硫酸铜。主产于云南、山西等地。全年可采制，天然者可在开采铜、铅、锌矿时选取蓝色半透明的结晶；或用硫酸作用于铜片、氧化铜而人工制得。目前的商品多为人工制品。药材呈不规则的块状结晶体，大小不一；深蓝色或淡蓝色，微带浅绿；晶体具玻璃光泽，半透明至透明；质脆，易碎，碎块呈棱柱状；断面光亮，条痕无色或带浅蓝色，断口贝壳状；气微，味酸涩；置干燥空气中易缓缓风化。主要含硫酸铜($CuSO_4 \cdot 5H_2O$)。性寒，味酸、辛；有毒。涌吐风痰，收敛。

硫黄　Sulfur

为自然元素类矿物硫族自然硫或含硫矿物加工制得。主产于山西、河南、山东等地。全年可采制，挖取呈泥状之硫黄矿石放入罐内，加热熔化，除去杂质，倒入模型内，冷却后，打成碎块即得。药材呈不规则块状，大小不一；黄色或略呈绿黄色，表面不平坦，呈脂肪样光泽，常有多数细纱样小孔；体轻，质松，易碎，断面常呈针状结晶形；具特异的臭气，味淡。主要含硫(S)，常含碲、硒，有时杂有沥青、黏土等。性温，味酸；有毒。外用解毒杀虫疗疮，内服补火助阳通便。

龙骨 Draconis Os（附：龙齿）

为古代哺乳动物如象类或三趾马、恐龙、牛类、鹿类等的骨骼化石或象类门齿的化石，前者习称"龙骨"（又称"白龙骨"），后者习称"五花龙骨"（又称"青化龙骨"、"花龙骨"）。主产于河南、河北、陕西、山西、内蒙古、湖北、四川等地，多系开山掘地所得。全年可采，挖出后除去泥土及杂质。龙骨呈骨骼状或不规则块状，大小不一；表面白色、灰白色或浅棕色，多较光滑，有的具纹理与裂隙或具棕色条纹和斑点；质硬，断面不平坦，色白或色黄，有的中空；吸湿性强，舔之粘舌；无臭，无味。五花龙骨呈不规则块状，大小不一；全体淡灰白色或淡黄白色，夹有红、白、蓝、棕、黑或深浅粗细不同的纹理，深浅不一；表面平滑，略有光泽，有的有小裂隙；质硬而脆，易片片剥落而散碎，吸湿性强，舔之粘舌；无臭，无味。主含羟磷酸钙、碳酸钙（$CaCO_3$）及少量铁、镁、铝、钾、钠等离子。性平，味甘、涩。镇惊安神、平肝潜阳。

【附】龙齿 Draconis Dens

为古代哺乳动物象、犀牛、三趾马等牙齿的化石。药材呈较完整的齿状或破碎的块状，分为犬齿及臼齿。犬齿呈圆锥状，略弯曲，直径 0.5～3.5 cm，近尖端处中空；臼齿呈圆柱形或方柱形，略弯曲，一端较细，一般长 2～20 cm，直径 1～9 cm；多有深浅不同的棱，其中呈青灰色或暗棕色者，习称"青龙齿"，呈黄白色者，习称"白龙齿"，有的表面具光泽的珐琅质；质坚硬，断面粗糙，凹凸不平或有不规则的突起棱线；有吸湿性；无臭，无味。主要含磷灰石（磷酸钙）。性寒，味甘、涩。镇惊安神，除烦热。

附录1　中药及动、植、矿物中文名索引

附录 2 中药拉丁名索引

附录 3 植物、动物拉丁学名索引

A

Acacia catechu (L. f.) Willd./277

Acanthopanax gracilistylus W. W. Smith/179

Achyranthes bidentata Bl./81

Aconitum carmichaeli Debx./83

Aconitum carmichaelii Debx./85

Aconitum kusnezoffii Reichb./85

Acorus tatarinowii Schott. /142

Adenophora stricta Miq./132

Adenophora tetraphylla (Thunb.)Fisch./132

Agkistrodon acutus (Guentlter)/308

Agrimonia pilosa Ledeb./247

Akebia quinata (Thunb.) Decne./160

Akebia trifoliata (Thunb) Koidz. var. *australis* (Diels) Rehd./160

Akebia trifoliata (Thunb.) Koidz./160

Albizia julibrissin Durazz./169

Alisma orientalis (Sam.) Juzep./138

Aloe barbadensis Miller/281

Aloe ferox Miller/281

Alpinia galanga (L.) Willd./240

Alpinia katsumadai Hay./240

Alpinia officinarum Hance/154

Alpinia oxyphylla Miq./241

Amomum compactum Soland ex Maton/240

Amomum kravanh Pierre ex Gagnep./240

Amomum longiligulare T. L. Wu/237

Amomum tsaoko Crevost et Lemaire/240

Amomum uillosum Lour. var. *xanthioides* T. L. Wu et Senjen /237

Amomum vilosum Lour./237

Ampelopsis japonica (Thunb.) Makino/99

Andrographis paniculata (Burm. f.)Nees/254

Anemarrhena asphodeloides Bge. /149

Angelica dahurica (Fisch. ex Hoffm.)Benth. et Hook.f.var. *formosana* (Boiss.)Shan et Yuan/104

Angelica dahurica (Fisch.ex Hoffm.)Benth. et Hook.f./104

Angelica pubescens Maxim.f. *biserrata* Shan et Yuan/108

Angelica sinensis (Oliv.)Diels/106

Apis cerana Fabricius/301

Apis mellifera Linnaeus/301

Apocynum venetum L./189

Aquilaria sinensis (Lour.) Gilg/163

Arctium lappa L./234

Areca catechu L./236

Arisaema amurense Maxim./139

Arisaema erubescens (Wall.) Schott/139

Arisaema heterophyllum Bl./139

Aristolochia contorta Bge./206

Aristolochia debilis Sieb. et Zucc./206

Arnebia euchroma (Royle)Johnst./118

Arnebia guttata Bunge/118

Artemisia annua L./257

Artemisia argyi Levl.et Vant./189

Artemisia capillaris Thunb./256

Artemisia scoparia Waldst. et Kit./256

Asarum heterotropoides Fr. Schmidt var. *mandshuricum* (Maxim.) Kitag./75

Asarum sieboldii Miq. var. *seoulense*

参考文献

[1]国家药典委员会.中华人民共和国药典(一部)[M].北京:中国医药科技出版社,2010

[2]康廷国.中药鉴定学 [M].北京:中国中医药出版社,2012

[3]康廷国.中药鉴定学 [M].北京:中国中医药出版社,2007

[4]康廷国.中药鉴定学 [M].北京:中国中医药出版社,2003

[5]王喜军.中药鉴定学 [M].北京:高等教育出版社,2009

[6]王喜军.中药鉴定学 [M].北京:人民卫生出版社,2012

[7]张贵君.中药鉴定学[M].2 版.北京:科学出版社,2009

[8]张贵君.中药鉴定学 [M].北京:科学出版社,2002

[9]李家实.中药鉴定学 [M].上海:上海科学技术出版社,2001

[10]李家实.中药鉴定学 [M].上海:上海科学技术出版社,1996

[11]李成义.中药材鉴定学 [M].北京:中国中医药出版社,2006

[12]石俊英.中药鉴定学 [M].北京:中国中医药科技出版社,2006

[13]任仁安.中药鉴定学 [M].上海:上海科学技术出版社,1986

[14]康廷国.中药鉴定学专论 [M].北京:人民卫生出版社,2009

[15]国家药典委员会.中华人民共和国药典中药材薄层色谱彩色图集(第二册)[M].北京:人民卫生出版社,2009

[16]万德光,王文全.中药资源学专论 [M].北京:人民卫生出版社,2009

[17]胡世林.中国道地药材 [M].哈尔滨:黑龙江科学技术出版社,1989

[18]王文全,沈连生.中药资源学 [M].北京:学苑出版社,2004

[19]肖培根.新编中药志 [M].北京:化学工业出版社,2002

[20]李萍.生药学 [M]. 北京:中国医药科技出版社,2005

[21]姜大成,翁丽丽,齐伟辰.药用植物与生药学 [M].长春:吉林科学技术出版社,2011

[22]秦民坚,郭玉海.中药材采收加工学 [M].北京:中国林业出版社,2008

[23]陈兴兴,刘强.常用中药快速鉴别 [M].北京:中国医药科技出版社,2006.

[24]郭巧生.药用植物栽培学 [M].北京:高等教育出版社,2009

[25]林文雄,王庆亚.药用植物生态学 [M].北京:中国林业出版社,2007

[26]张永清,刘合刚.药用植物栽培学 [M].北京:中国中医药出版社,2013

[27]陈士林,林余霖.中草药大典:原色中草药植物图鉴 [M].北京:军事医学科学出版社,2006